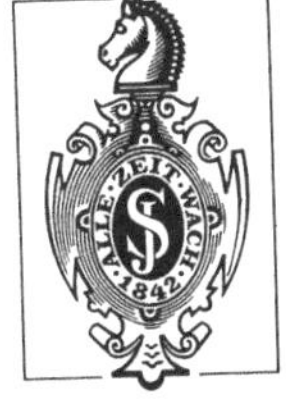

Thomas Stuhler Axel Feige (Hrsg.)

Ultraschalldiagnostik des Bewegungsapparats

Mit 196 Abbildungen

Springer-Verlag Berlin Heidelberg New York
London Paris Tokyo

Priv.-Doz. Dr. med. Thomas Stuhler
Orthop. Abt.
Kliniken Dr. Erler GmbH
Kontumazgarten 4–18
D-8500 Nürnberg

Professor Dr. med. Axel Feige
Frauenklinik, Klinikum Nürnberg
Flurstrasse 7
D-8500 Nürnberg

ISBN-13: 978-3-642-71331-6   e-ISBN-13: 978-3-642-71330-9
DOI: 10.1007/978-3-642-71330-9

CIP-Kurztitelaufnahme der Deutschen Bibliothek
Ultraschalldiagnostik des Bewegungsapparats. Thomas Stuhler ; Axel Feige (Hrsg.). –
Berlin ; Heidelberg ; New York ; London ; Paris ; Tokyo : Springer, 1987
ISBN 3-540-16692-0 (Berlin ...)
ISBN 0-387-16692-0 (New York ...)

NE: Stuhler, Thomas [Hrsg.]

Satz-, Druck-, und Bindearbeiten: Appl, Wemding
2121/3145-543210

Vorwort

Noch vor wenigen Jahren wurde die Ultraschalldiagnostik für den Bewegungsapparat, d.h. für Extremitäten, Gelenke und Wirbelsäule als wenig aussichtsreich erachtet.

So erscheint heute kaum vorstellbar, daß ein 1978 gestellter Forschungsantrag zur Beschaffung eines Ultraschallgerätes, das unter anderem für Untersuchungen kindlicher Hüften vorgesehen war, von Gutachtern primär abgelehnt wurde.

Inzwischen hat die Sonographie auch in diesem Bereich der Medizin eine rasche Ausweitung sowie klinische und technische Weiterentwicklung erfahren, deren Ende noch lange nicht abzusehen ist.

Das Symposion im März 1986 in Nürnberg soll einen Überblick über den aktuellen Stand der Sonographie für den Bewegungsapparat vermitteln. Der Gedanke zu dieser Tagung ist aus einer Zusammenarbeit der Autoren in der sonographischen Hüftuntersuchung Neugeborener entstanden. Hier ist unseren Lehrern, Herrn Professor Dr. A. RÜTT, emerit. Ordinarius der Orthopädischen Klinik, König-Ludwig-Haus, Universität Würzburg sowie Herrn Professor Dr. K.-H. WULF, Direktor der Frauenklinik der Universität Würzburg, für ihre stete und großzügige Unterstützung sehr herzlich zu danken.

Einführende Beiträge in die Ultraschalldiagnostik, die Transmissionssonographie sowie die Doppler-Sonographie beleuchten verschiedene Grenzgebiete. Sie lassen erkennen, daß die Untersuchungen fach- und organorientiert am intensivsten vorangetrieben werden.

In einzelnen Referaten und in einem interdisziplinären Gespräch von Ärzten, Theologen und Juristen werden die forensisch und ethisch relevanten Fragen, die bei der pränatalen Fehlbildungsdiagnostik auftreten können, diskutiert. Es werden die Probleme der kindlichen Hüftdiagnostik weiter geprüft. Der Untersuchungsgang wird immer weiter systematisiert und standardisiert. Dadurch wird die Reproduzierbarkeit der Untersuchungsbefunde für die tägliche Praxis erleichtert.

Ein dritter Themenkreis legt die erweiterte Anwendung der Sonographie für den Rumpf und Bewegungsapparat in Orthopädie, Traumatologie und Grenzgebieten dar. Die Einsatzmöglichkeiten der Sonographie sind vielfältig, ihre lohnende routinemäßige Anwendung ist unter dem Gesichtspunkt der anfallenden Kosten und dem zu erwartenden Nutzen sehr kritisch zu prüfen.

Immer weitere Perspektiven tauchen auf. Von der medizinischen Problematik richten sich stimulierende Fragen an die Techniker, Gerätetypen, Schallköpfe und die Detailauflösung weiter zu verbessern. Hierzu sind Impulse von ärztlicher Seite erforderlich.

Allen, die durch ihre aktive Teilnahme zum Gelingen der Tagung beigetragen haben, möchten wir für ihre Mühe sehr danken.

Besonderer Dank gilt den Mitarbeitern des Springer-Verlags für die Bearbeitung und Gestaltung des Buches.

Nürnberg, Mai 1987   TH. STUHLER
                                                        A. FEIGE

Inhaltsverzeichnis

Wirbelsäule

Hüftgelenk

Untere Extremität ______________________________________

Mitarbeiterverzeichnis

BARTELS, H., Prof. Dr. med.
Direktor der Universitätskinderklinik, D-8700 Würzburg

BLOIER, B., Dr. med.
Orthopädische Klinik am Klinikum Ingolstadt, D-8070 Ingolstadt

BRACKMANN-HOFER, U., Dr. med.
Orthop. Klinik des St. Vincenz-Hospital, D-3492 Brakel

BREITENFELDER, J., Prof. Dr. med.
Chefarzt der Orthopädischen Klinik des St. Vincenz-Hospital,
D-3492 Brakel

BRETTEL, H.
Gesellschaft für Strahlen- und Umweltforschung mbH München,
Institut für angewandte Optik, D-8042 Neuherberg

BURGETSMAIER, M., Dipl.-Ing.
Gesellschaft für Strahlen- und Umweltforschung mbH München,
Institut für angewandte Optik, D-8042 Neuherberg

CASSER, H.-R., Dr. med.
Abteilung Orthopädie der Medizinischen Fakultät der RWTH Aachen,
Pauwelsstraße, D-5100 Aachen

CLARKE, N. M. P., FRCS ED.
Royal Orthopaedic Hospital, The Woodlands, Birmingham, B31 2Ap,
England

COCHLIN, D. L., M. B., B. CH., F. R. C. R.
Cardiff Royal Infirmary and University Hospital of Wales, Radiology
Department, Newport Road, Cardiff, South Slamorgan, England

CRASS, J. R., M. D.
Department of Radiology, The University of Minnesota Hospitals
and Clinics, 420 Delaware Street Southeast, Minneapolis,
Minnesota 55455, USA

DANKWARTH, G., Dr. med.
Radiologische Universitätsklinik im St. Josef-Hospital Bochum,
Gudrunstraße 56, D-4630 Bochum 1

DEFRAIN, W., Dr. med., Dipl.-Ing.
Abteilung Orthopädie, Klinikum RWTH, D-5100 Aachen

DEUTSCH, E., Prof. Dr.
Direktor der Abteilung für Internationales und Ausländisches Privat-
recht, M. C. L., Juristische Fakultät der Universität Göttingen,
Goßlerstraße 19, D-3300 Göttingen

DENK, R.
Dornier Medizintechnik GmbH, D-8034 Germering

DIETRICH, R. B., M.D.
Section of Pediatric Radiology, Department of Radiological Sciences,
Ucla Medical Center, Center for the Health Sciences, Los Angeles,
California 90024, USA

EBNER, E., Dr. med.
Universitätsklinik für Radiologie, Auenbruggerplatz 9, A-8036 Graz,
Österreich

EICHHORN, J., Dr. med.
Orthopädische Universitätsklinik Bochum, St. Josef-Hospital,
Gudrunstraße 56, D-4630 Bochum

EXNER, U., Dr. med.
Orthopädische Universitätsklinik Balgrist, Forchstraße 340,
CH-8008 Zürich

FEIGE, A., Prof. Dr. med.
Frauenklinik, Klinikum Nürnberg
Flurstrasse 7
D-8500 Nürnberg

FETT, H., Dr. med.
Orthopädische Universitätsklinik Bochum, St. Josef-Hospital,
Gudrunstraße 56, D-4630 Bochum 1

FORST, R., Priv.-Doz. Dr. med.
Abteilung Orthopädie der Medizinischen Fakultät der RWTH Aachen,
Pauwelsstraße 1, D-5100 Aachen

GAY, B., Prof. Dr. med.
Unfallchirurgie, Chirurgische Universitätsklinik Würzburg,
Josef-Schneider-Straße 24, D-8700 Würzburg

GOHLKE, F., Dr. med.
Orthopädische Universitätsklinik König-Ludwig-Haus,
D-8700 Würzburg

GRAF, R., Univ. Doz. Dr. med.
Landessonderkrankenhaus, A-8852 Stolzalpe

HAAS, H., Dr. med.
Olgahospital, Orthopädische Abteilung, Bismarckstraße 8,
D-7000 Stuttgart 1

HARDER, D., Prof.
Direktor des Institutes für Medizinische Physik u. Biophysik,
Universität, D-3400 Göttingen

HARLAND, U., Dr. med.
Orthopädische Klinik der Justus-Liebig-Universität Gießen,
D-6300 Gießen

HEDTMANN, A., Dr. med.
Orthopädische Universitätsklinik Bochum, St. Josef-Hospital,
Gudrunstraße 56, D-4630 Bochum 1

HELTZEL, W., Dr. med.
Orthopädische Universitäts-Poliklinik, Pettenkoferstraße 8 a,
D-8000 München 2

HELZEL, M.-V., Dr. med.
Röntgenabteilung der Chirurgischen Universitätsklinik Würzburg,
Josef-Schneider-Straße 24, D-8700 Würzburg

HEUSGEN, J., Dr. med.
Orthopädische Klinik u. Poliklinik, Universität, Moorenstr. 5,
D-4000 Düsseldorf 1

HIEN, N. M., Dr. med.
Friedrichshafener Str. 11, D-8000 München 60

HOHMANN, D., Prof. Dr. med.
Direktor der Orthopädischen Klinik und Poliklinik der Universität
Erlangen-Nürnberg, D-8520 Erlangen

KANGERLOO, H., M. D.
Chief, Section of Pediatric Radiology, Department of Radiological
Sciences, Ucla Mediacal Center, Center for the Health Sciences,
Los Angeles, California 90024, USA

KOPP, W., Dr. med.
Universitätsklinik für Radiologie, Auenbruggerplatz 9, A-8036 Graz,
Österreich

KRIEGER, D., Dr. med.
Abteilung Neurologie, Klinikum RWTH, D-5100 Aachen

LENSCHOW, W., Dr. med.
Schloßpark-Klinik, D-7967 Bad Waldsee

LENZ, G., Priv.-Doz. Dr. med.
Chefarzt der Orthopädischen Klinik Bremen-Lesum
der Evang. Diakonissenanstalt Bremen, D-2820 Bremen-Lesum

MARSHALL, M., Prof. Dr. med. habil.
Ärztlicher Direktor, Gefäß-Poliklinik, Seestraße 47,
D-8183 Rottach-Egern

OELKERS, H., Dr. med.
Arzt für Orthopädie und Rheumatologie, Fürstenstraße 17,
D-6600 Saarbrücken 3

PARSCH, K., Prof. Dr. med.
Direktor der Orthopädischen Abteilung, Bismarckstraße 8,
D-7000 Stuttgart 1

RABENSEIFNER, L., Priv.-Doz. Dr. med.
Orthopädische Universitätsklinik König-Ludwig-Haus,
Brettreichstr. 11, D-8700 Würzburg

REMPEN, A., Dr. med.
Universitäts-Frauenklinik, Josef-Schneider-Str. 4, D-8700 Würzburg

RINGELSTEIN, E.-B., Priv.-Doz. Dr. med.
Abteilung Neurologie, Klinikum RWTH, Pauwelsstraße,
D-5100 Aachen

RÖHR, E., Dr. med.
Hainstr. 3, D-8600 Bamberg

RODE, P., Dr. med.
Orthopädische Klinik, D-3500 Kassel

ROSSAK, Prof. Dr. med.
Direktor der Orthopädischen Klinik der St.-Vincentius-Krankenhäuser,
D-7500 Karlsruhe

ROTT, H.-D., Prof. Dr. med.
Institut für Humangenetik der Universität Erlangen-Nürnberg,
Schwabachanlage 10, D-8520 Erlangen

RÜTHER, W., Dr. med.
Orthopädische Universitätsklinik Bonn, Adenauerallee 24–42,
D-5300 Bonn 1

RÜTT, A., Prof. Dr. med.
Lerchenweg 11, D-8700 Würzburg

SCHARRER, S., Dr. theol.
Markt 16, 2056 Glinde, D-2000 Hamburg

SCHICKENDANTZ, J., Dr. med.
Orthopädische Klinik der Universität München, Pettenkoferstr. 8 a,
D-8000 München 2

SCHINDLER, G., Dr. med.
Röntgenabteilung der Chirurgischen Universitätsklinik Würzburg,
Josef-Schneider-Str. 24, D-8700 Würzburg

SCHLEBERGER, R., Dr. med.
Orthopädische Universitätsklinik Bochum, St. Josef-Hospital,
Gudrunstr. 56, D-4630 Bochum

SCHMIDT, H.-M., Prof. Dr. med.
Anatomisches Institut der Universität Bonn, Nußallee 10,
D-5300 Bonn 1

SCHREIBER, A., Prof. Dr. med.
Orthopädische Universitätsklinik Balgrist, Forchstraße 340,
CH-8008 Zürich

SCHULER, P., Priv.-Doz. Dr. med.
Med. Zentrum für Operative Medizin II, der Philipps-Universität
Marburg, Baldinger Straße, D-3550 Marburg/Lahn

SEDLMEIER, P., Dr. med.
Orthopädische Klinik der Universität München, Pettenkoferstraße 8 a,
D-8000 München 2

SÖRENSEN, N., Prof. Dr. med.
Neurochirurgische Universitätsklinik, Josef-Schneider-Str. 4,
D-8700 Würzburg

SPANKE, O., Prof. Dr. med.
Radiologische Universitätsklinik im St. Josef-Hospital Bochum,
Gudrunstraße 56, D-4630 Bochum 1

STEFFEN, R., Dr. med.
Radiologische Universitätsklinik im St. Josef-Hospital Bochum,
Gudrunstraße 56, D-4630 Bochum 1

STOTZ, G., Prof. Dr. med.
Orthopädische Universitätsklinik, Pettenkoferstraße 8 a,
D-8000 München 2

STRAUB, A., Dr. med.
Abteilung Orthopädie der Medizinischen Fakultät der RWTH Aachen,
Pauwelsstraße, D-5100 Aachen

STUHLER, TH., Priv.-Doz. Dr. med.
Orthopädische Abteilung der Kliniken, Dr. Erler GmbH,
Kontumazgarten 4–18, D-8500 Nürnberg 80

SYNDICUS, G., Dr. med.
Orthopädische Klinik und Poliklinik der Westfälischen Wilhelm-
Universität, Albert-Schweizer-Straße 33, D-4400 Münster

TILING, T., Priv.-Doz. Dr. med.
Unfallchir. Abt. Krankenhaus Merheim, II. Chirurgischer Lehrstuhl
der Universität Köln, D-5000 Köln 91

TÖLLY, E., Univ. Doz. Dr. med.
Universitätsklinik für Radiologie, Auenbruggerplatz 9, A-8036 Graz,
Österreich

TRÄGER, D., Dr. med.
Orthopädische Klinik, D-3500 Kassel

VENBROCKS, R., Dr. med.
Orthopädische Universitätsklinik Bonn, Venusberg, D-5300 Bonn 1

WAGNER, H., Prof. Dr. med.
Direktor des Krankenhauses Rummelsberg und der Orthopädischen
Klinik Wichernhaus, D-8501 Schwarzenbruck/Nürnberg

WAIDELICH, W., Prof. Dr.
Gesellschaft für Strahlen- und Umweltforschung mbH München,
Institut für Angewandte Optik, D-8042 Neuherberg

WEBER, A., Dr. med.
Radiologische Universitätsklinik im St. Josef-Hospital Bochum,
Gudrunstraße 56, D-4630 Bochum 1

WILLERT, H.-G., Prof. Dr. med.
Direktor der Orthopädischen Klinik und der Medizinischen
Einrichtungen der Universität, D-3400 Göttingen

WOLTERING, H., Dr. med.
Orthopädische Klinik und Poliklinik der Westfälischen Wilhelms-
Universität, Albert-Schweizer-Str. 33, D-4400 Münster

WÜNSCH, P.-H., Prof. Dr. med.
Pathologisches Institut, der Julius-Maximilians-Universität Würzburg,
Josef-Schneider-Str. 2, D-8700 Würzburg

ZILKENS, K.-W., Dr. med.
Abteilung Orthopädie der Medizinischen Fakultät der RWTH Aachen,
Pauwelsstraße, D-5100 Aachen

Technik – Verschiedenes

Die nichtdirektionale und direktionale Ultraschall-Doppler-Untersuchung der peripheren Arterien und Venen

M. Marshall

Vorbemerkung

Die thromboembolischen und degenerativen Herz-Kreislauf-Erkrankungen machen in der BRD über 50% der Gesamtmortalität aus. An ischämischen Herzerkrankungen sterben z.Z. rund 132000 Menschen/Jahr mit bislang eher steigender Tendenz, an zerebrovaskulären Erkrankungen etwa 100000 und an Lungenembolien etwa 25000 (Marshall 1983a).

Etwa 2% der 35- bis 44jährigen und 6% der 45- bis 54jährigen Männer haben eine periphere arterielle Verschlußkrankheit (Marshall 1983a).

Die durchschnittliche Prävalenz peripherer Venenveränderungen bei der erwachsenen Bevölkerung beträgt ca. 70%, 15% davon mit Krankheitswert (Marshall 1983b). In Westdeutschland soll es ca. 1 Mio. Patienten mit postthrombotischem Syndrom geben. In einem allgemein-internistischen Sektionsgut liegt die Häufigkeit der tiefen Venenthrombose zwischen 40 und 60%, die Prävalenz von Lungenembolien zwischen 15 und 20% (Heene 1980).

Die Herz-Kreislauf-Erkrankungen sind mit über 40% die weitaus häufigste Ursache einer Frühinvalidität (Assmann 1981).

Die außerordentliche sozialmedizinische Bedeutung der Kreislauferkrankungen geht aus diesen Zahlen hervor und bedeutet für jeden Arzt die Notwendigkeit und Verpflichtung, sich damit intensiv zu befassen – dies um so mehr, seit die Ultraschall-Doppler-(USD-)Methode eine rasche, subtile, ungefährliche und zuverlässige Diagnostik, in gewissem Umfang sogar eine Frühdiagnostik ermöglicht.

Physikalische und technische Grundlagen der USD-Methode

Die USD-Untersuchung ist eine wenig bis mäßig zeitaufwendige Methode, die in den Grundzügen relativ leicht erlernt werden kann und gut reproduzierbare Ergebnisse mit hohem Aussagewert liefert. Sie gilt heute von den einfachen, nichtinvasiven, apparativen angiologischen Methoden allgemein als die vielseitigste und kostengünstigste und ist daher für Klinik und Praxis in besonderer Weise geeignet. Sie geht zurück auf Satomura u. Kaneko (1960) und Franklin et al. (1961).

Neben den inzwischen in Handhabung und Technik sehr ausgereiften direktionalen Geräten mit 2–3 Ultraschallfrequenzen und „Outphasertechnik" (s. unten) gibt es kleine, zuverlässige, preisgünstige Geräte, deren Bedienung so vereinfacht

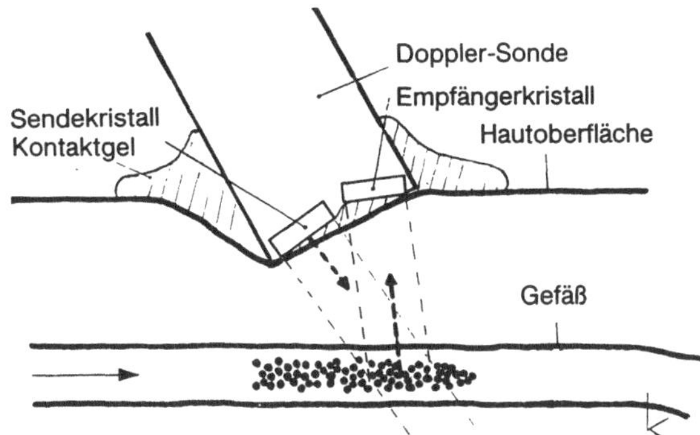

Abb. 1. Prinzip der USD-Methode: Der an den vorbeiströmenden Blutkörperchen reflektierte Ultraschall zeigt gegenüber dem ausgesandten eine von der Blutstromgeschwindigkeit abhängige Frequenzverschiebung (Doppler-Effekt)

wurde, daß sie für grundlegende angiologische Untersuchungen einer eingearbeiteten Hilfskraft übertragen werden kann. Bereits mit diesen einfachen nichtdirektionalen Geräten können in der täglichen Praxis hochwertige diagnostische Informationen gewonnen werden (MARSHALL 1984).

Diese Untersuchungstechnik beruht auf 2 physikalischen Grundprinzipien:

1. dem hochfrequenten *Ultraschall* mit den Eigenschaften, biologisches Gewebe zu penetrieren und an Grenzflächen unterschiedlicher Dichte teilweise reflektiert zu werden,

2. v. a. auf dem *Doppler-Prinzip.* Das heißt, all diese Geräte weisen arterielle und venöse Blutströmung anhand des Doppler-Effekts, also der Frequenzänderung des an den Blutkörperchen reflektierten Ultraschalls, nach, registrieren demnach *Blutströmung,* wobei das Signal qualitativ und quantitativ von der Blutströmungsgeschwindigkeit und ihren Änderungen abhängt. Allgemein erlaubt die USD-Methode nur eine Diagnostik über eine bedeutsame Störung der Hämodynamik.

Die von einem Ultraschallsender in der Doppler-Sonde ausgehenden Wellen werden an den vorbeiströmenden Blutkörperchen unter entsprechender Frequenzänderung (Doppler-Effekt) reflektiert und von einem Empfänger im gleichen Sondenkopf aufgenommen (Abb. 1). Es gilt dabei folgende Gleichung:

$$\Delta F = V \cdot \frac{2\,F_a \cdot \cos \beta}{c}$$

ΔF = Differenz zwischen Frequenz des ausgesandten (F_a) und des reflektierten Ultraschalls;
V = Blutstromgeschwindigkeit;
β = Einfallswinkel des ausgesandten Ultraschalls zur Gefäßlängsachse;
c = Geschwindigkeit des Ultraschalls im Gewebe.

Soweit $\dfrac{2\,F_a \cdot \cos \beta}{c}$ konstant zu halten ist, gilt:

$$\Delta F \text{ proportional } V.$$

Die Frequenz des reflektierten Ultraschalls ist also der Blutstromgeschwindigkeit direkt proportional. Bewegt sich der Blutstrom auf die Sonde zu, kommt es gemäß dem Doppler-Prinzip zu einem Frequenzanstieg des reflektierten Ultraschalls und umgekehrt. Die verwendeten Ultraschallfrequenzen sind so gewählt, daß diese Frequenzänderungen im hörbaren Bereich liegen (80–5000 Hz). Es entspricht ein hoher Ton einer schnellen (arteriellen) und ein tiefer einer langsamen (z. B. venösen) Blutströmung. Das beste Doppler-Signal wird empfangen, wenn der Winkel β der Doppler-Sonde zum untersuchten Gefäß etwa 45° beträgt; beträgt er 90°, kann kein bzw. nur ein schwaches, von Gefäßwandbewegungen erzeugtes Signal empfangen werden (cos 90° = 0). Es sei darauf hingewiesen, daß oberflächennahe Gefäße üblicherweise weitgehend parallel zur Hautoberfläche verlaufen.

Das unverarbeitete Doppler-Signal ist ein Frequenzspektrum entsprechend den unterschiedlichen Geschwindigkeiten der einzelnen Blutstromschichten (z. B. normales paraboloides Strömungsprofil wie in Abb. 1), aus dem im Idealfall die vorherrschende instante Geschwindigkeit integriert und registriert wird.

Es werden bevorzugt USD-Geräte mit etwa 8–10 oder 4–5 MHz verwendet. Die Eindringtiefe ist von der Frequenz abhängig: je höher die Frequenz, um so geringer die Eindringtiefe; bei 8 MHz max. 3,5 cm, bei 4–5 MHz bis über 8 cm. Dies muß ggf. bei der Beschallung tiefliegender Gefäße, z. B. der V. cava inferior, der A. vertebralis oder der V. poplitea bei adipösen Patienten bedacht werden. *Aber:* Je höher die Ultraschallfrequenz, um so besser ist eine langsamere Blutströmung nachzuweisen (bei 8 MHz ca. 3 cm/s). Dies kann bei extremer Verlangsamung der Blutstromgeschwindigkeit, z. B. in der Diastole, bei Shuntumkehr in der A. supratrochlearis/ A. ophthalmica oder bei peripherer Ischämie und allgemein im venösen Bereich von Bedeutung sein. (Zum Vergleich: Die maximale systolische Blutstromgeschwindigkeit in größeren Arterien kann über 1 m/s erreichen; die mittlere Strömungsgeschwindigkeit in der A. femoralis beträgt 15,2 ± 5,6 cm/s bei einem mittleren Strom-Zeit-Volumen von etwa 3,5 ml/s.)

Die blutströmungsanzeigende Frequenzänderung wird über einen Lautsprecher oder Kopfhörer – u. U. stereophon nach instantem Vor- und Rückfluß – hörbar gemacht oder als „Hämotachygramm" (HTG) aufgezeichnet, wobei das blutstromrichtungs- und direkt blutstromgeschwindigkeitsabhängige HTG eine subtile qualitative und grob quantitative Beurteilung zuläßt (Abb. 2).

Die moderne *„Outphasertechnik"* erlaubt die getrennte, simultane Wiedergabe und Aufzeichnung des *instanten Vorflusses* und *Rückflusses,* die Aufzeichnung der *integrierten Kurve* aus Vor- und Rückfluß (integriertes instantes HTG) und einer *Trendkurve,* d.h. das über 5 oder 7 s gemittelte Summen-HTG, also die mittlere Blutströmungsgeschwindigkeit (MARSHALL 1984).

Die USD-Geräte arbeiten auf der Basis von Nulldurchgangsdetektoren, wodurch die hohe Anzeigeempfindlichkeit ermöglicht wird. Die untere Empfindlichkeitsgrenze darf jedoch nicht zu niedrig gewählt werden, weil sonst z. B. Signale aus der Umgebung des Gefäßes oder Umgebungsgeräusche die Messung zunehmend stören würden.

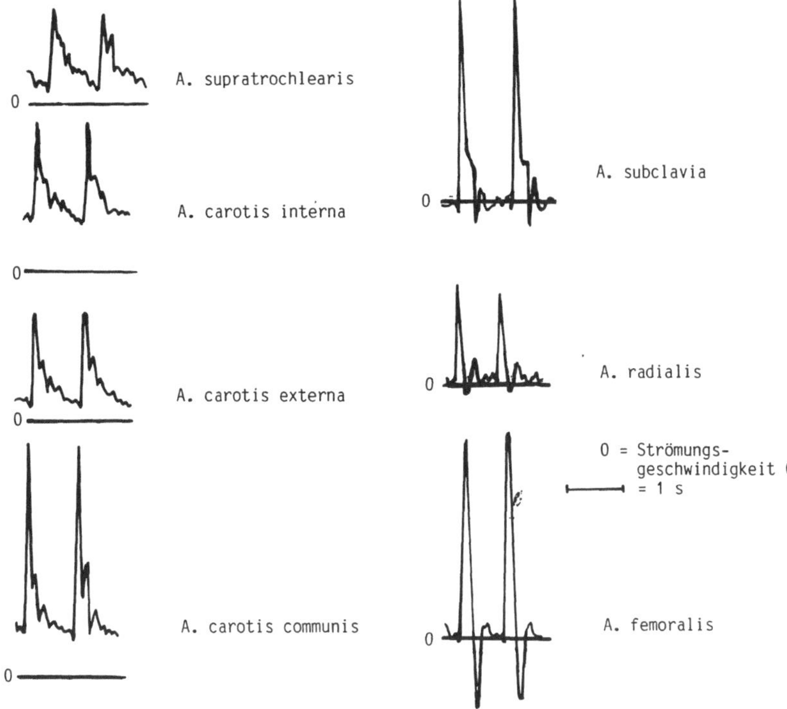

Abb. 2. Charakteristische Doppler-Kurven einiger Arterien, die der Doppler-Untersuchung zugänglich sind. Positive Ausschläge bedeuten orthograde, negative retrograde Blutströmung. Die Amplitudenhöhe entspricht der Blutströmungsgeschwindigkeit. (Nach Marshall 1984)

Untersuchung des arteriellen Systems

Die für die Hämodynamik wichtigsten quantitativen Parameter sind *Druck* und *Strom-Zeit-Volumen*. Mit der USD-Technik läßt sich auch in kleinen, z.B. ganz peripheren Gefäßen Blutströmung nachweisen und damit ggf. einer Druckmessung zuführen. In einem gewissen Umfang sind auch quantitative oder zumindest semi-quantitative Aussagen über das Strom-Zeit-Volumen möglich.

Nichtdirektionale USD-Untersuchung bei peripherer arterieller Verschlußkrankheit

Periphere Blutdruckmessung

Normalerweise ist der systolische Knöchelarteriendruck in Ruhe gleich hoch oder höher als der Druck am Oberarm, da die Blutdruckamplitude in den muskelstarken Arterien peripherwärts kontinuierlich zunimmt („systolische Amplifikation"), während der arterielle Mitteldruck gemäß den Strömungsgesetzen kontinuierlich abnimmt. Demnach ist der Quotient

$$\text{Knöcheldruck} : \text{Oberarmdruck} \geqq 1.$$

Zusätzlich sollte auch der Druckgradient Knöcheldruck minus Oberarmdruck angegeben werden, der normalerweise positiv ist. Im Mittel beträgt der physiologische systolische Druckgradient zwischen Knöchelarterien und A. brachialis 10-25 mm Hg (1,3-3,3 kPa); die Extremwerte schwanken zwischen -5 und $+40$ mm Hg ($-0,7$-5,3 kPa).

Korrekte Druckwerte am Oberarm vorausgesetzt - d. h. beidseitige Messung mit der USD-Sonde, u. U. höheren Wert berücksichtigen -, spricht eine Druckdifferenz zugunsten der oberen Extremität von mehr als 30 mm Hg (4 kPa) (Gradient -30 mm Hg) für eine höhergradige Stenose oder einen Verschluß im Bereich der arteriellen Versorgung des betroffenen Beins. Werte um 10% unter dem Systemdruck, bzw. ein Quotient $<0,9$, gelten bereits als pathologisch. Absolute Ruhedruckwerte im Knöchelbereich um 40 mm Hg (5,3 kPa) bedeuten akute Gefährdung des Fußes („Dauerischämie"), und poststenotische systolische Druckwerte um 20-30 mm Hg (2,7-4,0 kPa) bedeuten unmittelbare Gangrängefahr. Zuverlässige Druckmessungen sind mit 10- bis 8-MHz-Sonden bis ca. 30-40 mm Hg (4,0-5,3 kPa) möglich.

Nach den mit USD gemessenen peripheren Druckwerten läßt sich eine Stadieneinteilung der peripheren arteriellen Verschlußkrankheit (AVK) vornehmen (MARSHALL 1984). Der Quotient bei Claudicatio intermittens liegt üblicherweise bei 0,5-0,9, bei Ruheschmerz oder Gangrän üblicherweise unter 0,5.

Ein Verschluß nur der A. tibialis posterior führt zu etwa 20 mm Hg (2,7 kPa), ein Verschluß der A. femoralis zu ca. 60 mm Hg (8 kPa) und ein Kombinationsverschluß zu ca. 90 mm Hg (12 kPa) peripheren Druckabfalls.

Die Knöcheldruckmessung nach Belastung (z. B. 20 Zehenstände oder Fußstrekken und -heben) oder postischämisch nach 5 min arterieller Okklusion am Oberschenkel erlaubt die Beurteilung der funktionellen Kapazität der Arterien bzw. des Kollateralsystems. Beurteilungskriterien sind dabei das Ausmaß des Druckabfalls nach Belastung und die Dauer des Wiederanstiegs zu den Ausgangswerten, der „Rückkehrzeit". Die Rückkehrzeit ist proportional dem Schweregrad der peripheren AVK; normalerweise liegt sie unter 2 min. Ein Wert von 5 bis 6 min spricht für eine ausreichende kollaterale Funktion. Bei diesen Untersuchungen ist auch immer der Seitenvergleich mitheranzuziehen.

Bereits 50%ige Stenosen führen nach Belastung zu einem deutlichen peripheren Druckabfall, so daß damit bereits vor der typischen klinischen Symptomatik pathologische Veränderungen zu erfassen wären und in gewissem Umfang eine *Frühdiagnostik* betrieben werden könnte. Ein Druckabfall von über 35% des Ausgangswerts gilt als pathologisch; Gesunde zeigen oft gar keinen Druckabfall nach Belastung. Unter Ruhebedingungen ist ein peripherer Druckabfall erst ab 70%igen Stenosen zu erwarten.

Wegen des Druckabfalls nach Belastung bei Patienten mit peripherer AVK muß vor der peripheren Ruhedruckmessung immer eine ausreichend lange Ruhepause eingehalten werden, etwa 30 min!

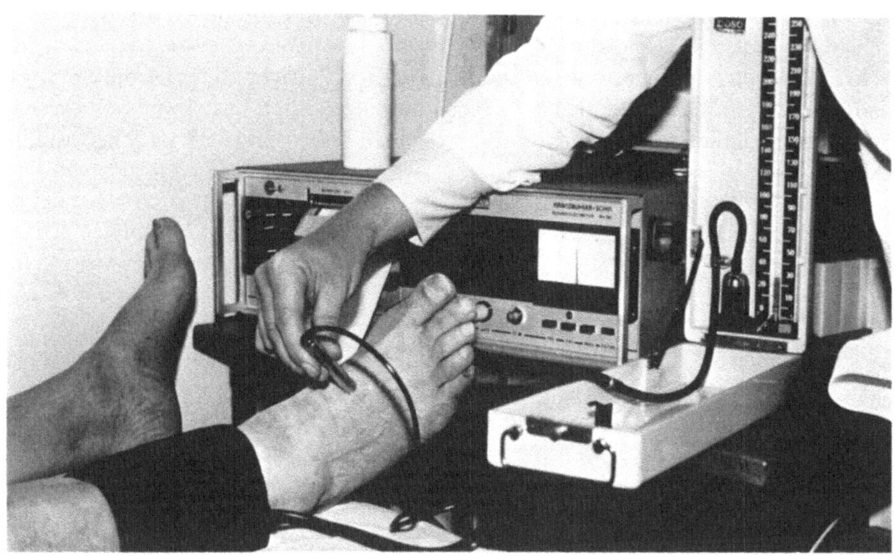

Abb. 3. Periphere Blutdruckmessung mit der USD-Sonde an der A. dorsalis pedis

Zusammenfassend sei noch einmal gesagt, daß sich zur Frühdiagnose der peripheren AVK v.a. die poststenotische systolische Blutdruckmessung *nach Belastung* bzw. postischämisch eignet. Zur Beurteilung des Schweregrads der peripheren AVK genügt der *Ruhedruck* (MARSHALL 1984).

Methodisches Vorgehen: Zur Messung des systolischen Blutdrucks am Fuß wird die 12 cm breite Staumanschette eines üblichen Blutdruckgeräts am flach liegenden Patienten oberhalb des Knöchels angelegt und die Doppler-Sonde nach Aufbringen von reichlich Kontaktgel etwa im 45°-Winkel zur Längsrichtung des Gefäßes ohne Druck z. B. über der A. tibialis posterior aufgesetzt. Beim langsamen Ablassen des Drucks der aufgeblasenen Manschette gibt das erste hörbare Doppler-Signal den systolischen Perfusionsdruck in der jeweiligen Arterie wieder. Entsprechend wird an der A. dorsalis pedis (Abb. 3) und evtl. an der A. fibularis dorsokaudal des Außenknöchels vorgegangen bzw. an der A. radialis und ulnaris und u. U. an der A. poplitea. An der A. poplitea ist ein beidseitiger gleicher Druckabfall als Hinweis auf Aortenstenose oder -verschluß zu werten.

Durch getrennte Messungen an Ober- und Unterschenkel bzw. Ober- und Unterarm kann eine Etagenlokalisation des Strombahnhindernisses durchgeführt, bzw. Mehretagenprozesse können erkannt werden. Dabei werden zur Kompression des Oberschenkels breitere Manschetten als üblich benötigt (17 cm). Mit entsprechend kleinen Manschetten ist ggf. auch eine Druckmessung an den Fingern möglich.

Fehlerquellen: Prinzipiell erfaßt man mit der USD-Druckmessung immer den Blutdruck auf Höhe der Manschette. Um Fehlbeurteilungen durch periphere Arterienverschlüsse zu vermeiden, muß die USD-Sonde immer möglichst unmittelbar distal der Blutdruckmanschette angesetzt werden und der Druck in der Manschette möglichst langsam abgelassen werden.

Bei Patienten mit Hypertonie können sich auch bei ausgeprägter Durchblutungsminderung peripher im Vergleich zu Normotonikern hohe Druckwerte finden, da trotz großem kollateralem Druckgradienten noch hohe periphere Drücke resultieren.

Beispiel:	Arm Fuß	Gradient	Quotient
	100/ 50	−50	0,5
	200/150	−50	0,7

Es sollte daher bei diesen Patienten nicht nur der Druckquotient, sondern immer auch der Druckgradient angegeben werden.

Bei schweren Gefäßverkalkungen (z.B. bei Patienten mit Hypertonie oder infolge einer Mönckeberg-Mediaverkalkung bei Diabetikern) kann dieses Verfahren der peripheren Druckmessung versagen, da die Gefäße dann nicht mehr komprimierbar sind und sich falsch-hohe, meist extreme Druckwerte ergeben; eine Röntgenaufnahme klärt oft den Sachverhalt. Eine Druckdifferenz gegenüber der A. brachialis von über 40 mm Hg (5,3 kPa) in den Knöchelarterien bedeutet, daß diese durch die Manschette nur ungenügend komprimiert werden infolge Ödems oder Mediasklerose. Bei der Mönckeberg-Mediasklerose beträgt die Druckdifferenz zwischen Knöchelarterien und Oberarm oft 80 mm Hg (10,7 kPa) und mehr.

Auch verminderte Druckwerte an *beiden* Armen infolge von Obliterationen der A. subclavia bzw. axillaris beidseits führen zu Fehlbeurteilungen (Klärung ggf. durch Analyse des direktionalen HTG, s. dort).

Weitere Untersuchungsmöglichkeiten

Die USD-Methode eignet sich gut zur Bestimmung niedriger Druckwerte (der Variationskoeffizient der Messungen beträgt ca. 6%) und zeigt gute Übereinstimmung mit den simultan blutig gemessenen Druckwerten (der Korrelationskoeffizient r liegt über 0,95). Auch der Nachweis von arterieller Blutströmung in Digitalarterien bis hin zur Druckmessung im Bereich der Finger ist in der angegebenen Weise meist einfach möglich und damit der Nachweis und die Höhenlokalisation von peripheren Verschlüssen bei *akralen Ischämiesyndromen* und die Unterscheidung von organischen Verschlüssen von der Vasospastik bei M. Raynaud (dabei üblicherweise im Anfall eine Restdurchblutung der A. ulnaris nachweisbar und Lösung der Spastik durch Nitropräparate). Im übrigen können Verschlüsse aller Arterien nachgewiesen werden, die einer direkten Ortung mit der Doppler-Sonde zugänglich sind.

Auch die Erkennung *turbulenter Strömung* im Bereich von Wandauflagerungen und hinter Stenosierungen ist als dumpfes, abgebrochenes Rauschen oder Knarren möglich. Im unmittelbaren *Stenosebereich* kommt durch die gemäß dem Bernoulli-Gesetz beschleunigte Blutströmung zum poststenotischen Turbulenzgeräusch ein peitschenhiebähnlich zischendes, hochfrequentes Geräusch. Diese Charakteristika sind allerdings besser bei der direktionalen Aufzeichnung beurteilbar.

Bedeutung der nichtdirektionalen
peripheren Blutdruckmessung mit USD

Mit der einfachen, kostengünstigen nichtdirektionalen USD-Untersuchung können
also exakte Druckwerte in den einzelnen Extremitätenarterien gewonnen werden;
damit kann Ausmaß und Schweregrad einer AVK genau beurteilt und der Verlauf
der Erkrankung individuell verfolgt werden.

Die Bestimmung des peripheren systolischen Blutdrucks ist vorerst die einzige
wirklich *quantitative* Messung mit der USD-Methode mit kontinuierlicher Ultra-
schallaussendung.

Untersuchung des arteriellen Systems
mit direktionalen USD-Geräten (mit Aufzeichnung)

Mit den aufwendigeren richtungs- und frequenzdiskriminierenden USD-Geräten
mit der Möglichkeit zur Aufzeichnung des von der Blutstromgeschwindigkeit
abhängigen Doppler-Signals können allgemein Blutströmungsrichtungs- und
-geschwindigkeitsänderungen (HTG) registriert und im Seitenvergleich und auch
gegenüber einer Eichzacke verglichen werden und damit u. a. typische poststenotische Veränderungen des HTG peripherer Arterien, Carotis-communis-Stenosen,
Carotis-interna- und -externa-Stenosen und -Verschlüsse und Subklaviaanzapfsyn-
drome erkannt, registriert und beurteilt werden. Durch simultane Aufzeichnung des
EKG oder eines Phonokardiogramms (Aortenklappenschluß) ist eine exakte zeitliche Zuordnung des HTG (z. B. Verspätung des systolischen Gipfels im Seitenvergleich) und die Bestimmung von relativen Pulswellenlaufzeiten möglich.

Untersuchung direkt beschallbarer großer Arterien bei AVK

Allgemeines: Wenn auch die periphere Druckmessung für die Diagnostik in der Praxis bereits hochwertige Aussagen liefert, können durch die direktionale Untersuchung dennoch wertvolle zusätzliche Informationen gewonnen werden. Doch muß
einschränkend hinzugefügt werden, daß eine exakte Ableitung dieser Kurven im
optimalen Winkel und ohne venöse Überlagerungen mitunter schwierig ist. Die
über den großen Arterien – z. B. A. carotis communis und A. carotis interna (dorsolateral oben am Hals) und externa (ventromedial), A. subclavia bzw. axillaris, A.
femoralis und A. poplitea – aufgezeichneten HTG können Aufschluß über Gefäß-
veränderungen geben (s. Abb. 2).

Auf das dumpfe, diskontinuierliche Rauschen im Bereich turbulenter Strömung
und das peitschenhiebähnliche, sehr hochfrequente Zischen im Stenosebereich
wurde bereits hingewiesen. Die Geschwindigkeitszunahme des Blutflusses im Stenosebereich ist dem Stenosegrad proportional. Unmittelbar poststenotisch kann es
durch Wirbelbildung in der Systole randständig vorübergehend zu einer Rück-
wärtsströmung des Blutes kommen (wie bei Staustufen in Flüssen), und ausrei-

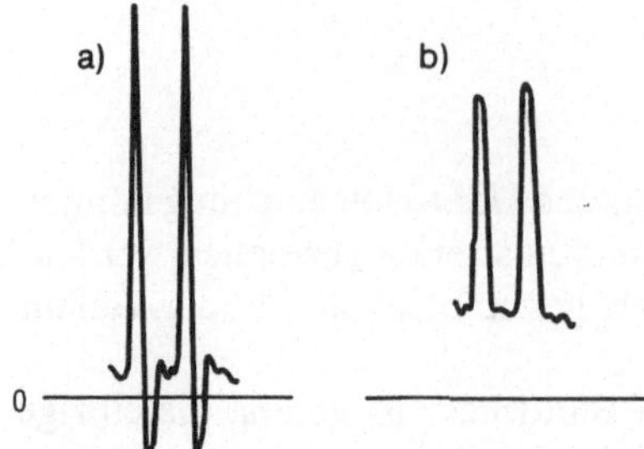

Abb. 4. **a** Normale Doppler-Kurve der A. femoralis; **b** Kurve der A. femoralis bei hochgradiger Stenose der A. iliaca externa

chend weit distal der Stenose läßt sich – abhängig vom Stenosegrad – ein verzögerter systolischer Geschwindigkeitsanstieg und verspäteter systolischer Gipfel nachweisen (schnelle Schreibung: Seitenvergleich mit zusätzlicher EKG-Registrierung). Diese Zeichen dienen v. a. zum Nachweis von Stenosen der hirnversorgenden Arterien im Halsbereich bei der direkten Beschallung, z. B. von Carotis-interna-Abgangsstenosen (MARSHALL 1984).

Die diastolischen Strömungsgeschwindigkeiten und Stromrichtungsänderungen hängen u. a. vom *peripheren Gefäßwiderstand* ab. Arterien mit nachgeschaltetem hohen muskulären Gefäßwiderstand – d. h. alle Extremitätenarterien und andeutungsweise auch die A. carotis externa – zeigen in der frühen Diastole eine starke Strömungsverlangsamung bzw. eine kurzfristige Strömungsumkehr („Dip") (s. Abb. 2). Da dieser frühdiastolische Dip u. a. vom normalen peripheren Gefäßwandtonus abhängt, verschwindet er bei maximaler peripherer Weitstellung z. B. infolge reaktiver Hyperämie oder auch infolge poststenotischer Minderdurchblutung (Abb. 4). Mit zunehmender proximaler Stenosierung rutscht zunächst der Dip über die Nullinie; gleichzeitig steigt die mittlere diastolische Strömungsgeschwindigkeit an (anhaltend hohes Druckgefälle über die Stenose hinweg auch in der Diastole mit permanenter systolisch-diastolischer Strömung) (s. Abb. 4), um bei schweren Stenosen wieder abzusinken. Außerdem nimmt der systolische Spitzenfluß und die systolische Anstiegssteilheit fortschreitend ab. Anhand dieser Veränderungen lassen sich hämodynamisch bedeutsame Stenosen im Becken- und Schultergürtelbereich durch Untersuchung der A. femoralis bzw. axillaris/brachialis mit hoher Zuverlässigkeit nachweisen und grob quantitativ beurteilen, die Diagnostik also um eine Etage nach proximal ausweiten (MARSHALL 1984).

Spezielles Auswertungsverfahren: Bestimmung des *„Pulsatilitätsindex"* (PI) (nach Gosling) = mittlerer Quotient aus (Amplitude a + Amplitude b) : mittlerer Blutstromgeschwindigkeit über die gesamte Herzaktion – v. a. an der A. femoralis, dort normalerweise über 4,5. Der PI ermöglicht eine semiquantitative Analyse von USD-Kurven von Extremitätenarterien, da er von der Sondenwinkelstellung unabhängig ist: Möglichkeit der Unterscheidung von Stenosen und Verschlüssen; Beurteilung des Erfolgs gefäßchirurgischer Maßnahmen (MARSHALL 1984).

(In der Literatur sind verschiedene Formeln zur Berechnung eines PI angegeben; spezielle Vorteile einer bestimmten Berechnungsart konnten wir bisher nicht feststellen.)

USD-Suchprogramm (Screening) bei Patienten mit Verdacht auf eine periphere AVK: proximales HTG; Knöchelarteriendrücke in Ruhe im Vergleich zum Oberarmdruck; segmentale Extremitätenarteriendrücke; Belastungs- oder Postischämietest (Hyperämietest).

USD-Diagnostik der Venenerkrankungen

Da die USD-Untersuchung der Venen nichtinvasiv und vom Aufwand her – gemessen an der diagnostischen Aussage – gut vertretbar ist, kann sie auch zur Venendiagnostik in der Praxis uneingeschränkt empfohlen werden bis hin zur laufenden Überwachung thrombosegefährdeter Patienten. Die fehlende Gefährdung des Patienten ergibt als weiteren Vorteil, daß diese Untersuchung auch bei Schwangeren, wenn nötig auch wiederholt, eingesetzt werden kann.

Beurteilt werden können die V. iliaca externa mit dem Abstromgebiet über die V. iliaca communis und V. cava inferior, V. femoralis communis, V. femoralis superficialis, V. saphena magna, V. poplitea und Vv. tibiales posteriores und entsprechende Venen am Arm und Schultergürtel. Beurteilungskriterien sind fehlender venöser Fluß oder pathologisches Strömungsverhalten. Der Seitenvergleich ist immer heranzuziehen, da die intraindividuellen Unterschiede normalerweise gering sind, die interindividuellen dagegen groß sein können.

Der Verschluß einer großen, oberflächennahen Vene, z. B. der V. femoralis in der Leistenbeuge, kann bereits mit den einfachen, nichtdirektionalen Geräten zuverlässig nachgewiesen werden, während für eine weiterreichende Venendiagnostik die aufwendigeren, blutstromrichtungs- und blutstromgeschwindigkeitsanzeigenden Geräte mit der Möglichkeit zur Aufzeichnung erforderlich sind. Es kann damit nur eine Venenfunktionsdiagnostik im ileofemoropoplitealen und axillären Bereich durchgeführt werden. Die einzelnen tiefen Unterschenkelvenen sind einer Untersuchung nicht zugänglich, lediglich in einem gewissen Umfang indirekt über die Beschallung der Vv. tibiales posteriores.

Methodisches Vorgehen (Tabelle 1): Leitgebilde zum Auffinden der Venen sind jeweils die zugehörigen Arterien. In der Körperperipherie kann das venöse Strömungssignal immer nur mit arterieller Überlagerung abgeleitet werden, was aber die venöse Funktionsdiagnostik nicht beeinträchtigt.

Der venöse Blutstrom ist durch die fehlende Pulsation und normalerweise durch die Atemabhängigkeit des Signals gut vom arteriellen abgrenzbar. Das venöse Doppler-Signal gleicht dem Heulen oder Brausen des Windes. In der unteren Körperhälfte kommt es inspiratorisch zu einer kontinuierlichen Abnahme der venösen Strömungsgeschwindigkeit mit typischem endinspiratorischem Stopp bei tiefer Einatmung (MARSHALL 1983 a, 1984).

Im Bein-Becken-Bereich beginnt die Untersuchung immer in der Leistenbeuge. Bei sehr adipösen Patienten kann diese USD-Untersuchung Schwierigkeiten bereiten.

Tabelle 1. Zusammenstellung der Ultraschall-Doppler-Befunde bei Untersuchung des Venensystems im Bereich der Leistenbeuge

Manöver	Normale Verhältnisse	Akute tiefe Thrombose (Beckenvenen)	Klappeninsuffizienz
Atemabhängigkeit des USD-Signals	+	Fehlt	(Bei postthrombotischem Syndrom verminderte Atemabhängigkeit)
Valsalva-Versuch	Sistieren der venösen Blutströmung	Strömung herzwärts anhaltend	Rückstrom
Valsalva mit Stauung distal der V.-saphena-magna-Einmündung	Sistieren der venösen Blutströmung		Rückstrom nur bei Insuffizienz der tiefen Venen
„A-Geräusche" bei Kompression	+	Fehlend	(Retrograder Fluß über insuffiziente Perforansvenen)
„S-Geräusche" über Kollateralvenen	0	+	(Bei schlecht kompensiertem postthrombotischem Syndrom Fortbestehen von Kollateralvarizen)

Tiefe Venenthrombose

Beim Valsalva-Preßversuch kommt es beim Gesunden nach einem kurzen initialen Rückstrom zum Sistieren der Femoralvenenströmung, während bei pathologisch erhöhtem Femoralvenendruck infolge einer *Beckenvenenthrombose* der Blutfluß in der gestauten Femoralvene über Kollateralen herzwärts anhält. Wegen des erhöhten Venendrucks distal einer Thrombose ist – als wichtiges vororientierendes Symptom – auch die typische Atemabhängigkeit des venösen Strömungssignals weitgehend aufgehoben. Bei lediglich *stenosierenden* – funktionell wirksamen – Beckenvenenprozessen verschwindet der endinspiratorische Stopp des USD-Signals der V. femoralis (Seitenvergleich!). Diese Befunde lassen sich in der Leistenbeuge mit der Doppler-Sonde an der medial der Arterie liegenden Vene nachweisen (Abb. 5, s. Tabelle 1).

Die Treffsicherheit dieser Untersuchung liegt bei etwa 90%. Entsprechende Befunde können unter günstigen Bedingungen in der Kniekehle bei Femoralvenenthrombose und in der Achselhöhle bzw. infraklavikulär bei Thrombose der V. subclavia erhoben werden.

Zusätzliche Methodik (s. Tabelle 1):
a) Hervorrufen einer verstärkten orthograden Strömung – sog. *A-Geräusche* (angehoben, „*a*ugmented") – durch dosierte manuelle Kompression des Beins oder Arms distal der Untersuchungsstelle (Abb. 6) oder durch Dorsalflexion des Fußes (Sprunggelenkvenenpumpe). Ein Hinweis auf einen Venenverschluß liegt

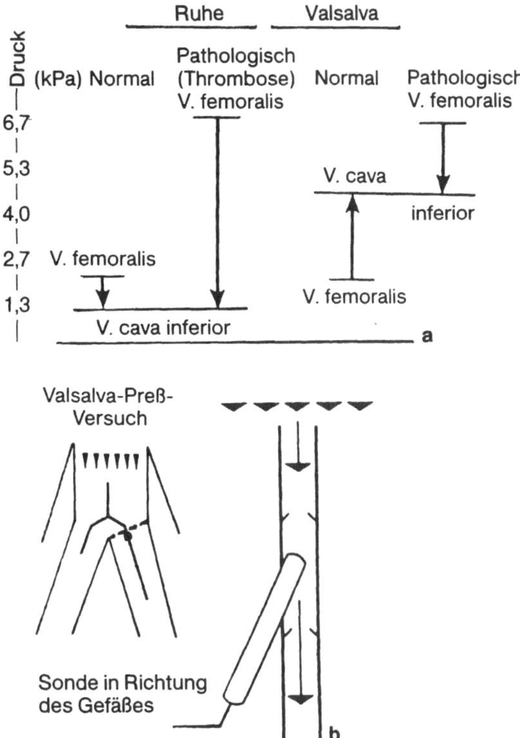

Abb. 5 a, b. *Oben:* Druckgradienten zwischen V. femoralis und V. cava inferior unter normalen Bedingungen und bei Beckenvenenthrombose in Ruhe und beim Valsalva-Manöver. Bei pathologisch erhöhtem Femoralvenendruck infolge Beckenvenenthrombose bleibt auch beim Valsalva-Manöver ein Druckgradient in Richtung V. cava und daher eine herzwärts gerichtete Blutströmung bestehen. *Unten:* Schematische Darstellung der Untersuchung des Venensystems in der Leistenbeuge mit dem Valsalva-Manöver, auch zum Nachweis von Klappeninsuffizienzen der Becken-Bein-Venen

vor, wenn herzwärts keine A-Geräusche auftreten (u. U. ist dieser Effekt auch noch im Bereich der V. cava inferior rechts des Nabels nachweisbar bei Untersuchung auf Beckenvenenthrombose). A-Geräusche sind auch zuverlässig im Bereich der V. poplitea und der Vv. tibiales posteriores bei Fußkompression nachweisbar.

Um einen verstärkten Abfluß über oberflächliche Venen auszuschließen, können die A-Geräusche der V. femoralis auch nach Anlegen eines Stauschlauchs am Oberschenkel geprüft werden.

Selbstverständlich sind A-Geräusche auch mit nichtdirektionalen USD-Geräten gut nachweisbar.

Distal der jeweiligen Kompressionsstelle läßt sich unmittelbar *nach* Aufheben der Kompression ebenfalls eine beschleunigte orthograde Strömung nachweisen. Fehlen derart verstärkte venöse Signale in den Vv. tibiales posteriores, so weist dies auf einen Verschluß dieser Venen im Rahmen einer – allerdings seltenen – Mitbeteiligung bei einer Unterschenkelvenenthrombose.

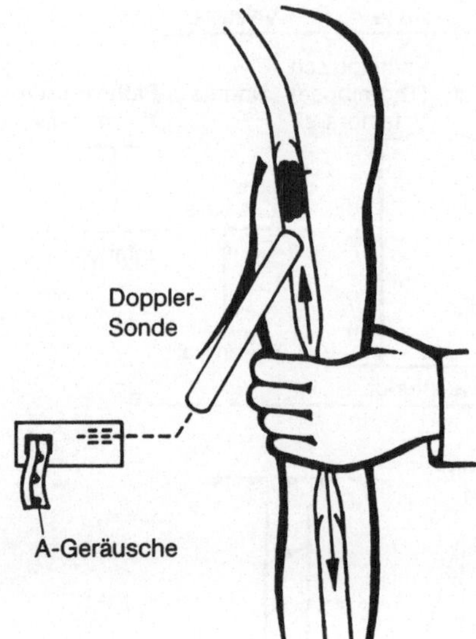

Abb. 6. Schematische Darstellung der Auslösung von A-Geräuschen bzw. der fehlenden Auslösbarkeit bei verschließender distaler oder proximaler Venenthrombose

b) Hilfreich ist weiterhin der Nachweis der hochfrequenten, aber nichtpulsatilen, sich mit der Atmung gering ändernden „*S-Geräusche*" (*s*pontan, *s*chnell) als Zeichen einer schnellen venösen Strömung in einer inguinalen Kollateralvene bei Beckenvenenthrombose. Bei leichter manueller Kompression über der Symphyse und Leistenbeuge sistiert dieses Geräusch über der Kollateralvene im Gegensatz zu einem arteriellen Signal. Ein entsprechender Befund ist auch im Schulterbereich bei Thrombose der V. axillaris bzw. subclavia zu erheben. Diese venösen Kollateralen in stets vorgegebenen Bahnen bilden sich im Verlauf einer akuten tiefen Venenthrombose ganz frühzeitig aus.

Da bei tiefer Oberschenkelvenenthrombose die V. saphena magna als wichtiges Kollateralgefäß wirkt, ist der Nachweis einer im Seitenvergleich deutlich beschleunigten Strömung in dieser Vene ein hochwertiges indirektes Zeichen für Obliteration der tiefen Strombahn.

Bei Verdacht auf akute tiefe Venenthrombose müssen die entsprechenden Manöver mit äußerster Vorsicht durchgeführt werden!

Die *Sensitivität* (richtige Diagnosen: Gesamtzahl der Erkrankungen) all dieser Untersuchungen auf tiefe Venenthrombose im ileofemoropoplitealen Bereich beträgt nach einer Zusammenstellung verschiedener großer Studien in der Literatur und eigenen Erfahrungen 84% (76–94%), die *Spezifität* (richtig erkannte Normalbefunde: Gesamtzahl der Normalbefunde) 87% (78–91%). Die USD-Untersuchung zeichnet sich demnach für diese Fragestellung durch eine hohe Zuverlässigkeit aus. Sensitivität und Spezifität der klinischen, nichtapparativen Diagnostik liegen bei tiefer Venenthrombose um 50%.

Veneninsuffizienz

Bei Klappeninsuffizienz der Becken- und proximalen Beinvenen kommt es beim Preßversuch zu einem heftigen, anhaltenden Blutrückstrom, der in Dauer und Ausmaß mit der Schwere der Klappeninsuffizienz und ggf. der Kompensation eines postthrombotischen Syndroms korreliert und ebenfalls mit der direktionalen Doppler-Sonde zu erfassen ist (s. Tabelle 1). Durch Kompression der oberflächlichen Stammvenen mit einer elastischen Binde kann zusätzlich eine Differenzierung in Insuffizienz der tiefen und oberflächlichen Venen durchgeführt werden, weil bei Insuffizienz der tiefen Venen trotz oberflächlicher Kompression ein Rückstrom erhalten bleibt (s. Tabelle 1).

Diese Befunde können sich allerdings mit den Befunden bei tiefer Venenthrombose bzw. bei postthrombotischem Syndrom überlagern (MARSHALL 1984).

Beim Valsalva-Manöver kann es initial zu einem deutlichen zentrifugalen Strom in der V. femoralis kommen, wenn die erste schlußfähige Klappe weit peripher und nicht in der V. iliaca externa oder V. femoralis communis liegt. Dies darf dann nicht im Sinne einer Klappeninsuffizienz interpretiert werden.

Weiterhin kann sich beim Valsalva-Manöver ein relativ hoher, zentripedal gerichteter Druckgradient aufbauen und nach dem Manöver – ähnlich einem A-Geräusch – zu einer deutlichen zentripedalen Strömungsspitze („overshoot") führen.

Insuffizienz von Perforansvenen

Auch insuffiziente Vv. perforantes lassen sich mit der USD-Methode erfassen und exakt lokalisieren. Über einer intakten Perforansvene – soweit diese überhaupt auffindbar ist – ist kein Doppler-Signal zu hören. Es fehlt auch dann, wenn – bei Untersuchung am Unterschenkel – die Wade manuell komprimiert wird; erst beim Loslassen der Kompression erzeugt das vermehrt in die Tiefe frei abfließende Blut ein entsprechend gerichtetes Doppler-Signal. Bei Klappeninsuffizienz kommt es auch *bei* der Kompression zu einem Doppler-Signal mit umgekehrter Ausschlagsrichtung bei der direktionalen Aufzeichnung, da das Blut retrograd an die Oberfläche gepreßt wird (MARSHALL 1984). (Entsprechendes gilt für die Einmündungsstellen der Stammvenen, die im Bereich der Krosse letztlich auch Perforansvenen sind.)

Diese sehr empfindliche Untersuchung kann auch mit nichtdirektionalen Geräten mit hoher Zuverlässigkeit durchgeführt werden, und sie kann durch eine Untersuchung im Stehen und u. U. mit einem proximalen Tourniquet ergänzt werden.

Abgrenzung von oberflächlicher Thrombophlebitis und Lymphangitis

Da Lymphgefäße parallel zu den oberflächlichen Venen verlaufen, kann es Schwierigkeiten bereiten, Entzündungen dieser Systeme voneinander abzugrenzen. Wenn die oberflächliche Vene sich bei der USD-Untersuchung als thrombosiert erweist, handelt es sich um eine Thrombophlebitis. Zeigt sich in der Vene im Entzündungs-gebiet Blutströmung, ist eine Lymphangitis wahrscheinlich.

Fehlermöglichkeiten

Auf die Bedeutung des Seitenvergleichs und das Problem einer doppelt angelegten V. femoralis oder V. poplitea sei ausdrücklich hingewiesen.

Bei Stauung im Niederdrucksystem infolge einer Rechtsherzinsuffizienz können als frühes Zeichen die Aktionen des rechten Herzens oft retrograd bis weit in die Peripherie übertragen werden; entsprechendes gilt selbstverständlich für die Trikuspidalinsuffizienz. Diese dann pulsatilen Signale können mit den arteriellen verwechselt werden (MARSHALL 1984).

Bei einseitiger Hyperzirkulation, z. B. infolge einer Dermatitis, findet sich ein verändertes venöses Signal mit verminderter Atemabhängigkeit und gesteigerter mittlerer Strömungsgeschwindigkeit. Aus diesem Grund sollte zu Beginn der Untersuchung jeweils die USD-Kurve der A. femoralis abgeleitet werden, um Änderungen des arteriellen Einstroms erkennen zu können (MARSHALL 1984).

Schlußbemerkung

Es war ein besonderes Anliegen dieser Ausführungen, allgemein an das Verständnis der USD-Untersuchung heranzuführen; eine ausführliche Darstellung findet sich bei MARSHALL (1984).

Schon der Unerfahrene kann erste hochwertige diagnostische Informationen über die periphere AVK gewinnen und sich Stufe für Stufe in die Feinheiten der USD-Diagnostik vorarbeiten. Auch sollte dargestellt werden, daß bereits mit den einfachen, preisgünstigen, nichtdirektionalen USD-Geräten eine aussagekräftige angiologische Diagnostik betrieben werden kann, so daß diese Geräte in keiner internistischen und allgemeinmedizinischen – und wohl auch orthopädischen – Praxis mehr fehlen, aber v. a. auf jeder Klinikstation Selbstverständlichkeit sein sollten.

Daneben sollten auch die faszinierenden Möglichkeiten einer praxisorientierten Venendiagnostik mit USD erklärt und jedem Arzt ans Herz gelegt werden (MARSHALL 1983 a, b, 1984).

Die scheinbare Einfachheit und logische Durchschaubarkeit dieser Methodik darf aber niemals zu einer kritiklosen Überbewertung führen. Eine fortgeschrittene Diagnostik bedarf ständiger Übung, Kontrolle und einer wachen Selbstkritik. Auch muß man sich immer bewußt sein, daß man es nicht etwa mit einem Druck- oder Volumenpuls, sondern mit dem Geschwindigkeitsprofil der Blutströmung zu tun hat, und daß eine hohe Geschwindigkeit des Blutstroms keineswegs immer ein hohes Strom-Zeit-Volumen bedeutet.

Zweifellos wird die Zukunft noch Verbesserungen und Erweiterungen der Möglichkeiten der USD-Untersuchung erbringen; v. a. von der Kombination der Real-time-Darstellung der Gefäße mit gepulstem Ultraschall mit der Doppler-Technik sind erhebliche Fortschritte zu erwarten. Auch eine verstärkt funktionelle Betrachtungsweise, wie sie in diesen Ausführungen bereits versucht wurde, wird das diagnostische Repertoire erweitern (MARSHALL 1983 a, b, 1984).

Aber bereits heute sind die Möglichkeiten so hochwertig und vielfältig bei optimaler Kosten-Nutzen-Relation, daß eine möglichst breite Anwendung dieser Methode anzustreben ist.

Literatur

Assmann G (1981) Früherkennung von Krankheiten als Schlüssel zur Kostendämpfung. MMW 123: 109
Franklin DL, Schlegel W, Rushmer RF (1961) Blood flow measurement by Doppler frequency shift of backscattered ultrasound. Science 134: 564
Heene DL (1980) Thromboseprophylaxe aus klinischer Sicht. Klinikarzt 9: 764
Marshall M (1983a) Angiologie. Springer, Berlin Heidelberg New York
Marshall M (1983b) Die Gefäßsprechstunde. MMW Medizin, München
Marshall M (1984) Praktische Doppler-Sonographie. Springer, Berlin Heidelberg New York
Satomura S, Kaneko Z (1960) Ultrasonic blood rheography. In: Proceedings of the 3rd International Conference of Medical Electronics. London IEE, 254

Doppler-Sonographie der A. vertebralis bei Patienten mit sog. Positionsschwindel. Ein Beitrag zur Pathophysiologie und Differentialdiagnose

E. B. RINGELSTEIN, D. KRIEGER, W. DEFRAIN

Einleitung

Schwindel im weiteren Sinne des „Unwohlseins im Kopf", des Unsicherheitsgefühls beim Gang, wie auch im engeren Sinne des „gerichteten" Schwank-, Lift- und Drehschwindels ist – neben Kopf- und Rückenschmerzen – die häufigste Beschwerde in der neurologischen und orthopädischen Sprechstunde. Eine ätiopathogenetische Differentialdiagnose des Schwindels ist schwierig, das Spektrum der verschiedenen Krankheitsursachen ist facettenreich. Auch mit maximalem apparativem Aufwand läßt sich in höchstens der Hälfte der Fälle die Ursache des Schwindels aufklären.

Eine wegen ihrer mechanistischen Einfachheit und Plausibilität beliebte Diagnose zur Erklärung von Schwindelbeschwerden ist die Abklemmung der A. vertebralis während der Kopfrotation durch Teile des Bewegungsapparats der Halswirbelsäule (HWS). Die vaskuläre Entstehungstheorie des Positionsschwindels hat insbesondere unter den Orthopäden Verfechter, vermutlich weil sie tagtäglich mit den schweren degenerativen HWS-Veränderungen ihrer Patienten konfrontiert werden. Ein Abklemmechanismus konnte auch tatsächlich angiographisch belegt werden. So kann es durch eine Uncovertebralarthrose („osteoarthritic spurs") zu einer stellungsabhängigen, partiellen oder kompletten Behinderung des vertebralen Blutstroms kommen (SHEEHAN et al. 1960; BAUER 1984; HARDIN et al. 1963).

Wöchentlich werden wir als Neurologen bei 1–2 Patienten zu Rate gezogen, denen ein Abklemmechanismus der A. vertebralis infolge Kopfrotation als Schwindelursache unterstellt wird. Ob dieser Vorgang allerdings tatsächlich klinisch bedeutsam ist, muß wegen der extrem wenigen, überzeugend dokumentierten Fälle bezweifelt werden.

Wir haben daher Patienten mit *lageabhängigem* Schwindel mit Hilfe der CW-Doppler-Sonographie in Ruhe- und in verschiedenen Funktionsstellungen der HWS an den Vertebralarterien untersucht, gleichzeitig aber auch Patienten mit *diffusem* Schwindel auf das Vorliegen von positionsabhängigen Abklemmphänomenen an den Vertebralarterien überprüft.

Untersuchte Patienten

Insgesamt werden in dieser Studie 69 Patienten berücksichtigt, die retrospektiv aufgrund klinischer und angiologischer Kriterien den folgenden Gruppen zugeordnet wurden:

Gruppe I:
   Es handelte sich um 43 Patienten mit Angabe von Positionsschwindel mit normalen oder nur geringfügig degenerativ veränderten Knochenstrukturen der HWS im Röntgenbild.

Gruppe II:
   Hier wurden 12 Patienten mit Angabe von Positionsschwindel und gleichzeitig röntgenologisch nachweisbaren schweren degenerativen HWS-Veränderungen zusammengefaßt.

Gruppe III:
   In 3 Fällen lag ein Positionsschwindel vor, gleichzeitig waren *objektivierbare* neurologische Fokalsymptome der hinteren Schädelgrube nachweisbar.

Gruppe IV:
   8 Patienten wurden in einer eigenen Gruppe zusammengefaßt, die über gelegentlichen diffusen Schwindel klagten und gleichzeitig in bestimmten Funktionsstellungen der HWS eine komplette Strömungsbehinderung der A. vertebralis erkennen ließen.

Im *Anhang* wird ferner über die angiologischen und klinischen Befunde von 3 Patienten berichtet, bei denen es infolge chiropraktischer Manöver zu Hirninfarkten kam.

Untersuchungsmethodik

Alle Patienten wurden eingehend zu ihren Beschwerden und deren Verlaufscharakteristika, zu Begleitkrankheiten und zu vaskulären Risikofaktoren befragt. Ferner wurden alle Kranke neurologisch untersucht, (einschließlich dem Adson-Manöver, s. Mumenthaler u. Schliack 1984 und der Funktionsprüfung nach DE KLEIJN u. NIEUWENHUYS 1927; s. HÜLSE 1983). Alle Patienten erhielten eine komplette Untersuchung der extrakraniellen hirnversorgenden Arterien mit Hilfe der CW-Doppler-Sonographie. Diese umfaßte die kontinuierliche Beschallung beider Karotisstränge im gesamten zugänglichen Bereich, Beschallung der Endäste der A. ophthalmica im Augenwinkel, Beschallung der proximalen und distalen A. subclavia beiderseits und die Beschallung der Aa. vertebrales an der Atlasschlinge (Abb. 1 a, b) sowie im V1-Segment, d. h. vom Abgang aus der A. subclavia bis zum Eintritt in den Querfortsatz des 6. (5./7.) Halswirbels (Abb. 2 a, b). Die Vertebralisuntersuchungstechnik

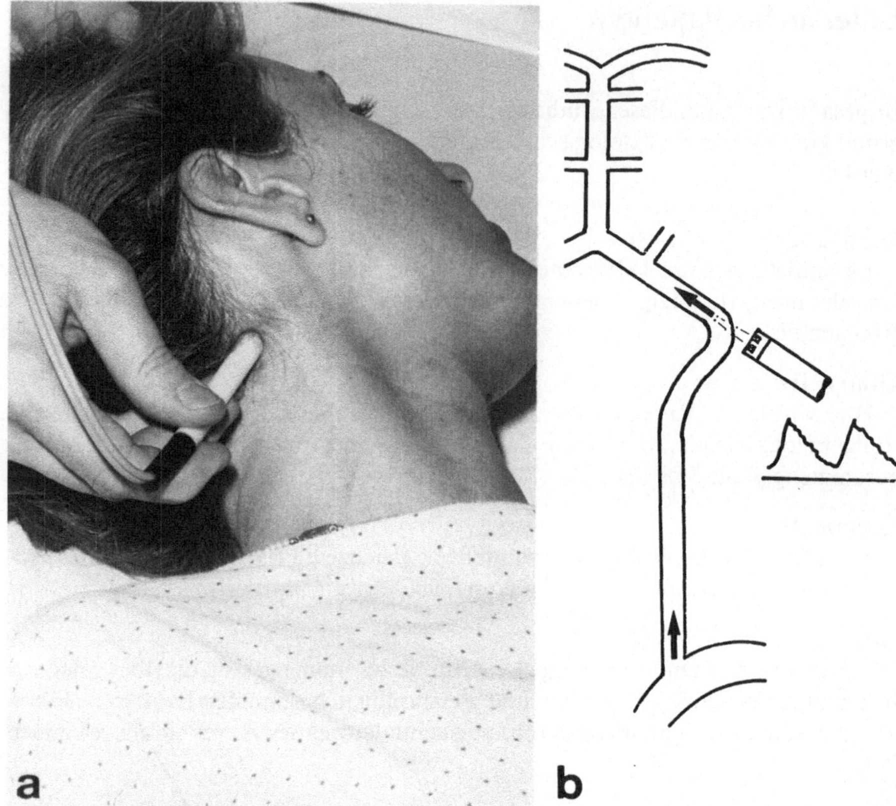

Abb. 1 a, b. Positionierung der Sonde unterhalb des Mastoidfortsatzes unmittelbar hinter dem Ansatz des M. sternocleidomastoideus zur Beschallung der Atlasschlinge. **a** Demonstration am Patienten, **b** schematische Darstellung der Vertebralisbeschallung am Atlas

ist an anderer Stelle ausführlich beschrieben (RINGELSTEIN 1984; RINGELSTEIN et al. 1985a).

Bei allen Patienten wurde eine Röntgenaufnahme der HWS in 4 Ebenen angefertigt. Die Aufnahmen wurden von einem Orthopäden hinsichtlich des Schweregrads degenerativer Veränderungen beurteilt und grob quantifiziert („normal", „leicht bis mäßiggradig", „schwer").

Die Rekrutierung der Patienten erfolgte *prospektiv* anhand der Beschwerden z. T. aus der neurologischen Notfallambulanz, z. T. aus den Reihen derjenigen Patienten, die von niedergelassenen Ärzten zur Doppler-Sonographie überwiesen worden waren, und z. T. aus der orthopädischen Poliklinik. Wegen der Heterogenität der Patienten erfolgte nachträglich die obengenannte Gruppeneinteilung.

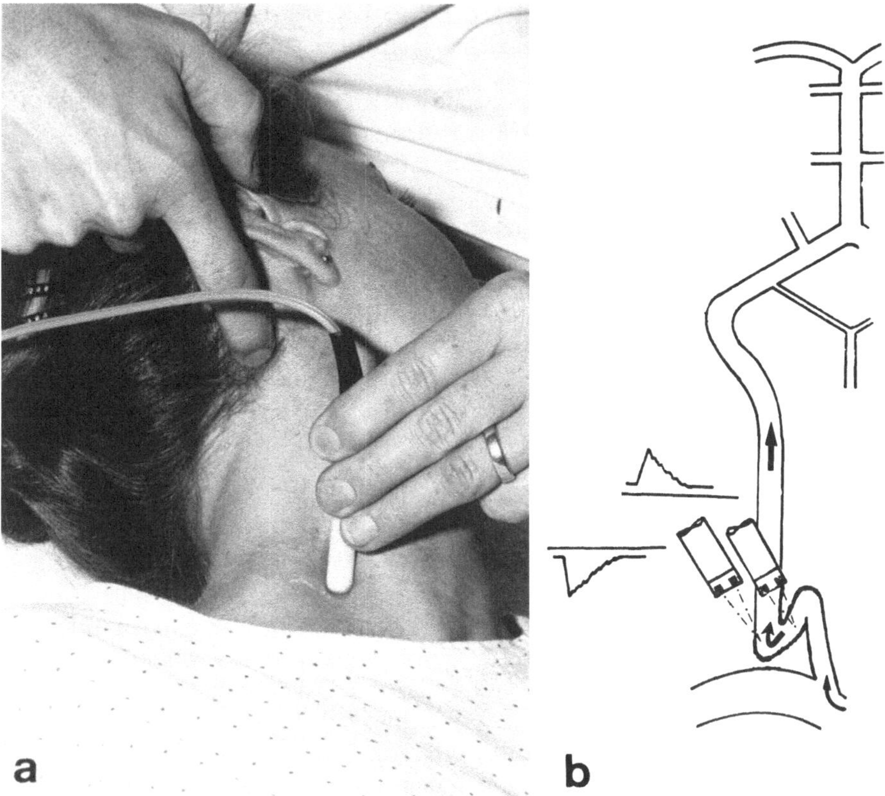

a   **b**

Abb. 2 a, b. Doppler-sonographische Untersuchung der A. vertebralis am Abgang aus der A. subclavia. **a** Anordnung der Sonde am Hals der Patientin knapp supraklavikulär. **b** Das V1-Segment der A. vertebralis kann in seiner gesamten Länge, einschließlich dem arteriosklerotisch häufig befallenen Vertebralisabgang direkt beschallt werden (Details in Ringelstein et al. 1985 a). In dieser Untersuchungsanordnung ist der Einfluß von Kopfbewegungen auf den Vertebralisblutstrom am leichtesten zu prüfen

Ergebnisse

In Gruppe I (Patienten mit Positionsschwindel bei normaler oder leicht bis mäßig degenerativ veränderter HWS, n = 43, Durchschnittsalter 58 Jahre) konnte in keinem einzigen Fall eine Abklemmung der A. vertebralis durch maximale Seitwärtsrotation und Reklination des Kopfes nachgewiesen werden.

Die Patienten klagten außer über Positionsschwindel noch über andere, dem hinteren Hirnkreislauf zuzuordnende Symptome wie Nystagmus, Verschwommensehen, Tinnitus, Sturzanfälle, ferner über Nacken-Schulter-Schmerzen. In 8 Fällen ließ sich ein pathologischer Nystagmus nachweisen.

In 4 Fällen lag eine anatomische Läsion (Stenose bzw. Verschluß) einer der beiden Vertebralarterien vor. Aufgrund weiterer Untersuchungen (Lagerungsprobe unter der Frenzel-Brille, Computertomographie, psychiatrische Exploration) konnten schließlich folgende Diagnosen gestellt werden:

1. gutartiger paroxysmaler Lagerungsschwindel („Cupulolithiasis", SCHUKNECHT 1969; BRANDT u. DAROFF, 1980) in 12 Fällen,
2. hypertensive zerebrale Mikroangiopathie (Status lacunaris im Computertomogramm, s. RINGELSTEIN et al. 1983) in 4 Fällen,
3. konversionsneurotisches Symptom bei akuter Konfliktsituation in 3 Fällen.

Die Schwindelbeschwerden von 24 Patienten konnten ätiopathogenetisch nicht geklärt werden, eine Blockade des Vertebralisblutstroms durch das HWS-Skelett als Ursache der Beschwerden war aufgrund der durch die Doppler-Sonographie gewonnenen Normalbefunde in verschiedenen Funktionsstellungen jedoch auszuschließen.

In Gruppe II (Positionsschwindel bei schweren degenerativen HWS-Veränderungen, n = 12, Durchschnittsalter 61 Jahre), lagen schwere Uncovertebralarthrosen (10 Fälle) und je einmal eine atlantodentale Subluxation und ein Foramen retroarticulare atlantis (Foramen arcuale) vor. In allen Fällen war der Befund aufgrund der Doppler-Sonographie in Mittelstellung sowie in verschiedenen Funktionsstellungen der HWS normal. Die weitere Diagnostik ergab in einem Fall eindeutig einen gutartigen paroxysmalen Lagerungsschwindel (s. oben), bei den übrigen 11 Patienten blieb die Ätiopathogenese des Schwindels ungeklärt. Als *Vermutungs*diagnose wurde aufgrund der ausgeprägten degenerativen HWS-Veränderungen ein sog. „vertebragener" Schwindel (HÜLSE 1983) diagnostiziert.

Bei allen 3 Patienten der 3. Gruppe (Alter 22, 33 und 60 Jahre) lagen Fokalsymptome der hinteren Schädelgrube vor (Nystagmus, Augenmuskelparesen, Ataxie, sensomotorische Hemiparesen, Horner-Syndrom). In diesen Fällen konnte durch die Doppler-Sonographie ein einseitiger intrakranieller Vertebralisverschluß nachgewiesen werden. Aufgrund der Thrombose bzw. Embolie des V_4-Segments war es in allen 3 Fällen zum Hirninfarkt der posterolateralen Medulla oblongata und/oder des Kleinhirns gekommen.

Gruppe IV umfaßte 8 Patienten mit einem Durchschnittsalter von 38 Jahren. Alle gaben diffusen Schwindel an, objektive neurologische Ausfälle konnten aber nicht verifiziert werden. In allen Fällen war die Doppler-Sonographie der Vertebralarterien in Mittelstellung regelrecht, während sich in Funktionsstellung eine *symptomlose* (!) Abklemmung der jeweils zur Kopfdrehrichtung kontralateralen A. vertebralis nachweisen ließ. Aufgrund weiterer Untersuchungen wurden folgende Diagnosen gestellt:

1. gutartiger paroxysmaler Lagerungsschwindel (s. oben): 2 Fälle,
2. konversionsneurotisches Symptom: 1 Fall,
3. Schwindel ungeklärter Ursache: 5 Fälle.

Während der Blockierung des Vertebralisblutflusses in Rotations- und Reklinationsstellung des Kopfes klagte *keiner* dieser Patienten über Schwindel, und in keinem Fall konnte Nystagmus beobachtet werden. Regelmäßig ließ sich bei diesen Kranken während der Abklemmung der einen Vertebralarterie eine kompensatorische Flußvermehrung der anderen Vertebralarterie nachweisen (Abb. 3 a–c).

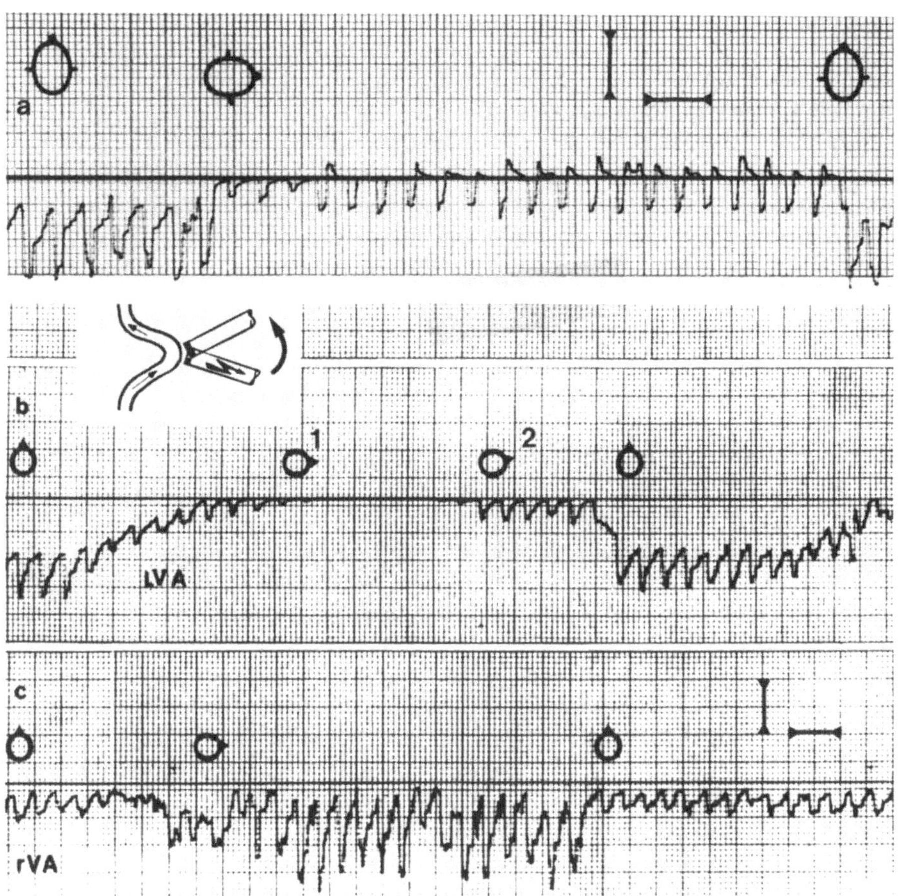

Abb. 3   a–c Durch Doppler-Sonographie gewonnene Befunde einer Patientin mit Abklemmung der A. vertebralis während Kopfrotation. (Ausschlag der Kurve nach unten = hirnwärtiger Blutfluß.)   **a** In Mittelstellung kräftiges Strömungssignal über der linken A. vertebralis *(LVA)* im V1-Segment. Während der Rotation des Kopfes zur Gegenseite kommt es in der Endstellung zur vollständigen Blockierung der A. vertebralis und zum Auftreten einer pendelförmigen Strömung im proximalen, blinden Vertebralisstumpf, die sich nach Geradeausblick wieder normalisiert.   **b** Beschallung der linken A. vertebralis an der Atlasschlinge während Kopfdrehung nach rechts und Abklemmung des Gefäßes. Nur maximale Rotation in Endstellung führt zum kompletten Stopp (vgl. Position 1 und 2).   **c** Während der Abklemmung der linken A. vertebralis kommt es rechts *(RVA)* zur kompensatorischen Flußerhöhung. (Eichung: Abszisse = 20 cm/s, Ordinate = 2 s)

Diskussion und Schlußfolgerung

Die Untersuchungsergebnisse belegen, daß bei Patienten mit positionsabhängigem Schwindel *mechanische* Einengungen der A. vertebralis und daraus resultierende Durchblutungsstörungen im Bereich des vertebrobasilären Versorgungsgebiets ätiopathogenetisch offensichtlich keine wesentliche Rolle spielen. Das gilt auch für Patienten mit schwerwiegenden degenerativen Veränderungen der HWS im Sinne der Uncovertebralarthrose. Ältere Ergebnisse von Voigt und Chrast (1971), wonach „in der überwiegenden Mehrzahl" ein vollständiges Sistieren des Blutstroms der A. vertebralis bei Retroflexion und gleichzeitiger Rotation des Kopfes eintritt, können daher in keiner Weise bestätigt werden.

Der in der Regel fehlende Kausalzusammenhang zwischen mechanischer Strömungsbehinderung des A.-vertebralis-Flusses durch Kopfbewegungen und dem Auftreten von Hirnstammsymptomen wird in unserer Studie v. a. dadurch unterstrichen, daß sämtliche 8 Patienten, bei denen ein solcher Abklemmechanismus nachweisbar war, während der Blockade einer Vertebralarterie keinerlei infratentorielle Reiz- oder Ausfallsymptome zeigten. Die Abklemmung einer der beiden Vertebralarterien führte bei diesen Patienten prompt zur kompensatorischen Flußerhöhung im kontralateralen Gefäß. Das Durchschnittsalter dieser Patienten war mit 38 Jahren auffallend niedrig im Vergleich zu den Patienten der Gruppe I mit 58 Jahren. Möglicherweise verhindert eine altersphysiologische Versteifung der HWS und/ oder Elongation der Atlasschleifen den Klemmechanismus. Diese Befunde bestätigen die von BAUER (1984) bereits in den 60er Jahren geäußerte Auffassung, daß durch Kopfrotation ausgelöste Blockierungen der A. vertebralis ein physiologisches Phänomen sind. Während der Lektüre des Beitrags von BAUER (1984) wird ferner offenkundig, daß nur in extrem seltenen Fällen Schwindelbeschwerden und andere Hirnstammsymptome durch Kopfbewegungen aufgrund mechanischer Behinderung des Vertebralisblutstroms ausgelöst werden. Nach ca. 2 Jahrzehnten konnte BAUER (1984) nur 5 z. T. ungenügend dokumentierte und z. T. aus anderen Kliniken zur Publikation überlassene Fälle kasuistisch mitteilen. Auch die suggestiven Befunde, die während früherer Untersuchungen an Leichen gewonnen wurden (DE KLEIJN u. NIEUWENHUYSE 1927; TOOLE u. TUCKER 1960), sind kein Gegenargument, da die Verhältnisse an Leichen aufgrund des kompletten Tonusverlusts nicht mit den Verhältnissen an Lebenden verglichen werden können. In diesem Sinne spricht auch unsere Beobachtung, daß die Abklemmung der A. vertebralis während der Kopfrotation erst während der letzten wenigen Grade einer Rotationsbewegung um die Z-Achse zustande kommt.

Unsere Befunde stehen ferner im Einklang mit einer Untersuchung von RIEGER et al. (1979), die feststellten, daß ältere Patienten mit Halsdrehschwindel ebenso häufig Läsionen der A. vertebralis aufweisen wie gleichaltrige Patienten ohne solche Beschwerden.

Bei etwa ⅓ der Patienten konnten wir nachweisen, daß ein gutartiger paroxysmaler Lagerungsschwindel (sog. Cupulolithiasis) vorlag. Dieser Befund hat erhebliche Konsequenzen für das praktische diagnostische Vorgehen bei Patienten mit Positionsschwindel. Zunächst ist anamnestisch zu klären, ob die Beschwerden bei Änderungen der Kopf-Rumpf-Beziehung (Rotation und Reklination des Kopfes) oder bei Änderungen der gesamten Körperhaltung (z. B. Hinlegen aus dem Sitzen, Seitwärtsdrehung im Bett etc.) auftreten. Im letzteren Fall kann die Störung nicht auf Bewegungen der HWS zurückgeführt werden, da die Kopf-Rumpf-Beziehung unverändert bleibt. Demgegenüber ändert sich die relative Richtung der am Körper und am Labyrinth angreifenden Schwerkraft der Erde. Aus dieser einfachen anamnestischen Exploration ergibt sich in den meisten Fällen bereits die topographische Zuordnung der Störung zu *primär zervikalen* oder *primär vestibulären* Störungen. Durch die Lagerungsprobe mit der Frenzel-Brille kann die Verdachtsdiagnose eines gutartigen paroxysmalen Lagerungsschwindels noch weiter erhärtet werden. In jedem Fall sollte diese Lagerungsprobe durchgeführt werden, auch um den nach unten schlagenden, erschöpflichen und rasch mit geringer Latenz auftretenden gutartigen Lagerungsnystagmus von dem „malignen" Lagenystagmus bei Hirnstamm- und Kleinhirnprozessen zu unterscheiden. Der Lagenystagmus schlägt zum oben liegenden Ohr, tritt ohne Latenz auf und ist nicht erschöpflich (BRANDT u. BÜCHELE 1983).

Fällt die Prüfung mittels der Rotationsprobe nach DE KLEIJN und NIEUWEN-HUYSE (HÜLSE 1983) pathologisch aus, so ergibt sich der klinische Verdacht auf einen in weiterem Sinne „zervikalen" Schwindel.

Einen ganz wesentlichen diagnostischen Beitrag liefert die A.-vertebralis-Doppler-Sonographie, die in Mittelstellung wie auch in verschiedenen Funktionsstellungen der HWS durchgeführt werden sollte. Damit können sowohl Patienten verläßlich identifiziert werden, bei denen es zum funktionellen Verschluß einer Vertebralarterie während bestimmter Kopfhaltungen kommt, als auch solche, bei denen die Schwindelerscheinungen und Hirnstammsymptome auf einer extrakraniellen häufiger noch intrakraniellen Verschlußkrankheit der Vertebralarterien beruhen. Kranke mit einseitigem arteriosklerotischem Vertebralisverschluß *und* positionsabhängigem Schwindel, haben vermutlich eine höhere Chance, zu den seltenen Kranken zu gehören, bei denen es in Rotationsstellung des Kopfes tatsächlich zur Abklemmung der noch freien Vertebralarterie und damit zum Auftreten von Hirnstammsymptomen kommt. Wir hatten bisher keine Gelegenheit, einen solchen Fall zu beobachten. Wie oben bereits ausgeführt, sind die in der Literatur zweifelsfrei dokumentierten Fälle ausgesprochene Raritäten.

Unsere Erfahrungen mit Patienten, die über positionsabhängigen Schwindel klagen, haben ferner gezeigt, daß es zweckmäßig ist, ein Computertomogramm des Kopfes anzufertigen. In mindestens 10% der Fälle wird man dann Zeichen einer schweren zerebralen Mikroangiopathie (Status lacunaris, subkortikale arteriosklerotische Enzephalopathie vom Binswanger-Typ, s. RINGELSTEIN et al. 1985b) erkennen, die sehr häufig, neben anderen neurologischen Fokalsymptomen, mit Schwindelbeschwerden einhergehen. Diese Diagnose hat therapeutische Konsequenzen in internistischer Hinsicht.

Aus den obengenannten Differentialdiagnosen ergeben sich *differentialtherapeutische* Ansätze:

1. Der gutartige paroxysmale Lagerungsschwindel, eine im übrigen sehr häufige Krankheit, kann durch das Lagerungstraining nach BRANDT u. DAROFF (1980) effektiv behandelt werden. Das Training besteht darin, daß sich der Patient aus der sitzenden Position jeweils rasch auf die Seite und den Kopf auf das seitliche Okziput legt, sich wieder zum Sitzen aufrichtet und die Seitenlagerung zur Gegenseite vollführt. In jeder Position soll er 30 s lang verharren. Der Vorgang wird 5mal wiederholt. Täglich sollen 5–10 Übungsserien durchgeführt werden. In einigen Tagen bis spätestens 3 Wochen kommt es zur Beschwerdefreiheit (BRANDT u. DAROFF 1980). Dabei soll rein mechanisch das degenerierte Otolithenmaterial von der Cupula des hinteren Bogenganges abgelöst und in einem anderen Recessus des Labyrinths abgelagert werden.
Fälle mit physiologischer Abklemmung der A. vertebralis durch Kopfrotation

und -reklination bedürfen keiner eingreifenden Therapie. Aus unserer Sicht wird viel zu oft zur Knochenchirurgie geraten. Die Fusion 2er Halswirbelkörper kommt nur in extrem seltenen und zweifelsfrei dokumentierten Fällen in Betracht.

2. Patienten mit zerebraler Mikroangiopathie bedürfen einer neurologisch-internistischen Basisbehandlung mit Therapie der Hypertonie, des Diabetes mellitus, der Herzinsuffizienz und physikalischer Behandlung zur Mobilisierung. Rheologische Behandlungsmaßnahmen, etwa durch isovolämische Hämodilution, sind bei diesen Patienten sinnvoll, ihre Wirksamkeit ist aber noch nicht ausreichend belegt.

3. Dem malignen, oben spezifizierten Lagennystagmus mit positionsabhängigem Schwindel und dem Auftreten zusätzlicher neurologischer Herdsymptome können makroangiopathische Läsionen der A. vertebralis und A. basilaris zugrunde liegen, die einer Antikoagulanzienbehandlung, in ausgesuchten Fällen auch einem gefäßchirurgischen Eingriff zugänglich sind. Tumoren der hinteren Schädelgrube (oder vergleichbare Prozesse) sind neurochirurgisch oft heilbar. Diese Patienten sind immer einer eingehenden neurologischen Diagnostik (CT, Angiographie) zuzuführen.

4. HÜLSE (1983) erklärt den „zervikalen Schwindel" eines Großteils der oben als „ungeklärt" deklarierten Fälle durch Störungen des propriozeptiven Informationsflusses aus dem Gelenkkapsel-, Sehnen- und Muskelapparat des Halses. Diese Theorie ist einleuchtend, bezieht ihre Plausibilität von einer Reihe von Ausschaltungsversuchen bei Mensch und Tier sowie aus Erfahrungen, die ex juvantibus gewonnen wurden.

HÜLSE empfiehlt hier manualtherapeutische Behandlung nach eingehender chiropraktischer Diagnostik. Wir haben größte Bedenken, unseren Patienten diese Therapie nahezulegen. In der Fachliteratur sind zahlreiche Fälle mit schweren zerebromedullären Schädigungen und Tod infolge chiropraktischer Eingriffe publiziert worden (z. B. GREEN u. JOYNT 1959; MILLER u. BURTON 1966; SMITH et al. 1974). Auch wir haben in den letzten Jahren allein 3 schwere Zwischenfälle nach chiropraktischen Manövern am Kopf gesehen. Abbildung 4 a, b zeigt den traumatisch bedingten, rechtsseitigen Vertebralisverschluß und das ebenfalls traumatisch bedingte linksseitige Dissekat der A. vertebralis einer jungen Frau nach chiropraktischem Manöver, die initial kurzzeitig tetraplegisch war und mit leichten neurologischen Defektsymptomen davon kam. Flüchtige Symptome des Hirnstamms traten auch bei einem anderen 25jährigen jungen Mann nach Manualtherapie des Kopfes auf. Im 3. Fall kam es zur dauerhaften kompletten Tetraplegie durch eine ausgedehnte obere Halsmarkschädigung, die der Patient als schwerstbehinderter Pflegefall überlebt hat. Wir vermuten, daß möglicherweise Patienten mit physiologischer Abklemmung der Vertebralarterie bei starker Seitwärtsrotation des Kopfes besonders disponiert sind, während manualtherapeutischer Manöver ein traumatisches Dissekat der Vertebralarterie zu erleiden. Allerdings konnten wir diese Hypothese bisher wegen der wenigen beobachteten Fälle noch nicht belegen.

Inwieweit den Kranken mit „zervikalem" Schwindel stattdessen durch Infiltration der perivertebralen Halsweichteile mit Lokalanästhetika geholfen werden kann, entzieht sich unserer Kenntnis und soll hier zur Diskussion gestellt werden.

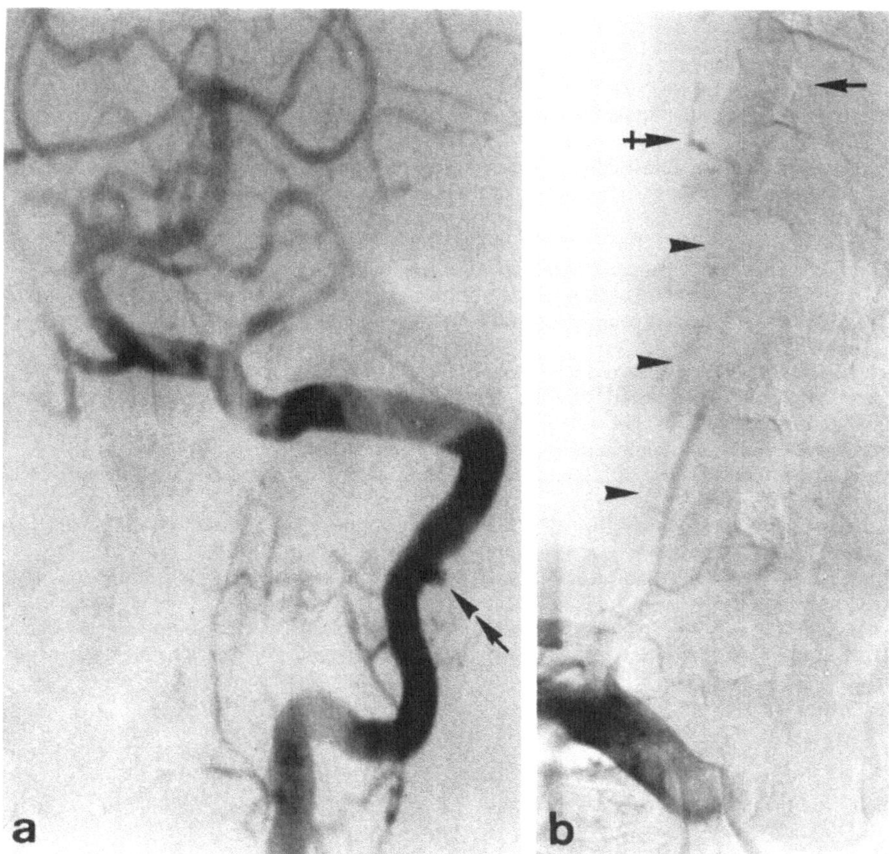

Abb. 4 a, b Folgen einer manualtherapeutischen Intervention am Kopf. **a** Dissekat der linksseitigen A. vertebralis in Höhe der Atlasschleife *(Doppelpfeil)*. **b** Verschluß der rechtsseitigen hypoplastischen Vertebralarterie *(Pfeil)*. Der Verlauf des proximal offenen Gefäßstumpfes ist durch *Pfeilspitzen* markiert. Ein erweiterter Muskelast ist bereits sichtbar *(gekreuzter Pfeil)*

Literatur

Bauer RB (1984) Mechanical compression of the vertebral arteries. In: Berguer R, Bauer RB (eds) Vertebrobasilar arterial occlusive disease. Raven, New York, pp 45–71

Brandt T, Daroff RB (1980) Physical therapy for benign paroxysmal positional vertigo. Arch Otolaryngol 106: 484–485

Brandt T, Büchele W (1983) Augenbewegungsstörungen. Fischer, Stuttgart, S 173–180

Green D, Joynt RJ (1959) Vascular accidents to the brain stem associated with neck manipulation. JAMA 5: 522–524

Hardin CA, Williamson WP, Steegmann AT (1963) Vertebral artery insufficiency produced by cervical osteoarthritic spurs. Neurology 10: 855–858

Hülse M (1983) Die zervikalen Gleichgewichtsstörungen. Springer, Berlin Heidelberg New York Tokyo

De Kleijn A, Nieuwenhuys P (1927) Schwindelanfälle und Nystagmus bei einer bestimmten Stellung des Kopfes. Acta Otolaryngeol (Stockh) 11: 155–162

Miller MR, Burton R (1966) Stroke following chiropractic manipulation of the spine. JAMA 2: 189–190

Mumenthaler M, Schliack H (1982) Läsionen peripherer Nerven. Diagnostik und Therapie, 4. Aufl, Thieme, Stuttgart, S 168–194

Rieger P, Lischewski R, Sindermann F, Schurig E (1979) Schwindel und Vertebraliseinengung. HNO 27: 91–95

Ringelstein EB (1984) Ultraschalldiagnostik am vertebrobasilären Kreislauf. I. Diagnose intrakranieller vertebrobasilärer Thrombosen mit der konventionellen Doppler-Sonographie. Ultraschall 5: 215–223

Ringelstein EB, Zeumer H, Hündgen R, Meya U (1983) Angiologische und prognostische Beurteilung von Hirnstamminsulten. Dtsch Med Wochenschr 43: 1625–1631

Ringelstein EB, Zeumer H, Poeck K (1985a) Non-invasive diagnosis of intracranial lesions in the vertebrobasilar system. A comparison of Doppler sonographic and angiographic findings. Stroke 16: 848–855

Ringelstein EB, Zeumer H, Schneider R (1985b) Der Beitrag der zerebralen Computertomographie zur Differentialtypologie und Differentialtherapie des ischämischen Großhirninfarktes. Fortschr Neurol Psychiatr 9: 315–354

Schuknecht HF (1969) Cupulolithiasis. Arch Otolaryngol 90: 765–778

Sheehan S, Bauer RB, Meyer JS (1960) Vertebral artery compression in cervical spondylosis. Neurology 10: 968–986

Smith RA, Estridge MN, Calif SB (1974) Neurologic complications of head and neck manipulations. JAMA 3: 130–134

Toole JF, Tucker SH (1960) Influence of head position upon cerebral circulation. Studies on blood flow in cadavers. Arch Neurol 2: 616–623

Voigt K, Chrast B (1971) Möglichkeiten und Kriterien zur unblutigen Diagnose der zerebrovaskulären Insuffizienz durch extrakranielle Arterienveränderungen. Fortschr Neurol Psychiatr 39: 525–542

Transmissionssonographie

H. Brettel, R. Denk, M. Burgetsmaier, W. Waidelich

Zusammenfassung

Beim Ultraschalltransmissionsverfahren wird der zu untersuchende Körperteil großflächig durchschallt und die dabei auftretende Schwächung bestimmt. Akustische Linsen ermöglichen, eine Ebene im Untersuchungsobjekt auf einem ortsauflösenden Ultraschalldetektor abzubilden. Die so gewonnene Information über die Schallschwächung durch das Körpergewebe wird auf einem Fernsehbildschirm als Grautonbild ausgegeben, wobei sich eine zum konventionellen Röntgenbild analoge Art der Darstellung ergibt. Neben Knochenumrissen werden Weichteilgewebestrukturen wie Gelenkbänder, Sehnen und Blutgefäße dargestellt.

Einleitung

Bildgebende Verfahren sind für die medizinische Diagnostik unverzichtbar geworden. Sie erlauben, Strukturen im Körperinnern darzustellen. Zu diesem Zweck bedient man sich ionisierender Strahlung (z. B. Röntgenverfahren oder γ-Kamera) ebenso wie elektromagnetischer Felder (Kernspinresonanztomographie).

Eine besondere Stellung nehmen bildgebende Ultraschallverfahren ein, die nach heutigem Wissensstand mit keinem Risiko für den Patienten verbunden sind und in Form der Echogeräte außerordentlich weite Verbreitung gefunden haben. Die Transmissionssonographie hingegen befindet sich noch im Stadium der Entwicklung und experimentellen Erprobung.

Bekanntlich werden beim Impulsechoverfahren kurze Ultraschallpulse in das Gewebe geschickt und die dort an akustischen Grenzflächen zum Schallkopf zurückgestreuten Anteile ausgewertet. Aus Laufzeit und Intensität der Echosignale wird am Bildschirm ein Grautonschnittbild aufgebaut (B-Bildverfahren).

Im Gegensatz zum Echoverfahren wird beim Transmissionsverfahren das zu untersuchende Gewebe großflächig durchschallt und die Schallschwächung nach Durchlaufen des Gewebes gemessen. Dazu wird in Analogie zur optischen Abbildung mit Linsen für Ultraschall eine Ebene des Untersuchungsobjekts auf dem Ultraschalldetektor akustisch abgebildet. In gewisser Weise ähnelt das Verfahren somit einer optischen Kamera, und wir bezeichnen ein entsprechendes Gerät zur Transmissionssonographie auch als Ultraschallkamera. Die gewonnene Information über die Transmissionseigenschaften des Gewebes wird als flächenhaftes Grautonbild auf einem Fernsehbildschirm dargestellt.

Grundsätzlich werden beim Transmissionsverfahren Verluste durch Absorption, Streuung und Reflexion gleichermaßen berücksichtigt. Die dabei gewonnene Bildinformation geht über die der Ultraschallechobilder hinaus, da bei diesen lediglich die reflektierten Anteile Beiträge liefern.

Die Bildebene steht in der Transmissionssonographie wie beim Röntgenverfahren senkrecht zur Ausbreitungsrichtung, wodurch für zahlreiche diagnostische Anwendungen die Interpretation erleichtert wird.

Entwicklung der Transmissionssonographie

Das Prinzip der Transmissionssonographie mit Hilfe akustischer Linsen wurde bereits in den 30er Jahren von S. Sokolov für die Materialprüfung beschrieben. Dann verstrichen mehr als 30 Jahre, bis 1970 von SRI-International, Menlo Park, USA, der Vorschlag zur Entwicklung eines solchen Systems für die medizinische Diagnostik ausging (JONES 1974). GREEN et al. bei SRI konnten bereits 1973 erste Bilder menschlicher Extremitäten vorlegen (GREEN et al. 1974), jedoch wirkte sich die Kohärenz der Ultraschallquelle noch sehr störend aus. Eine Verbesserung der Bildqualität brachte ein 1976 von SRI vorgestellter Ultraschallsender, der aus 25 unabhängigen Einzelelementen bestand (HAVLICE et al. 1977).

Bei der Gesellschaft für Strahlen- und Umweltforschung, München, wurde eigenständig eine Transmissionskamera entwickelt, wobei hier zunächst nicht so sehr die Echtzeiteigenschaften im Vordergrund standen, sondern das Ziel einer optimalen Bildqualität. Diese Entwicklung hat zu einer besonderen Lösung für das Problem der inkohärenten Abbildung geführt (RÖDER u. SCHERG 1980; BRETTEL et al. 1981, 1982), worauf im Abschnitt „Inkohärente Beschallung" näher eingegangen wird.

Gesamtaufbau zur Transmissionssonographie

Grundsätzlich besteht eine Anlage zur Transmissionssonographie aus den Komponenten Ultraschallquelle, Untersuchungsobjekt, akustisches Abbildungssystem und Detektor. Alle diese Komponenten sind in einem Wassertank eingetaucht, da Ultraschall der erforderlichen hohen Frequenzen flüssige oder feste Ausbreitungsmedien erfordert und da sich der Schall vom Wasser aus gut in Körpergewebe einkoppeln läßt (s. Abb. 1).

Das laterale Auflösungsvermögen bei der akustischen Abbildung hängt von der Schallwellenlänge ab. Je kürzer die Wellenlänge, desto feinere Details können aufgelöst werden. Sowohl die SRI- als auch die GSF-Kamera arbeiten z. Z. mit Frequenzen von etwa 2 MHz, woraus sich eine Wellenlänge von etwa 0,75 mm in Wasser oder Körpergewebe ergibt.

Im Vergleich zum herkömmlichen Puls-Echo-Verfahren ist bei gleicher Frequenz die laterale Auflösung besser, die axiale schlechter.

Inkohärente Beschallung

Das von einem piezokeramischen Ultraschallsender erzeugte Schallfeld ist zunächst räumlich kohärent. Würde man einen solchen Sender direkt als Schallquelle in der Transmissionssonographie einsetzen, ergäben sich störende Interferenzen, die in der Regel keine verläßliche Interpretation des Bildes zuließen.

Ausschlaggebend für die Bildqualität einer Ultraschalltransmissionskamera ist deshalb der Einsatz einer geeigneten Quelle, die inkohärenten Ultraschall abgibt. Dabei ist entscheidend, daß das Beschallungsfeld aus möglichst vielen voneinander unabhängigen Anteilen besteht, die sich zudem ständig zeitlich ändern müssen.

Bei der SRI-Kamera wird das dadurch erreicht, daß 25 auf das Untersuchungsobjekt gerichtete piezokeramische Einzelsender unabhängig voneinander gepulst werden.

Eine Abschätzung für die GSF-Kamera (Röder et al. 1982) ergab, daß eine Steigerung der Zahl der Einzelbeiträge bis über 1000 hinaus die Bildqualität noch verbessern kann. Um dies zu erreichen, wird bei der GSF-Kamera der von einem piezokeramischen Sender (s. Abb. 1, Position 1) erzeugte Ultraschall an kleinen bewegten Teilchen gestreut, von denen sich viele Tausend in einer wasserdurchströmten Verwirbelungskammer (s. Abb. 1, Position 2) befinden. Der Sender emittiert während des Bildaufbaus Dauerschall, der zur weiteren Verringerung des Kohärenzgrads frequenzmoduliert ist.

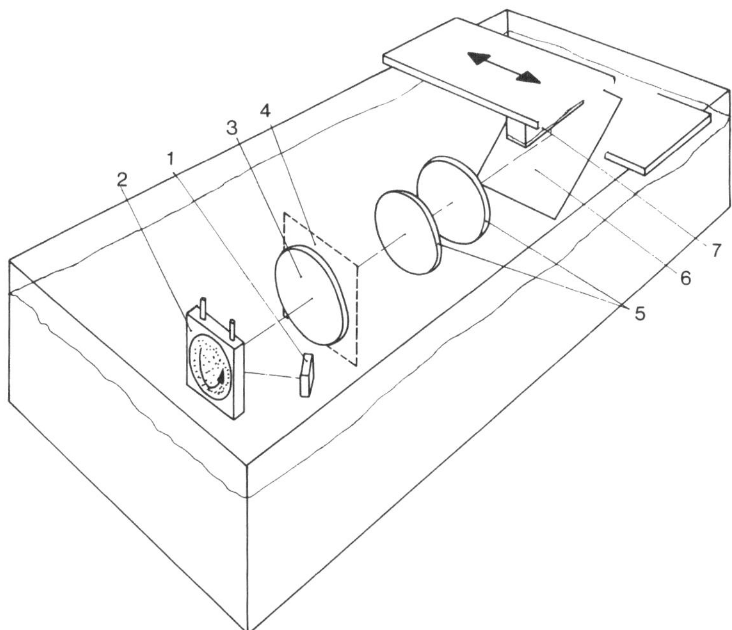

Abb. 1. Prinzipieller Aufbau der GSF-Kamera. Näheres im Text. *1* Schallgeber, *2* Streukammer, *3* Kondensorlinse, *4* Objektebene, *5* Abbildungsobjektiv, *6* Ultraschallspiegel, *7* Detektorzeile

Das in Richtung der akustischen Kondensorlinse (s. Abb. 1, Position 3) zurückge-streute Schallfeld variiert zeitlich mit den sich ständig ändernden Positionen der Streuteilchen. Um eine inkohärente Ultraschallabbildung zu erreichen, muß im Detektor über möglichst viele voneinander unabhängige Beschallungsmuster gemittelt werden.

Akustische Abbildung und Detektion

Wie in der Optik für sichtbares Licht, können auch für Ultraschall Linsen zur Fokussierung des Schallfeldes eingesetzt werden. Das Material solcher akustischer Linsen muß für Ultraschall gut durchlässig sein und eine andere Schallgeschwin-digkeit als das Umgebungsmedium (hier Wasser) aufweisen. Man erhält dann wie in der Optik eine brechende Wirkung und kann so das durchschallte Objekt aku-stisch abbilden.

Das in der GSF-Kamera verwendete akustische Objektiv (s. Abb. 1, Position 5) besteht aus einem 2teiligen symmetrischen Linsensystem aus Polystyrol mit asphä-rischen Oberflächen. Damit kann die erforderliche hohe Öffnung und geringe Ver-zeichnung bei nahezu ebenem Bildfeld erreicht werden.

Nach Durchlaufen des Objektivs wird das Schallfeld über einen ebenen Spiegel (s. Abb. 1, Position 6) zur Wasseroberfläche umgelenkt und erzeugt dort eine Schall-druckverteilung, die der in der zugeordneten Objektebene entspricht.

Die Schalldruckverteilung in der akustischen Bildebene wird von einer ca. 200 mm langen Detektorzeile (s. Abb. 1, Position 7) mit 240 piezoelektrischen Ein-zelelementen abgetastet. Eine variable Spaltblende definiert die wirksame Breite der Detektorelemente (i. allg. 1 mm). Die Detektorelemente wandeln gemäß dem piezoelektrischen Effekt die Ultraschalldruckverteilung in entsprechende hochfre-quente Spannungssignale um.

Analoge Signalverarbeitung

Da, wie gesagt, eine inkohärente Abbildung erst durch Überlagerung vieler Einzel-beiträge zustande kommt, muß das Intensitätssignal an jedem Bildpunkt über eine gewisse Zeit gemittelt werden; für die GSF-Kamera ist hierfür etwa $\frac{1}{100}$ s erforder-lich. Würde man die Signale aller Bildpunkte in nur einem Verarbeitungskanal zeit-lich nacheinander verarbeiten, so wäre für eine Aufnahme aus z. B. 200 · 200 Bildpunkten eine Aufbauzeit von knapp 7 min erforderlich. Um eine akzepta-ble Bildaufbauzeit ohne Verringerung der Bildqualität zu erreichen, werden die Signale jedes einzelnen Detektorelements in parallelen Verarbeitungskanälen gleichzeitig verstärkt, gleichgerichtet und zeitlich gemittelt. Über Multiplexer wer-den die so erhaltenen analogen Spannungen seriell über einen Analogdigitalwand-

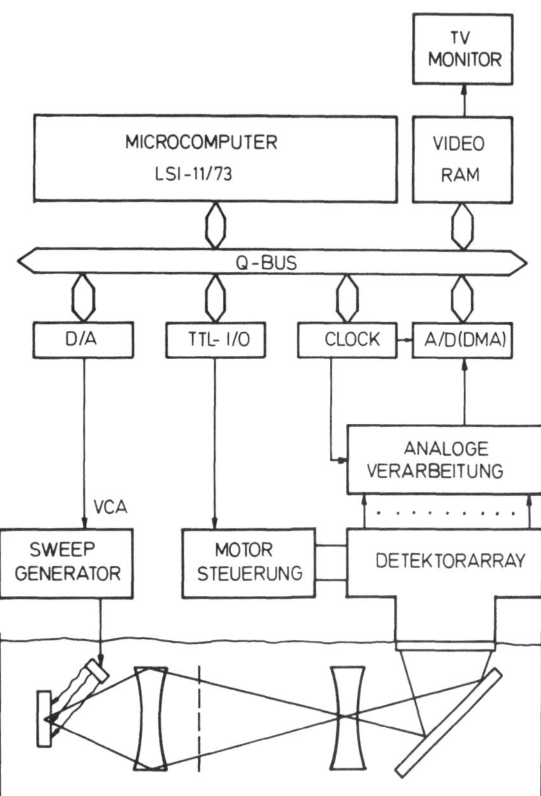

Abb. 2. Prinzipielle Darstellung der Signalverarbeitung bei der GSF-Kamera

ler in einen Mikrocomputer eingegeben und dort weiterverarbeitet (Abb. 2). Auf diese Weise wird bei der GSF-Kamera derzeit eine Bildaufbauzeit von ca. 4 s erreicht.

Digitale Signalverarbeitung

Tatsächlich ist das Übertragungsverhalten der 240 parallel aufgebauten Detektorkanäle untereinander nicht genau gleich. Dazu tragen Streuungen der Eigenschaften aller beteiligten Komponenten, vom piezoelektrischen Wandlerelement über die Verstärker bis hin zum Integrationskondensator bei. Ohne geeignete Korrektur der so verursachten Empfindlichkeitsunterschiede zwischen den einzelnen Kanälen würde ein Bild entstehen, dem ein Streifenmuster überlagert wäre.

Deshalb werden die im Rechner zwischengespeicherten Signalwerte für jeden Detektorkanal individuell mit der jeweiligen Kennlinie korrigiert. Diese Korrektur geschieht in Echtzeit während des Bildaufbaus, d.h. auf dem Fernsehbildschirm werden die bereits korrigierten Bildzeilen dargestellt.

Die für jeden Detektorkanal individuelle Kennlinie wird vor dem Einsatz des Geräts zur Untersuchung vollautomatisch gemessen und auf Datenträger abgespeichert. Bei Bedarf kann diese Messung der Korrekturkennlinien beliebig wiederholt werden. Empfindlichkeitsänderungen des Ultraschalldetektors, die sich z.B. aus der Alterung der piezoelektrischen Wandlerelemente oder der elektronischen Bauteile ergeben können, haben somit keinen Einfluß auf die Bildqualität.

Anwendungsbeispiele

Die klinischen Anwendungsmöglichkeiten der GSF-Transmissionskamera wurden zunächst an den Extremitäten untersucht.

Das transmissionssonographische Bild der Hand eines 4jährigen Kindes (s. Abb. 3) zeigt, daß – aufgrund des großen Impedanzsprunges zwischen Knochen und Weichteilgewebe bzw. Wasser – kaum Strukturen innerhalb von Knochen dargestellt werden können. Jedoch kann man sehr gut den Ossifikationsgrad knorpeligen Gewebes bestimmen (z.B. zur Abschätzung des Knochenalters, STIEFENHOFER et al. 1983).

Auf der Detailaufnahme eines Zeigefingers (Abb. 4) kann man die einzelnen Phalangen, die Ligg. collateralia und die Beugesehnen gut abgrenzen (KREMER et al. 1983).

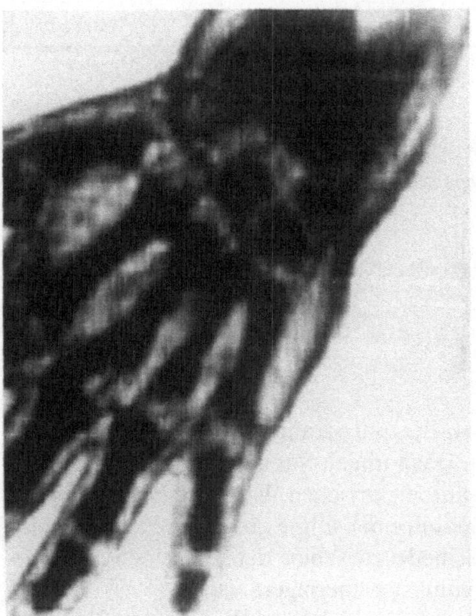

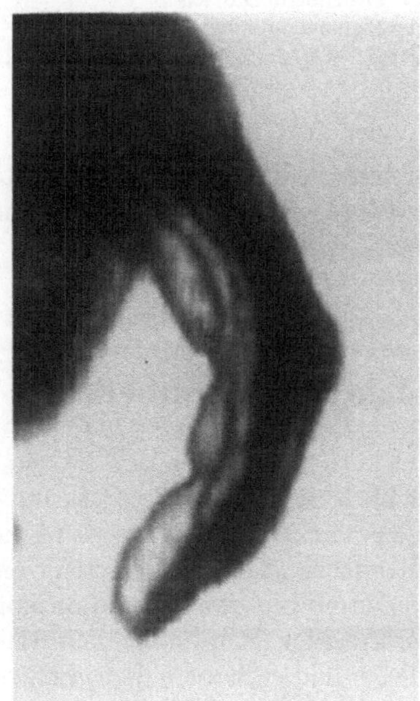

Abb. 3. Hand eines 4jährigen Kindes   **Abb. 4.** Zeigefinger

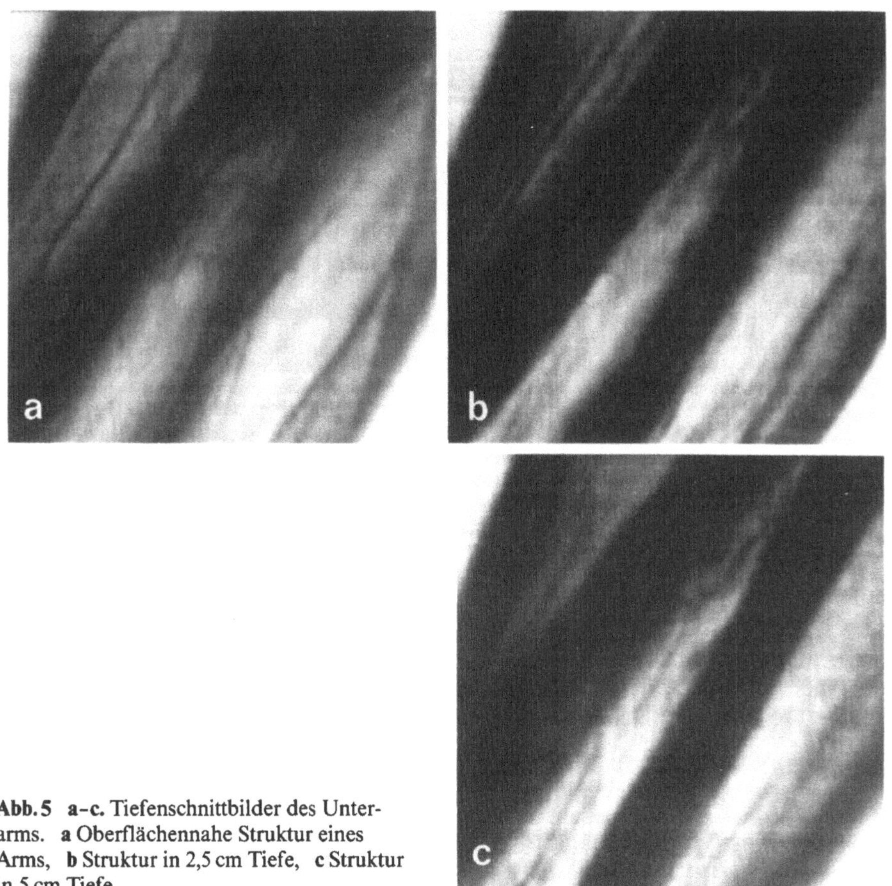

Abb. 5 a–c. Tiefenschnittbilder des Unterarms. **a** Oberflächennahe Struktur eines Arms, **b** Struktur in 2,5 cm Tiefe, **c** Struktur in 5 cm Tiefe

Das Transmissionsverfahren bietet die Möglichkeit, Schichtbilder aus unterschiedlichen Tiefen des Objekts darzustellen. Bei Abb. 5 a wurde die oberflächennahe Struktur eines Arms abgebildet. Die Abb. 5 b zeigt den Arm in gleicher Stellung, jedoch sind nun Strukturen in ca. 2,5 cm Tiefe, bei Abb. 5 c in 5 cm Tiefe dargestellt. Wegen der großen Öffnung des abbildenden Objektivs beträgt die Schärfentiefe (entsprechend dem jeweiligen Abbildungsmaßstab) ca. 5–10 mm.

Ein besonders interessantes Anwendungsgebiet des Verfahrens ist sicher die Darstellung des Säuglingsbeckens. Durch die transmissionssonographischen Untersuchungen (Abb. 6) ist es möglich, in geeigneten Fällen eine Hüftluxation zu diagnostizieren und zu dokumentieren oder bei sonographisch unauffälligem Befund eine Luxation auszuschließen (Hien et al. 1985).

Insgesamt eröffnet sich für die Transmissionssonographie die Aussicht auf einen teilweisen Ersatz von Röntgenverfahren in der Orthopädie. Die dargestellten Beispiele zeigen darüber hinaus, daß sich durch eine Weiterentwicklung des Geräts seine Anwendungsmöglichkeiten auf die Weichteildiagnostik ausdehnen lassen könnten.

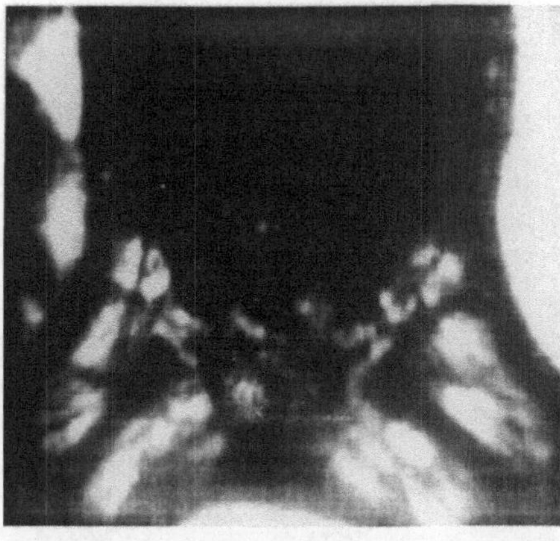

Abb. 6. Säuglingshüfte

Literatur

Brettel H, Röder U, Scherg C (1981) Ultrasonic transmission camera for medical diagnosis. Biomed Technik 26: 63

Brettel H, Röder U, Scherg C, Waidelich W (1982) Ultrasonic transmission imaging in medical diagnosis. In: Proceedings ISMIII 82. IEEE Computer Society Press, Los Angeles, pp 280–282

Green PS, Schaefer LF, Jones ED, Suarez JR (1974) A new high performance ultrasonic camera. In: Green PS (ed) Acoustical holography, vol 5. Plenum, New York, pp 493–503

Havlice JF, Green PS, Taenzer JC, Mullen WF (1977) Spatially and temporally varying insonification for the elimination of spurious detail in acoustic transmission imaging. In: Kessler LW (ed) Acoustical holography, vol 7. Plenum, New York, pp 291–305

Hien N, Richter R, Brettel H (1985) Transmissionssonographische Diagnostik an der Säuglingshüfte. Z Orthop 123: 136–140

Jones ED (1974) Ultrasonic imaging at stanford research institute. In: Stroke GW (ed) Ultrasonic imaging and holography. Plenum, New York, pp 191–200

Kremer H, Brettel H, Scherg C, Schreiber MA, Waidelich W, Zöllner N (1983) Transmission ultrasonography in the skeletal development of the hand. In: Lerski RA, Morley P (eds) Ultrasound 82. Pergamon, Oxford, pp 219–222

Röder U, Scherg C (1980) Scattered ultrasound for incoherent insonification in transmission imaging. Ultrasonics, pp 273–276

Röder U, Scherg C, Brettel H (1982) Coherence and noise in ultrasonic transmission imaging. In: Alais P, Metherell AF (eds) Acoustical imaging, vol 10. Plenum, New York, pp 131–141

Stiefenhofer B, Kremer H, Brettel H, Denk R, Waidelich W (1983) Transmissionssonographische Befunde über die knöcherne Entwicklung des kindlichen Handskelettes. In: Otto CR, Jann FX (Hrsg) Ultraschalldiagnostik 82. Thieme, Stuttgart, S 422–424

Klinische Anwendungsmöglichkeiten der Transmissionssonographie in der Orthopädie

J. Schickendantz, N. M. Hien, H. Brettel, R. Denk, M. Burgetsmaier

Mit dem Transmissionssonographiegerät der Gesellschaft für Strahlen- und Umweltforschung (GSF) in München-Neuherberg wurden von unserer Arbeitsgruppe seit 1982 Untersuchungen durchgeführt, um klinische Anwendungsmöglichkeiten dieses bildgebenden Verfahrens in der Orthopädie zu prüfen. Es handelt sich dabei um Untersuchungen an der Säuglingshüfte, am kindlichen Fuß, an Handwurzelknochen und deren Ossifikation sowie um Darstellungen von Wirbelsäulen, Kapsel-Band-Apparat, Ganglien, Frakturen etc.

Mit der Transmissionssonographie können Veränderungen der Knochenstruktur selbst nicht erfaßt werden, aber Sehnen, Bänder, andere Weichteilstrukturen und die Stellung von Knochen zueinander können beurteilt werden. Dabei werden jeweils die Grenzflächen unterschiedlicher Schallimpedanz – z. B. zwischen umliegendem Gewebe und Sehnenscheide oder Sehne – dargestellt; eine Sehne selbst stellt sich im senkrechten Einfall des Schallstrahls aufgrund ihrer gerichteten Kollagenstruktur relativ schallreich (also hell) dar.

Weichteilprozesse sind nur darstellbar, wenn sie randständig und überlagerungsfrei durchschallt werden können. Eine sichere Frakturbeurteilung oder die Beurteilung des knöchernen Durchbaus ist mit der Transmissionssonographie nicht möglich.

Stiefenhofer (1982) untersuchte bei 49 Kindern im Alter zwischen 2 und 16 Jahren das Handwurzelskelett. Die Knochenkerne der Handwurzelknochen ließen sich, abhängig vom Alter und der Kooperation der Kinder größtenteils gut darstellen (Abb. 1). Eine Verlaufsbeobachtung des Größenwachstums der einzelnen Knochenkerne ist bis zu einem Alter von etwa 12 Jahren möglich. Zur Bestimmung des Skelettalters auf der Transmissionsaufnahme müssen jedoch eigene standardisierte Abbildungs- und Beurteilungskriterien herangezogen werden, da die aus der Röntgendiagnostik bekannten Beurteilungskriterien und Normwerte nicht direkt übernommen werden können.

Wir haben transmissionssonographisch mehr als 50 Füße von Kindern im Alter von 1 Monat bis zu 3 Jahren untersucht. Eine zuverlässige Beurteilung der gewonnenen Bilder ist am besten in den ersten 12 Lebensmonaten möglich (Richter et al. 1984).

Die mit fortschreitendem Alter zunehmende Verknöcherung beeinträchtigt die Schalldurchlässigkeit des Gewebes in steigendem Maße, so daß beispielsweise an einem erwachsenen Fuß nur die Skelettumrisse und randständige, nicht überlagerte Weichteile, wie Achillessehne, Muskulatur etc., dargestellt werden können.

Ein Schwerpunkt der Untersuchungen ist die transmissionssonographische Darstellung und Beurteilung der Säuglingshüfte (Schickendantz, in Vorb.).

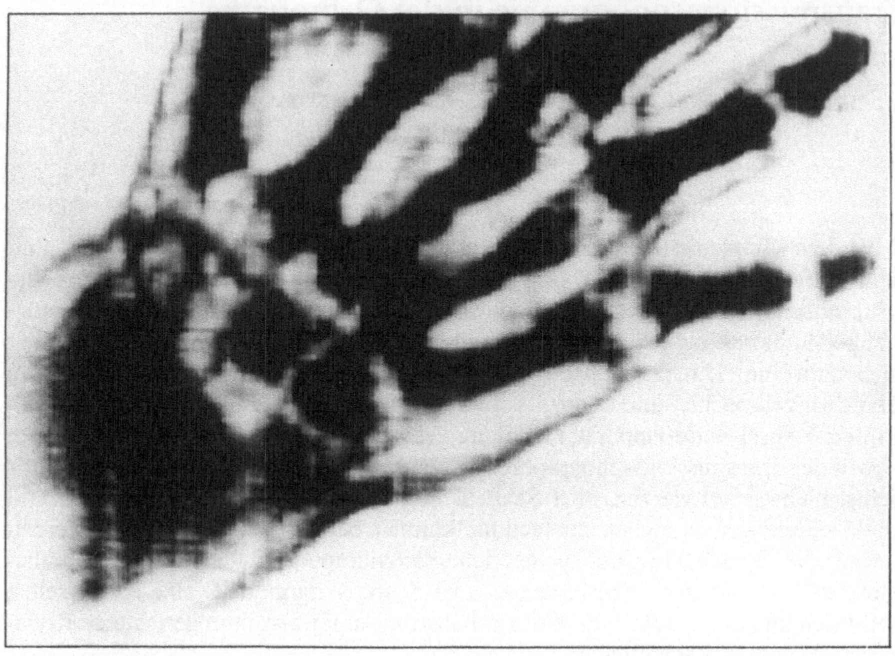

Abb. 1. Transmissionssonogramm des Handgelenks eines 3 Jahre alten Kindes. Dargestellt sind die Knochenkerne von Os capitatum, hamatum und triquetrum und die distalen Epiphysenkerne der Metacarpalia

Zur Ankopplung des Schalls muß auch hier die Untersuchung derzeit noch in einem Wasserbecken vorgenommen werden; die Bildaufbauzeit beträgt mittlerweile bei verbesserter Abtastung und elektronischer Bildverarbeitung ca. 2,5 s. Um die kleinen Patienten für die Dauer der Untersuchung im Wasserbecken fixieren zu können, haben wir verschiedene, jeweils verbesserte Haltesysteme entwickelt. Mit der derzeit verwendeten Haltevorrichtung aus 2 Teilen (Abb. 2 und 3) kann das fixierte Kind zum einen im Fokusbereich zwischen Kondensorlinse und Abbildungsobjektiv verschoben werden, so daß unterschiedlich weit ventral oder dorsal gelegene Schnittebenen abgebildet werden können. Zum anderen erlaubt sie eine mäßige Drehung des Beckens um eine senkrechte Achse und eine Veränderung der Beckenkippung mit dem Ziel, möglichst achsengerechte Projektionsabbildungen zu erreichen. Durchschnittlich dauert die Untersuchung eines Kindes derzeit ca. 10–12 min; dabei wird eine räumliche Information über die Hüftgelenkkonfiguration gewonnen, und es wird eine Reihe von Einzelaufnahmen in verschiedenen Schnittebenen angefertigt.

Wir untersuchten 118 Kinder im Alter von 1 bis zu 24 Monaten, davon 73 hüftgesunde Kinder und 45 Kinder mit 66 pathologischen Hüftgelenken. Bei einem Teil der Kinder lagen uns Röntgenaufnahmen, bei einem anderen Teil Impulsechosonogramme zum Vergleich vor. Es zeigte sich, daß sich Kinder bis etwa zum 9ten Lebensmonat gut schallen lassen, die Auswertung der transmissionssonographischen Ergebnisse ist zuverlässig möglich. Die Auswertbarkeit der Sonogramme

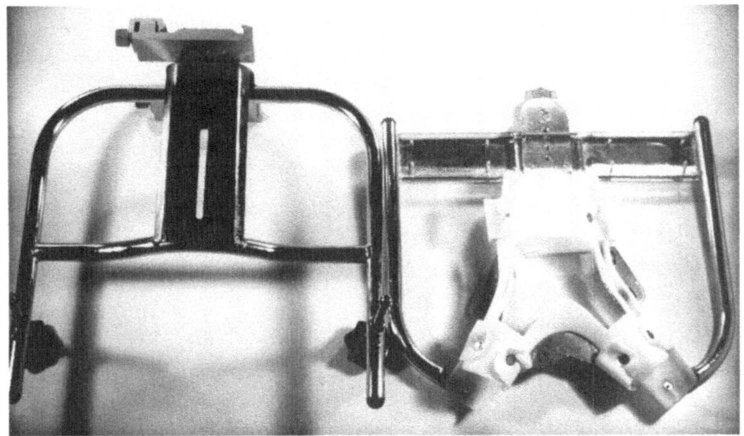

Abb. 2. Zweiteilige Haltevorrichtung

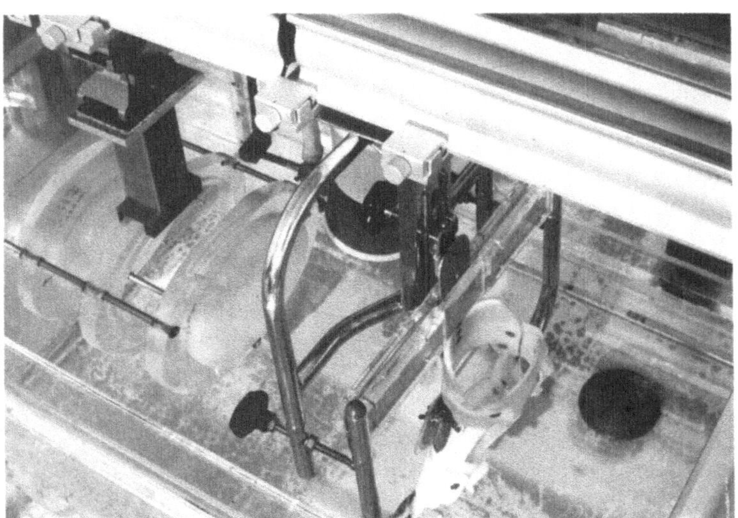

Abb. 3. Montierte Haltevorrichtung im Wasserbecken

ist abhängig vom Lebensalter, der Konstitution und der Aktivität der Kinder (Abb. 4).

Achsengerecht projizierte Transmissionsbilder lassen sich anschaulich mit entsprechenden Röntgenbildern vergleichen, wobei eine sonographisch bedingte Unschärfe der Konturen zu berücksichtigen ist. Bei gesunden Hüften (Abb. 5a) stellt sich in der durch beide Hüftpfannen gelegten Schnittebene die Hüftkapsel als Kapselspange, der knöcherne und der knorpelige Pfannenerker dar. Die gute Überdachung des Hüftgelenks, die achsengerechte Stellung der Femura und die Anlage beider Hüftkopfkerne ist erkennbar. Weiterhin können die Y-Fuge, das Septum intermusculare der Glutäalmuskulatur und die nahe der Schärfenebene gelegenen Anteile von Darm-, Sitz- und Schambein dargestellt werden.

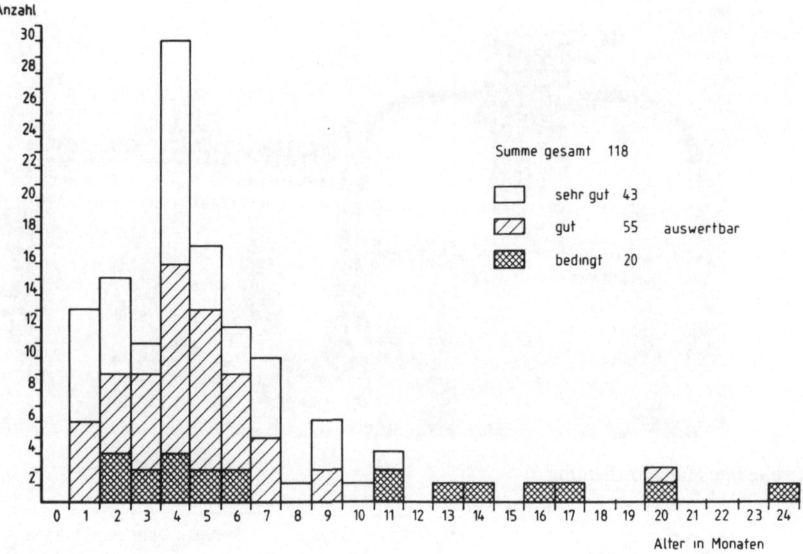

Abb. 4. Altersverteilung der untersuchten Kinder und Auswertbarkeit der Ultraschalltransmissionsaufnahmen (Hüften). Stand: Januar 1986

In das Transmissionsbild können die Orientierungslinien des Hilgenreiner-Schemas oder die Achsen der v. Rosen-Aufnahme eingezeichnet und zur Beurteilung herangezogen werden. Darüber hinaus ermöglichen die mitdargestellten Weichteilstrukturen eine zusätzliche Information und die Verwendung sonographischer Hilfslinien (Abb. 5a, b).

Eine gute Schallqualität vorausgesetzt, lassen sich unauffällige Hüftgelenksverhältnisse und Luxationen vom Grad II–IV nach Tönnis zuverlässig diagnostizieren. Bei einem nichtluxierten Hüftgelenk lassen sich Hüftkopf, knöcherner Erker und Hüftpfanne in einer Schnittebene darstellen.

Bei der luxierten Hüfte steht der Hüftkopf kranial und dorsal der Pfannenschnittebene. Die dysplastische Hüftpfanne erscheint leer, und es finden sich pathologische Achsenverhältnisse (Abb. 6). Ein Problem der Transmissionssonographie besteht derzeit darin, daß bei mangelhafter Bildqualität eine Dysplasie nicht eindeutig auszuschließen ist. Die ursprünglich als Vorteil imponierende Projektionsdarstellung des Transmissionsbildes weist dieselben Schwierigkeiten in der Auswertung auf, wie sie von der Röntgenprojektion bekannt sind.

Bei Verkippungen oder Verdrehungen des Beckens ergeben sich Probleme bei der objektiven Bildauswertung. Isolierte Pfannenerkerdefekte, wie sie im Impulsechosonogramm erfaßbar sind, lassen sich im Transmissionssonogramm nicht gleichwertig darstellen. Im interessanten Erkerbereich ist die Auflösung derzeit nicht immer ausreichend, insbesondere bei Überlagerungen durch gelenknahe Sehnen und Bänder.

Technische Verbesserungen und eine Vereinfachung des bislang noch erheblichen Aufwands bei der Untersuchung sind Voraussetzung für einen späteren breiteren Einsatz der Transmissionssonographie in der klinischen Diagnostik.

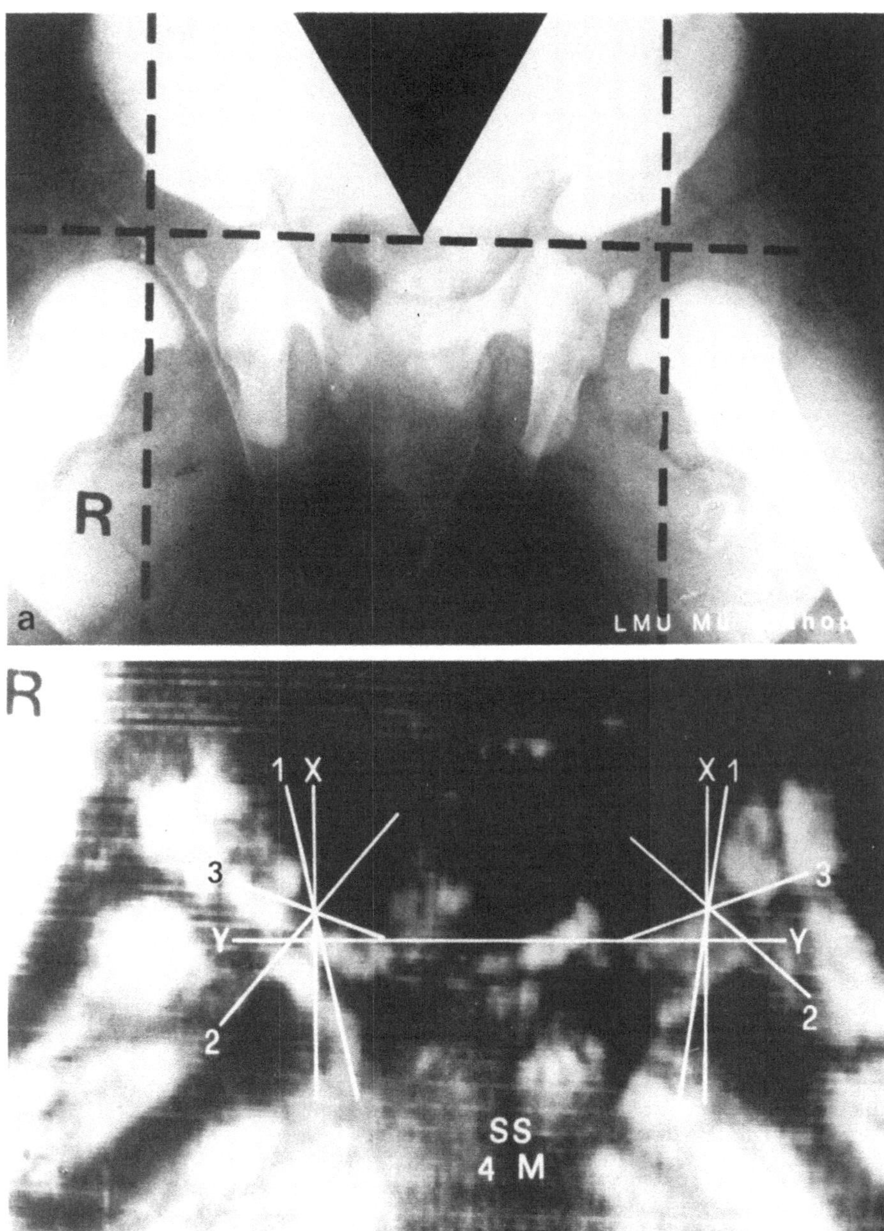

Abb. 5 **a** Röntgenbeckenübersichtsbild bei einem 4 Monate alten hüftgesunden Mädchen mit Linien nach Hilgenreiner sowie Ombrédanne u. Perkins.   **b** Entsprechendes Transmissionsbild mit zusätzlichen sonographischen Hilfslinien (TMS). *1* Grundlinie, *2* Ausstellungslinie, *3* Pfannendachlinie

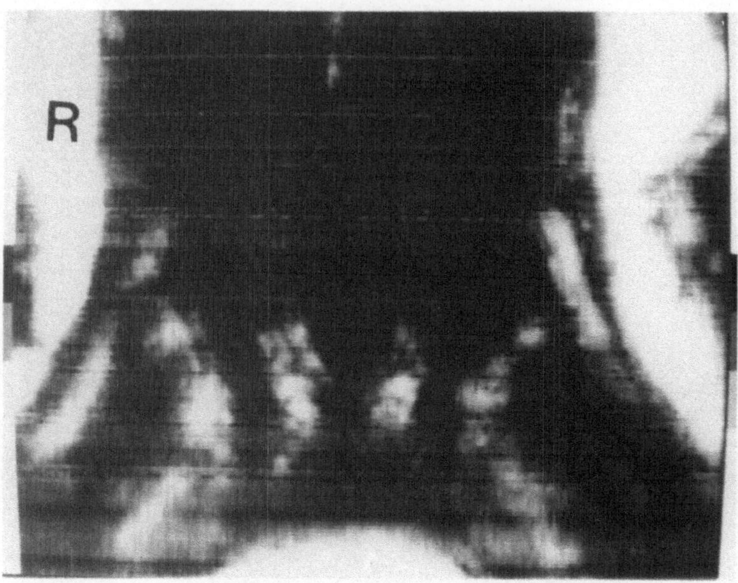

Abb. 6. Transmissionssonogramm eines 20 Monate alten Mädchens mit hoher Hüftgelenkluxation beidseits. Leere, stark dysplastische Hüftpfannen, die Hüftköpfe stehen dorsal der Pfannenschnittebene. Die kräftigen, schallarmen Bögen beidseits ergeben sich durch die verkürzte Glutäalmuskulatur

Literatur

Brettel H, Röder U, Scherg C (1981) Ultrasonic transmission camera for medical diagnosis. Biomed Technik 26: 63

Graf R (1983) Die sonographische Beurteilung der Hüftdysplasie mit Hilfe der Erkerdiagnostik. Z Orthop 121: 693–702

Hien N, Richter P, Denk R, Brettel H, Waidelich W (1982) Transmissionssonographische Befunde am Beckenskelett des Säuglings. In: Otto CR, Jann FX (Hrsg) Ultraschalldiagnostik '82 Bern. Thieme, Stuttgart

Hien N, Richter P, Brettel H (1985) Transmissionssonographische Diagnostik an der Säuglingshüfte. Z Orthop 123: 136–140

Richter P, Hien N, Heimkes B, Stotz S, Denk R, Brettel H (1984) Untersuchungsergebnisse der Transmissionssonographie am kindlichen Klumpfuß. In: Hackenbroch MH, Refior HJ, Jäger M, Plitz (Hrsg) Funktionelle Anatomie und Pathomechanik des Sprunggelenks. Thieme, Stuttgart, S 211

Schickendantz J (in Vorbereitung) Transmissionssonographische Untersuchungen der Säuglingshüfte. Dissertation, LMU München

Stiefenhofer B et al. (1982) Transmissionssonographische Befunde über die knöcherne Entwicklung des kindlichen Handskeletts. In: Otto CR, Jann FX (Hrsg) Ultraschalldiagnostik '82 Bern. Thieme, Stuttgart, S 422–424

Tönnis D (1984) Die angeborene Hüftdysplasie und Hüftluxation im Kindes- und Erwachsenenalter. Springer, Berlin Heidelberg New York Tokyo

Ist die Anwendung des Compoundscanverfahrens in der Ultraschalldiagnostik überholt?

E. Lenschow

Im Dezember 1984 konnte ich an dem Expertengespräch „Ultraschalldiagnostik in der Orthopädie" in Münster teilnehmen. Bei der Diskussion im Anschluß an die Veranstaltung klang mehrmals durch, daß die Schallköpfe des Compoundscanverfahrens ein besseres Auflösungsvermögen hätten als die neueren Linear-Sektor-Scanschallköpfe.

Diese Bemerkung veranlaßte mich, die früher mit Compoundscanverfahren durchgeführten Untersuchungen mit Sektorschallköpfen zu wiederholen. Als weiterer Vergleich standen mir zwischenzeitlich durchgeführte Untersuchungen mit Linearscansystemen zur Verfügung. Durch die obengenannte Diskussion aufmerksam gemacht, achtete ich jetzt auch auf technische Probleme, die im Umgang mit Ultraschall- und Sektorscanschallköpfen auftraten. Das Hauptproblem bei Compoundscanschallköpfen stellt nicht die Ankoppelung dar, sondern die Mechanik, mit deren Hilfe Winkel und Ort des Schallkopfes dem Rechner für den Bildaufbau angegeben werden. Bei den größeren Sektor- und Linearschallköpfen stehen gerade im Bewegungsapparat Ankopplungsprobleme im Vordergrund. Selbst mit modernen Kunststoffvorlaufstrecken gelingt die saubere Ankopplung an die kleinen Krümmungsradien und dadurch bedingten kleinen Oberflächen nicht immer.

Die Beurteilung des Objekts und seiner Lage wird u.a. dadurch erschwert, daß die Hautkontur nur dort dargestellt wird, wo der Schallstrahl senkrecht oder im steilen Winkel auf diese trifft. Dasgleiche gilt für die zweite zur Beurteilung wichtige Grenzfläche, den Knochen. Gerade die Knochenkontur gibt uns oft wesentliche Anhaltspunkte für die Orientierung am untersuchten Objekt. Hier kommt ein zweiter wesentlicher Nachteil zum Tragen. Weder Sektor- noch Linearscan sind in der Lage, den gebogenen Konturen der Körperoberfläche und Knochen nachzugehen, so daß Untersuchungsstrecken oder Schnitte, die von der Oberfläche her eine Krümmung erfordern würden, mit diesen Techniken nahezu nicht zu erfassen sind. Dies wird an Beispielen demonstriert.

An Orten, an denen besonders Strukturveränderungen zu untersuchen sind, z.B. im Bereich der Zwischenwirbelscheibe und Achillessehne, sowie in Regionen, in denen Winkelmessungen nötig sind, z.B. Antetorsionswinkel des Schenkelhalses, kommt es nicht darauf an, Funktionen zu beurteilen oder die Funktion als Orientierungshilfe zu nutzen. Hier sind schnelle B-Bildverfahren also nicht unbedingt erforderlich. Aus diesem Grund bin ich der Ansicht, daß das Compoundscanverfahren weiterhin gerade in der orthopädischen Untersuchungstechnik seinen Platz hat.

Dies gilt insbesondere dann, wenn man sich in Erinnerung ruft, daß die Untersuchungstechnik bestimmt werden sollte sowohl durch die Fragestellung an das zu untersuchende Objekt als auch durch die Struktur und Form des zu untersuchenden Objekts selbst.

Literatur

Kramps HA, Lenschow E (1978) Zur Anwendung der Ultraschall-Compoundscan-Methode zur Weichteildiagnostik und Konturendarstellung in der Orthopädie. In: Neues von Picker. Bulletin US 1/78

Prä-perinatale Ultraschalldiagnostik von Mißbildungen

Möglichkeiten und Grenzen der pränatalen Diagnostik – pränatale Therapie

A. Feige

Mehrere unterschiedliche Strömungen in den 70er Jahren haben die rasche Entwicklung der pränatalen Diagnostik begünstigt. Diente zu Beginn der 70er Jahre die Ultraschalldiagnostik überwiegend dazu, sich durch einen Blick in den Uterus einer schwangeren Frau Kenntnis von der Kindslage, der Anzahl der Feten und v. a. von einem altersentsprechenden fetalen Wachstum zu verschaffen, so war es in späteren Jahren durch die verbesserte Technik, insbesondere durch die Einführung der Grauwerttechnik sowie durch das zunehmende Know-how der Untersucher möglich, fetale Feinstrukturen zu erkennen. Ferner hat im Mai 1976 die große Strafrechtskommission den § 218 in dem Sinne geändert, daß es nunmehr möglich war, Schwangerschaften unter bestimmten Voraussetzungen mit dem Einverständnis der Schwangeren abzubrechen. Ende 1979 wurden die Mutterschaftsrichtlinien geändert, so daß von diesem Zeitpunkt an in der BRD als erstem, bislang einzigem Land der Welt routinemäßig bei jeder Schwangeren mindestens 2 Ultraschalluntersuchungen – zwischen der 16. bis 20. Schwangerschaftswoche und der 32. und 36. Schwangerschaftswoche – durchgeführt werden. In den Mutterschaftsrichtlinien, in denen die routinemäßige Ultraschalldiagnostik in der Schwangerschaft gesetzmäßig verankert ist, ist von pränataler Diagnostik nicht die Rede. Dem Arzt wird hier lediglich beispielhaft gezeigt, daß er auf Mehrlingsschwangerschaften, die Fruchtwassermenge, den Sitz der Plazenta und auf die Lage des Feten achten soll. Und doch hat sich in den letzten Jahren diese sog. Basisultraschalluntersuchung zwischen der 16.–20. Schwangerschaftswoche zu einer Untersuchung herauskristallisiert, in der es v. a. um die Beantwortung der Frage geht: Ist das Kind gesund? Die Unzahl von Publikationen und Kasuistiken zeigt, welche Bedeutung inzwischen die pränatale Diagnostik erhalten hat.

Möglichkeiten und Grenzen pränataler Diagnostik hängen von verschiedenen Faktoren ab:

1. Know-how des Arztes,
2. Methode (Amniozentese, Chorionbiopsie, Fetoskopie, Ultraschall),
3. Stand der Technik,
4. Einwilligung der Patientin (Mutterschaftsrichtlinien),
5. Bestehende Gesetze,
6. Ethische Einstellung der Gesellschaft, ethische Einstellung des Arztes.

Durch das Wiedererkennen pathologischer sonographischer Befunde und die Kenntnis der postpartalen Ergebnisse wird ein erfahrener Arzt die ratsuchende Patientin präzise informieren. Bei Kenntnis des genauen Erkrankungsgrades ihres Kindes wird eine Patientin sich deshalb möglicherweise eher zum Austragen der

Schwangerschaft entschließen, bzw. eine Patientin, die von ihrem Arzt nur ungenau über den Grad der Erkrankung ihres Kindes informiert ist, wird eher von der Möglichkeit des Schwangerschaftsabbruchs Gebrauch machen. Know-how des Arztes und Stand der Technik sind also 2 miteinander verbundene Größen, die die Möglichkeiten und Grenzen präpartaler Diagnostik beeinflussen. Die Einwilligung der Patientin dagegen ist für die präpartale Diagnostik nur von untergeordneter Bedeutung, da die Ultraschallbasisuntersuchung, wie oben beschrieben, in den Mutterschaftsrichtlinien fixiert ist. So werden sich auch nur wenige Patientinnen darüber Gedanken machen, daß auf die Frage nach präpartaler Diagnostik immer als mögliche Antwort der Schwangerschaftsabbruch steht. Formal werden die Möglichkeiten und Grenzen präpartaler Diagnostik durch den § 218 limitiert:

§ 218a StGB (2) 1:
... wenn dringende Gründe für die Annahme sprechen, daß das Kind infolge einer Erbanlage oder schädlicher Einflüsse vor der Geburt an einer nicht behebbaren Schädigung seines Gesundheitszustandes leiden würde, die so schwer wiegt, daß von der Schwangeren die Fortsetzung der Schwangerschaft nicht verlangt werden kann.

Ethische Einstellung der Gesellschaft und des Arztes zur präpartalen Diagnostik sind in stetigem Wandel und können ebenfalls die Möglichkeiten der präpartalen Diagnostik beeinflussen.

Pränatale Therapie ist einmal möglich über die Mutter (hier wäre z. B. die Digitalistherapie anzuführen, die bei Tachykardie des Feten eingesetzt werden kann), aber auch durch direkte Behandlung des Feten selber. Schon seit längerer Zeit wird mit gutem Erfolg die intrauterine Austauschtransfusion beim Feten bei Rhesusinkompatibilität der Mutter angewandt. Weitere Beispiele sind die Pleurapunktion beim Hydrothorax des Feten oder auch die Aszitespunktion beim idiopathischen Hydrops fetalis.

In der Vergangenheit haben wir uns vor allen Dingen mit der pränatalen Diagnostik beschäftigt. Hinter jeder Frage nach pränataler Diagnostik sollte aber die Überlegung nach Therapie, auch nach pränataler Therapie stehen. Schwangerschaftsabbruch kann eine Möglichkeit der pränatalen Therapie sein. Sie ist aber für Arzt und Patientin die unbefriedigendste. Pränatale Diagnostik wird in Zukunft v. a. dadurch an Bedeutung gewinnen, daß durch sie pränatale Therapie möglich wird und dadurch die Zahl der Schwangerschaftsabbrüche aus sog. kindlicher Indikation abnimmt.

Pränatale sonographische Diagnostik
von Fehlbildungen des Skeletts

A. REMPEN

Die verknöcherten Anteile des fetalen Skelettsystems sind durch ihre hohe Echogenität im Sonogramm deutlich von dem sie ungebenden Weichteilgewebe abgrenzbar. Die Einführung des Echtzeitverfahrens hat dabei die Beurteilung des sich bewegenden Feten enorm erleichtert. Dies betrifft insbesondere die Darstellung der Extremitäten mit ihren häufigen und raschen Haltungswechseln.

Mit modernen Geräten ist der Schädel bereits im 1. Trimenon darstellbar, und auch die Wirbelsäule und Extremitäten können am Ende des 1. Schwangerschaftsdrittels erkannt werden. Für eine genaue Beurteilung sollte jedoch die 16.–20. SSW erreicht sein. Es würde jedoch den Rahmen der in diesem Zeitraum bei jeder Schwangeren obligaten Ultraschallscreeninguntersuchung sprengen, wollte man das fetale Skelett jedesmal in allen Details beurteilen, da dies eine spezielle Erfahrung voraussetzt und eines nicht zu unterschätzenden Zeitaufwands bedarf. Es sollte aber auf Hinweiszeichen für eine Fehlbildung geachtet werden, die dann Anlaß zur detaillierten Ultraschalldiagnostik durch einen Spezialisten geben (HANSMANN et al. 1985; REMPEN 1985). Als pathologische Hinweissymptome gelten die frühe Wachstumsretardierung, die Poly- oder Oligohydramnie, dysproportionierte Größenverhältnisse verschiedener Körperabschnitte zueinander, abnormale Körperkonturen und eine Bewegungsarmut oder -hektik des Feten. Eine weitere Indikation zu einer aufwendigen gezielten Ultraschalldiagnostik ergibt sich bei einer belasteten Familienanamnese mit erhöhtem Wiederholungsrisiko für eine Skelettfehlbildung.

Neuralrohrdefekte

Normalerweise ist die fetale Schädelkalotte sehr leicht sonographisch zu erkennen, und die Vermessung des biparietalen Durchmessers (BIP) gehört zur Routine.

Bei der *Akranie* ist der Schädel nicht angelegt (HANSMANN et al. 1985). Sie wird nur bei eineiigen Zwillingen beobachtet.

Bei der *Anenzephalie* fehlt charakteristischerweise die Schädelkalotte und das Telenzephalon, während die Schädelbasis und die Orbitae vorhanden sind (Abb. 1). Meist entsteht der erste Verdacht dann, wenn sich der BIP nicht einstellen läßt. Die typische froschartige Erscheinung, hervorgerufen durch die hervorstehenden Orbitae, das Fehlen der Schädelkalotte und normaler Gehirnstrukturen gestatten eine sichere Diagnose, die bei der Screeninguntersuchung im 2. Trimester zumindest als Verdacht geäußert werden muß. Die seltene *Inienzephalie* ist durch das Fehlen von

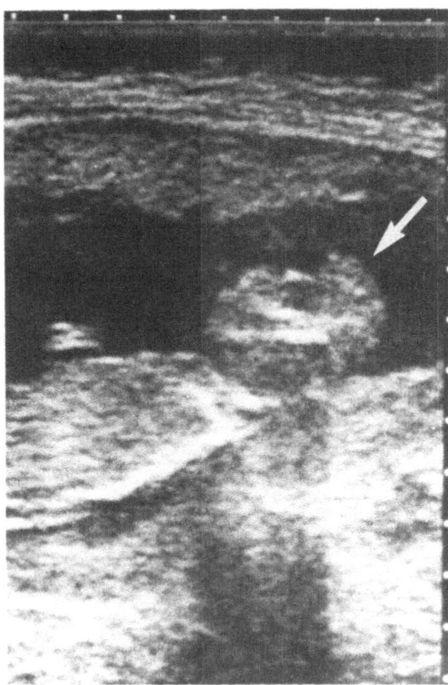

Abb. 1. Anenzephalie, 17. SSW. Sagittal-schnitt mit hervorstehender Orbita und fehlender Schädelkalotte (→)

Halswirbeln oder die Fusion des Hinterhaupts mit den Halswirbeln gekennzeichnet, was zu einer ausgeprägten Deflektion des Kopfes führt (HACKELÖER u. NITSCHKE 1975).

Bei der *Enzephalozele* ist in der Regel der knöcherne Defekt der Schädelkalotte, durch den sich der solidzystische, aus Hirnhäuten und Hirngewebe bestehende Tumor vorwölbt, sonographisch erkennbar (REMPEN u. FEIGE 1985). Der Schädel ist insbesondere bei größeren Enzephalozelen auffällig schmal. Die normale Wirbelsäule setzt sich im sonographischen Querschnittsbild aus 3 in Form eines Dreiecks angeordneten Ossifikationskernen zusammen: dem medianen Wirbelkörper und den beiden dorsolateral gelegenen Knochenkernen des Wirbelbogens, die parallel oder leicht einwärts gerichtet sind. Im frontalen Längsschnitt bietet die Wirbelsäule in Höhe der Wirbelbogenkerne ein segmentiertes schienenartiges Bild. In Höhe des Schultergürtels erkennt man außerdem die Skapula und davor die Klavikula. Die Brustwirbelsäule ist durch die Rippen charakterisiert, während in Höhe des Sakrums die knöchernen Anteile des Darmbeins und Sitzbeins sichtbar werden.

Für die *Spina bifida* ist im sonographischen Querschnitt die V-förmige Aufspreizung der Wirbelbogenkerne bzw. im Längsschnitt die Aufweitung und Unterbrechung der Doppellinie typisch (Abb. 2a, b). Die Diagnose ist jedoch bei wenigen betroffenen Segmenten außerordentlich schwierig. Die im HWS- und LWS-Bereich physiologisch leicht auseinanderweichenden dorsalen Knochenkerne dürfen nicht mit einem Defekt verwechselt werden. Gerade im LWS-Abschnitt sind jedoch am häufigsten Neuralrohrdefekte anzutreffen. Die schwierige Diagnose bedingt, daß die Spina bifida meist erst nach gezielter Suche wegen eines erhöhten mütterlichen

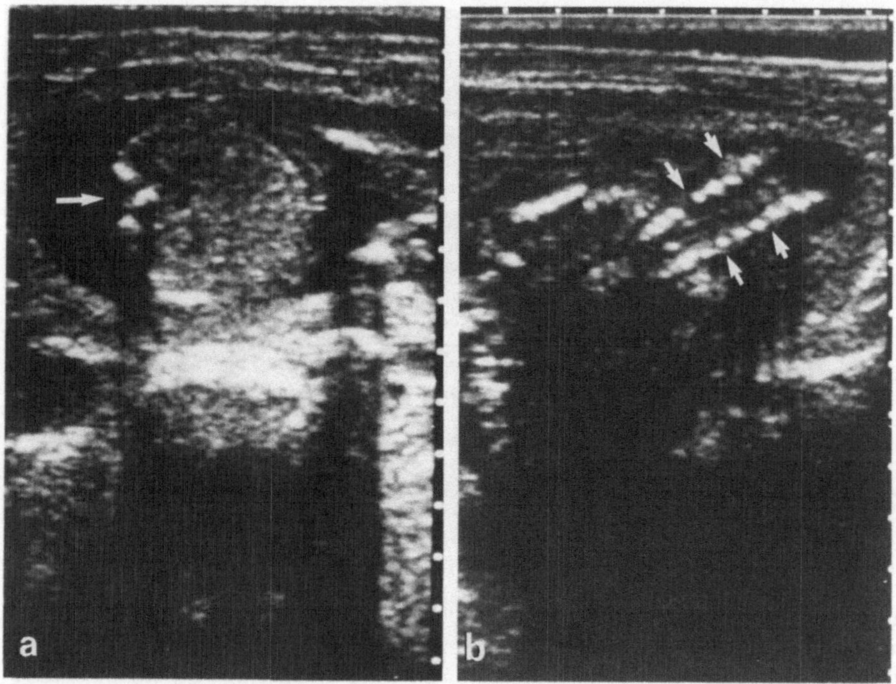

Abb. 2 a, b. Spina bifida, 17. SSW. **a** Querschnitt mit V-förmiger Aufspreizung der Wirbelbogenkerne (→), **b** frontaler Längsschnitt mit Aufweitung der Wirbelbögen (→)

Serumalphafetoproteinwerts (CAMPBELL u. PEARCE 1983) oder eines aufgetretenen
Hydrozephalus erkannt wird. Ein weiteres wichtiges Hinweiszeichen ist der in
Relation zu anderen Körpermaßen zu kleine BIP (WALD et al. 1980).

Da bei Neuralrohrdefekten weitere Begleitfehlbildungen vorliegen können, z. B.
im Rahmen des Meckel-Gruber-Syndroms (Enzephalozele, polyzystische Nieren,
Polydaktylie), ist eine detaillierte Ultraschalluntersuchung des gesamten Feten hier
unerläßlich.

Andere Schädelanomalien

Bei der *Mikrozephalie* fallen die im Verhältnis zum Rumpfdurchmesser oder zur
Femurlänge zu kleinen Kopfmaße auf, die dann über 2 Standardabweichungen
unter der Norm liegen, wobei die Dysproportionen im weiteren Schwangerschafts-
verlauf zunehmen (KURTZ et al. 1980; NGUYGEN THE et al. 1985). Das verminderte
Schädelwachstum kann durch pathologische Kraniosynostosen oder eine gestörte
Gehirnentwicklung unterschiedlichster Ätiologie mit daraus resultierender geistiger
Retardierung bedingt sein. Neben dem BIP bedarf es der Heranziehung weiterer
Parameter zur Diagnose der Mikrozephalie, wie des Kopfumfangs oder des fronto-

okzipitalen Durchmessers, da ein kleiner BIP auch nur durch eine lediglich schmale Kopfform (Dolichozephalie) als Normvariante bedingt sein kann.

Findet sich eine *Makrozephalie,* so muß stets eine Hydrozephalie als Ursache ausgeschlossen werden. Eine Ventrikeldilatation, die bereits zu einer Ausweitung des Schädeldachs geführt hat, ist aufgrund ihrer massiven Ausprägung leicht sonographisch zu erkennen.

Beim *Kleeblattschädel* führen die prämaturen Kraniosynostosen zu einer grotesken Verformung des Schädels. Er ist häufig mit einem Hydrozephalus vergesellschaftet (BRAHMAN et al. 1979).

Neben der Schädelkalotte lassen sich auch einzelne Teile der Schädelbasis, wie die großen Keilbeinflügel oder die Felsenbeinkanten identifizieren, die die gegenseitigen Grenzen der vorderen, mittleren und hinteren Schädelgrube markieren. Auch Gesichtsknochen, wie Nasenwurzel und Orbitae, können dargestellt werden. Dabei können die Orbitadurchmesser, der innere und äußere Orbitaabstand ausgemessen und mit Normwerttabellen verglichen werden, so daß eine *Mikrophthalmie,* ein *Hypo-* oder *Hypertelorismus* oder eine *Zyklopie* diagnostiziert werden können (JEANTY et al. 1982).

Ober- und Unterkiefer lassen sich ebenfalls abgrenzen, und in der späten Schwangerschaft sind die Zahnanlagen zu erkennen. Entsprechend können *Lippen-Kiefer-Spalten* durch Sagittal- oder schräge Frontalschnitte bereits im 2.Trimenon diagnostiziert werden (REMPEN et al. 1985).

Extremitätenanomalien

Für die altersabhängige Länge der verknöcherten Diaphysen von Humerus, Ulna, Radius, Femur, Tibia und Fibula existieren Normkurven von der 12. bis 40.SSW (SCHLENSKER 1981; MERZ et al. 1984), so daß Entwicklungsstörungen wie *Mikromelien* oder *Phokomelien,* aber auch die *Radiusaplasie* erkannt werden können (HANSMANN et al. 1985). Auch die Mittelhandknochen und einzelne Finger sowie Mittelfußknochen und Zehen sind im Ultraschallbild zu unterscheiden, was z.B. die Diagnose einer *Polydaktylie* oder eines *Klumpfußes* ermöglicht.

Anomalien der Extremitätenknochen sind häufig mit komplexen Syndromen vergesellschaftet. Dies gilt z.B. für die Radiusaplasie im Rahmen des kongenitalen Thrombozytopeniesyndroms, der Trisomie 18, des Roberts-Syndroms, der Vater-Assoziation u.a. oder für die Polydaktylie im Rahmen des Meckel-Gruber-Syndroms. Dies verdeutlicht wiederum, daß auch bei auffälligen Befunden der Extremitäten stets die übrigen Organe des Feten genau untersucht werden müssen.

Skelettdysplasien

Auffällig verkürzte Extremitätenknochen oder Polydaktylien finden sich auch bei komplexen, in der Regel letalen Skelettdysplasien, von denen beispielsweise die *Achondrogenesis,* die *Achondroplasie,* die *asphyxierende Thoraxdysplasie,* die *chon-*

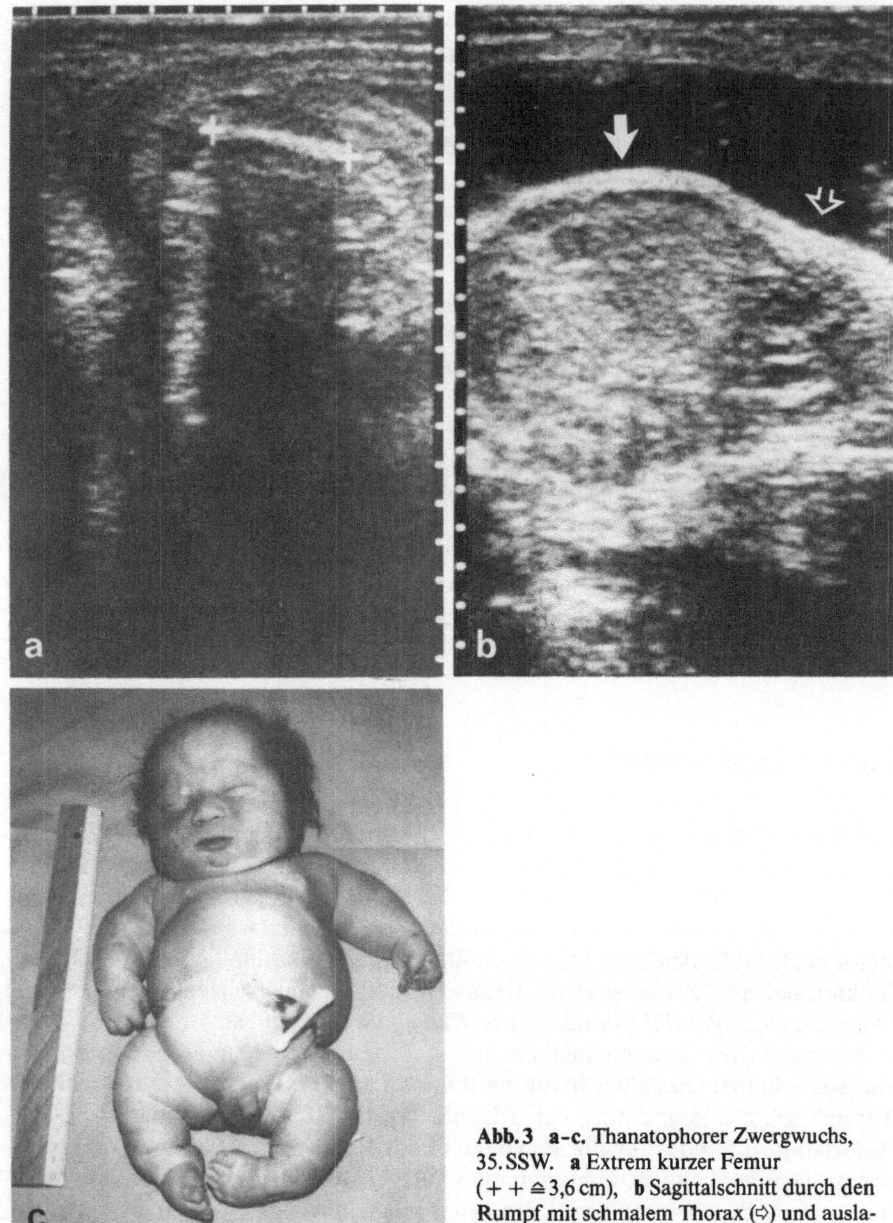

Abb. 3 a–c. Thanatophorer Zwergwuchs, 35. SSW. **a** Extrem kurzer Femur (+ + ≙ 3,6 cm), **b** Sagittalschnitt durch den Rumpf mit schmalem Thorax (⇨) und ausladendem Abdomen (→). **c** Phänotyp

droektodermale Dysplasie, die *diastrophische Dysplasie,* die *kongenitale Hypophosphatasie,* die *kampomele Dysplasie,* das *Kurzrippen-Polydaktylie-Syndrom,* die *Osteogenesis imperfecta* und der *thanatophore Zwergwuchs* pränatal erkennbar sind (Abb. 3 a–c) (KAITILA et al. 1983; KURTZ u. WAPNER 1983; FELTZ-SÜSSENBACH et al. 1985; HANSMANN et al. 1985; MEIZNER et al. 1985).

Neben der Länge sind dabei häufig auch die Form und Echogenität der Knochen als zusätzliche Hinweise auf eine vorliegende Anomalie verändert. So kann die Echogenität des Skeletts durch eine gestörte Mineralisation vermindert sein, was bei der Osteogenesis imperfecta, der kongenitalen Hypophosphatasie und der Achondrogenesis beobachtet werden kann. Durch die verbesserte Schalldurchdringung ist der bei Knochen typischerweise zu beobachtende dorsale Schallschatten vermindert, so daß die hinter den Knochen liegenden Strukturen, wie z. B. das Gehirn, ungewöhnlich deutlich hervortreten. Durch intrauterine Frakturen, die sich bei der Osteogenesis imperfecta sonographisch nachweisen lassen, kommt es zu Deformierungen der Knochen. Stark gebogene Diaphysen finden sich auch bei der kampomelen Dysplasie. Ein weiteres häufiges Merkmal bei den Skelettdysplasien ist der schmale Brustkorb, dessen Raum dann zum Großteil vom Herzen beansprucht wird, so daß die Kinder an der Lungenhypoplasie versterben.

Charakteristisch für den *thanatophoren Zwergwuchs* ist neben den plumpen Extremitäten mit verkürzten Diaphysen der enge Thorax und das breit ausladende Abdomen (s. Abb. 3). Außerdem ist im Ultraschallbild die Makrozephalie und die eingesunkene Nasenwurzel zu erkennen. Eine begleitende Polyhydramnie ist häufig.

Da bei den Skelettdysplasien häufig ein autosomal-rezessiver bzw. -dominanter Erbgang vorliegt, ist bei einem betroffenen Elternteil oder nach einem Kind mit entsprechender Skelettdysplasie bei einer erneuten Schwangerschaft eine gezielte Ausschlußdiagnostik mit Hilfe der Sonographie vor der 24. SSW erforderlich. Diese ist aber auch für die Fälle zu fordern, bei denen der Vererbungsmodus unbekannt ist.

Auf die unerläßliche systematische Untersuchung des gesamten Feten bei einer sonographisch aufgedeckten Skelettanomalie wurde bereits mehrfach hingewiesen. Darüber hinaus kann wegen der Möglichkeit einer Chromosomenaberration (z. B. bei Mikrozephalie, Radiusaplasie) die Amniozentese zur Karyotypisierung notwendig werden.

Literatur

Brahman S, Jenna R, Wittenauer HJ (1979) Sonographic in utero appearance of Kleeblattschädel syndrome. J Clin Ultrasound 7: 481–484

Campbell S, Pearce JM (1983) The prenatal diagnosis of fetal structural anomalies by ultrasound. Clin Obstet Gynecol 10: 475–506

Feltz-Süssenbach J, Lorey M, Scherer G (1986) Osteogenesis imperfecta congenita (Typ Vrolic), präpartale US-Darstellung. In: Otto RC, Schnaars P (Hrsg) Ultraschalldiagnostik 85, Drei-Länder-Treffen Zürich 1985. Thieme, Stuttgart

Hackelöer B-J, Nitschke S (1975) Frühdiagnose des Anenzephalus und Inienzephalus durch Ultraschall. Geburtshilfe u Frauenheilkd 35: 866–871

Hansmann M, Hackelöer B-J, Staudach A (1985) Ultraschalldiagnostik in Geburtshilfe und Gynäkologie. Springer, Berlin Heidelberg New York Tokyo

Jeanty P, Dramaix-Wilmet M, van Gansbeke D, van Regemorter N, Rodesch F (1982) Fetal ocular biometry by ultrasound. Radiology 143: 513–516

Kaitila I, Ämmälä P, Karjalainen O, Liukkonen S, Rapola J (1983) Early prenatal detection of diastrophic dysplasia. Prenat Diagn 3: 237–244

Kurtz AB, Wapner RJ (1983) Ultrasonic diagnosis of second-trimester skeletal dysplasias: a prospective analysis in a high-risk population. J Ultrasound Med 2: 99–106

Kurtz AB, Wapner RJ, Rubin CS, Cole-Beuglet C, Ross RD, Goldberg BB (1980) Ultrasound criteria for in utero diagnosis of microcephaly. J Clin Ultrasound 8: 11–16

Meizner I, Bar-Ziv J (1985) Prenatal ultrasonic diagnosis of short-rib polydactyly syndrome (SRPS) type III: a case report and a proposed approach to the diagnosis of SRPS and related conditions. J Clin Ultrasound 13: 284–287

Merz E, Pehl S, Goldhofer W, Hoffmann G (1984) Biometrie der großen fetalen Extremitäten im III. Trimenon. Ultraschall 5: 136–143

Nguyen The H, Pescia G, Deonna T, Bakerić O (1985) Early prenatal diagnosis of genetic microcephaly. Prenat Diagn 5: 345–347

Rempen A (1985) Ultraschalldiagnostik in der Fetalperiode. Diagnostik 18: 33–38

Rempen A, Feige A (1985) Differential diagnosis of sonographically detected tumours in the cervical region. Eur J Obstet Gynecol Reprod Biol 20: 89–105

Rempen A, Holzgreve W, Wagner H (1985) Das Spektrum sonographisch diagnostizierbarer fetaler Fehlbildungen. Med Welt 36: 85–91

Schlensker KH (1981) Die sonographische Darstellung der fetalen Extremitäten im mittleren Trimenon. Geburtshilfe u Frauenheilkd 41: 366–373

Wald N, Chuckle H, Boreham J, Stirrat G (1980) Small biparietal diameter of fetuses with spina bifida: implications for antenatal screening. Br J Obstet Gynaecol 87: 219–221

Operative Möglichkeiten spinaler Fehlbildungen

N. Sörensen

Einleitung

Mit dem Höhenwachstum der Wirbelkörper aszendiert das Rückenmark in seiner
Lage zur knöchernen Wirbelsäule. In der 9.–16. Gestationswoche ist die Aszension
am ausgeprägtesten (Barson 1970). Beim 2 Monate alten Säugling befindet sich die
Spitze des Conus medullaris in Höhe von L1–L2. Aber auch ein Konusstand in
Höhe von L2–L3 im Kleinkindesalter muß keine pathologische Bedeutung haben.
Mit ca. 12 Jahren sollte der Konus in Höhe der Mitte des 2. Lendenwirbelkörpers
stehen (Petterson u. Hardwood-Nash 1982). Dieser Aszensus kann besonders im
Lumbosakralbereich auf vielfältige Weise beeinträchtigt werden, so daß an den
Extremitäten Sensibilitätsstörungen, Paresen und Fußdeformitäten resultieren kön-
nen. Blasen-Mastdarm-Störungen entwickeln sich in unterschiedlicher Ausprägung
als schwerwiegende Folge der Aszensionsstörung (James u. Lassmann 1981).

Als häufigste spinale Fehlbildungen finden sich, wobei die Meningomyelozelen
nicht berücksichtigt sind: Lipomyelomeningozelen, Dermalsinus mit intraspinalen
Dermoidzysten, Diastematomyelie und intraspinale Meningozelen.

Diagnostik

Hauteinziehungen, abnorme Behaarungen und Pigmentationen sowie subkutane
Lipome in der dorsalen Mittellinie, meist lumbosakral, weisen auf die spinale Fehlbildung hin. Im frühen Säuglingsalter sind Sensibilitäts- und Blasen-Mastdarm-Störungen schwer zu erkennen, und Paresen können noch fehlen. Auf diskrete Fuß-
oder Beinverschmächtigungen muß geachtet werden. Wenn der klinische Verdacht
auf eine Fehlbildung besteht, muß eine gezielte Röntgendiagnostik der Wirbelsäule
erfolgen. Knöcherne Begleitfehlbildungen sind fast immer nachweisbar. Bei ausreichender Erfahrung kann die Ultraschalldiagnostik wichtige Informationen geben,
die spinale Computertomographie im Anschluß an eine Myelographie ermöglicht
aber erst, das Ausmaß der intra- und extraspinalen Fehlbildung zu erkennen (Petterson u. Hardwood-Nash 1982; Braune et al. 1982).

Therapie

Die Indikation zur Operation sollte früh gestellt werden. Hervorzuheben ist, daß die Operation bei den meisten spinalen Fehlbildungen prophylaktischen Charakter hat. Das Auftreten neurologischer Störungen soll, soweit operativ möglich, verhindert werden.

Beim fixierten Myelon (pathologisches Filum terminale, „Tethered cord-Syndrom" im weiteren Sinne) durch fibrolipomatöse Fixationen (Lipomyelomeningozele) und durch knorpelig-knöcherne Spangenbildungen (Diastematomyelie) führen Flexions- und Extensionsbewegungen der Wirbelsäule zu mechanischen und damit zu vaskulären Irritationen der Caudafasern und des Myelons. Diese vaskulären Veränderungen wiederum beeinträchtigen den Stoffwechsel des Myelons und erklären auch das Auftreten spastischer Paresen neben den allerdings häufigeren schlaffen Beinparesen. Notfallmäßig muß der Dermalsinustractus im Neugeborenenalter operativ versorgt werden, um eine Meningitis zu vermeiden. Auch wenn keine nachweisbare Liquorfistel bei sonst typischem Hautbefund vorliegt, ist die Operationsindikation früh zu stellen. Wichtig ist die präoperative spinale Diagnostik (Myelographie und postmyelographisches CT). Die NMR-Untersuchung kann ergänzend durchgeführt werden.

Säuglinge mit einer Lipomyelomeningozele operieren wir in der Regel nach dem 3. Monat, da selten rasch progrediente Paresen ein früheres Eingreifen erfordern. Die Diastematomyelie führt oft erst im Schulalter und körperlicher Belastung zu neurologischen Störungen, so daß erst dann die Resektion des knöchernen Sporns, mit oder ohne Eröffnen der Dura, erfolgt. Bei der Diastematomyelie muß besonders auf das mögliche gleichzeitige Vorliegen eines pathologisch verdickten und fixierenden Filum terminale geachtet werden.

Die spinalen Operationen werden in Bauchlage mit Hilfe der Lupenbrillenvergrößerung oder des Mikroskops durchgeführt.

Das Ausmaß der Laminektomie richtet sich nach der Ausdehnung der Fehlbildung. Wenn ein primärer Verschluß der Dura, wie bei den Lipomyelomeningozelen, nicht möglich ist, sollte eine Duraplastik eingesetzt werden, um eine postoperative Liquorfistel zu verhindern.

Prognose

Die Prognose operierter spinaler Fehlbildungen ist günstig. Wenn sich im Kleinkindes- und Schulalter aber bereits Blasen-Mastdarm-Störungen entwickelt haben, so ist die Rückbildungstendenz, z. B. nach Durchtrennen eines pathologischen Filum terminale, sehr gering. Prognostisch günstiger ist die Besserung sensibler und motorischer Störungen. Es muß daher in präoperativen Gesprächen mit den Eltern deutlich werden, daß das therapeutische Ziel, neurologische Ausfälle zu verhindern oder deren Progredienz aufzuhalten, nicht immer erreicht werden kann. Gerade der prophylaktische Charakter der Operation erfordert eine sehr sorgfältige Indikationsstellung. Diese Schwierigkeiten, die in der Natur komplexer spinaler Entwicklungsstörungen liegen, dürfen uns aber nicht davon abhalten, chirurgisch korrigierbare Fehlbildungen zu therapieren.

Literatur

Barson AJ (1970) The vertebral level of termination of the spinal cord during normal and abnormal development. J Anat 106: 489–497
Braune M, Herberg H-P, Sörensen N (1982) Die Myelographie bei Säuglingen und Kleinkindern mit lumbosacralen Dysraphien. Röntgenpraxis 35: 221–226
James CCM, Lassmann LP (1981) Spina Bifida Occulta. Academic, London
Petterson H, Harwood-Nash (1982) CT and myelography of the spine and cord. Springer, Berlin Heidelberg New York

Grundsätzliche ethische Überlegungen zur pränatalen Diagnostik[*]

S. SCHARRER

Die Ambivalenz der pränatalen Diagnostik

Wie die meisten „Fortschritte" in der modernen Medizin, so zeigen auch die Errungenschaften der pränatalen Diagnostik ein Doppelgesicht:

Einerseits kann mit den durch sie gewonnenen Erkenntnissen und Informationen in den Fällen, in denen eine Fehlbildung ausgeschlossen wird, schwangeren Frauen die Angst genommen werden, ein geschädigtes Kind zur Welt zu bringen. *Andererseits* stellt die pränatale Diagnostik bei dem Befund Fehlbildung alle Beteiligten vor die schwerwiegende Frage, wie nun damit umgegangen, wie angesichts des Ergebnisses Stellung genommen und gehandelt werden soll.

Die Methode an sich ist gleichsam „neutral". Sie wird allerdings angewendet in einer menschlich gespannten Situation voller Erwartung, Angst und Hoffnung. Wir setzen die Methode in einer bestimmten Absicht, mit bestimmten Zielen ein. Diese sind von unseren Wertvorstellungen und Menschenbildern abhängig.

Tatsachen und Wertungen

Insofern haben wir es, wenn wir handeln wollen, immer mit 2 Elementen zu tun: mit (Sätzen über) Tatsachen und Wertungen. In der Sprache der Ethik ausgedrückt: Wir haben es mit beschreibenden und vorschreibenden Sätzen zu tun (SCHARRER 1982).

Die beschreibenden Sätze

Jeder Satz, mit dem wir das Ergebnis einer pränatalen Diagnostik feststellen, den Befund erheben ist ein solcher beschreibender, empirischer Satz. Hier geht das Fachwissen des Genetikers und des Ultraschalldiagnostikers ein.

---

[*] Meinem verehrten Lehrer Prof. D. Dr. Helmut Thielicke D. D. gewidmet, der einen Tag vor dem Symposion überraschend starb. Er ist derjenige protestantische Theologe der Gegenwart gewesen, der der medizinethischen Diskussion die stärksten Impulse verliehen hat.

Beispiel:
„Die Ultraschalldiagnostik am 1.1. 86 *zeigt* beim Fetus von Frau A eine Syndaktylie".

Aber auch der folgende Satz ist ein beschreibender:
„Frau A *hat* angesichts des Ultraschallbildes einen Schock *erlitten*".

Die vorschreibenden Sätze

Sie dagegen haben als Inhalt nicht Fakten, sondern Handlungsanweisungen. Diese sog. Präskriptivität ist das erste formale Kennzeichen von Sätzen der Ethik:
„Das Beratungsgespräch mit Frau X *soll* in gelöster Atmosphäre stattfinden".
„Angesichts des Befundes einer Syndaktylie *soll* der Arzt (nicht) zur Abtreibung raten".
Diese Unterscheidung von beschreibenden und vorschreibenden Sätzen ist von grundlegender Bedeutung für die Ethik. In der Praxis der Beratung, in der Literatur und in den Diskussionen der Öffentlichkeit wird diese Unterscheidung oft nicht beachtet. Dies führt zu einem häufigen Fehlschluß:

Der sog. naturalistische Fehlschluß

Ein solcher liegt vor, wenn aus rein beschreibenden Aussagen vorschreibende („ethische", normative) Sätze gefolgert werden:
„Die pränatale Diagnostik *hat* beim Feten von Frau X einen pathologischen Befund ergeben. *Also soll* abgetrieben werden".
Dieser Schluß wäre nur korrekt, wenn – und dies ist wichtig zur Aufdeckung möglicher normativer Hintergrundtheorien oder privater Arztmoral – ein *allgemeiner normativer* Obersatz vorausgesetzt würde (z. B.: „*Immer wenn* ein pathologischer Befund vorliegt, *soll* der Träger des Befundes getötet werden".).
Wir können also aus Aussagen über Fakten allein keine Sätze folgern, die Handlungsanweisungen zum Inhalt haben.
Dies ist nicht nur eine logische Einsicht, sondern auch von eminent praktischer Bedeutung: Oft wird aus der empirischen Tatsache eines durch pränatale Diagnostik erhobenen Befunds unmittelbar auf die Handlungsanweisung „Abbrechen" geschlossen.

Stellungnehmen

Zunächst also haben wir nur das Ergebnis, einen Befund, vorliegen. Dann sind wir zur „Stellungnahme herausgefordert": Wie sollen wir mit dem Ergebnis umgehen? Dieses Element des Stellungnehmens ist das genuin menschliche, ethische Element, das sich dann in den vorschreibenden Sätzen ausdrückt:

„Pränatale Diagnostik zielt... eindeutig auf die Entscheidung über Leben und Tod des erwarteten Kindes – jede Beschönigung dieses Tatbestandes ist ein Ausweichen vor Konflikten, die wir Ärzte und Berater gemeinsam mit den Eltern des Feten zu bewältigen haben; wir haben aber auch alle daraus erwachsenden Konsequenzen vor unserer Gesellschaft zu vertreten" (SCHROEDER-KURTH 1985).

Um aber die Konsequenzen überhaupt erst voll erkennen zu können, ist für eine ethische Entscheidung noch das zweite formale Merkmal ethischer Sätze zu beachten:

Die Forderung der Universalisierung

Durch die Forderung nach *allgemeiner* Geltung unterscheiden sich ethische Sätze auch von Sätzen des Rechts, die eine beschränkte, z. B. nationale, Geltung besitzen. Kant hat jene Forderung in seinem sog. kategorischen Imperativ ausgedrückt: „...handle nur nach derjenigen Maxime, durch die du zugleich wollen kannst, daß sie ein allgemeines Gesetz werde" (WEISCHEDEL 1968). Die formale Forderung der Universalisierung soll uns, wenn wir ethisch argumentieren wollen, zur Selbstverpflichtung anhalten und vor logischen Widersprüchen bewahren bzw. sie entlarven.

Ein solcher innerer Widerspruch liegt z. B. vor, wenn ein Arzt einerseits eine Abtreibung eines ungeborenen behinderten Kindes vornimmt, andererseits sich verpflichtet fühlt, ein behindertes Frühgeborenes mit dem Einsatz der Intensivmedizin am Leben zu erhalten – obwohl sich beide Kinder nach Entwicklungsstand und Gewicht gleichen.

Der Gynäkologe Hepp beschreibt eindrucksvoll den Schock in einer Situation,

... als eine Mutter bei einem Schwangerschaftsabbruch aus kindlicher Indikation nach 42 Stunden in der 22. Schwangerschaftswoche ein noch lebendes Kind gebar. Mit der Geburt des Kindes veränderte sich unsere Tätigkeit. Keiner der Ärzte sah sich einerseits in der Lage, den vorher aktiv in Gang gesetzten Prozeß des Tötens aktiv fortzusetzen. Andererseits wäre bei einem Kind von 600 g Gewicht durch aktive Reanimation eine Lebensrettung nach menschlichem Ermessen ausgeschlossen gewesen, so daß wir 1 Stunde und 20 Minuten passiv das von uns in Gang gesetzte Sterben beobachteten (HEPP 1981).

Durch den Vorgang der Universalisierung, in dem wir unsere Handlungsnormen *allgemein* rechtfertigen (und schließlich auf eine oberste Norm zurückführen), nehmen wir zugleich eine Selbstverpflichtung zu einheitlicher Argumentation vor. Es ist dabei noch nicht dargelegt, in welcher Richtung etwa – bei auftretenden Widersprüchen – die Lösung der Widersprüche gesucht werden soll. Mit anderen Worten: Es könnte auch die neonatale Intensivbehandlung abgelehnt werden, wenn der Arzt Befürworter der Abtreibung wäre. In der Tat, dies ist keine logische Spielerei: Der amerikanische Ethiker J. FLETCHER, der auf ähnliche Widersprüche hinwies, tritt für die Tötung mißgebildeter Säuglinge ein (FLETCHER 1973). So zwingt uns die methodische Forderung der Universalisierung, die Karten unseres Menschenbildes auf den Tisch zu legen.

Das versteckte Menschenbild

Der Interpretationsspielraum des § 218 StGB

Die *Gesetzesformulierungen* des § 218a Abs. 2 Nr. 1 StGB zielen entscheidend auf
die Zumutbarkeit für die schwangere Frau ab – verbunden mit der Schwere und
Nichtbehebbarkeit der Schädigung. Dieses (auch ethisch) wichtige Kriterium innerhalb des Beratungs- und Entscheidungsprozesses läßt der Interpretation viel Spiel-
raum. Es kann nicht darüber hinwegtäuschen, daß faktisch damit zugleich aktive
Selektion getrieben wird. Deshalb müssen sich aus ethischer Sicht alle Beteiligten,
Mütter, Väter, Ärzte, Berater und die Verantwortlichen in Gesellschaft und öffentlicher Meinung fragen lassen, nach welchen Kriterien sie diese Selektion betreiben
bzw. zulassen. Welches Menschenbild steckt dahinter?

Die Normen der Leistungsgesellschaft

Werden unterschwellig die Normen unserer Leistungsgesellschaft, die Chancen für
zukünftige Erwerbstätigkeit, die schulischen Belastungen, die voraussehbaren
Akzeptationsschwierigkeiten durch die Umwelt als entscheidende Kriterien dafür
gewählt, wer geboren werden darf? Damit keine Mißverständnisse entstehen: Diese
Probleme wiegen schwer. Aber können sie in ethischer Hinsicht ein Kriterium dafür
abgeben, wer leben darf?

Sollte es nicht vielmehr Ziel sein, diese gesellschaftspolitischen Sperren zu entlarven und auf mehreren Ebenen (ethisch, rechtlich, sozial- und medienpolitisch) ein
Klima der Akzeptation für Behinderte zu schaffen? Hier liegt die gesellschaftspolitische Aufgabe (SCHARRER 1983) auch der Ärzte und ihrer Standesorganisationen.
*Unsere Leistungsgesellschaft müßte zumindest soviel leisten, daß sie sich Leistungsun-
fähige ohne Diskriminierung leisten kann.*

Selektiver Abbruch

Auch der Euphemismus mancher Genetiker, daß durch die pränatale Diagnostik
vielen Eltern ein gesundes Kind beschert wurde, darf nicht darüber hinwegtäuschen, daß auf dem Weg dorthin kranke „geopfert" wurden. Dieser selektive
Abbruch wird in der öffentlichen Diskussion verdrängt.

Ärzte als Lobby für Behinderte

Gerade Ärzte und Pränataldiagnostiker müßten sich aus der Kenntnis der Situation
heraus zur Lobby der behinderten ungeborenen Kinder machen. Es besteht sonst
die faktische Gefahr, die die Humangenetikerin T. SCHRÖDER-KURTH so schildert:

„Der Gedanke, daß ein totes Kind die Richtigkeit der Entscheidung niemals anfechten wird, spielt sicherlich unbewußt oder mindestens nicht verbalisiert bei allen Beteiligten eine Rolle" (SCHROEDER 1982).

Die Folgen selektiver Abbruchpraxis

Durch die Forderung nach Verallgemeinerung unserer Handlungsnormen werden auch weitere Folgen selektiver Abbruchpraxis klar erkennbar:

Wie müssen sich unter uns *lebende Behinderte* fühlen, wenn sie erfahren, dank der Fortschritte in der Ultraschalldiagnostik würden Feten ihrer Behinderung heute vermutlich abgetrieben, dürften gar nicht erst zur Welt kommen? Welche Folgen für das Verhältnis der Betroffenen zu Ärzten können entstehen? Und was sind die Folgen für das Selbstverständnis der Ärzte?

Besteht nicht auch die Gefahr, daß durch die Kenntnis der Möglichkeit der pränatalen Diagnostik ein zunehmender *öffentlicher Druck* ausgeübt werden könnte, der Behinderten – die nun einmal da sind – das Lebensrecht nachträglich abspricht? Der erste Schritt dazu wären beispielsweise wirtschaftliche Sanktionen. So schreibt schon 1973 z. B. der amerikanische Soziologe A. ETZIONI:

„Es könnte eine Regierung etwa während einer schweren Rezession, in der eine starke Nachfrage nach gesellschaftlichen Leistungen herrscht, oder auch während einer längeren Gesundheitskrise ihren Bürgern sagen, daß die staatlichen Einrichtungen es nicht mehr zulassen, daß Eltern ihnen ihre mißgebildeten Kinder aufbürden. Das heißt: Obgleich niemand Eltern dazu zwingen sollte, einen mongoloiden Fötus abzutreiben, muß die Gesellschaft – nun, da die Eltern selbst entscheiden können – nicht mehr unter allen wirtschaftlichen Bedingungen die Rechnung für die Aufzucht solcher Kinder begleichen" (ETZIONI 1977).

Doch auch der Arzt kann unter den Druck der *Anspruchs-* und Erwartungs*haltung* der Patienten geraten, in den Bannkreis jener „...ungeheuren indirekten Zwänge(n), die in der unmittelbaren Patientenbegegnung entstehen können, falls sich der Arzt wirklich solidarisch dem Konflikt stellt. Auch innerhalb eines Arztkollegiums einer Klinik sind Zwänge denkbar" (ETZIONI 1977).

Geglücktes Leben eines Kindes ist sicher ein *angenommenes* Leben, von den Eltern und auch den verschiedenen gesellschaftlichen Trägern. Dennoch kann diese *Ziel*vorstellung, für die es mit allen Kräften zu arbeiten gilt, nicht ein Kriterium für den Lebenswert eines Kindes darstellen. Das *Ziel*kriterium muß vom *Mindest*kriterium für das Leben eines Menschen unterschieden werden.

Der Arzt – wie wir alle – kommt deshalb nicht umhin, nach einem Menschenbild als Mutterboden seiner normativen Überlegungen zu fragen.

Das christliche Menschenbild

Das christliche Menschenbild, das ich nun abschließend skizziere, soll dazu Angebot und Hilfe zugleich sein.

Leben als Gabe und Aufgabe

„Leben" ist zunächst ein beschreibender Begriff. Durch unsere Stellungnahme zu ihm werten wir es. „Leben eines Menschen" wird in dieser Weise in der christlichen Tradition als sich verdankendes verstanden. Als Gabe und Aufgabe zugleich (THIELICKE 1965). Es ist damit auch ein Protest gegen ein *aktivistisches* Verständnis der Tätigkeit des Arztes ausgedrückt. Leiden und Tod sind Teil des Lebens. Es geht nicht darum, das Leiden zu verklären. Ganz im Gegenteil: *Eine* Sinngebung des menschlichen Lebens besteht auch im Heilauftrag, im Verringern des Leidens - aber nicht durch Abschaffung der Träger von Leiden. Insofern ist Protest zu erheben gegen ein Selbstverständnis von Pränataldiagnostik, wenn ihre Aufgabe im Vermeiden von *Behinderungen* gesehen wird - und darunter die pränatale Tötung *behinderter* Kinder verstanden wird. Allerdings besteht in der Geburtenplanung eine ethische Sorgfaltspflicht, die *Zeugung* von Menschen mit übergroßem Leid zu vermeiden.

Zugleich stellt sich die Frage, welchen Begriff von *Gesundheit* wir unseren Entscheidungen zugrunde legen: Die Definition der WHO mag als gesellschaftspolitische Zielvorstellung, in deren Lichte „Verfügungen" über Menschen zu erkennen sind, gelten. Doch sollte sie für die ärztliche Praxis ergänzt werden: *Gesundheit* ist nicht die Abwesenheit von Behinderungen und Einschränkungen, sondern die Fähigkeit, mit nicht abwendbaren Einschränkungen leben zu können. So ist konkret zu fragen: Welche Maßnahmen fördern diese Fähigkeit oder mindern sie?

Der Mensch als „Bild Gottes"

Das Verständnis des menschlichen Lebens als Gabe und Aufgabe kommt nach christlichem Verständnis gerade darin zum Ausdruck, daß jeder Mensch ein Bild Gottes ist.

Das heißt: Im Medium seiner biologischen und sozialen Entwicklung ist sein Wert nicht aus dem Entwicklungsmaterial her zu verstehen, sondern „von Gott" her. Damit bekommt der Mensch einen *unverfügbaren Wert.* Jeder einzelne.

Was das Wort „Gott" meint, zeigt Jesus von Nazareth in seinem Reden und Tun, in seinem ganzen Verhalten: Jesus akzeptiert die Menschen unabhängig von ihrer Rolle, von ihren sozialen Leistungen. Er versucht, gerade die biologisch nicht Funktionstüchtigen, die sozial Ausgestoßenen anzunehmen. Und er geht den einzelnen nach. Man sehe sich einmal seine Reden und sein Verhalten an, wie es die Evangelien beschreiben.

Wenn wir das an seinem Verhalten gewonnene Menschenbild in eine grundlegende Handlungsnorm fassen, die also als oberste Norm allen ethischen Überlegungen in der vorhin aufgezeigten methodischen Weise zugrunde liegt, können wir formulieren:

„Jeder Mensch hat wie du einen unverfügbaren Wert. Handle danach!"

Da in verschiedener Weise *faktisch* über Menschen verfügt wird, drückt diese Grundnorm einen Protest aus, der in 3facher Richtung - methodisch auf „mittlerer Stufe" - entfaltet werden kann:

1. Die Rede vom unverfügbaren Wert des Menschen ist ein ständiger Protest gegen die Herrschaft von Menschen über Menschen.
2. Sie ist ein ständiger Protest dagegen, daß Menschen entscheiden, *wer* ein Mensch zu sein hat oder werden darf.
3. Sie ist ein ständiger Protest dagegen, daß über Menschen nur aufgrund ihrer biologischen Funktionstüchtigkeit und sozialen Leistungskraft verfügt wird.

Gilt dieser unverfügbare Wert auch für *Ungeborene?* Mancher mag einen Unterschied an der Geburt festmachen; dies kann - jedenfalls in ethischer Hinsicht - kein fundamentaler sein. In Analogie zum Ende des „Lebens eines Menschen" (Hirntod) könnte man - so ein Vorschlag - einen Einschnitt im Hinblick auf den Anfang aus ethischer Sicht im Zusammenhang mit dem Prozeß der Gehirnentwicklung machen:

Es ist derjenige Zeitpunkt X, von dem an überhaupt ein irreversibler Ausfall des für die Kommunikationsmöglichkeit nötigen biologischen Substrates stattfinden kann. Ab diesem Zeitpunkt X gilt dann uneingeschränkt die ethische Grundnorm: ‚Jeder hat wie Du einen unverfügbaren Wert. Handle danach!' (SCHARRER 1986).

Steht so das vor- und nachgeburtliche Leben eines Menschen in ethischer Hinsicht auf der gleichen Stufe, dann ist dies auch in die Gespräche und Beratungen einzubringen. Die Grenze, die sich - nicht etwa als „Patentrezept", sondern als äußerste Problemmarkierung - ergibt, könnte dann mit F. BÖCKLE so gezogen werden:

Man darf ein geistig und körperlich behindertes Kind nach der Geburt sterben lassen, wenn lebenserhaltende Maßnahmen keine Aussicht auf Erfolg haben (Beispiel: Niereninsuffizienz). Wo ich postnatal auf Maßnahmen verzichte, bin ich nicht verpflichtet, die Schwangerschaft zu erhalten (BÖCKLE 1981).

Wenn dies als sinnvoll erachtet wird, dann darf die Möglichkeit der pränatalen Diagnostik nicht aufgezwungen werden. Es muß ein Recht auf Nichtwissen geben - wenn jemand dies wahrnehmen will. Es sollte zu denken geben, wenn manche Frauen meinen, daß ein behindertes Kind nach der Geburt emotional leichter anzunehmen ist als das Ultraschallbild eines kranken Feten. Der natürliche Prozeß ist gleichsam barmherziger: Er stellt auf die mütterlichen Instinkte gegenüber dem Neugeborenen ab.

Entscheidungen im Lichte der Grundnorm

Ohne konkrete Einzelentscheidungen vorwegzunehmen, können wir abschließend formulieren: Im Lichte unserer Grundnorm und der entfalteten Protestnormen sollten dann die konkreten Fälle bewertet werden und diejenige Handlung im Konfliktfall vorgezogen werden, deren *Folgen* am wenigsten der Grundnorm widersprechen. Durch die Formulierung „am wenigsten ... widersprechen" wird ausgedrückt, daß es keine guten, das Gewissen beruhigenden Lösungen gibt, sondern nur weniger schlechte.

Damit wird zugleich ausgesagt, daß wir nicht ganz, nicht vollständig mit der Grundnorm übereinstimmen können, nur gebrochen nach ihr handeln. Aber mit unserem Scheitern dürfen wir – so das Vertrauen der Christen – uns unter die Vergebung stellen, die uns zugleich mithineinreißt in die Hoffnung auf eine zukünftige Neuschöpfung der Welt, in der – wie es dichterisch heißt – kein „Leid, noch Geschrei, noch Schmerz" mehr sein wird (Offb. 21,3).

Literatur

Böckle F (1981) Ungeborenes Leben – zur Disposition gestellt? In: Böckle F (Hrsg) Schwangerschaftsabbruch. Patmos, Düsseldorf, S 132

Etzioni A (1977) Die zweite Erschaffung des Menschen. Westdeutscher Verlag, Opladen, S 133

Fletcher J (1973) Ethics and euthanasia. In: Williams RH (ed) To live and to die: when, why, and how. Springer, Berlin Heidelberg New York, p 115

Hepp H (1981) Der Schwangerschaftsabbruch aus medizinischer und ärztlicher Sicht. In: Böckle F (Hrsg) Schwangerschaftsabbruch. Patmos, Düsseldorf, S 61 f.

Scharrer S (1982) Von der Rationalität in der Ethik der Medizin. In: Martini GA (Hrsg) Medizin und Gesellschaft. Wissenschaftliche Verlagsgesellschaft, Umwelt & Medizin, Stuttgart, S 41–58

Scharrer S (1983) Arzt oder medizinischer Facharbeiter? Von der gesellschaftspolitischen Verantwortung des Arztes. Therapiewoche 33: 6503–6510

Scharrer S (1985) Was heißt: Recht auf den eigenen Tod? Suizidprophylaxe 12: 91–111 (bes S 96 f.). Zu beachten ist dabei: (a) Dieser Vorschlag ist nur eine (allerdings begründete) Hilfsargumentation; (b) Embryonen vor diesem Zeitpunkt sind keineswegs ethischer Willkür preisgegeben. Vgl. z. B. mein Plädoyer gegen Experimente mit Embryonen in Scharrer S (1986)

Scharrer S (1986) Kind um jeden Preis? (Jahresversammlung des Evang. Vereins für Adoptions- und Pflegekindervermittlung, Bonn-Bad Godesberg, 16. 10. 1985, Teil 2.3.5.; im Druck).

Schroeder TM (1982) Schwangerschaftsabbruch aus genetischer Sicht. In: Müller H, Olbing H (Hrsg) Ethische Probleme in der Pädiatrie. Urban & Schwarzenberg, München, S 90

Schroeder-Kurth TM (1985) Indikationen zur pränatalen Diagnostik. ZEE 29/1: 34

Thielicke H (1965) Theologische Ethik, Bd I, 3. Aufl. Mohr, Tübingen, S 245 ff.

Weischedel W (Hrsg) (1968) Kant I: Grundlegung zur Metaphysik der Sitten. Werke, Band 6. Wissenschaftliche Buchgesellschaft, Darmstadt, S 51

Rechtsfragen zur Ultraschalldiagnostik im prä- bzw. perinatalen Bereich

E. DEUTSCH

Rechtsfragen aus dem Bereich der Diagnostik allgemein

Regelfall: Diagnose als Teil der Behandlung

Für gewöhnlich unterteilt sich die ärztliche Tätigkeit, grob gesprochen, in 3 Bereiche: Anamnese, Diagnose und Therapie. Die Diagnose hat dabei einen wesentlichen Stellenwert, wenn wir auch vorläufige und endgültige Diagnosen unterscheiden. Fehler in der Behandlung gehen nicht selten auf solche bei der Diagnosestellung zurück. Eine sogar häufige Ursache des sog. schweren Behandlungsfehlers ist, daß elementare Diagnosen nicht gestellt werden. Als Beispiel hierfür kann der mangelnde Schluß aus der Gelbfärbung eines Neugeborenen auf eine Rhesusunverträglichkeit der Eltern oder eine frühkindliche Gelbsucht angeführt werden (BGH VersR 70, 544). Entsprechendes gilt, wenn die Anzeichen einer Sepsis übersehen und anstatt eines bakteriellen Infekts eine Periarthritis angenommen wurde (BGH VersR 85, 886). Ein weiteres Beispiel ist der Fall, daß eine beidseitige subkutane Mastektomie ohne intraoperative Absicherung der Identität von mammographisch festgestelltem gruppierten Mikrokalk und probeexzidiertem Gewebematerial erfolgte (OLG Düsseldorf VersR 86, 64). Vor dieser risikobehafteten Behandlung ist dem Patienten oft die Diagnose zur wirksamen Einwilligung nach Aufklärung mitzuteilen. Im allgemeinen wird nämlich der Patient bei einer eingreifenden Behandlung Vor- und Nachteile des Eingriffs nur abwägen können, wenn er die wahrscheinliche Entwicklung der Krankheit in behandelter und unbehandelter Form erfährt. Diesem Zweck dient regelmäßig die sog. Diagnoseaufklärung. Auch dabei wird deutlich zwischen vorläufiger und endgültiger Diagnose unterschieden. Daß Verdachtsdiagnosen im Falle der Fehlerhaftigkeit nicht ohne weiteres zur Haftung führen, ist anerkannt.

Ausnahmefall: Reiner Diagnosevertrag

Von den USA herkommend, hat sich die sog. „second opinion" verbreitet, d.h. die Beauftragung eines anderen Arztes, insbesondere eines Spezialisten, um die Richtigkeit der Diagnose des Erstbehandelnden überprüfen zu lassen. Dieser reine Diagnosevertrag ist nicht auf die sich anschließende Therapie, sondern nur auf Erkennung der Krankheit und Mitteilung der Diagnose und der Behandlungsvarianten an den Patienten gerichtet. In diesem Fall ist dem Patienten alles über seinen

Gesundheitszustand mitzuteilen. Auch das Verschweigen im Interesse des Patienten, was die Amerikaner „therapeutical privilege" nennen, gilt hier nicht. Will der Arzt dem Patienten nicht alles mitteilen, kann er nur die Untersuchung abbrechen, wozu § 627 BGB über die fristlose Kündigung bei Vertrauensstellung eine Möglichkeit bietet. Allerdings wird dann der Kranke ohnehin Bescheid wissen, denn die plötzliche Kündigung ohne Angabe eines Grundes wird ihn mit Bestürzung erfüllen.

Prä- bzw. perinatale Ultraschalldiagnostik

Rechtsfolgen des Irrtums

Strafrechtliche Folgen

Hat sich der Arzt in der präpartalen Diagnose über das Ausmaß einer kindlichen Schädigung, etwa Neuralrohrdefekte oder Spina bifida geirrt, so sind strafrechtliche Konsequenzen nicht zu befürchten. Eine fahrlässige Körperverletzung des Kindes nach § 230 StGB liegt nicht vor, da das Verhalten des Arztes die Mißbildung nicht verursacht hat. Dem Arzt könnte nur vorgehalten werden, daß er den Eltern des Kindes keinen Hinweis auf die kindliche Schädigung gegeben hat, so daß eine mögliche Abtreibung unterblieben ist. Die Abtreibung wäre aber gegenüber der Körperverletzung das einschneidendere Mittel, da es das Kind als Träger des geschädigten Körpers zerstört; aus diesem Grunde scheidet eine Verletzung des Körpers des Kindes durch Unterlassen des Arztes aus.

Auch eine fahrlässige Körperverletzung der Mutter wird nur schwer anzunehmen sein. Zwar könnte man argumentieren, daß § 230 StGB die Verlängerung der Schwangerschaft über den sonst von der Interruptio gekennzeichneten Zeitpunkt hinaus als „Beschädigung der Gesundheit" der Mutter ergreift, jedoch hat noch kein Gericht in der BRD und, so wie ich sehe, auch nicht in anderen Jurisdiktionen so entschieden. Man müßte dann nämlich die Schwangerschaft als pathologischen Zustand ansehen, der widerrechtlich aufrechterhalten worden ist. Angesichts der feststehenden Tatsache, daß die Schwangerschaft an sich gewollt ist und es nur wegen der Schädigung des Kindes zu einer Beendigung der Gravidität kommen würde, wird man die Körperverletzung kaum annehmen können. Sie wäre sonst zu sehr abhängig von individuellen Vorstellungen über die Fortdauer der Schwangerschaft.

Zivilrechtliche Folgen

Wir betreten hier das Gebiet, das sich zuerst im amerikanischen Recht entwickelt hat und das heute von den beiden Bezeichnungen „wrongful birth" und „wrongful life" beherrscht wird. Mit „wrongful birth" bezeichnet man dort die Klage der

Eltern gegen den Arzt, weil infolge eines Diagnose- oder Übermittlungsfehlers den Eltern die zu erwartende oder schon bestehende Schädigung des Kindes nicht mitgeteilt und damit die Möglichkeit einer Beendigung der Schwangerschaft abgeschnitten wurde. Diese Form des Ersatzanspruchs hat sich auch in der BRD durchgesetzt (BGHZ 86, 240; 89, 95), wenn auch der Umfang der Haftung neuerdings eingeschränkt wird. So soll nach der Rechtsprechung die Unterhaltsbelastung der Mutter durch das Kind nicht als Schaden dem Arzt zuzurechnen sein, wenn und sobald sich die sozialen und wirtschaftlichen Verhältnisse der Mutter so günstig entwickelt haben, daß aus nachträglicher Sicht die Annahme einer schwerwiegenden Notlage nicht gerechtfertigt erscheint (BGH VersR 85, 695).

Dagegen wird ein Anspruch wegen „wrongful life" in der BRD nicht gewährt (BGH a. a. O.). Dieser Anspruch steht terminologisch dem Kind zu und ist gegen den Arzt gerichtet, weil er die Eltern nicht unterrichtet und diesen die Möglichkeit einer Unterbrechung der Schwangerschaft gegeben hat. Die an dieser Stelle auftretenden tiefgreifenden ethischen und sozialen Probleme, die bis ins Transzendentale hinüberreichen, haben der Rechtsprechung erheblich zu schaffen gemacht. In der BRD wird der Standpunkt vertreten, daß das Kind sich unter keinen Umständen beschweren könne, geboren zu sein (BGHZ 86, 240). Ein Anspruch des Kindes gegen den Arzt wurde aus diesem Grunde verneint. Auch in den meisten ausländischen Jurisdiktionen wird er bislang nicht gewährt, mit der besonderen Ausnahme von Kalifornien und Washington (Harbeson v. Parke-Davis, Supreme Court of Washington, 656 P. 2d 483). Ob sich die restriktive Haltung der Gerichte gegenüber einem Anspruch des eigentlich Geschädigten auf die Dauer halten läßt, wird man wohl bezweifeln dürfen. Zwar haben für gewöhnlich die Eltern den Vertrag mit dem Arzt geschlossen. Wollen sie aber wirklich nur sich selbst schonen? Agieren sie nicht auch im Interesse des Ungeborenen, wenn sie ihm das zu erwartende Leiden ersparen?

Mitteilungspflicht

Es ist die Frage aufgeworfen worden, ob der Arzt verpflichtet sei, alle bei der präpartalen Diagnostik erhobenen Befunde, z. B. auch das Geschlecht des zu erwartenden Kindes, an die Mutter weiterzugeben. Aus dem vorher Gesagten ergibt sich eine bejahende Antwort, jedenfalls für den Fall des reinen Diagnosevertrags. Aber auch für den Regelfall der normalen Behandlung ist der Arzt verpflichtet, bei einem wesentlichen Interesse der Eltern Ausführungen über seinen Befund zu machen. Das wesentliche Interesse der Eltern kann sich auch auf das Geschlecht des Kindes erstrecken, wird es sogar, und sei es nur der Kuriosität halber, im Regelfall tun. Nur wenn ein überwiegendes Interesse im Wege steht, wenn sich etwa der dringende Verdacht erhebt, daß die Eltern wegen des ihnen unpassend erscheinenden Geschlechts des Kindes die Schwangerschaft beenden würden, darf der Arzt schweigen. Vielleicht entwickelt sich hier eine neue Form des in den USA sog. therapeutischen Privilegs.

Grenze für die Amniozentese bei 35 Lebensjahren

Diese Grenze beinhaltet einen reinen Erfahrungswert, der sich nach später gewonnenen Erkenntnissen nach oben oder unten verschieben kann. Ausgehend davon, daß heute die 35-Jahres-Grenze als regelmäßige Indikation für eine Amniozentese bei einer Schwangerschaft gilt, kann man dennoch nicht sagen, daß der geäußerte Wunsch nach einer solchen Untersuchung dahin beschieden werden könnte, die Fruchtwasseruntersuchung sei nicht erforderlich. Die Statistik zeigt zwar, daß bei Frauen, die jünger als 35 Jahre sind, die Zahl der Fälle von Trisomie 21 deutlich abnimmt. Sie ist dennoch vorhanden. Der Arzt sollte der Patientin vielmehr diese Erkenntnisse und damit den gegenwärtigen Stand der Wissenschaft mitteilen und sie dann fragen, ob sie noch auf der Amniozentese bestehe. Wenn sie es tut, sollte die Untersuchung durchgeführt werden.

Geburtsschaden bei lebendem Kind nach Abruptio

Eine besondere Fallfrage geht dahin, daß bei einer Patientin in der 24. SSW aus kindlicher Indikation eine Abruptio durchgeführt wird. Bei dem vaginal durchgeführten Eingriff wird ein lebendes Kind geboren. Da von der Mutter des Kindes und dem Arzt der Abbruch der Schwangerschaft vertraglich vereinbart worden war, ergibt sich die Frage, ob der behandelnde Arzt für einen Schaden haftet, der in diesem Fall nur im Überleben des Kindes bestehen kann. Es handelt sich um das schon oben als „wrongful birth" besprochene Problem, jedoch in einer besonderen Form. Bei dieser Sachgestaltung hat jedoch die Mutter keinen Anspruch. Wenn das Kind lebend geboren wird, darf es keinesfalls getötet werden. Der Arzt hat überdies keine Pflicht verletzt. Also besteht gegen ihn auch kein Anspruch.

Bildung eines interdisziplinären Gremiums

Schließlich ist die Frage gestellt worden, ob es sich empfiehlt, ein interdisziplinäres Gremium zu bilden, das sich mit schwerwiegenden Fragen auf diesem Gebiet befaßt. Auch könnte man sich überlegen, ob dieses Modell versuchsweise an einer Universitätsklinik oder größeren städtischen Klinik zu realisieren ist. Angesprochen ist damit die Frage der sog. neuen Ethikkommissionen, wie sie in den USA entstanden sind. Diese unterscheiden sich deutlich von den IRB, den „Institutional Review Boards" oder „Human Subject Protection Committees" im amerikanischen Sprachgebrauch, welche die Zulässigkeit der klinischen Forschung am Menschen prüfen. Letztere werden in der BRD als Ethikkommissionen bezeichnet. Ethikkommissionen in den USA befassen sich mit dem Abbruch der Behandlung bei Totkranken oder Sterbenden sowie mit anderen ethischen Fragen des beginnenden und des endenden Lebens. In dieses Bild würde die Gestaltung eines solchen interdisziplinären Gremiums durchaus passen.

Rundtischgespräch

Vorsitz: RÜTT, Würzburg, FEIGE, Würzburg

Teilnehmer: BARTELS, Würzburg; DEUTSCH, Göttingen; HARDER, Göttingen; REMPEN, Würzburg; ROTT, Erlangen; SCHARRER, Hamburg; SÖRENSEN, Würzburg; WILLERT, Göttingen

Zu Beginn des Podiumgesprächs wurde von RÜTT die Frage nach einer eventuellen schädigenden Wirkung von Ultraschall gestellt. ROTT antwortete, daß bei der Beschallung von Geweben mittels Ultraschall Wärme entsteht, daß diese Wärmeentwicklung aber vor allen Dingen im therapeutischen Bereich des Ultraschalls, also einem Intensitätsbereich von etwa 3 W/cm^2 eine Rolle spielt. Im Bereich der Ultraschalldiagnostik ist die Wärmeentwicklung dagegen zu vernachlässigen. Ebenso ist das Auftreten von Kavitation intensitätsabhängig. Bleibt man mit der Ultraschallintensität unter einem bestimmten Level, ist nicht mit einer kumulativen Wirkung zu rechnen. Auf die Frage von ROTT, wieso man, wenn nicht mit einer kumulativen Wirkung von Ultraschall im diagnostischen Bereich zu rechnen ist, trotzdem die Anzahl der diagnostischen Ultraschalluntersuchungen beschränken sollte, antwortete HARDER, daß Kumulation erst im therapeutischen Bereich, also oberhalb einer Schallintensität von 2 W/cm^2 auftritt und daß die Wirkung dann die gleiche sei, wie sie bei einer ionisierenden Strahlung von 1 R vorliegt. Da bei einer genetischen Wirkung oder kanzerogenen Wirkung keine Intensitätsschwelle vorliegt, ist die Beschränkung der Untersuchungszeit also eine Vorsichtsmaßnahme und entspricht jener medizinischen Regel, daß man ein Agens, das in höherer Dosierung Noxen setzt, auch in der Dosierung, wo es nachgewiesenermaßen unschädlich ist, mit Vorsicht handhabt.

Auf die Frage von FEIGE nach einer eventuellen komutagenen Wirkung ionisierender Strahlen im Zusammenhang mit der Ultraschalldiagnostik, antwortete HARDER, daß eine synergistische Wirkung mit Röntgenstrahlen in bezug auf genetische Effekte nicht vorhanden ist. Ein additiver Effekt, vor allen Dingen auch mit der Temperatur, liegt dagegen beim therapeutischen Ultraschall vor. Für den diagnostischen Bereich können wir jedoch aufgrund aller vorliegenden Untersuchungen mit dem sicheren Gefühl leben, daß keinerlei Synergismus mit Röntgenstrahlen auftritt.

Auf die Frage nach der eventuellen schädigenden Wirkung von Doppler-Sonographie an fetalem Gewebe antwortete HARDER, daß die mittlere Intensität bei der Doppler-Sonographie etwa 30mal so groß ist wie bei der Echomethode. Bei der kontinuierlichen Doppler-Sonographie ist mit etwa 30 mW/cm^2 gegenüber 1 mW/cm^2 bei der Echosonographie zu rechnen. Das liegt zwar auch noch unter der Schwelle von 100 mW/cm^2, die als unbedenklich für den diagnostischen Bereich angesehen wird. Dennoch ist bei der diagnostischen Anwendung der kontinuierliche Doppler der mit der höchsten Intensität.

Breiten Raum nahm die Diskussion der Diagnostik kindlicher Fehlbildungen und der evtl. daraus erforderlich werdende Schwangerschaftsabbruch ein. FEIGE wies noch einmal darauf hin, daß der § 218 ganz auf die Mutter abgestellt ist, und auf die Frage, inwieweit einer Mutter das Austragen einer Schwangerschaft unabhängig vom Schweregrad der Erkrankung des Kindes zugemutet werden kann. DEUTSCH unterschied zwischen der subjektiven und objektiven Zumutbarkeit; während er bei der Mutter im gesetzlichen Rahmen die subjektive Zumutbarkeit sieht, sollte nach seiner Ansicht der Arzt mehr auf die objektive Seite eingehen. Der § 218 mit seinen Folgeparagraphen spiegelt die Diskussion der 60er und 70er Jahre wider, in der es lediglich um die Zumutbarkeit für die Mutter ging. Von einer Zumutbarkeit für das Kind war zu dieser Zeit nicht die Rede. In der weiteren Diskussion mit dem Auditorium zeigt sich, daß die Frage nach dem Abbruch einer Schwangerschaft bei Vorliegen einer kindlichen Erkrankung stark abhängig ist von der ethischen Einstellung des Arztes. SCHARRER bedauerte, daß in der Ausbildung der Mediziner die Diskussion ethischer Fragestellungen vernachlässigt wird und die Sach- und Fachinformation im Vordergrund steht. Er betont die Verantwortlichkeit des Arztes bei der Indikationsstellung zum Schwangerschaftsabbruch und ist der Ansicht, daß Ärzte aufgrund ihres Berufs gesellschaftspolitische Verantwortung übernehmen müssen.

Dem Arzt, der im Konflikt steht, einerseits einer ihn um Rat suchenden Patientin zu helfen und andererseits aber glaubt, diese Hilfe aus ethischen Bedenken versagen zu müssen, schlug DEUTSCH Ethikkommissionen vor. In diesen Ethikkommissionen sollte versucht werden, dem betroffenen Arzt Entscheidungshilfen zu geben. Mehrheitlich waren sich die Diskussionsteilnehmer darüber einig, daß Ethikkommissionen nicht sinnvoll sind, sondern daß es besser ist, wie von BARTELS vorgeschlagen wurde, interdisziplinäre Gruppen zu bilden, wobei der Arzt, der möglicherweise das später geborene Kind zu betreuen hat, in das Beratungsgespräch mit den Eltern miteinbezogen werden sollte.

SCHARRER wies darauf hin, daß sog. humanitäre Gründe in der Indikationsstellung zum Schwangerschaftsabbruch nach § 218 nicht im Vordergrund stehen sollten, sondern daß vor allen Dingen die ethische Einstellung des ausführenden Arztes die Diskussion beherrschen sollte.

RÜTT bedankte sich bei den Teilnehmern des Rundtischgesprächs und bei den Zuhörern im Auditorium sehr herzlich und wünscht dem weiteren Verlauf des Symposions viel Erfolg.

Weichteile, Muskeln, Sehnen,
– Verschiedenes

Bilddiagnostik bei progressiven Muskeldystrophien

H.-D. ROTT

Ultraschall und Röntgencomputertomographie sind Schnittbildverfahren, die heute allgemein verfügbar und für die Darstellung normaler und pathologisch veränderter Muskulatur gut geeignet sind. Beide Techniken beruhen auf verschiedenen physikalischen Prinzipien und stellen daher verschiedene Gewebecharakteristika dar. So verwundert es nicht, daß beide Methoden Vor- und Nachteile haben und bei der klinischen Diagnostik je nach Fragestellung gezielt ausgewählt werden sollten. Dieser Aspekt wird im folgenden für die Muskeldystrophien diskutiert.

Ultraschall

Die Bildkonstruktion von Ultraschallbildern beruht auf der Reflexion eingestrahlter mechanischer Energie an Grenzflächen. Dargestelltes Gewebecharakteristikum ist daher die Echogenität (syn. Echodichte, Reflexintensität). Normales Muskelgewebe ist echoarm. Die einzelnen Muskelfaserbündel lassen sich gut abgrenzen. Im Querschnitt stellen sie sich fleckig, im Längsschnitt als streifige Strukturen dar (Abb. 1a).

Im degenerierenden Muskel steigt die Echodichte an, und die normale Gewebetextur verschwindet. Infolge häufigerer Mehrfachreflexionen innerhalb des Muskelgewebes werden die Grenzen der einzelnen Muskellogen und tiefer liegende anatomische Strukturen unscharf (Abb. 1b). Dieser Sachverhalt läßt sich besonders gut am Oberschenkel beobachten, wo der Femurschatten, der scharf begrenzt und echoleer sein sollte, zunehmend unscharf wird und aufhellt; bei fortgeschrittener Degeneration verschwindet er ganz (Abb. 2a, b).

Diese Veränderungen im Ultraschall sind unspezifisch und gestatten keine weitere nosologische Differenzierung innerhalb der Gruppe der Muskeldystrophien. Sie können lediglich Aussagen über den Schweregrad des muskulären Zerfallprozesses machen und Hinweise auf die Lokalisation geben. In dieser Hinsicht stimmen die Aussagemöglichkeiten mit denen der Histologie überein.

Im übrigen sind die pathologisch-anatomischen Grundlagen, die den sonographischen Veränderungen zugrunde liegen, nicht geklärt, da Korrelationen zu bioptischen Befunden weitgehend fehlen. Immerhin darf vermutet werden, daß die akustische Inhomogenität des degenerierenden Muskels relativ früh auftritt, da die sonographischen Auffälligkeiten bereits zu einem Zeitpunkt sichtbar werden, zu dem sich in der Röntgencomputertomographie noch kein fettig-bindegewebiger Ersatz zerfallener Muskulatur nachweisen läßt (ROTT 1986).

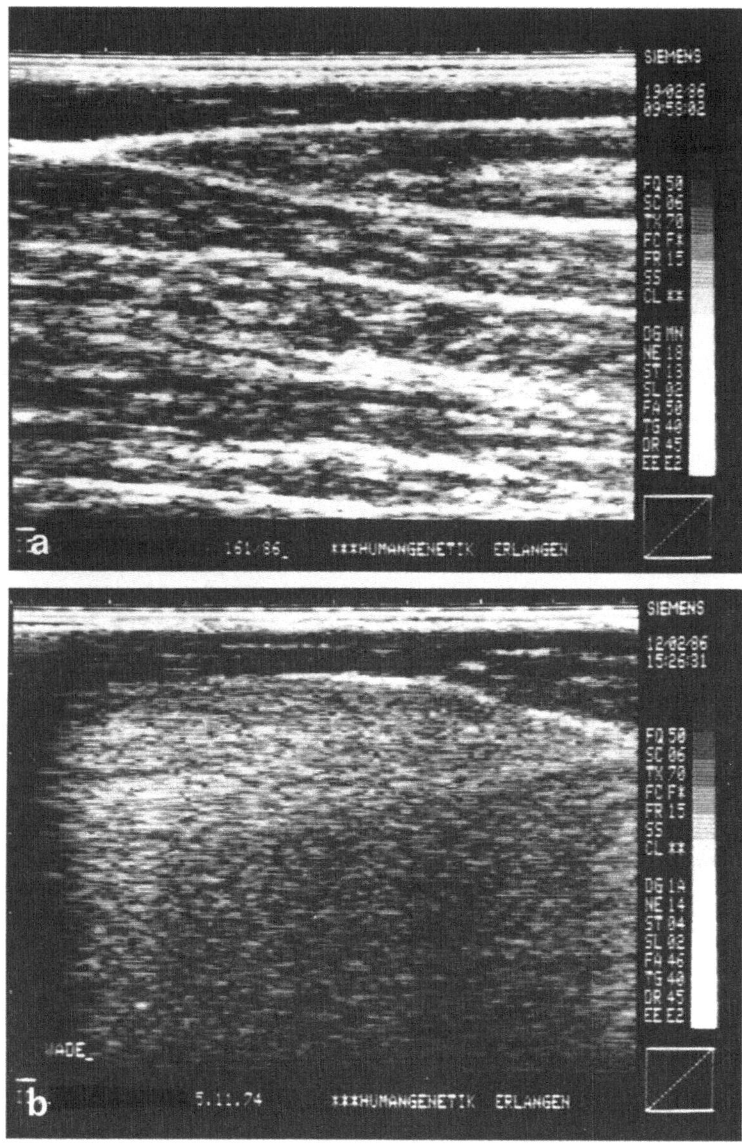

Abb. 1   a, b. Ultraschallängsschnitt durch die Wade mit Übergang des Caput mediale des M. gastrocnemius in die Achillessehne. **a** Normalbefund (25jährige Frau): Die einzelnen anatomischen Strukturen sind gut zu differenzieren, der Ansatz der Achillessehne *(links)* ist scharf darstellbar. **b** 11jähriger Knabe mit Duchenne-Muskeldystrophie: Der M. gastrocnemius ist hypertroph und echodichter. Die Abgrenzung gegenüber dem M. soleus ist unscharf; tiefer liegende anatomische Strukturen lassen sich nicht darstellen. Ansatz der Achillessehne rechts

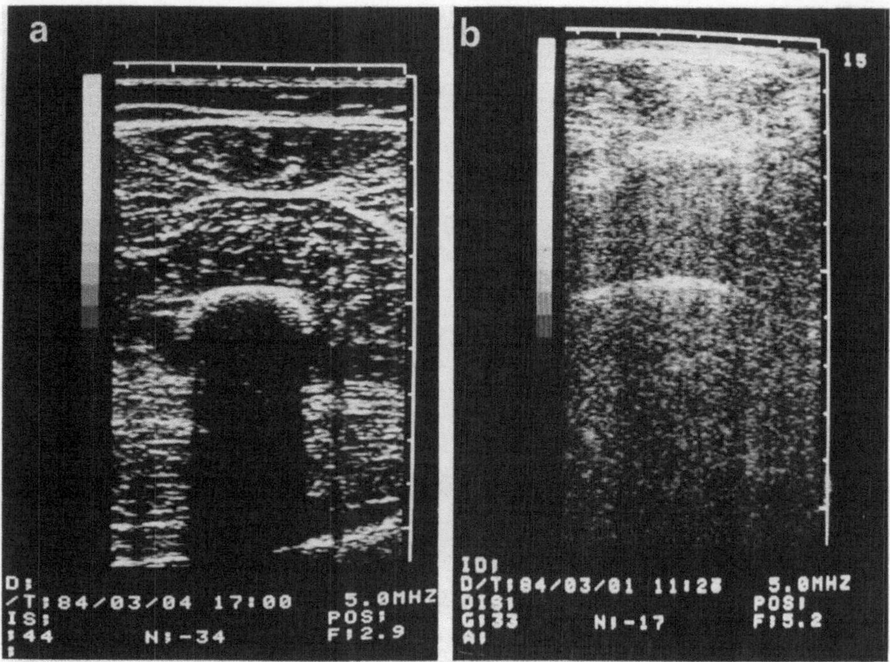

Abb. 2 a, b. Ultraschallquerschnitt durch den Oberschenkel mit Darstellung des M. rectus femoris, M. vastus medialis femoris und des Femurs. **a** Normalbefund (44jähriger Mann), **b** 50jährige Frau mit myotoner Dystrophie Curschmann-Steinert: Die Echointensität des Muskelgewebes ist deutlich erhöht. Die einzelnen Muskellogen lassen sich nur unscharf darstellen, ein Femurschatten ist nicht darstellbar

Röntgencomputertomographie

Dieses Verfahren beruht auf der Darstellung unterschiedlicher Strahlenabsorption verschiedener Gewebe. Normales Muskelgewebe stellt sich mit einer Absorption von 30 bis 80 HU (Hounsfield-Units) deutlich dichter dar als Fett (<0 HU). Die Dichte dystrophierender Muskulatur nimmt ab, wobei anscheinend der fettig-bindegewebige Ersatz (Vakatwucherung) die Ursache ist. Bei Spätstadien können dann bei äußerlich normaler Kontur die Muskeln völlig verschwinden. Im Röntgencomputertomogramm lassen sich in solchen Fällen die noch erhaltenen bindegewebigen Muskellogen darstellen, die ausschließlich Fett enthalten (Abb. 3 a, b).

Ein wesentlicher Vorteil dieses Verfahrens gegenüber dem Ultraschall ist die gute Darstellbarkeit aus tiefer liegender Strukturen unabhängig vom Zustand oberflächlicher Muskelschichten und die Möglichkeit der Darstellung ganzer Extremitätenquerschnitte, die eine bessere topologische Zuordnung dystropher Areale zu bestimmten Muskeln oder Muskelgruppen gestatten.

Bei eigenen Untersuchungen an verschiedenen progressiven Muskeldystrophien vom Beckengürteltyp wurde der Eindruck gewonnen, daß bei verschiedenen Krankheitsbildern innerhalb dieser Gruppe einzelne Muskeln unterschiedlich stark

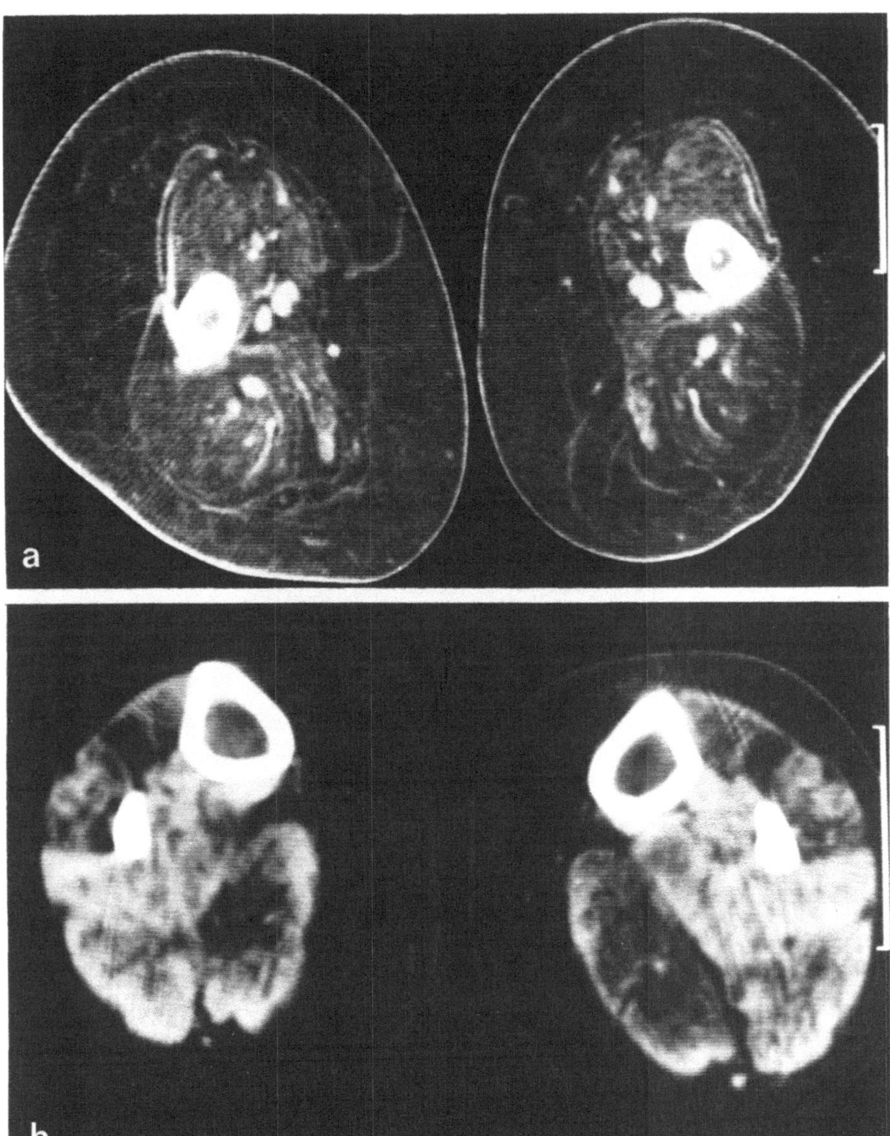

Abb.3   a, b. Röntgencomputertomographie bei einer 24jährigen Frau mit **(a)** rezessiver progressiver Muskeldystrophie vom Beckengürteltyp. (Eine Schwester ist gleichartig betroffen.)   **a** Oberschenkel: Die Muskulatur ist vollständig degeneriert und durch Fett ersetzt.   **b** Unterschenkel: Weitgehend degeneriert sind die Streckergruppe (M.tibialis anterior und Mm.peronaei) und der mediale Kopf des M.gastrocnemius. Der M.soleus ist noch relativ gut erhalten

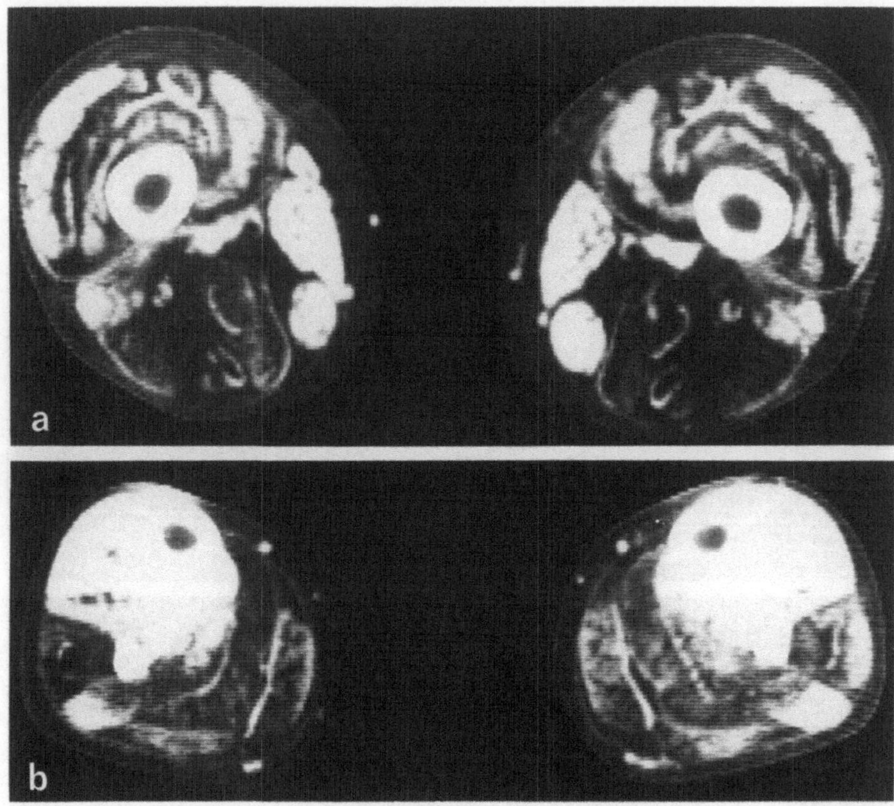

Abb.4 a, b. Röntgencomputertomographie bei einem 34jährigen Mann mit **(a)** rezessiver progressiver Muskeldystrophie vom Beckengürteltyp. (Eine Schwester ist ebenfalls betroffen.) **a** Oberschenkel: Die Flexorengruppe ist vollständig fettig degeneriert. Im Quadrizepsbereich stellt sich eine partielle Dystrophie dar, die schalenartig um den Femur lokalisiert zu sein scheint. M. sartorius und M. gracilis sind kaum betroffen. **b** Unterschenkel: Hier ist im Gegensatz zu dem Fall in Abb. 3 die Extensorengruppe weitgehend intakt, während der M. gastrocnemius und der M. soleus fast völlig degeneriert sind

betroffen sind (s. Abb. 3 und 4a, b). So fällt z. B. auf, daß bei dem Typ Duchenne der M. gracilis und der M. soleus erst spät in den Krankheitsprozeß einbezogen werden. Es erscheint daher lohnenswert, Muskeldystrophien unter dem Aspekt einer weiteren klinisch-genetischen Differenzierung auf die genaue Lokalisation des degenerativen Prozesses hin zu untersuchen (ROTT et al. 1985).

Vergleich beider Methoden

Das räumliche Auflösungsvermögen beider Methoden ist in etwa gleich, das zeitliche ist dagegen beim Ultraschall erheblich günstiger, da die Information „realtime" vermittelt wird. Weitere Vorteile sind die beliebige Wahl der Schnittebenen

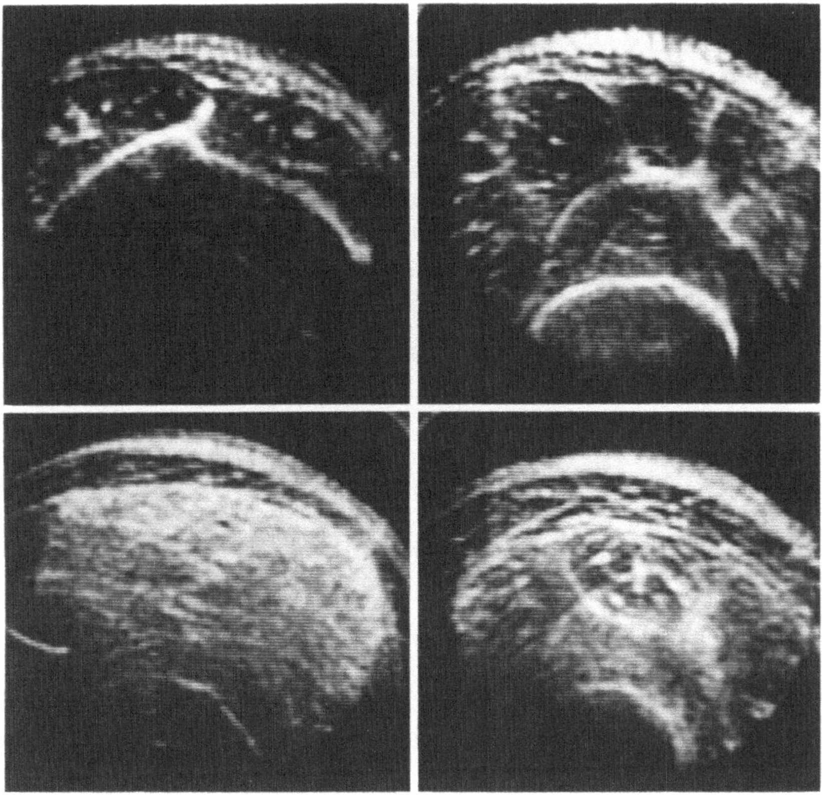

Abb. 5. Ultraschallcomputertomographie. *Oben:* Gesunder Bruder. *Unten:* 36jährige Patientin mit fazio-skapulohumeraler progressiver Muskeldystrophie. *Links:* Wadenquerschnitte. *Rechts:* Oberschenkelquerschnitte. Während sich bei dem gesunden Bruder das Muskelgewebe echoarm und gut abgrenzbar darstellt, ist bei der Patientin die Echodichte des Gewebes massiv erhöht. Die Abgrenzung einzelner Muskellogen gelingt nicht. (Aufnahme: G. Röhrlein, Institut für Hochfrequenztechnik Erlangen)

und das Fehlen von Nebenwirkungen (SCHLAPS u. SCHLEGEL 1986). Der Einsatz bei schwangeren Frauen, ausgedehnte Untersuchungen aller erreichbaren Muskelgruppen und häufigere Kontrollen sind daher durchaus erlaubt. Außerdem stellt Ultraschall beginnende Veränderungen der Muskulatur besser dar. Daher sollte diese Untersuchungsmethode immer dann zur Anwendung kommen, wenn Informationen über die gewebliche Struktur gewünscht werden, wie z.B. bei der Differenzierung zwischen Muskelatrophien und -dystrophien, bei der Konduktorinnendiagnostik bei familiärer Belastung mit Duchenne-Muskeldystrophie, bei der Frage muskulärer Beteiligung bei systemischen Leiden (Sklerodermie, Dermatomyositis) und dergleichen mehr. Dieses Verfahren eignet sich außerdem gut zur Vermessung von Muskelgrößen, die bei Nervenläsionen und zur Überwachung von Trainingseffekten interessant sein können.

Der Vorteil der Röntgencomputertomographie liegt in der guten Darstellbarkeit tiefer liegender anatomischer Strukturen, auch bei fortgeschrittenem muskulärem

Zerfall und der Möglichkeit optimaler topologischer Zuordnung dystrophischer Areale zu einzelnen Muskeln oder Muskelgruppen. Darüber hinaus gestattet dieses Verfahren die Untersuchung solcher Muskeln, die der Ultraschalldiagnostik nicht zugänglich sind (z. B. M. psoas). Ein weiterer Vorteil ist die standardisierte Bildgewinnung mit der Möglichkeit nachfolgender Bildbearbeitung, die die Anwesenheit des Untersuchers bei der Untersuchung selbst entbehrlich macht. Die Röntgencomputertomographie sollte daher bevorzugt eingesetzt werden bei Patienten mit progressiven Muskeldystrophien zur genaueren Beurteilung der noch vorhandenen Muskulatur, die dem Orthopäden Hinweise für eine gezieltere Therapie und eine differenziertere Diagnose geben kann (ROTT u. RÖDL 1985).

Ob derartige Befunde eine weitere nosologische Differenzierung gestatten werden, wird die Zukunft zeigen. Möglicherweise wird die Röntgencomputertomographie in Zukunft wesentlich zur genetischen Einordnung und zur differenzierteren Erbprognostik beitragen.

Ultraschallcomputertomographie

Mit der Ultraschallcomputertomographie wird versucht, die Vorteile beider Methoden zu vereinen (Abb. 5). Diese Technik beruht auf der rechnerischen Überlagerung mehrerer verschiedener konventioneller B-Scans, die aus verschiedenen Blickwinkeln aufgenommen werden, mittels numerischer Verarbeitung mit Algorithmen der Computertomographie (RÖHRLEIN et al. 1984). Diese Verfahren sind z. Z. noch in Entwicklung, haben aber in der Konduktorinnendiagnostik bei der Duchenne-Muskeldystrophie ihre Leistungsfähigkeit schon bewiesen.

Literatur

Rott HD, Rödl W (1985) Imaging techniques in muscular dystrophies. Clin Genet 28: 179–180
Rott HD, Breimesser FH, Rödl W (1985) Imaging technics in muscular dystrophies. J Genet Hum 33: 397–403
Rott HD (1986) Ultraschalldiagnostik am dystrophen Muskel. In: Otto RCh, Schnaars P (Hrsg) Ultraschalldiagnostik 85. Thieme, Stuttgart
Röhrlein H, Schmolke J, Ermert H (1984) Limited angle relection-mode computerized tomography. Ultrasonic Imaging 6: 235
Schlaps D, Schlegel W (1986) Bildgebende Verfahren für die medizinische Diagnostik. DÄ 83/8: 461–468

Danksagung
Die Deutsche Forschungsgemeinschaft unterstützt die vorliegenden Untersuchungen unter Az Ro 388/2-1

Muskeldystrophie Duchenne:
Konduktorinnendiagnostik mit bildgebenden Verfahren

H.-D. ROTT

Einleitung

Die Duchenne-Muskeldystrophie (DMD) ist bekanntlich ein an das X-Chromosom gebundenes Leiden. Es befällt ausschließlich Knaben, wobei die Anlage, soweit keine Neumutation vorliegt, von den klinisch gesunden Müttern übertragen wird. Die Söhne solcher Anlageträgerinnen erkranken zur Hälfte, die Töchter sind zu 50% wiederum Anlageträgerinnen und müssen daher erneut mit betroffenen Söhnen rechnen. Für die humangenetische Betreuung belasteter Familien ist daher die Erkennung der Anlageträgerinnen von wesentlicher Bedeutung.

Von den zahlreichen bisherigen Untersuchungsverfahren zur Konduktorinnendiagnostik hat lediglich die Bestimmung der Kreatinkinase (CK) eine größere Bedeutung gewonnen, da sie immerhin die Entdeckung der Anlageträgerinnen in 60–70% der Fälle gestattet (MOSER 1984). Bei den anderen Methoden (EKG, EMG, Muskelbiopsie u. a.) sind eindeutige diagnostische Aussagen eher die Ausnahme.

Grundlage für das Verständnis und die richtige Interpretation der Konduktorinnenbefunde ist die Kenntnis der Lyon-Hypothese der X-Chromosomeninaktivierung (LYON 1962). Diese Hypothese besagt dreierlei:

1. In Somazellen weiblicher Individuen wird am 16. Tag der Embryonalentwicklung eines der beiden X-Chromosomen funktionell inaktiviert.
2. Die Inaktivierung betrifft zufällig das vom Vater oder der Mutter stammende X-Chromosom.
3. Der jeweilige Inaktivierungstyp wird nach einmaliger Festlegung an alle Tochterzellen weitergegeben.

Es entwickeln sich daher im Gewebe Zellklone, in denen jeweils das gleiche X-Chromosom aktiv ist. Frauen sind daher bezüglich der X-Chromosomenaktivität als grobscheckige zelluläre Mosaike anzusehen.

Für die Duchenne-Muskeldystrophie ergibt sich aus diesem Sachverhalt, daß bei den Anlageträgerinnen etwa die Hälfte der Muskelfasern degeneriert und nach Zerfall durch Fett und Bindegewebe ersetzt wird, während die nicht betroffenen Fasern so weit hypertrophieren, daß eine volle Kompensation gewährleistet ist und klinische Ausfälle nicht auftreten.

Es bot sich an, die Darstellung dieses geweblichen Umbaus mit neueren bildgebenden Verfahren zu versuchen und diese Methoden für die Konduktorinnendiagnostik einzusetzen.

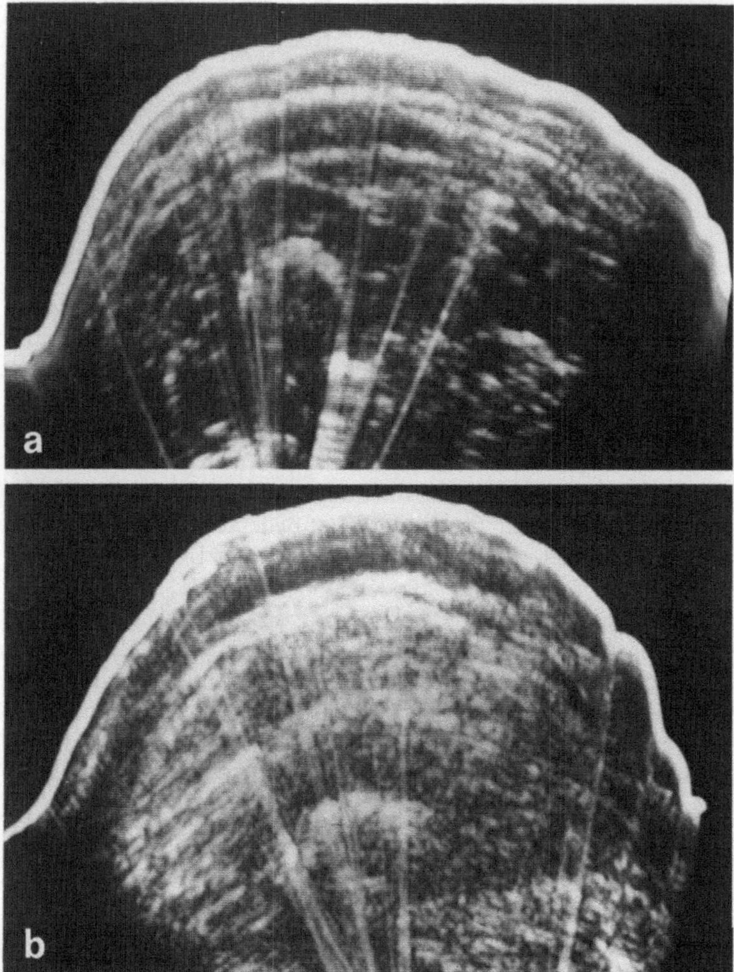

Abb. 1 a, b. Compoundultraschall: Querschnitt durch den Oberschenkel. **a** Normalbefund (43jährige Kontrollperson). **b** DMD-Konduktorin, 43 Jahre alt: Das Muskelgewebe zeigt eine deutlich höhere Echodichte. Die einzelnen Muskellogen und der Femur stellen sich nur unscharf dar

Eigene Untersuchungen

Kollektiv

Insgesamt wurden von 1981 bis Ende 1985 148 Frauen aus 73 DMD-belasteten Familien untersucht; ihr Alter lag zwischen 6 und 73 Jahren. Nach dem Familienbefund allein waren 6 Frauen als gesicherte und 5 als wahrscheinliche Konduktorinnen anzusehen (zur Klassifikation s. (PEARCE et al. 1964). Die restlichen 137 Probandinnen waren mögliche Anlageträgerinnen mit Risiken zwischen 1 und 66%.

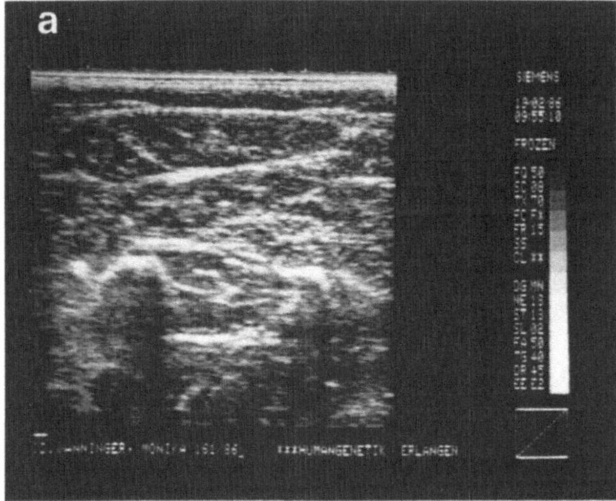

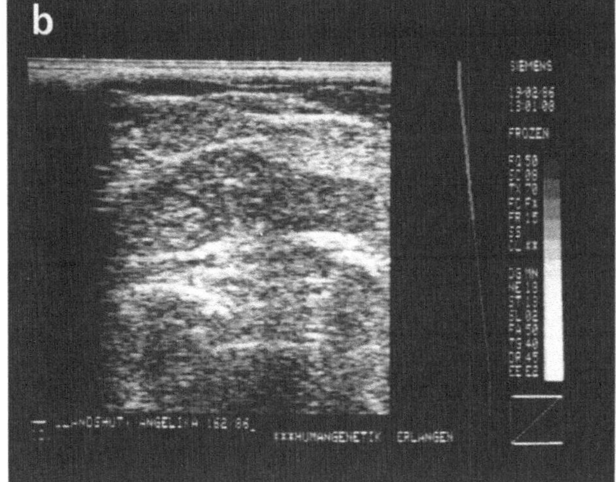

Abb. 2 a, b. Ultraschall-B-Scan: Wadenquerschnitt. **a** Normalbefund (25jährige Frau). **b** Typischer Konduktorinnenbefund bei 31jähriger potentieller Konduktorin: Deutlich vermehrte Echodichte im M. gastrocnemius, während der M. soleus weniger betroffen ist. Ein Tibiaschatten ist nicht darstellbar

Methoden

Bei allen Frauen wurden Querschnitte durch die Oberschenkel- und Wadenmuskulatur gelegt, wobei die Mehrzahl der Probandinnen mit 2, einige mit 3 der folgenden Verfahren untersucht wurde:

1. Compoundultraschall. Diese Untersuchungen erfolgten mit dem Multiplanar MS3 der Fa. Sonicaid (Kranzbühler & Sohn; 2,5 MHz) in der Erlanger Universitäts-Frauenklinik.
2. B-Scan (Real-time-linear-array): Benutzt wurden die Geräte EUB 26 (3,5 MHz; Fa. Hitachi-Sonotron) und Sonoline SL (5 MHz; Fa. Siemens).

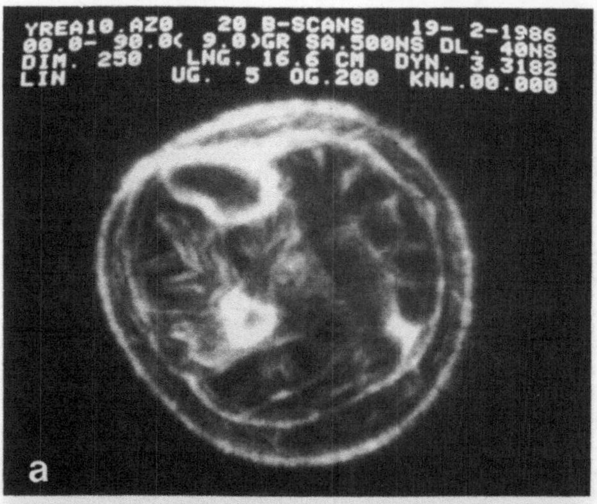

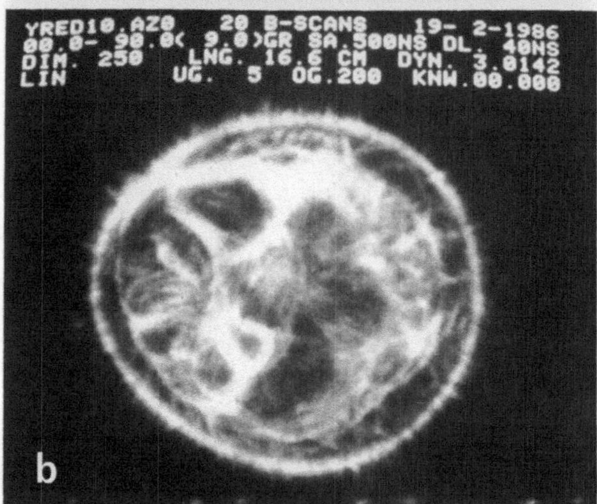

Abb. 3 a, b. Ultraschallcomputertomographie: Wadenquerschnitt bei den gleichen Frauen wie in *Abb. 2*. Es zeigt sich als typisches Konduktorinnenmerkmal eine deutlich unterschiedliche Echodichte zwischen dem M. gastrocnemius und dem M. soleus

3. Ultraschallcomputertomographie. Zur Verfügung standen je eine Laboranlage im Institut für Hochfrequenztechnik der Universität Erlangen und im Forschungslabor der Fa. Siemens.

4. Röntgencomputertomographie. Diese Untersuchungen wurden teilweise mit dem Somatom D bei der Fa. Siemens, teilweise mit dem Somatom DR3 in der Röntgenabteilung der Medizinischen Klinik der Universität Erlangen durchgeführt.

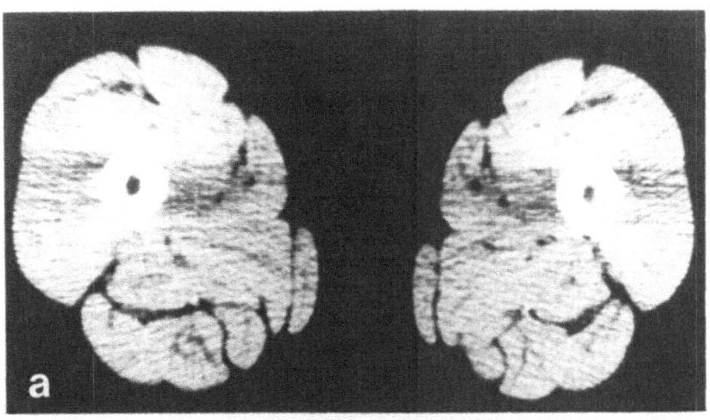

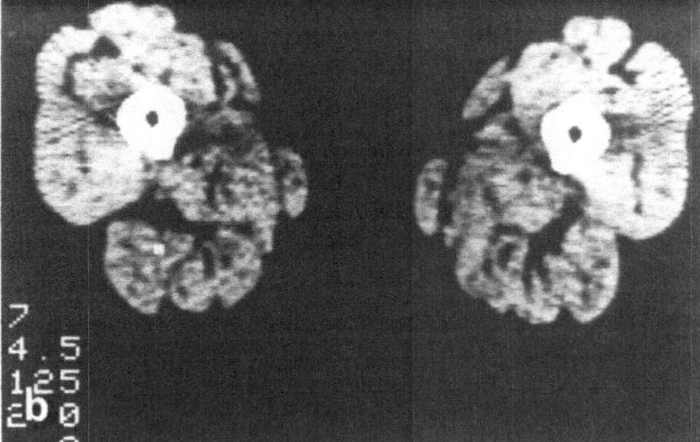

Abb. 4 a, b. Röntgencomputertomographie: Oberschenkelquerschnitt. **a** Normalbefund: die gleiche Frau wie in Abb. 1. **b** 43jährige DMD-Konduktorin: Innerhalb der einzelnen Muskeln sind unregelmäßig fleckige Dichteminderungen vorhanden, die eine partielle fettige Degeneration anzeigen

Ergebnisse

Qualitative Auswertung

Bei allen Ultraschallverfahren zeigte ein beträchtlicher Teil der Anlageträgerinnen eine erhöhte Echodichte im Muskelgewebe, die mit einer unscharfen Darstellung der Muskellogen und tiefer liegender anatomischer Strukturen einhergeht (Abb. 1–3). Im B-Scan ist außerdem die unscharfe Darstellung des Femurschattens ein wesentliches Kriterium. Dazu kommt – offensichtlich infolge häufigerer Mehrfachreflexionen – eine größere Dichte von Falschechos in diesem Bereich. Tendenziell finden sich die gleichen Veränderungen auch am Unterschenkel. In der Ultraschallcomputertomographie läßt sich außerdem zeigen, daß am Unterschenkel der M. soleus kaum betroffen ist, während die Extensorengruppe und der M. gastrocnemius partiell dystrophieren. Dieser Unterschied im Befall ist ebenfalls ein wesentlicher diagnostischer Hinweis, dem eine größere Bedeutung zukommt als den Echointensitäten im Muskelgewebe allein.

Im Röntgencomputertomogramm zeigen sich unregelmäßige fleckig-retikuläre Dichteminderungen innerhalb der Muskeln (Abb. 4 a, b), die auf einen partiellen fettig-bindegewebigen Ersatz hinweisen. Diese Veränderungen treten allerdings erst spät auf und sind oft noch nicht nachweisbar, wenn der Ultraschall schon deutliche Umbauten zeigt (ROTT 1986).

Quantitative Auswertung

Bei der folgenden quantitativen Auswertung wurden die verschiedenen Ultraschallverfahren zusammengefaßt, da davon auszugehen ist, das gleiche Gewebecharakteristika dargestellt werden.

Sichere und wahrscheinliche Konduktorinnen: Insgesamt wurden 11 Probandinnen untersucht. Deren Befunde sind in Tabelle 1 aufgeführt.

Mögliche Anlageträgerinnen:

Das gesamte Kollektiv umfaßte 137 Frauen mit einer durchschnittlichen Wahrscheinlichkeit für einen Konduktorinnenstatus von 40% (errechnet aus dem Familienbefund allein unter Einsatz des Bayes-Ansatzes zur Berücksichtigung gesunder Söhne (MURPHY u. CHASE 1975). Mit Ultraschallverfahren wurden 131 Probandinnen untersucht, von denen 63 unauffällig waren und 53 (40%) Auffälligkeiten boten, die als Hinweis für einen Konduktorinnenstatus gewertet wurden. Bei 15 Frauen war eine Zuordnung nicht möglich. Auffällige röntgencomputertomographische Befunde lagen bei 18 von 56 (32%) Frauen vor und erhöhte CK-Werte bei 26 von 136 (19%). Dieser geringe Anteil ist möglicherweise durch die Einbeziehung älterer Frauen (Mütter und Großmütter von Ratsuchenden) bedingt, da die CK-Werte sich angeblich bei Konduktorinnen im höheren Alter normalisieren. Über erhöhte Werte bei Töchtern konnten 4 Frauen mit normalem CK-Wert als Konduktorinnen identifiziert werden.

Wenn man diejenigen Ultraschallbefunde, bei denen eine diagnostische Aussage

Tabelle 1.   Kreatinkinase- *(CK-)*, Ultraschall- *(US-)* und röntgencomputertomographische *(Rö-CT-)* Befunde bei 6 sicheren und 5 wahrscheinlichen Anlageträgerinnen für die Duchenne-Muskeldystrophie. + Ohne Befund, − pathologisch, / kein Wert

	Alter [Jahre]	CK [U/l] (normal bis 70)	US	Rö-CT
Sichere Konduktorinnen				
T.W.	51	38	/	−
K.J.	49	87	−	−
D.C.	34	69	+	/
E.L.	58	-	−	−
H.S.	45	168	−	/
W.R.	44	98	−	/
Wahrscheinliche Konduktorinnen				
K.H.	41	268	−	/
H.E.	42	143	−	−
B.A.	52	23	−	/
B.G.	43	390	−	−
F.E.	63	83	−	/
Pathologisch		7/10	9/10	5/5

Tabelle 2. Vierfelderkorrelation zwischen den CK-Werten und den Ultraschallbefunden (n = 115 mögliche DMD-Konduktorinnen). r = 0,34; p < 0,001

		Ultraschall		
		Ohne Befund	Pathologisch	
CK-Wert	< 70	57	33	90
[U/l]	> 70	6	19	25
		63	42	115

Tabelle 3. Vierfelderkorrelation zwischen den Ultraschall- und röntgencomputertomographischen Befunden (n = 41 mögliche DMD-Konduktorinnen). r = 0,7; p < 0,001

		Ultraschall		
		Ohne Befund	Pathologisch	
Rö-CT	Ohne Befund	18	6	24
	Pathologisch	0	17	17
		18	23	41

möglich war, mit den CK-Werten und den röntgencomputertomographischen Befunden in Beziehung setzt, ergibt sich folgendes (Tabellen 2 und 3):

Die Ultraschallbefunde korrelieren mit dem CK-Wert nur schwach (r = 0,34), wobei sowohl eindeutig pathologische Ultraschallbefunde bei normalen CK-Werten, aber auch normale Ultraschallbefunde bei massiv erhöhten CK-Werten gesehen wurden. Da die Häufigkeit pathologischer Ultraschallbefunde ziemlich genau dem durchschnittlichen Konduktorinnenrisiko entspricht, scheint diese Methode zumindest die gleiche Aussagefähigkeit wie die CK-Bestimmung zu haben.

Der Vergleich der Röntgencomputertomographie ergibt dagegen ein völlig anderes Bild: Die Befunde sind hoch mit dem Ultraschall korreliert (r = 0,7), wobei aber auch hier dem Ultraschall die größere Aussagekraft zukommt. Alle 17 röntgenologisch auffälligen Probandinnen zeigten Auffälligkeiten im Ultraschall, während immerhin 6 Frauen mit auffälligem Ultraschallbefund röntgenologisch unauffällig waren.

Diskussion

Der Wert der Ultraschalldiagnostik für die Konduktorinnenerfassung ist durch frühere und die vorliegende Untersuchung hinreichend belegt [6–9]. Es geht daher nicht mehr darum, diese Methode in die Konduktorinnendiagnostik einzuführen, sondern um die Abschätzung der Aussagemöglichkeiten und der diagnostischen Sicherheit. Nach den bisherigen Erfahrungen können die folgenden Feststellungen getroffen werden:

1. Die für die Konduktorinnen typischen Ultraschallbefunde treten weitgehend unabhängig von CK-Erhöhungen auf. Ultraschall kann daher CK-Bestimmungen nicht ersetzen, sondern nur ergänzen.
2. Die Erfassungsrate von Anlageträgerinnen mittels Ultraschall liegt bei 85–90%. Mit 10% falsch-negativen Befunden muß gerechnet werden. Ein unauffälliger Ultraschallbefund macht einen Konduktorinnenstatus daher unwahrscheinlicher, aber nicht unmöglich.
3. Die Ultraschallveränderungen der Anlageträgerinnen werden mit zunehmendem Alter deutlicher. Es kann daher sinnvoll sein, Mütter und Großmütter in die Untersuchung einzubeziehen. Bei Personen unter 20 Jahren sind sichere Aussagen eher die Ausnahme.
4. Die Röntgencomputertomographie ist für die Konduktorinnendiagnostik weniger geeignet, da deren Befunde weitgehend mit denen der Ultraschallverfahren korrelieren, das Verfahren weniger sensibel ist und wegen der Nebenwirkungen nicht beliebig wiederholt werden kann.

Zusammenfassend ist festzustellen, daß die Ultraschalldiagnostik das Konduktorinnenproblem nicht endgültig gelöst hat, aber zur Erkennung der Anlageträgerinnen einen wesentlichen Beitrag leistet.

Danksagung
Die vorliegenden Untersuchungen erfolgten in enger Zusammenarbeit mit Herrn Priv.-Doz. Dr. D. Mulz und Frau Dr. M. Santellani (Universitäts-Frauenklinik Erlangen), Herrn Prof. Dr. W. Rödl (Röntgenabteilung der Medizinischen Klinik der Universität Erlangen), Herrn Prof. Dr. H. Ermert und Herrn Dipl.-Ing. Dr. G. Röhrlein (Institut für Hochfrequenztechnik der Universität Erlangen) und Herrn Dipl. Ing. F. H. Breimesser (Siemens AG). Ihnen gilt mein herzlicher Dank.
Die Deutsche Forschungsgemeinschaft unterstützt diese Untersuchungen unter Az ro 388/2-1.

Literatur

Lyon M (1962) Sexchromatin and gene action in the mammalian X-chromosome. Am J Hum Genet 14: 135–148
Moser H (1984) Duchenne muscular dystrophy: pathogenic aspects and genetic prevention. Hum Genet 66: 17–40
Murphy EA, Chase GA (1975) Principles of genetic counseling. Yearbook Medical, Chicago
Pearce JMS, Pennington RJT, Walton JN (1964) Serum encyme studies in muscle disease. Part III. Serum creatine kinase activity in relatives of patients with the Duchenne type of muscular dystrophy. J Neurosurg Psychiatr 27: 181–185
Rott HD (1986) Ultraschalldiagnostik am dystrophen Muskel. In: Otto RC, Schnaars P (Hrsg) Ultraschalldiagnostik 85. Thieme, Stuttgart
Rott HD, Mulz D (1982) Muskeldystrophie Duchenne: Konduktorinnenerfassung mit Ultraschall. Dtsch Med Wochenschr 107: 1678–1681
Rott HD, Santellani M, Breimesser FH (1984a) Duchenne muscular dystrophy: carrier detection by ultrasound and computerised tomography. Lancet I: 111
Rott HD, Rödl W, Santellani M, Nebel G (1984b) Duchenne's muscular dystrophy: carrier detection by imaging technics. J Genet Hum 32: 287–290
Steinbicker V, Von Rohden L, Gellerich I, Szibor R (1985) Duchenne carrier diagnosis by use of ultrasonography and computed tomography. Clin Genet 28: 468

Computergestützte Skelettmuskelsonogrammauswertung bei neuromuskulären Erkrankungen

R. Forst, H.-R. Casser, K.-W. Zilkens

Einleitung

Neuromuskuläre Erkrankungen umfassen ein großes Spektrum nicht selten vererbter, entzündlich, neurogen oder primär degenerativ bedingter Krankheiten der Skelettmuskulatur (Walton 1968).

Histologisch ist eine große Gruppe neuromuskulärer Erkrankungen (primäre und neurogene Myopathien) durch degenerative oder spezielle, strukturelle Abnormalitäten mit progredienter Fibrose und Lipomatose der Skelettmuskulatur charakterisiert (Mortier 1979; Schröder 1982).

Das *führende Symptom* der verschiedenen Krankheitsbilder ist eine *Muskelschwäche,* die je nach Typ – in unterschiedlichem Lebensalter beginnend – generalisiert oder lokal auftreten kann.

Für die Mehrzahl der neuromuskulären Erkrankungen – insbesondere für die relativ häufigen Muskeldystrophien und -atrophien – steht bis heute *keine kausale Behandlungsmöglichkeit* zur Verfügung.

Die pathologischen Auswirkungen auf den *Bewegungsapparat* (Deformitäten, Kontrakturen und Skoliosen) bedürfen einer progredienzabhängigen, spezifischen (physiotherapeutischen) sowie meist konservativ-orthetischen und/oder operativ-orthopädischen Behandlung, die, nachweislich zum richtigen Zeitpunkt einsetzend, z. B. die Gehfähigkeit verlängern und die Lungenfunktion optimieren kann (Forst u. Hausmann 1983; Vignos 1983).

Die wesentliche *Grundvoraussetzung* für eine *konsequente Verlaufsdiagnostik* und den richtigen (erfolgreichen) Einsatz der zur Verfügung stehenden operativen und/ oder orthetischen Maßnahmen ist daher eine *globale Information* über die intramuskulären Veränderungen im Zusammenhang mit dem klinischen Befund bei den einzelnen neuromuskulären Erkrankungen.

Während die *Primärdiagnostik* (laborchemische Untersuchungen, neurophysiologische Diagnostika, Muskel- bzw. Nervenbiopsie in Kombination mit elektronenmikroskopischer sowie histochemischer und biochemischer Begutachtung) bei der Mehrzahl der neuromuskulären Erkrankungen dem Erfahrenen keine großen Schwierigkeiten bereitet, sind die zur Verfügung stehenden Routinediagnostika für eine sinnvolle Verlaufskontrolle unbefriedigend, da sie invasiv und schmerzhaft sind (Muskelbiopsie und EMG).

Geht man von der Tatsache aus, daß 80% dieser Krankheitsbilder im Kindesalter auftreten und die derzeit gebräuchlichen Diagnostika lediglich „regionale" Anwendung finden können (z. B. EMG und Muskelbiopsie), so ist es folgerichtig, ein diagnostisches Verfahren zu suchen, das sowohl schmerzfrei als auch beliebig oft an jedem Ort (multilokulär) des Bewegungsapparats zur globalen Abschätzung der in der Skelettmuskulatur bestehenden Veränderungen einsetzbar ist. Gerade bei Kindern ist es nicht zu vertreten, mehrere Muskelbiopsien und/oder EMG-Untersuchungen pro Jahr durchzuführen, um auf diese Weise eine Abschätzung des „morphologischen" Progressionsstadiums zu erreichen. Darüber hinaus würde *eine* Muskelbiopsie auch nur *eine* Muskelstelle beurteilen lassen.

Daher wurde in neuerer Zeit die *Computertomographie* erprobt (O'DOHERTY et al. 1977; BERGER u. KUHN 1978; DE SANTOS et al. 1978; WILSON et al. 1978; TERMOTE et al. 1980; BULCKE et al. 1981; OHIWA et al. 1981; IMHOF u. TOIFL 1983). Ihr routinemäßiger Einsatz muß jedoch aufgrund der *Strahlenbelastung* kritisch betrachtet werden.

Im internationalen Schrifttum liegen bisher nur wenige Publikationen über die *sonographische Diagnostik* bei Systemerkrankungen der Skelettmuskulatur vor (HECKMATT et al. 1980, 1982; ROTT u. MULZ 1982; ROTT et al. 1984), in denen *lediglich qualitative Aussagen* zu Veränderungen an der Oberschenkelmuskulatur von Patienten mit Duchenne-Muskeldystrophie bzw. Konduktorinnen der Duchenne-Muskeldystrophie bei sehr kleinen Fallzahlen gemacht werden.

FORST und CASSER (1985) konnten mit ihren sonographischen Untersuchungen an der lumbalen Paravertebral-, Oberschenkel- und Wadenmuskulatur bei Jungen mit Duchenne-Muskeldystrophie zeigen, daß mit der Sonographie unter Verwendung *hochfrequenter Schallköpfe* von 7 MHz ein diagnostisches Verfahren zur Verfügung steht, das alle gewünschten Anforderungen im Rahmen der Verlaufsdiagnostik (nicht strahlenbelastend, schmerzfrei und multilokulär einsetzbar) bietet (FORST u. HAUSMANN 1985).

Eine *umfassende, quantitative Sonographiestudie* an einem größeren Krankengut mit unterschiedlichen neuromuskulären Erkrankungen im Vergleich mit Muskelgesunden stand bisher noch aus. Da das menschliche Auge lediglich 30 unterschiedliche Graustufen diskriminieren kann (NAUTH et al. 1984), wurde in der vorliegenden Studie *erstmals* im Zusammenhang mit der Skelettmuskelsonographie eine *rechnergestützte Auswertung* der sonographischen B-Bildinhalte zur *Quantifizierung* der „pathologischen Gewebeveränderungen" eingesetzt.

Methodik

Bei *144 Patienten* mit neuromuskulären Erkrankungen unterschiedlicher Art und Progredienz wurden beidseits an *lumbaler Paravertebral-, Oberschenkel-* und *Wadenmuskulatur* sonographisch *Transversalschnitte* in definierten Höhen gelegt und die erhaltenen Sonogramme mit denen von *120 Gesunden* (je 60 männliche und weibliche) im Alter von 7 bis 17 Jahren verglichen.

Das *Patientengut* umfaßt 42 Jungen mit Duchenne- und 15 mit Becker-Muskeldystrophie, 7 Duchenne-Konduktorinnen, 8 Patienten mit chronisch intermediärer spinaler Muskelatrophie (Werdnig-Hoffmann) und 11 mit chronisch benigner spinaler Muskelatrophie (Kugelberg-Welander), 9 Fälle mit neuraler Muskelatrophie (Charcot-Marie-Tooth) sowie 21 Patienten mit kongenitalen Myopathien (kongenitale Muskeldystrophie, zentronukleäre Myopathie, Nemaline-Myopathie, Central-Core-Myopathie, kongenitale Fasertypendisproportion und unspezifische kongenitale Myopathien).

Ferner konnten 6 Patienten mit Polymyositis, 4 mit maligner Hyperthermie sowie 21 Patienten mit unterschiedlichen neuromuskulären Erkrankungen (Myotonia congenita, Gliedergürtelmuskeldystrophie, Periarteriitis nodosa, Lupus erythematodes, Ophthalmoplegia plus, Poliomyelitis, Glykogenose Typ II, metachromatischer Leukodystrophie, Patienten mit nicht näher klassifizierbaren neuromuskulären Erkrankungen) untersucht werden.

Die *Einstufung der klinischen Progredienz* erfolgte nach der 12 Stadien („Vignos-Stadien") umfassenden Einteilung nach THOMPSON und VIGNOS (1959) (Tabelle 1), wobei für die statistische Auswertung der Ergebnisse einzelne Stadien wie folgt zu Gruppen zusammengefaßt wurden:

Gruppe I: Stadium 0
Gruppe II: Stadien 1–3
Gruppe III: Stadien 4–7
Gruppe IV: Stadien 8–11

Alle Untersuchungen erfolgten mit einem volldigitalisierten linearen, elektronischen *7-MHz-Real-Time-Scanner* (Sonoline 8000, Siemens) (FORST u. CASSER 1985). Zur *Standardisierung* wurden bei allen Untersuchungen das Preprocessing, die Intensität der Sendeleistung, die Sendefokuswahl sowie die Vorverstärkung und der Tiefenausgleich konstant gehalten. Zur visuellen Auswertung wurden aus-

Tabelle 1. Bewertungsschema der klinischen Progredienz (Vignos-Stadien) neuromuskulärer Erkrankungen nach THOMPSON und VIGNOS (1959)

Stadium	Klinische Charakterisierung
0	Klinisch gesund, neuromuskuläre Erkrankung bioptisch nachgewiesen
1	Leichte Muskelschwäche, verzögertes Gehalter, Tendenz zu Stolpern und Fallen, kann springen, schlechte Koordination
2	Auffallende Anomalie der Haltung und des Ganges, Gehen und Treppensteigen ohne Hilfe möglich
3	Gehen möglich, Treppensteigen nur mit Hilfe des Geländers
4	Gehen möglich; benötigt zum Ersteigen von 8 Stufen einer Standardtreppe mit Hilfe des Geländers mehr als 25 s
5	Gehen möglich; Treppensteigen unmöglich
6	Gehen möglich; Treppensteigen und Aufstehen von einem Stuhl unmöglich
7	Gehen nur mit Unterstützung der Arme möglich
8	Im Rollstuhl; sitzt aufrecht; kann den Rollstuhl bewegen und im Rollstuhl und Bett Verrichtungen des täglichen Lebens ohne Hilfe ausüben
9	Im Rollstuhl; sitzt aufrecht; ist unfähig, im Bett oder Rollstuhl die Verrichtungen des täglichen Lebens ohne Hilfe auszuüben
10	Im Rollstuhl; sitzt aufrecht; ist unfähig, im Bett oder Rollstuhl minimale Verrichtungen des täglichen Lebens ohne Hilfe auszuüben
11	Im Bett; kann die Verrichtungen des täglichen Lebens nicht ohne Hilfe ausüben; Sitzen unmöglich

schließlich die sog. „Zweifach-Write-Zoom-Bilder" herangezogen, da diese bei der vorliegenden Gerätetechnologie des digitalen Bildspeichers mit einer Tiefe von 6 bit (64 Graustufen) zu einer zusätzlichen Auflösung führen. Ferner wurde zur Vermeidung ungerichteter Reflexionen der Applikator senkrecht zur Hautoberfläche unter minimalem Auflagedruck mittels Gelankopplung geführt.

Die sonographischen *Transversalschnitte* wurden beidseits auf folgenden, *definierten Meßebenen* gewählt:

1. *Meßebene A* (Lendenwirbelsäule):
   Mitte der Distanz zwischen Beckenkamm und Rippenbogen dorsal über der Paravertebralmuskulatur.
2. *Meßebene B* (Oberschenkel):
   Über dem Scheitelpunkt der ventralen Zirkumferenz auf der halben Distanz zwischen Spina iliaca anterior superior und oberem Patellapol (M. quadriceps femoris).
3. *Meßebene C* (Wadendicke):
   Über dem Scheitelpunkt der dorsalen Zirkumferenz in Höhe der maximalen Wadendicke (M. triceps surae).

Alle Untersuchungen wurden in einer *standardisierten Sitzposition* bei 90° Hüft- und Kniebeugung sowie Neutralstellung des oberen Sprunggelenks (bei Spitzfuß-kontrakturen in maximaler Dorsalextension) durchgeführt.

Die erhaltenen, *1600 Skelettmuskelsonogramme* wurden zunächst *visuell-qualitativ* bezüglich der Faszien- und intramuskulären Septendarstellung sowie der intramuskulären Echogenität nach einem Dreipunkteschema bewertet (Tabelle 2).

Anschließend wurden die Ultraschallbilder auf einem U-matic Videoband (ohne meßbare Verluste z. B. durch Bandrauschen) zwischengespeichert („Off-line-Verarbeitung"), um dann von diesem in einen speziellen *Ultraschall-B-Bild-Auswertungscomputer* (MIPRON I, KONTRON BILDANALYSE) eingelesen und weiterverarbeitet zu werden (FORST 1986).

Über ein spezielles *Bildauswertungsprogramm* wurde aus dem Gesamtbild jeweils ein exakt definiertes Meßquadrat von $40 \cdot 40$ Bildpunkten ($6 \cdot 6$ mm) („region of interest") ausgewählt (Abb. 1).

Tabelle 2. Einteilung der Merkmale zur visuellen Beurteilung der Ultraschallschnittbilder nach einer Dreipunkteskala

Merkmal	Punkte	Visuelle Kriterien
Faszien- dar- stellung	0 1 2	Faszien nicht erkennbar schwache Faszienzeichnung scharfe Faszienzeichnung
Intra- muskuläre Septierung	0 1 2	Fehlende Septierung schwache Septierung scharfe Septierung
Intramusku- läre Echo- intensität	0 1 2	Echoarme Muskelbinnenstruktur leicht vermehrte Echogenität stark vermehrte Echogenität

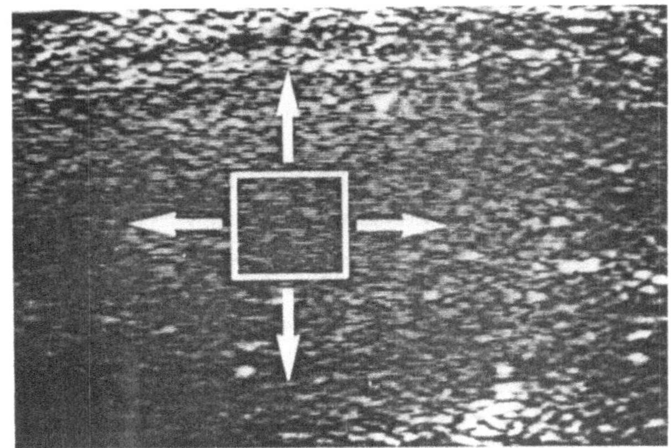

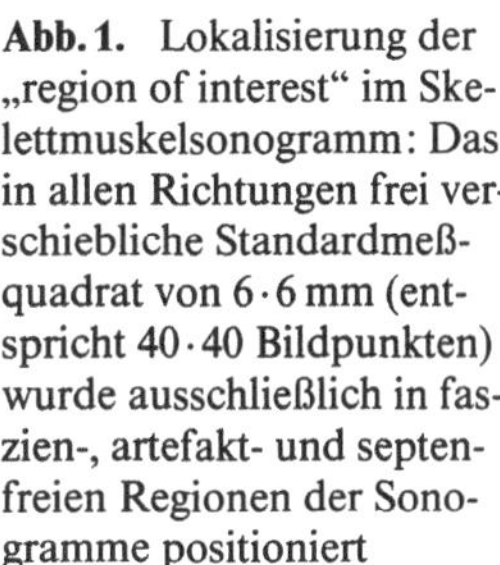

Abb. 1. Lokalisierung der „region of interest" im Skelettmuskelsonogramm: Das in allen Richtungen frei verschiebliche Standardmeßquadrat von 6·6 mm (entspricht 40·40 Bildpunkten) wurde ausschließlich in faszien-, artefakt- und septenfreien Regionen der Sonogramme positioniert

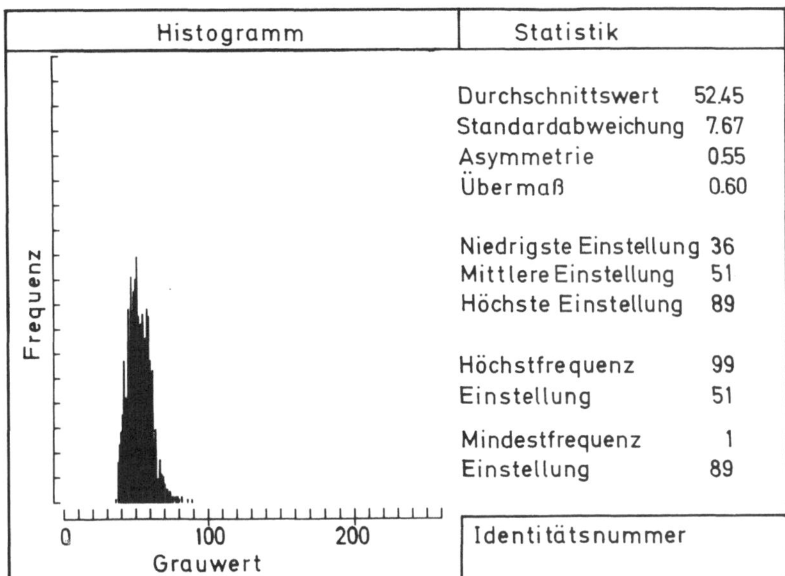

Abb. 2. Originalausdruck des Ultraschall-B-Bildauswertungscomputers mit Grauwerthistogramm und dessen statistischen Daten (Grauwertmittelwert und Standardabweichung u. a.) eines gesunden M. rectus femoris: Der Computer kann 256 Graustufen (0 = schwarz, 256 = weiß) diskriminieren. Aufgrund der relativ dunklen und homogenen Muskelbinnenstruktur beim Gesunden, liegen die Grauwertmittelwerte im „Schwarzbereich" verbunden mit nur kleinen Standardabweichungen

Wesentliche *Kriterien* für die Wahl der „region of interest" sind:
- ausschließliche Positionierung in artefaktfrei abgebildetem Muskelparenchym
- kein Miterfassen von Faszien und/oder intramuskulären Septen

Der eingesetzte Bildauswertungscomputer kann 256 Graustufen diskriminieren und in einem Grauwerthistogramm die Verteilung der Grauwerte innerhalb des Meßquadrats graphisch sowie u. a. den Grauwertmittelwert und die Standardabweichung numerisch darstellen (Abb. 2) (FORST 1986).

Ergebnisse

Die gesunde Skelettmuskulatur imponiert im sonographischen Transversalschnitt als echoarmes Gewebe, während Fett und Bindegewebe Reflexe mit hoher Echogenität induzieren. Die Muskelfaszien stellen sich als linienförmige Reflexe dar und lassen damit eine Abgrenzung der einzelnen Muskellogen gegeneinander zu. Knochen wird nur an der schallkopfzugewandten Seite als dichtes Reflexband mit dahinter liegendem Schallschatten abgebildet (WEITZEL et al. 1984).

Die Auswertung der *visuellen Kriterien* der Skelettmuskelsonogramme beim *Gesamtkollektiv* (Gesunde und Patienten) ergab:

1. Die physiologisch, scharfe *Faszienzeichnung* nimmt nur in der Wadenmuskulatur „linear" mit zunehmendem klinischem Progressionsstadium ab. In der Oberschenkelmuskulatur bleibt die Faszienzeichnung auch bei den asymptomatischen Patienten (Vignos-Stadium 0) noch scharf erkennbar, fällt anschließend mit zunehmender Progression steil ab. In der Lendenwirbelsäulenmuskulatur ist die Faszie (auch beim Gesunden) in der Regel nicht oder nur schwach erkennbar.
2. Die *intramuskuläre Septierung* ist in der lumbalen Paravertebralmuskulatur sowohl bei Gesunden als auch bei Kranken nur selten nachweisbar. Eine physiologische, scharfe Septenzeichnung ist im Oberschenkelmuskel *nur beim Gesunden* zu erkennen. Bereits die asymptomatischen Patienten (Vignos-Stadium 0) weisen zum größten Teil eine abgeschwächte Septenzeichnung auf. Mit zunehmender Progression nimmt die Septenzeichnung kontinuierlich ab, wobei dies an der Oberschenkelmuskulatur steiler erfolgt als in der Wadenmuskulatur.
3. Sowohl in der Lendenwirbelsäulen- als auch in der Oberschenkelmuskulatur findet sich bei 100% der Gesunden ein „physiologisches" echoarmes *Muskelbinnenreflexverhalten,* das mit zunehmender Progression linear auf 0% bei Patienten im Vignos-Stadium 11 abfällt. Die Wadenmuskulatur erscheint dagegen physiologisch bereits leicht echoreicher; mit zunehmender Progression findet sich jedoch auch hier ein deutlicher Anstieg der Muskelbinnenechos.

Bei der *rechnergestützten Ultraschall-B-Bildauswertung* der Skelettmuskelsonogramme fanden sich im Gesamtkollektiv folgende Ergebnisse:

1. Sowohl in der lumbalen Paravertebral- als auch in der Oberschenkelmuskulatur kommt es progressionsabhängig zu einem fast linearen Anstieg der errechneten Grauwertmittelwerte und -standardabweichungen (Abb. 3 und 4).
2. Die Wadenmuskulatur zeigt zwar ebenfalls eine progressionsabhängige Zunahme der Grauwertmittelwerte und -standardabweichungen, aber einen, auch beim Gesunden erkennbaren, signifikant höheren Grauwertlevel als in der Lumbal- und Oberschenkelregion (Abb. 5).
3. Es besteht eine positive Korrelation zwischen den Grauwertmittelwerten und den entsprechenden Standardabweichungen, so daß sich aus beiden Parametern das Verhalten der Grauwerthistogrammdarstellung wie folgt ableiten läßt:
Mit zunehmender Progression werden die erhaltenen Grauwerthistogramme flacher, breiter und in den Weißbereich (Rechtsverschiebung) verlagert (s. Abb. 2 und 6).

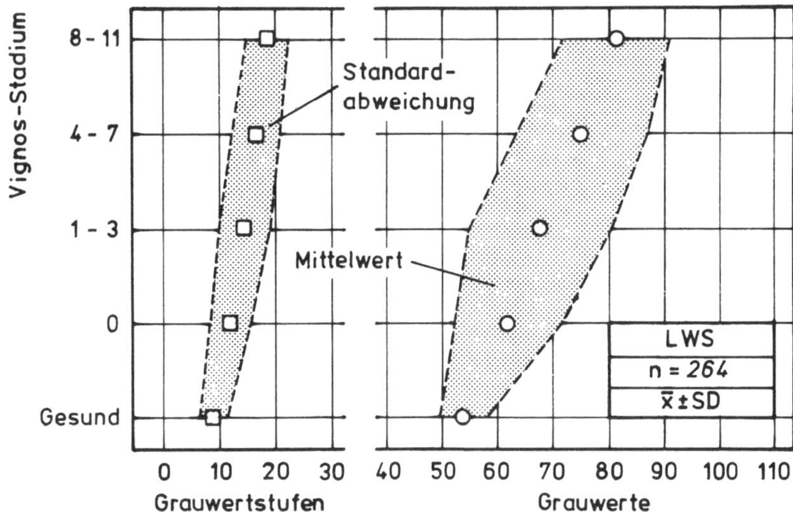

Abb. 3. Abhängigkeit der rechnergestützt ermittelten Grauwertmittelwerte und Standardabweichungen vom klinischen Progressionsstadium (Vignos-Stadium) an der Lendenwirbelsäulenmuskulatur: Die statistische Auswertung ergab sowohl bezüglich der Mittelwerte als auch der Standardabweichungen zwischen den einzelnen Progressionsgruppen jeweils signifikante Unterschiede

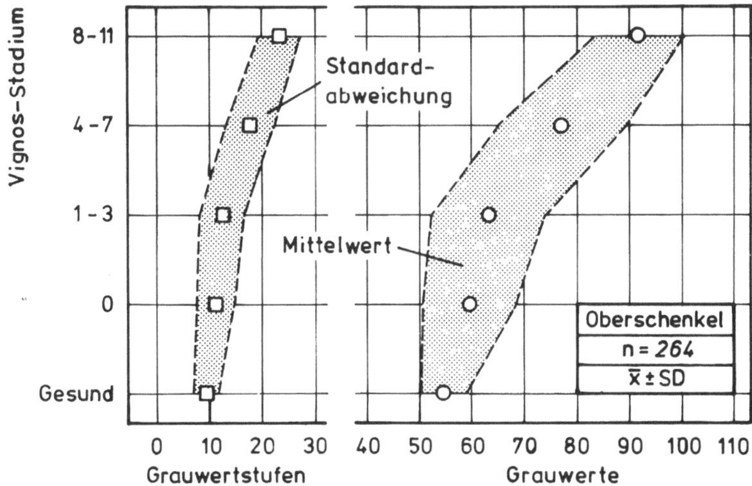

Abb. 4. Abhängigkeit der rechnergestützt ermittelten Grauwertmittelwerte und Standardabweichungen vom klinischen Progressionsstadium (Vignos-Stadium) an der Oberschenkelmuskulatur: Die statistische Auswertung ergab bezüglich der Mittelwerte und Standardabweichungen lediglich zwischen den Progressionsgruppen I (Vignos-Stadium 0) und II (Vignos-Stadien 1–3) keine signifikanten Unterschiede

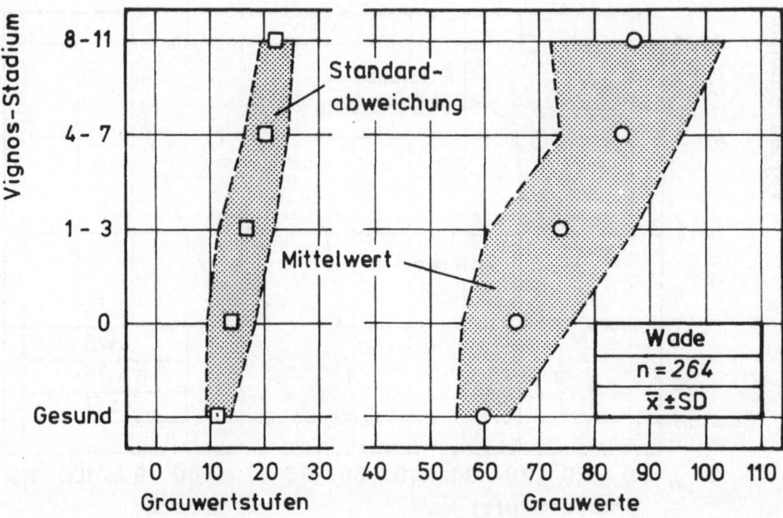

Abb. 5. Abhängigkeit der rechnergestützt ermittelten Grauwertmittelwerte und Standardabweichungen vom klinischen Progressionsstadium (Vignos-Stadium) an der Wadenmuskulatur: Die statistische Auswertung ergab bezüglich der Mittelwerte zwischen allen Progressionsgruppen signifikante Unterschiede. Lediglich bei den Standardabweichungen fand sich zwischen den Progressionsgruppen III (Vignos-Stadien 4–7) und IV (Vignos-Stadien 8–11) kein signifikanter Unterschied

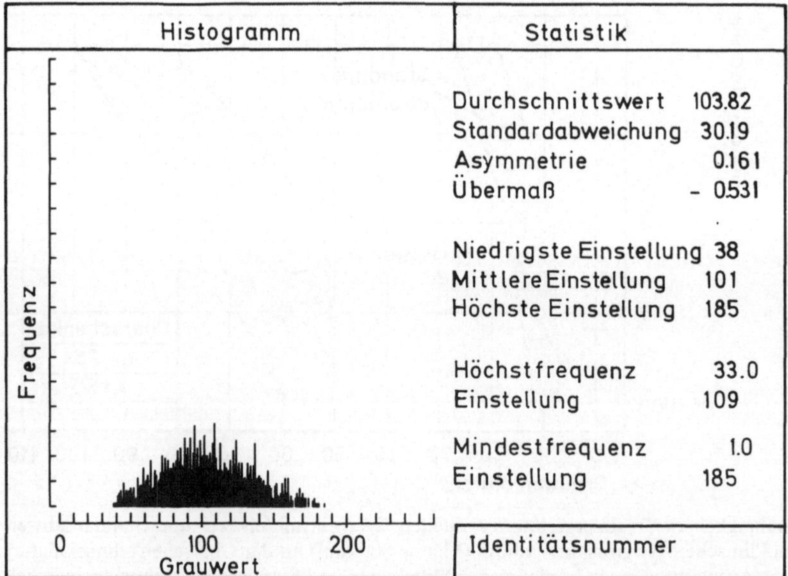

Abb. 6. Originalausdruck des Ultraschall-B-Bildauswertungscomputers mit Grauwerthistogramm und dessen statistischen Daten (Grauwertmittelwert und Standardabweichung u. a.) des M. triceps surae eines Patienten mit Duchenne-Muskeldystrophie (Vignos-Stadium 10): Die exzessive Zunahme der Muskelbinnenechos durch fast vollständige Lipomatose der Skelettmuskulatur führt zu einer deutlichen Rechtsverschiebung des Grauwerthistogramms in den „Weißbereich" (Anstieg des Mittelwerts). Durch die Inhomogenität des Skelettmuskelsonogramms nimmt die Standardabweichung deutlich zu. Das Histogramm wird dadurch optisch breiter und flacher

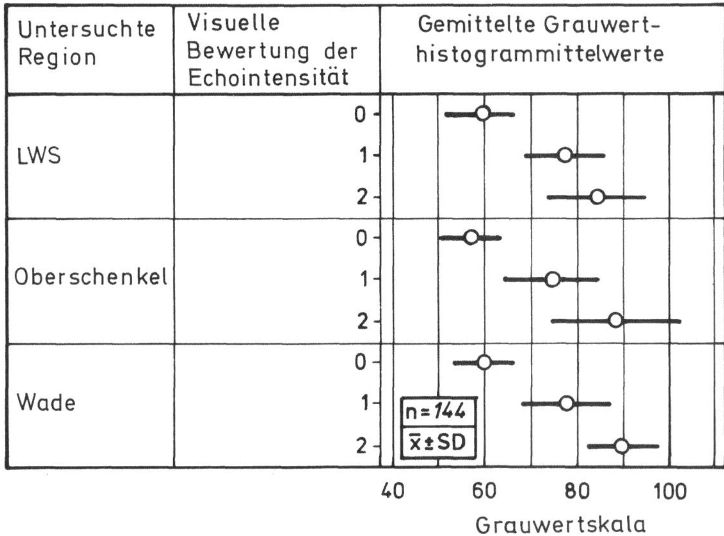

Abb. 7. Graphische Darstellung des Zusammenhangs zwischen visuell qualitativ möglicher Bewertung der Muskelbinnenechos nach einem Dreipunkteschema (0–2) durch das menschliche Auge und den entsprechenden, rechnergestützt ermittelten (mittleren) Grauwertmittelwerten in den 3 untersuchten Muskelregionen (LWS, Oberschenkel, Wade): Das menschliche Auge kann zwar „sicher" zwischen echoarmer und echoreicher Muskulatur unterscheiden, ist jedoch weder in der Lage, zwischen gesunder Muskulatur und derjenigen von Patienten mit neuromuskulären Erkrankungen ohne Symptome zu differenzieren, noch fortgeschrittene Muskelveränderungen feiner zu analysieren

Die *kombinierte Betrachtung* der *visuellen* und *rechnergestützten Daten* beim gesamten *Patientenkollektiv* läßt deutlich erkennen, daß das menschliche Auge lediglich zwischen „normaler" und „veränderter" Muskulatur im Sinne einer Reflexzunahme unterscheiden kann. Sowohl die Differenzierung zwischen (sonographisch) gesunder Muskulatur und derjenigen von asymptomatischen Patienten als auch die Unterscheidung der Skelettmuskelsonogrammbildinhalte zwischen den einzelnen Progressionsgruppen ist ausschließlich nur durch die rechnergestützte B-Bild-Bildauswertung möglich (Abb. 7).

Die *Auswertung der einzelnen Krankheitsbilder* ergab von den jeweils zugrunde liegenden pathologisch-anatomischen Veränderungen geprägte Befunde.

Insgesamt fand sich eine sehr enge Beziehung zwischen dem durch den klinischen Befund erhaltenen „Staging" (Funktionsverlust) der Patienten (Vignos-Stadien) und den gewonnenen qualitativen und quantitativen Sonogrammdaten der unterschiedlichen Muskelregionen (FORST 1986).

Insbesondere bei den Muskeldystrophien und spinalen Muskelatrophien kann das „Staging" zum sonographischen Erwartungsbefund beitragen (FORST 1986).

Zusammenfassend fanden wir folgende, wesentliche Ergebnisse:

1. Mit der Skelettmuskelsonographie können pathologische Veränderungen der Skelettmuskulatur im Vergleich zu einem Kollektiv Gesunder sowohl visuell qualitativ als auch rechnergestützt quantitativ objektiviert werden.

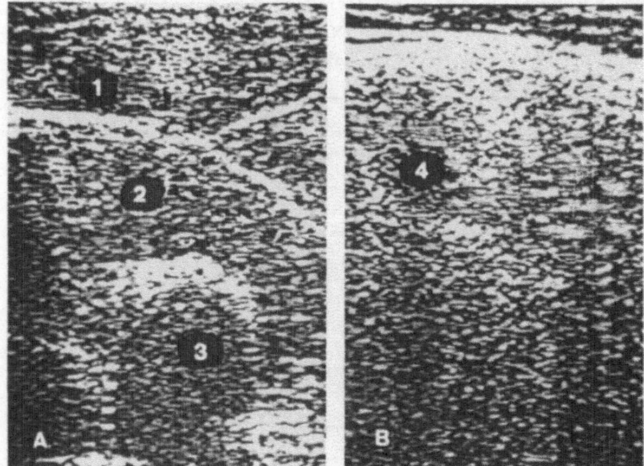

Abb. 8 a, b. Sonographische Transversalschnitte der Oberschenkelmuskulatur (7 MHz, Normal-vergrößerung) 2er 11jähriger Jungen: Im Skelettmuskelsonogramm dieser Region beim Gesunden **(a)** findet sich typischerweise eine „Dreischichtung" von M. rectus femoris *(1)*, M. vastus intermedius *(2)* und Femur *(3)* mit entsprechend deutlicher Faszienzeichnung. Bei dem gleichaltrigen Jungen mit Duchenne-Muskeldystrophie im Vignos-Stadium 3 **(b)** findet man dagegen – wie bei fast allen anderen neuromuskulären Krankheitsbildern bereits in den Frühphasen – aufgrund vermehrter Echogenität des M. rectus femoris *(4)* diese Dreischichtung nicht mehr

2. Die Skelettmuskeltransversalschnitte zeigen – abhängig von der klinischen Progredienz der Krankheiten – ein durch endo- oder perimyosale Fett- und Bindegewebezunahme bedingtes Reflexmuster unterschiedlicher Echogenität, das insbesondere bei den progressiven (und kongenitalen) Muskeldystrophien und spinalen Muskelatrophien mit dem klinischen Progressionsstadium korreliert.

3. In fortgeschrittenem Stadium (ab Vignos-Stadium 4) ist über die kombiniert visuelle und rechnergestützte Auswertung von Oberschenkel-Skelettmuskel-Sonogrammen eine Differenzierung zwischen der Duchenne- und Becker-Muskeldystrophie möglich.

4. Die bei der neuralen Muskelatrophie (Charcot-Marie-Tooth) ablaufenden pathologischen Veränderungen in der Peronäalmuskulatur lassen sich durch die Sonographie visuell und rechnergestützt – auch in frühen Stadien – eindeutig nachweisen.

5. Die sonographische Untersuchung der *Quadrizepsmuskulatur* läßt sowohl bezüglich der visuell qualitativen als auch der rechnergestützt quantitativen Auswertung die *sicherste Aussagekraft* hinsichtlich der pathologischen Veränderungen zu (Abb. 8 a, b).

6. Die nach einer Dreipunkteskala definierte, visuell objektivierbare Echogenität der Muskelbinnenreflexe korreliert zwar mit den durch die rechnergestützte Auswertung gemessenen Grauwerthistogrammdaten, läßt jedoch, im Gegensatz zur rechnergestützten Auswertung, keine feineren Differenzierungen zwischen den einzelnen Progressionsstadien zu.

7. Geschlechts-, Alters- und Seitenunterschiede konnten innerhalb der untersuchten Muskelgruppen durch die rechnergestützte Bildauswertung nicht nachgewiesen werden.

Unterschiede fanden sich lediglich zwischen den einzelnen Muskelregionen, wobei die Wadenmuskulatur „physiologisch" echoreicher erscheint als die lumbale Paravertebral- und Oberschenkelmuskulatur.

Diskussion

Im Rahmen der vorliegenden Arbeit wurden *erstmals* mit einem im klinischen Routinebetrieb eingesetzten, digitalisierten elektronischen Ultraschallinearscanner mit *7-MHz-Schallwandler „multilokulär",* definierte Skelettmuskeltransversalschnitte der Lumbal-, Oberschenkel- und Wadenmuskulatur angefertigt und die erhaltenen *Ultraschall-B-Bilder* sowohl qualitativ visuell als auch *rechnergestützt quantitativ* („Off-line-Auswertung" mit speziellem Ultraschall-B-Bildauswertungscomputer) ausgewertet.

Durch umfangreiche Vorversuche (FORST 1986) konnte nachgewiesen werden, daß bei Beachtung der im Zusammenhang mit dieser Arbeit entwickelten methodischen Kriterien für die Ultraschalluntersuchung der Skelettmuskulatur eine *optimale Reproduzierbarkeit* der Meßergebnisse erzielt werden kann.

Dies beruht nicht zuletzt auf der Tatsache, daß das volldigitalisierte Ultraschallgerät vollkommen drift- und abgleichsfrei arbeitet und das durch die 7-MHz-Technik bedingte axiale Auflösungsvermögen (0,2 mm) exakt den interessierenden Gewebedimensionen der Skelettmuskulatur (Muskelfaserdicke 0,2 mm) entspricht.

Insbesondere in den Krankheitsgruppen mit größeren Patientenzahlen (Duchenne- und Becker-Muskeldystrophie sowie spinale Muskelatrophien) ließ sich sowohl bezüglich der visuell qualitativen als auch der rechnergestützt quantitativen Ergebnisse eine *sehr gute Korrelation zum klinischen Progressionsstadium* nachweisen (FORST 1986). HECKMATT et al. (1982) sahen mit Ausnahme der progressiven Muskeldystrophien nur eine geringe Korrelation zwischen Schwere der Krankheit und der *visuell* abschätzbaren Muskelechointensität.

Dies hebt die Bedeutung der rechnergestützten Auswertung von Ultraschall-B-Bildern (in Verbindung mit hochfrequenten Schallköpfen) hervor, da nicht selten die Muskulatur sonographisch (visuell) „normal" erscheint, in der quantitativen Auswertung dagegen pathologische Werte ermittelt werden können.

HECKMATT et al. (1982) fanden z. B. in der Oberschenkelmuskulatur bei einer Typ-II-Glykogenose ein unauffälliges Sonogramm. Wir sahen zwar auch eine normale Faszien- und Septenzeichnung, aber aufgrund der höheren Auflösung des 7-MHz-Schallkopfes bereits eine diffuse Echomehrbelegung der Oberschenkelmuskulatur, der rechnergestützt quantitativ pathologische Grauwerthistogrammdaten entsprachen.

Insbesondere bei den kongenitalen Myopathien konnten wir eine Korrelation zwischen klinischem und sonographischem Befund nicht immer finden. Allerdings konnten wir von den z. T. sehr heterogen verlaufenden und in ihrem pathologisch-anatomischen Bild variierenden Erkrankungen (z. B. Nemaline-Myopathie) nur sehr wenige Fälle beurteilen.

Aufgrund unserer Untersuchung konnten wir weder qualitativ visuell noch quantitativ rechnergestützt Kriterien finden, die eine sichere *Unterscheidung zwischen primären und neurogenen Myopathien* erlauben, wie dies für andere bildgebende Verfahren, z. B. Skelettmuskel-Weichteil- und Computertomographie, vorgegeben wird (FAURE u. KARSIOTIS 1956; DI CHIRO u. NELSON 1965; BULCKE u. HERPELS 1983).

HECKMATT et al. (1982) sahen einige Phänomene, die ihrer Ansicht nach sonographisch eine Unterscheidung zwischen Myopathien und Neuropathien erlauben:

Eine Anzahl von Patienten mit spinaler Muskelatrophie wies in ihren Untersuchungen neben einer deutlichen Muskelatrophie eine Zunahme der Dicke des darüber gelegenen Subkutangewebes auf. Diese Abnormität produzierte im sonographischen Longitudinalschnitt ein stark gestreiftes Bild, das sich deutlich von demjenigen der Kinder mit Muskeldystrophie unterschied.

Wir konnten dagegen in unseren Ultraschallschnittbildern – auch bei Wahl der longitudinalen Schnittebene – dieses Merkmal bei unseren 18 Patienten mit spinaler Muskelatrophie in keinem Fall beobachten.

Der Anstieg der sonographisch erkennbaren Veränderungen im Sinne einer Zunahme der intramuskulären Echointensität und damit entsprechender Veränderungen der Grauwerthistogrammcharakteristik korreliert insbesondere bei den Muskeldystrophien und spinalen Muskelatrophien, aber auch bei einer Vielzahl weiterer Erkrankungen, z. B. kongenitalen Muskeldystrophien und einigen spezifischen kongenitalen Myopathien mit den Veränderungen in der groben Muskelarchitektur.

Hierbei können im Ultraschallbild allerdings nur Veränderungen faszikulärer Strukturen (z. B. Zunahme des endo- oder perimyosalen Fett- oder Bindegewebes) dargestellt werden, nicht jedoch Veränderungen innerhalb der einzelnen Muskelfasern selbst, wie sie z. B. bei den spezifischen kongenitalen Myopathien (elektronen-) mikroskopisch gesehen werden können.

Allerdings muß auch davon ausgegangen werden, daß mikroskopische Prozesse (z. B. muskuläre Nekrosen) bei entsprechender Ausdehnung in den Auflösungsbereich des verwendeten Ultraschallwandlers gelangen und damit Befunde eine Deutung finden, die nicht auf die „stereotype" Fett- und Bindegewebevermehrung im Muskel bei der Mehrzahl der neuromuskulären Erkrankungen zurückgeführt werden kann.

HECKMATT et al. (1982) konnten einen Zusammenhang zwischen der Ausprägung des pathologischen Befunds in der Biopsie und dem Ultraschallbild erkennen. Alle Kinder mit normaler Muskelarchitektur hatten auch normale Ultraschallbilder, und umgekehrt alle Patienten mit deutlich stark veränderter Muskelarchitektur hatten klar erkennbare Veränderungen im Ultraschallbild.

Die von CADY et al. (1983) durchgeführten, quantitativen Skelettmuskelsonographieuntersuchungen bei 24 Patienten mit progressiven Muskeldystrophien (vornehmlich Duchenne- und Gliedergürtelmuskeldystrophien) zeigten – wie unsere Ergebnisse –, daß durch die Skelettmuskelsonographie eindeutig Unterschiede zwischen gesunder und kranker Muskulatur nachgewiesen werden können, wobei die Veränderungen in den meisten Fällen dem klinisch beurteilten Grad der Progredienz der Leiden entsprechen.

Sie konnten in ihrer vergleichenden Untersuchung nachweisen, daß mittels der Sonographie signifikante Veränderungen der Skelettmuskeltextur wesentlich früher erkannt werden können als durch die Computertomographie. Dies beruht ihrer Ansicht nach auf der Tatsache, daß beide bildgebenden Verfahren auf unterschiedlichen physikalischen Gesetzen beruhen (CADY et al. 1983): So würde z.B. eine Fettfraktion im Muskel von z.B. ca. 5% keinen signifikanten Unterschied in der (radiologischen) computertomographischen Dichtemessung ergeben. Wenn dagegen Fett in Zellen abgelagert wird, die in ihrer Größe gering unter der verwendeten Ultraschallwellenlänge (bei 7 MHz 0,2 mm) liegen, werden starke Brechungseffekte erzielt, die die zunehmende Intensitätsabschwächung und Texturunregelmäßigkeit im sonographischen Bild erklären (CADY et al. 1983).

Obwohl der letztgenannte Tatbestand ohne jede Einschränkung auch für die Entstehung des Ultraschall-B-Bilds von entscheidender Bedeutung ist, können die quantitativen Untersuchungen von CADY et al. (1983) aus hochfrequenten A-Signalen innerhalb „definierter Muskelvolumen" nicht mit dem von uns eingesetzten rechnergestützten Bildauswertungsverfahren verglichen werden.

Wir können nämlich *unter Sicht* das Skelettmuskelsonogramm (B-Bild) erstellen und auch im B-Bildmodus nach den geforderten Kriterien die „region of interest" positionieren (s. oben), während CADY et al. (1983) nur das Ultraschall-B-Bild herstellen können, dann aber sehr kompliziert aus einem „definierten Muskelvolumen" die Hochfrequenzechos (A-Signale) durch einen Rechner analysieren lassen. Gerade die richtige Wahl dieses so kompliziert zu findenden Muskelvolumens ist für die Aussage der Texturanalyse von entscheidender Bedeutung.

Im Gegensatz zu unserer Methodik ist diese Art der Bildauswertung für den klinischen Routinebetrieb nur sehr eingeschränkt zu verwenden.

Trotz unterschiedlicher Ansicht über die differentialdiagnostische Aussagekraft der Sonographie im Zusammenhang mit neuromuskulären Erkrankungen besteht Konsens darin, daß keines der bildgebenden Verfahren zur Sicherung der Diagnose die Muskelbiopsie mit histologischer sowie histo- und biochemischer Begutachtung und/oder die Elektromyographie im Rahmen der Primärdiagnostik von neuromuskulären Erkrankungen ersetzen kann.

Die *Vorteile der Skelettmuskelsonographie* gegenüber der (auch quantitativ auswertbaren) computertomographischen Diagnostik bei neuromuskulären Erkrankungen liegen in den niedrigen Kosten, dem weitem Anwendungsbereich, dem Fehlen ionisierender Strahlung sowie in der Schnelligkeit und Zweckmäßigkeit (HECKMATT et al. 1982).

Ferner ist die Skelettmuskelsonographie schmerzfrei, nichtinvasiv, multilokulär einsetzbar und beliebig oft wiederholbar (FORST u. CASSER 1985).

Die Sonographie stellt in der hier eingesetzten Form ein wertvolles Diagnostikum zur Abschätzung der intramuskulären Veränderungen neuromuskulärer Krankheitsbilder, insbesondere im Hinblick auf die *Indikationsstellung* (orthopädisch) konservativer und operativer Therapiemaßnahmen dar.

Durch die *kombinierte visuell qualitative* und *rechnergestützt quantitative Auswertung* von Ultraschall-B-Bildern kann einerseits klinisch eine Muskelerkrankung ausgeschlossen und andererseits die Indikation für weitere diagnostische Untersuchungen, wie z.B. die Muskelbiopsie, enger gestellt werden.

Literatur

Berger PE, Kuhn JP (1978) Computed tomography of tumors of the musculoskeletal system in children: clinical applications. Radiology 127: 171–175

Bulcke JA, Herpels V (1983) Diagnostic value of CT scanning in neuromuscular diseases. Radiologe 23: 523–528

Bulcke JA, Corolla D, Termote J, Baert A, Palmers Y, van den Bergh R (1981) Computed tomography of muscle. Muscle Nerve 4: 67–72

Cady EB, Gardener JE, Edwards RHT (1983) Ultrasonic tissue characterisation of skeletal muscle. Eur J Clin Invest 13: 469–473

De Santos LA, Goldstein HM, Murray JA, Wallace S (1978) Computed tomography in the evaluation of musculoskeletal neoplasmas. Radiology 128: 89–94

Di Chiro G, Nelson KB (1965) Soft tissue radiography of extremities in neuromuscular disease with histological correlations. Acta Radiol [Diagn] (Stockh) 3: 65–88

Faure C, Karsiotis PA (1956) La radiographie des tissus mous des membres chez l'enfant. Vie Med 37: 80

Forst R (1986) Sonographische Untersuchungen der Skelettmuskulatur bei neuromuskulären Erkrankungen – unter Einsatz rechnergestützter Ultraschall-B-Bild-Auswertung. Habilitationsschrift, RWTH Aachen

Forst R, Casser HR (1985) 7-MHz-Realtime Sonographie der Skelettmuskulatur bei Duchenne Muskeldystrophie. Ultraschall 6: 336–340

Forst R, Hausmann B (1983) Frühbehandlungsmöglichkeiten bei Duchenne-Muskeldystrophie. Z Phys Med Baln Med Klin 12: 88–95

Forst R, Hausmann B (1985) Skelettmuskelsonographie zur Verlaufsdiagnostik bei neuromuskulären Erkrankungen. Z Orthop 123: 755–756

Heckmatt JZ, Dubowitz V, Leeman S (1980) Detection of pathological change in dys- trophic muscle with B-scan ultrasound imaging. Lancet 28: 1389–1390

Heckmatt JZ, Leeman S, Dubowitz V (1982) Ultrasound imaging in the diagnosis of muscle disease. J Paediatr 101: 656–660

Imhof H, Toifl K (1983) Die Möglichkeiten der Computertomographie in der Diagnose von Muskelerkrankungen. In: Mamoli B, Toifl K (Hrsg) Klinik, Diagnose und Therapie der Muskeldystrophien. Facultas, Wien, S 101–112

Mortier W (1979) Kongenitale Myopathien und Muskelhypotonie. In: Neurologie in Praxis und Klinik, Bd II. Thieme, Stuttgart, 1.3–1.33

Nauth P, Loch EG, v. Seelen W (1984) Computergestützte Auswertung von Ultraschallbildern der Prostata. Ultraschall 5: 6–10

O'Doherty DS, Schellinger D, Paptopoulos V (1977) Computed tomographic patterns of pseudohypertrophic muscular dystrophy: preliminary results. J Comp Assoc Tomogr 1: 482–486

Ohiwa N, Kato T, Ando T, Mohri A, Yokoi K, Matsumoto H (1981) CT findings of skeletal muscles in children with progressive muscular dystrophy. Brain Dev 13: 71–74

Rott HD, Mulz D (1982) Muskeldystrophie DUCHENNE: Konduktorinnenerfassung mit Ultraschall. Dtsch Med Wochenschr 107: 1678–1681

Rott HD, Mulz D (1983) Duchenne's muscular dystrophy: carrier detection by muscle ultrasound. J Genet Hum 31: 63–65

Rott HD, Roedl W, Santellani M, Nebel G (1984) Duchenne's muscular dystrophy: carrier detection by imaging technics. J Genet Hum 32: 287–290

Schröder JM (1982) Pathologie der Muskulatur. In: Doerr W, Seifert G (Hrsg) Spezielle pathologische Anatomie, Bd 15. Springer, Berlin Heidelberg New York

Termote JL, Baert A, Crolla D, Palmers Y, Bulcke JA (1980) Computed tomography of the normal and pathological muscular system. Radiology 137: 439–444

Thompson RA, Vignos PJ (1959) Serum aldolase in muscle disease. Arch Intern Med 103: 551–564

Vignos PJ (1983) Duchenne-Muskeldystrophie – Therapieprogramm zur Erhaltung der Gehfähigkeit und Muskelfunktion. Kinderarzt 4: 423–433

Walton JN (1968) Classification of the neuromuscular disorders. J Neurol Sci 6: 165–177

Weitzel D, Dinkel E, Dittrich M, Peters H (1984) Pädiatrische Ultraschalldiagnostik. Springer, Berlin Heidelberg New York Tokyo

Wilson JS, Korobkin M, Genant HK, Bovill EG (1978) Computed tomography of musculoskelettal disorders. AJR 131: 55–61

Muskelverletzungen am Oberschenkel – sonographische Darstellung und Verlaufskontrollen

E. RÖHR

Zur näheren Abklärung von Weichteilverletzungen in tieferen Gewebeschichten hat sich die Sonographie als leistungsfähiges Verfahren bewährt.

Bei unseren Untersuchungen wurde mit einem Real-time-Gerät 5 MHz der Fa. Picker gearbeitet (LS 3000). Die Dokumentation erfolgte über eine Multiformatkamera. Der betreffende Körperabschnitt wurde im Längs- und Transversalschnitt untersucht. Der Schallkopf wurde so angelegt, daß im Ultraschallbild - im Längsschnittbild - links der kraniale und rechts der distale Abschnitt dargestellt wurde. Entsprechend - im Transversalschnitt - erschien dann der mediale links im Bild und laterale rechts im Bild.

Bei unvollständigen Muskelrissen kommt es zu einer „blutigen Durchsaftung" des Muskels. Der verletzte Muskelanteil ist unscharf von seiner Umgebung abgegrenzt. Die Schwellung ist recht ausgeprägt, so daß die umliegenden Gewebestrukturen verdrängt werden. Sonographisch ähnelt dieser Vorgang einem Wollknäuel durch seine z.T. schalenförmigen echoreichen Binnenstrukturen (Abb. 1). Eine Punktion in diesem Stadium ist sicher erfolglos. Erst im Laufe der nächsten Tage kommt es zu einer „Abzedierung" (Abb. 2). Die Schwellung nimmt jetzt ab, ebenso die Verdrängung des umgebenden Gewebes. Allerdings ist die Flüssigkeitsansammlung jetzt gut von der Umgebung abgegrenzt. In diesem Zustand kann man die Flüssigkeit abpunktieren. Die spontane Flüssigkeitsrückbildung bei einer Teilruptur des M. rectus femoris dauert recht lange (in unserem Fall 3 Monate).

Bei größeren kompletten Muskelrissen bleibt nur noch ein mit Blut gefüllter Faszienschlauch übrig. In diesem findet sich evtl. noch der frei flottierende Muskelstumpf (Abb. 3 und 4).

Hier handelt es sich um einen 24jährigen Patienten, der 2 Tage zuvor beim Abschlagen eines fixierten Fußballs (Preßschlag) Schmerzen unterhalb der rechten Leiste verspürte. Bei der Untersuchung fand sich ein ca. hühnereigroßer Tumor unterhalb der rechten Leiste medial. Röntgenologisch war diese Region unauffällig.

Die Schwellung war druckschmerzhaft und trat besonders bei Adduktion des rechten Beins gegen Widerstand hervor.

Im Ultraschallbild (s. Abb. 3, Transversalschnitt) und Abb. 4 (Längsschnitt) zeigt sich der fast muskelleere Faszienschlauch, der prall mit Blut gefüllt ist. In beiden Bildern kann man im oberen Bereich der Flüssigkeitshöhle noch einen schmalen Muskelsaum erkennen. Gut erkennbar sind auch die Vasa femoralia sowie der M. sartorius und der M. adductor magnus. Letzterer ist ebenfalls teilverletzt und weist eine größere Flüssigkeitsansammlung auf.

Die Abb. 4 zeigt das distale Ende des Faszienschlauchs. Der Muskelstumpf hat sich also nach proximal retrahiert.

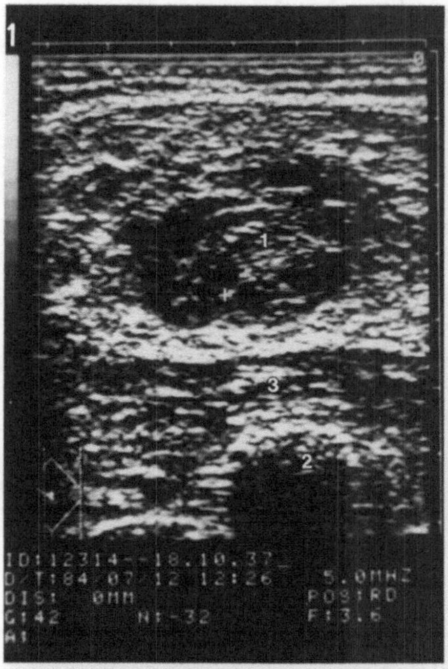

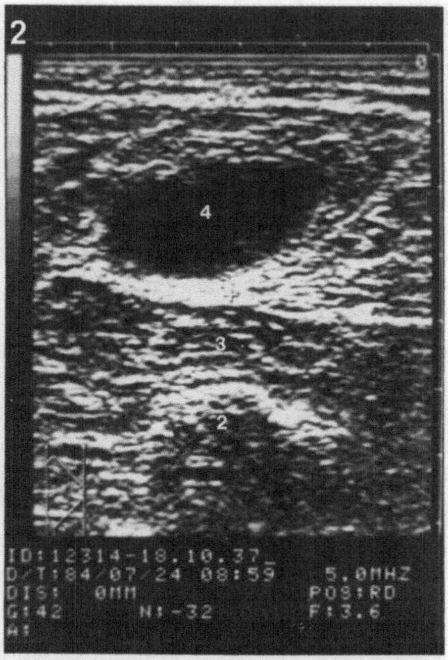

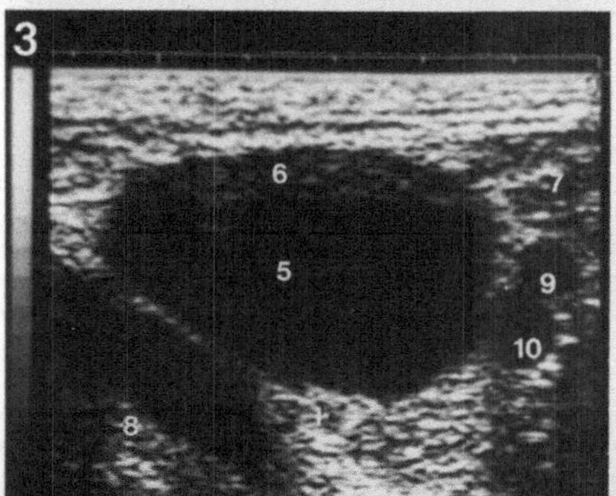

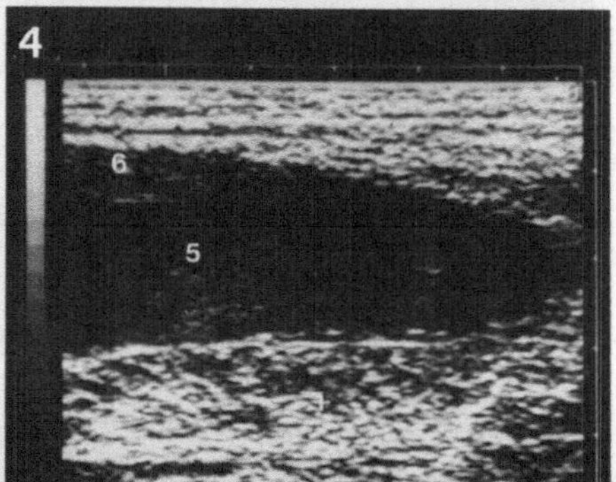

Abb. 1. Transversalschnitt Oberschenkel ventral, 47jähriger Patient. Diagnose: Teilruptur des M. rectus femoris. *1* Teilrupturierter M. rectus femoris „Wollknäuelstadium". Der darunterliegende M. vastus intermedius ist zusammengedrückt. Noch weiter tiefer findet sich dann die ventrale Begrenzung des Femurs *(2)* **Abb. 2.** Das gleiche Schnittbild wie *Abb. 1,* lediglich 12 Tage später. Die Schwellung hat insgesamt abgenommen. Es hat sich jedoch eine gut abgrenzbare Blutansamm-

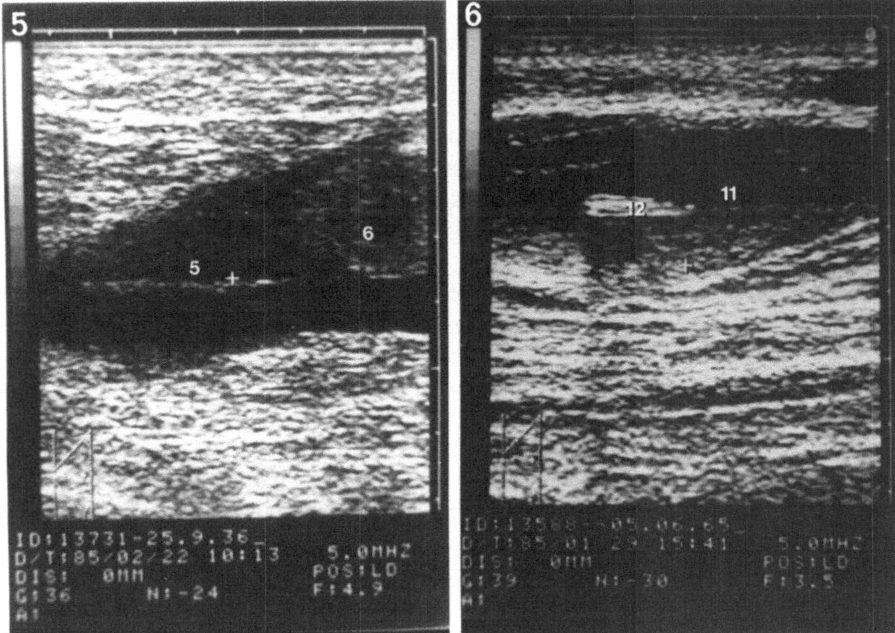

Abb. 5. Längsschnitt Oberschenkel dorsal, 49jähriger Patient. Diagnose: Riß des langen Kopfes des M. biceps femoris. Der Faszienschlauch ist prall mit Blut gefüllt *(5)*. Der abgerissene Muskelstumpf hat sich nach distal retrahiert *(6)*   **Abb. 6.** Längsschnitt Unterschenkel, 20jährige Patientin. Diagnose: Fremdkörper im Unterschenkel mit Abszeßbildung. *11* Flüssigkeit (Eiteransammlung) mit deutlicher Abgrenzung zum umgebenden Gewebe. In der Mitte länglicher streichholzartiger Bezirk *(12)* mit dorsaler Schallminderung

Bei der Punktion des prall gefüllten Faszienschlauchs ließen sich 50 ml Blut entfernen. Dem Patienten wurde die operative Behandlung (Muskelnaht) nahegelegt.

Es kann sich aber auch ein Muskelstumpf nach distal retrahieren. In Abb. 5 ist der Zustand nach Ruptur des Caput longum des M. biceps femoris dargestellt. Der 49jährige Patient verspürte beim Skilanglauf plötzlich Schmerzen über der Rückseite des Oberschenkels, außerdem ein schnappendes Gefühl.

Bei der Untersuchung in der Praxis 2 Tage später fand sich ein Hämatom unterhalb des Gesäßes leicht lateral. Das Tuber ischiadicum war druckschmerzhaft.

◁ lung *(4)* im M. rectus femoris gebildet. Die Grenzen zum umgebenden Gewebe sind deutlich, die dorsale Schallverstärkung intensiver als im Vorbild. Der M. vastus intermedius *(3)* hat an Kaliber wieder zugenommen   **Abb. 3.** Transversalschnitt Oberschenkel anteromedial, 24jähriger Patient. Diagnose: Ruptur des M. adductor longus und Teilruptur des M. adductor magnus. Der Faszienschlauch des M. adductor longus ist prall mit Blut gefüllt *(5)* und lediglich ein schmaler Muskelsaum findet sich noch im oberen Bildabschnitt *(6)*. Die A. femoralis *(9)* und die V. femoralis *(10)* lassen sich gut darstellen. Sie werden vom Unterhautfettgewebe lediglich durch den M. sartorius *(7)* getrennt. Auch liegt eine Teilruptur des M. adductor magnus *(8)* vor   **Abb. 4.** Dergleiche Patient wie in *Abb. 3;* jetzt allerdings Längsschnitt mit Darstellung des distalen Endes des Faszienschlauchs *(5)*. Eine schmale Muskelschicht läßt sich noch an der ventralen Begrenzung des fingerförmigen Faszienschlauchs erkennen *(6)*

Abbildung 5 zeigt den Längsschnitt; links sieht man deutlich den Blutsee, rechts den distalen Muskelstumpf. Ein schmales Bindegewebeband verbindet den Muskelstumpf nach kranial zum Tuber ischiadicum.

Wir führten auch hier eine Punktion durch, und es ließen sich ebenfalls 50 ml Blut entfernen. Der Patient lehnt eine operative Behandlung ab.

Eine entzündliche Muskelteilzerstörung wird im letzten Fall vorgeführt.

Die 20jährige Patientin berichtete, seit einigen Tagen eine Schwellung am Unterschenkel zu haben. Vor 6 Jahren hatte sie sich eine Verletzung durch einen Holzspreißel zugezogen.

Bei der Untersuchung fand sich eine kleine alte Narbe am Übergang vom mittleren zum distalen Unterschenkeldrittel in Höhe des M. tibialis anterior. Hier war eine deutliche Schwellung und Druckschmerzhaftigkeit festzustellen.

Die Röntgenaufnahme des Unterschenkels in 2 Ebenen zeigte einen knöchern normalen Befund, lediglich eine leichte Weichteilschwellung.

Bei der Sonographie (Abb. 6) findet sich ein 7·3·2 cm großer echoarmer Bezirk mit dorsaler Schallverstärkung. Im Zentrum befindet sich ein echoreicher Herd mit dorsaler Schallminderung von der Größe 3·1·0,3 cm. Die Patientin wird zur operativen Behandlung überwiesen; OP-Bericht: Hautschnitt über der größten Vorwölbung am Unterschenkel. Entleeren von altem Abszeßgewebe. Dabei tritt zunächst ein kleiner Spreißel zutage. Es wird weiter geforscht. Schließlich hat dieser Abszeß Verbindung in die Schichten unterhalb der Muskulatur. Hier breitet sich eine daumenbreite Abszeßhöhle aus. Der Fremdkörper kann hier gefunden werden. Es wird alles ausgeräumt, Drainage, Wundverschluß.

Literatur

Fornage BD, Touché DH, Raguet M, Segal PM, Jacob M (1982) Accidents musculaires du sportif. Nouv Presse Med 11: 571–575
Fornage BD, Touché DH, Segal PM, Rifkin MD (1983) Ultrasonography in the evaluation of muscular trauma. J Ultrasound Med 2: 549–554

Darstellung von Tumoren des Bewegungsapparats im Ultraschall

U. Harland

Die sonographische Darstellung der Weichteilgewebe gelingt in der Regel gut. Die einzelnen Gewebearten haben charakteristische Reflexmuster und sind durch die begrenzenden Faszien voneinander abgrenzbar.

Die Haut gibt einen kräftigen schmalen Reflex.

Das subkutane Fett hat wechselnd echoreiche und echoarme Strukturen, wobei keine bevorzugte Ausrichtung der Bindegewebesepten besteht, sie erscheinen vorzugsweise punkt- oder kreisförmig. (Die Echogenität des Fettgewebes ist individuell unterschiedlich, in den meisten Fällen ist sie nicht sehr hoch, und tiefer gelegene Strukturen lassen sich gut darstellen. In einigen Fällen entstehen jedoch bereits subkutan so viele Reflexe, daß die Darstellung der tiefer gelegenen Strukturen dadurch erheblich erschwert werden kann.)

Das Muskelgewebe ist echoarm, die kräftigen Reflexe der Muskelsepten lassen die Verlaufsrichtung der Muskelfasern erkennen. Liegt der Schallkopf im Verlauf der Muskelfasern, so erscheinen die Septen parallel angeordnet, bei querer Lage werden die Septen punkt- oder kreisförmig abgebildet. Zum Ursprung und Ansatz hin verdichten sich die echoreichen Muskelsepten und gehen in die Sehnen über.

Sehnen sind echoreich, sofern sie senkrecht angeschallt werden. Werden sie schräg angeschallt, werden sie zunehmend echoarm.

Gefäße sind in ihrem Lumen echofrei, besonders die Arterien lassen sich durch die Pulsation gut erkennen.

Hyaliner Knorpel ist echoarm und für die Schallwellen praktisch frei passierbar.

Knochen kann nur in der Oberflächenstruktur beurteilt werden, er gibt einen kräftigen Kortikalisreflex, sofern die Kortikalis intakt ist. Auch eine hochgradig verschmälerte Kortikalis gibt diesen kräftigen Reflex und läßt keine weitere Beurteilung daruntergelegener Strukturen zu.

Die Darstellbarkeit von Tumoren gegen das sie umgebende Weichteilgewebe ist gebunden an eine unterschiedliche Schalleitfähigkeit. Je größer der Unterschied in der Schalleitfähigkeit ist, um so deutlicher läßt sich der Tumor darstellen.

Das ist z. B. bei Baker-Zysten der Fall, deren Abgrenzbarkeit durch die Kapsel ohnehin keine Schwierigkeiten bereitet. Ähnlich echoarm wie die flüssigkeitsgefüllte Baker-Zyste ist der knorpelige Anteil von kartilaginären Exostosen. Auch hier ist eine gute Abgrenzbarkeit gegen das umliegende Gewebe möglich. Die knorpeligen Anteile des Tumors lassen sich sonographisch gut darstellen, radiologisch werden sie nicht erfaßt (Abb. 1).

Praktisch kein Unterschied besteht in der Schalleitfähigkeit von subkutan gelegenen Lipomen und dem umgebenden Fettgewebe. Die Verteilung echoreicher und echoarmer Strukturen ist ähnlich, was die Abgrenzung eher noch erschwert, erleichtert wird die Darstellung durch die den Tumor umgebende Kapsel (Abb. 2).

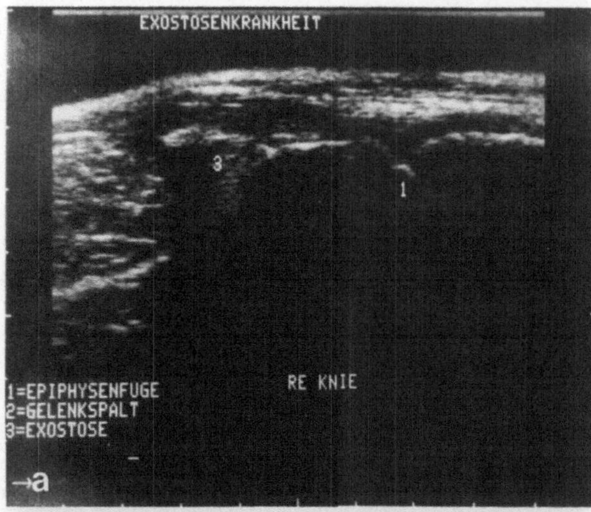

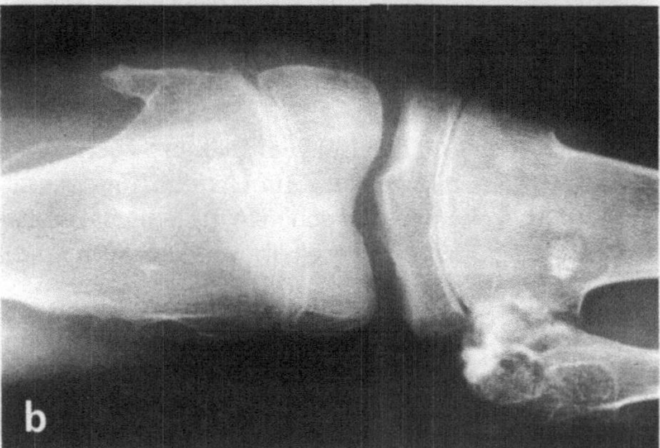

Abb. 1 a, b. Kartilaginäre Exostose am distalen Femur des rechten Kniegelenks. Die Epiphysenfuge ist mit *1* markiert, die Exostose mit *3*. Der knöcherne Anteil der Exostose ist durch den kräftigen Reflex und den nachfolgenden Schallschatten gekennzeichnet. Der knöchernen Exostose liegt ein breiter echoarmer Saum auf, der dem knorpeligen Anteil der Exostose entspricht. Zum Vergleich das nebenstehende Röntgenbild in der der Sonographie entsprechenden Projektion

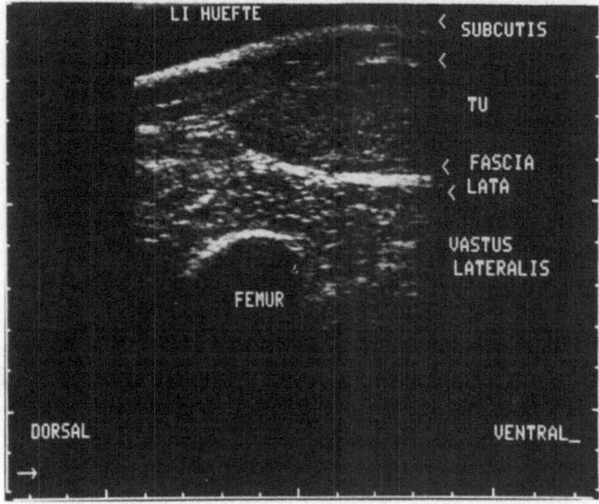

Abb. 2. Auf der Außenseite des linken Oberschenkels subkutan gelegenes Lipom. Das Lipom liegt der Fascia lata unmittelbar auf

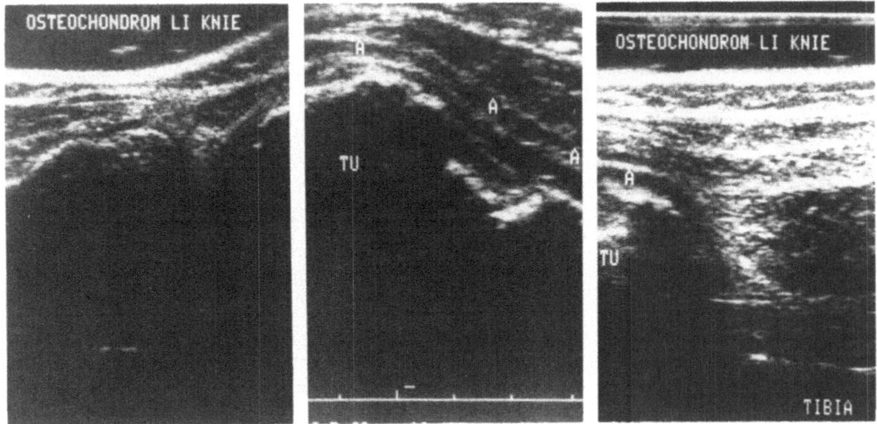

Abb. 3. Osteochondrom des linken Kniegelenks. Der Tumor lag an der Dorsalseite der proximalen Tibia, unmittelbar hinter dem Kniegelenkspalt beginnend. Das Bild wurde aus 3 Einzelschnitten des Tumors zusammengesetzt. Im linken Bildteil erscheint der distale Femur mit dem Kniegelenkspalt. Daran anschließend unmittelbar hinter dem Kniegelenkspalt beginnend zieht über den Tumor die A. tibialis posterior hinweg. Sie läßt sich am distalen Ende des Tumors nicht mehr weiter in die Tiefe verfolgen (dieser Teil ist auf der rechten Bildhälfte dargestellt). Die Arterie ist in ihrem Verlauf durch *A* markiert

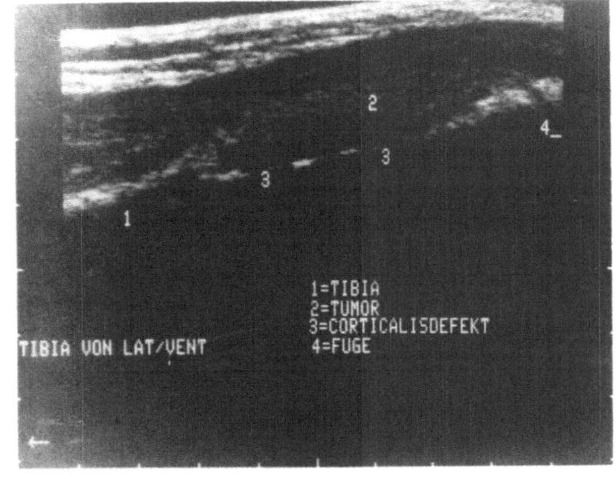

Abb. 4. Osteosarkom des rechten Unterschenkels. Der Tumor liegt oberhalb des Sprunggelenks. Die distale Wachstumsfuge der Tibia ist durch *4* markiert. Kortikalisdefekte sind durch *3* markiert. Am linken Bildrand Periostabhebung mit subperiostaler Verkalkung

Schwierig wird es dann, wenn ein Tumor infiltrativ wächst und in der Echogenität dem umliegenden Gewebe ähnelt. Das ist häufig in den Randbereichen von Metastasen bösartiger Primärtumoren der Fall.

Sofern die Abgrenzbarkeit oder die Zuordnung zu anatomischen Strukturen schwierig ist, kann die Möglichkeit, Bewegungen von Weichteilstrukturen direkt sichtbar zu machen, ausgenutzt werden. Diesen Vorteil der Sonographie gegenüber den anderen bildgebenden Verfahren sollte man unbedingt zur Hilfe nehmen. Wechselseitiges Anspannen antagonistischer Muskelgruppen ermöglicht eine bes-

Tabelle 1. Echomuster bei Tumoren

Tumor	Echomuster
Baker-Zysten	Echofrei teilweise mit Binnenreflexen typische Lokalisation in der Kniebeuge
Meniskusganglion	Echofrei bis echoarm anatomische Beziehung zur Meniskusbasis
Handgelenksganglion	Echofrei bis echoarm anatomische Beziehung zu den Interkarpalgelenken, keine Verschieblichkeit bei Bewegung der Sehnen
Sehnenscheidenhygrome	Echofrei bis echoarm anatomische Beziehung zu den Sehnen, keine Lageveränderung bei Bewegung der Sehnen
Knorpelige Anteile von Exostosen	Echofrei
Lipome	Echoarm mit Binnenstruktur, umgeben von einer Kapsel
Neurinom	Echoarm anatomische Beziehung zum Nerven
Histiozytom	Echoarm mit reichlich Binnenstruktur
Lymphom	Echoarm mit wenig Binnenstruktur
Neurogenes Sarkom	Zentral echofrei (wegen Nekrose) an den Rändern echoarm mit Binnenstruktur
Riesenzelltumor	Echoarm mit Binnenstruktur
Kleinzelliges Bronchialkarzinom (Metastase)	Echoarm mit Binnenstruktur, Kortikalisdefekte
Hypernephrom (Metastase)	Echofrei bis echoarm Kortikalisdefekte
Kollumkarzinom (Metastase)	Echoarm mit Binnenstruktur, Kortikalisdefekte
Chondrosarkom (Metastase)	Echoarm
Osteosarkom	Echofrei in den knorpeligen Anteilen des Tumors Echoarm in den bindegewebigen Anteilen des Tumors Schallschatten durch knochenbildende Tumoranteile, Kortikalisdefekte, subperiostale Verkalkung

sere Zuordnung bei Tumoren, die im Bereich der Muskulatur oder der Sehnen liegen.

Wenn größere Tumoren in der Nähe von Gefäßnervenbündeln liegen, so ist präoperativ zur besseren Orientierung die Angiographie angezeigt, um abzuklären, ob die anatomischen Verhältnisse durch Umgehungskreisläufe, bei Verschluß der großen Gefäße oder durch Verlagerung großer Gefäße verändert sind. Insbesondere der Verlauf der Arterien ist sonographisch gut zu beurteilen. Durch Anlegen verschiedener Schnitte läßt sich ein guter räumlicher Eindruck von der Größe des Tumors und der Lagebeziehung zum Gefäß gewinnen (Abb. 3).

Knöcherne Veränderungen lassen sich nur dann beurteilen, wenn die äußere Form verändert ist (z. B. bei Exostosen) oder wenn Defekte der Kortikalis vorliegen. Sobald die Kontinuität der Kortikalis unterbrochen ist, wird auch der starke Reflex unterbrochen, und es treten ggf. Reflexe tiefer gelegener Strukturen auf. Diese Veränderungen können anscheinend sowohl bei bösartigen wie auch gutartigen Tumoren auftreten. Wir fanden Kortikalisdefekte jedoch am häufigsten bei bösartigen Tumoren (Osteosarkom, Skelettmetastasen) (Abb. 4). Wenn die Kortikalisdefekte nur vereinzelt vorliegen und sehr klein sind, kann die Suche nach ihnen sehr mühsam sein. Wir halten den sonographischen Nachweis von Kortikalisdefekten jedoch für einen sehr wichtigen Befund, nach denen auf jeden Fall sehr ausgiebig gesucht werden sollte.

Ein weiterer wichtiger Punkt bei der sonographischen Beurteilung von Tumoren ist das Verhalten des Periosts im Übergangsbereich vom normalen zu veränderten Knochen. Bei 3 Osteosarkomen fanden wir hier Periostabspaltungen mit subperiostalen Verkalkungen, die den Codmann-Dreiecken entsprachen. (s. Abb. 4). In der sonographischen Darstellung erinnern diese Veränderungen an die Nachverknöcherung behandelter Hüftdysplasien. Beiden Phänomenen liegt anscheinend ein biomechanisches Prinzip zugrunde, das durch Zugveränderung am Periost zu einer Knochenneubildung führt.

Wenn vielleicht die beiden zuletztgenannten Punkte den Eindruck erweckt haben, daß verläßliche sonographische Kriterien für bestimmte Tumorarten gefunden worden wären, so ist das korrekturbedürftig.

Der überwiegende Teil der von uns untersuchten Tumoren war echoarm, so daß hieraus kein Rückschluß auf die Histologie des Tumors möglich war. Bei den nachfolgenden Beispielen konnten Aussagen über die Art des Tumors eher aus der Lokalisation und Anamnese als aus dem Echomuster gemacht werden. In allen Fällen war der Tumor im Vergleich zum umliegenden Gewebe echoarm (Tabelle 1). Nach dem Vorausgesagten sind bei der Darstellung und Beurteilung von Tumoren des Bewegungsapparats im Ultraschall folgende 6 Punkte herauszustellen:

1. Tumoröse Veränderungen innerhalb der Weichteilstrukturen sind an ihrer veränderten Echogenität zum umliegenden Gewebe in Form und Größe in der Regel abgrenzbar.
2. Die Abgrenzbarkeit wird erleichtert, wenn eine Bewegung der anatomischen Strukturen gegeneinander erreicht werden kann.
3. Die Lage von Gefäßen, insbesondere der Arterien, zum Tumor kann gut bestimmt werden.
4. An der Kortikalis ist der Nachweis bzw. Ausschluß von Defekten wichtig.
5. Am Übergang von unveränderten zum veränderten Knochen können subperiostale Verknöcherungen auftreten.
6. Aus der Echogenität läßt sich kein Rückschluß auf die Art des Tumors ziehen.

Was leistet die Sonographie bei der Diagnostik des stumpfen Thorax- und Bauchtraumas

T. Tiling, B. Bouillon, M. Edelmann

Einleitung

Der prozentuale Anteil an Verletzten mit einem stumpfen Bauchtrauma (2–4%) aller Verletzten (Aufschnaiter u. Kofler 1982; Kremer u. Böhme 1968; Kümmerle 1959; Petersen 1974; Poigenfürst u. Schön-Bauer 1961), die stationär behandelt werden, nimmt zwar zahlenmäßig nur einen bescheidenen Raum ein, diese Patienten weisen jedoch eine Mortalität bis zu 45% auf (Hamman u. Spohn 1971; Just u. Lutz 1965; Perry 1965; Petersen 1974; Stojanov et al. 1975). Von großer Bedeutung bezüglich der Mortalität ist der Zeitpunkt zwischen Unfallereignis und Operation (Delany u. Jason 1981; Hamelmann u. Nitschke 1971; Klaue u. Kern 1976; Peiper u. Peitsch 1976). Erfolgt eine Versorgung der abdominellen Verletzung erst nach 12 h, steigt die Letalität nach Untersuchungen von Peiper und Peitsch von 14 auf 25% an (Peiper u. Peitsch 1976). Da dabei die Zahl der Patienten mit einem Polytrauma auf 85% ansteigt, ist die höhere Mortalität nicht nur auf die verspätete Laparotomie zurückzuführen. Gertner et al. (1972) wiesen nach, daß bei einem isolierten stumpfen Bauchtrauma kein Patient vor Ablauf 1 h nach dem Unfall gestorben war. Bei über 75% der Gestorbenen lag ein Intervall von mindestens 6 h zwischen Unfall und Tod vor, wobei 40% zu diesem Zeitpunkt nicht operiert worden waren. Bei ⅔ der Patienten bestand eine Verzögerung der Schocktherapie bzw. Diagnostik.

Ein stumpfes Thorax- und/oder Bauchtrauma ist einerseits die am schwierigsten zu diagnostizierende Verletzung, da eine lokale und generalisierte Symptomatik häufig fehlt. Deren klinische Diagnostik ist gerade beim polytraumatisierten Patienten nicht möglich (Delany u. Jason 1981; Hamelmann u. Nitschke 1971; Klaue u. Kern 1976; Peiper u. Peitsch 1976; Siewert u. Maurer 1986). Andererseits läßt sich aus dem Vorliegen einer Wunde oder Prellmarke nicht der Schluß ziehen, daß eine intrathorakale oder intraabdominelle Verletzung vorliegt.

Ultraschalldiagnostik

Durch die Entwicklung kleiner, transportabler Geräte mit hohem Auflösungsvermögen kann der Ultraschall als diagnostisches Mittel im Rahmen der Akutversorgung des Traumas eingesetzt werden (Aufschnaiter u. Kofler 1982, 1983; Halbfass et al. 1981; Hauenstein et al. 1982; Tiling 1981). Wir bevorzugen den Einsatz eines Real-time-Geräts mit Linearscan gegenüber dem Sektorscanverfahren, da die

Darstellung der Flüssigkeitsräume im Nahfeldbereich großräumiger und damit sicherer möglich ist.

Flüssigkeiten lassen sich besonders gut von soliden Strukturen als echoarme oder echoleere Räume unterscheiden (KAPLAN u. SANDERS 1975). Bei Blutungen über längere Zeiträume und veralteten Hämatomen kommt es in den Flüssigkeitsräumen zur Ausbildung von Binnenechos im Rahmen der Aggregation und der Koagulation (CUNNIGHAM et al. 1976; KAPLAN u. SANDERS 1975; WICKS et al. 1978). Durch die bindegewebige Einsprossung und Organisation des Hämatoms entsteht ein Echobild wie bei semisoliden Strukturen mit abnehmender Ausbildung einer Schallverstärkung. Im Rahmen der Organisation eines Hämatoms kann es jedoch auch zur Verflüssigung des Hämatoms kommen, so daß sekundär erneut Flüssigkeitsräume auftreten. Flüssigkeitsansammlungen in der freien Bauchhöhle können ab 30 ml meistens (AUFSCHNAITER u. KOFLER 1983; SIEWERT u. MAURER 1986) und ab einem Volumen von 200 ml sicher erkannt werden (GOLDBERG et al. 1973; HAUENSTEIN et al. 1982; TILING 1981). Die Verteilung freier Flüssigkeit richtet sich nach den anatomischen Gegebenheiten (MEYERS 1970). Daraus ergibt sich die Notwendigkeit, gezielt nach einer kleineren Blutung zu fahnden. Bei einer Verletzung der Milz wie auch der Leber findet sich meist zunächst nur ein feiner Flüssigkeitsraum unter der Leber bzw. im hepatorenalen Winkel. Der primäre Flüssigkeitsnachweis am unteren Milzpol ist meist nicht möglich wegen der schlechteren Darstellbarkeit des linken Oberbauchs durch die Darmschlingenüberlagerung. Flüssigkeiten aus dem linken Oberbauch fließen entlang der Leber in den rechten Oberbauch. Von hier gelangt die Flüssigkeit weiter über die rechte Flanke nach retrovesikal. Linksseitig stellt das Lig. gastrocolicum eine Schranke für den Flüssigkeitsablauf nach kaudal dar. Bei Verletzungen des Dünndarms, Mesenteriums und Beckens finden sich primär Flüssigkeiten nur im retrovesikalen Raum. Bei der stärkeren Blutung kommt es zur Kommunikation aller Räume des Abdomens mit Abdrängen der Milz und Leber von Zwerchfell und Retroperitonäum. Dadurch entstehen Schnittbilder mit ausgedehnter Umspülung der Organe. Die Darmschlingen schwimmen in der Flüssigkeit. Da mittels Ultraschall nicht zwischen Aszites und freier Blutung unterschieden werden kann, empfiehlt sich im Einzelfall einmal die ultraschallgezielte Punktion des Peritonäums.

Einblutungen in die parenchymatösen Organe stellen sich frisch als echoarme, unscharf begrenzte Räume dar und als dem Organ aufgelagerte Flüssigkeitsräume entsprechend einer subkapsulären Einblutung (AFSCHRIFT et al. 1982; AYALA et al. 1974; GEISSL 1979; HÜNIG 1972; JASCHKE u. v. KAICK 1978; KAY et al. 1980; PANHOLD 1978; VICOMI et al. 1980). Eine Ruptur von Niere und Pankreas stellt sich am ehesten durch den Nachweis einer Blutung ins Retroperitonäum dar. Beim Pankreas kann die unscharfe Vergrößerung des Organs mit Echoverarmung ein Hinweis auf eine Organeinblutung sein. Die Darstellung einer Ruptur eines parenchymatösen Organs gelingt meist nicht (AUFSCHNAITER u. KOFLER 1982, 1983; HALBFASS et al. 1981; SCHWERK u. BRAUN 1981). Der Nachweis einer flüssigkeitsgefüllten Gallen- und Harnblase spricht gegen deren Ruptur, schließt diese jedoch nicht aus. Eine Zwerchfellruptur kann an der Unterbrechung ihres Echobands diagnostiziert werden. Einblutungen in die Thoraxwand und Bauchdecke lassen sich durch die Bewegung des darunterliegenden Peritonaeum viscerale eindeutig abgrenzen.

Aufgrund der klinischen Relevanz ergeben sich bei der Beurteilung eines stumpfen Thorax- und Bauchtraumas grundsätzlich 2 Fragestellungen:
1. Besteht eine größere freie Blutung?
2. Besteht eine Organverletzung bei nicht nachweisbarer größerer Blutung?

Bei der Erstuntersuchung nach Einlieferung im Schockraum wird der Verletzte sofort parallel zur Akutversorgung, wie Intubation, Legen eines zentralen Katheters und Blutentnahmen vor Katheterisierung der Harnblase, geschallt. Es wird gezielt nur nach der freien Blutung in den linken und rechten Thorax, den Herzbeutel, das freie Abdomen und Retriperitonäum gesucht. Die Abklärung der Frage einer Organeinblutung kann zum späteren Zeitpunkt im Rahmen der Erstversorgung erfolgen. Von entscheidender Bedeutung ist, daß beim kurzen Intervall zwischen Unfall und Erstuntersuchung und insbesondere bei Schalluntersuchungen im Schock zunächst keine oder nur eine minimale Flüssigkeitsansammlung nachweisbar ist. Im Rahmen der Schocktherapie kommt es erst zur stärkeren Blutung. Es ist daher wichtig, daß während bzw. am Ende der Akutdiagnostik nochmals eine Ultraschalluntersuchung durchgeführt wird. Im Rahmen der Polytraumaversorgung wird deshalb grundsätzlich die Sonographiekontrolle für erforderlich gehalten, bevor der Patient entweder auf die Intensivstation oder in den OP kommt. Besteht im Rahmen der Operations- oder Intensivüberwachung der Verdacht auf eine fortbestehende Blutung, muß ebenfalls eine Kontrolle erfolgen die sonst routinemäßig am folgenden Morgen nach dem Unfall durchgeführt wird. Ergibt sich zu einem späteren Zeitpunkt der Anhalt für eine zweiseitige Blutung, wird eine erneute Sonographie notfallmäßig durchgeführt.

Die Erstuntersuchung erfolgt in Rückenlage, wenn notwendig auch auf der Vakuummatratze, und beginnt mit dem Längsschnitt im dorsalen Thoraxbereich beiderseits. Die freie Blutung in den Thorax stellt sich als dreieckförmige bis flächige echoarme Zone mit Abgrenzung des Zwerchfells dar. Durch Schnitt in den Interkostalräumen links und durch eine kranialwärts eingekippte Schnittebene von subkostal wird nach einem Hämatoperikard oder der Blutung bei Aortenruptur gefahndet. Die abdominelle Untersuchung beginnt mit dem Längs- und Querschnitt über der Harnblase, gefolgt vom Längsschnitt des rechten Oberbauchs und Querschnitten parallel zum Leberunterrand. Danach wird im dorsalen Längsschnitt das linke Subphrenium eingestellt und die Untersuchung mit einem Längs- und Querschnitt der Flanken beendet. Die gezielte Suche nach Organverletzungen erfolgt in der für diese Organe jeweils typischen Weise und ist nicht spezifisch für das Trauma.

Ergebnis

An der Chirurgischen Universitätsklinik Göttingen wurden von 1978 bis 1983 und am II. Lehrstuhl für Chirurgie in Köln-Merheim 1984 435 Patienten mit vermutetem oder nachgewiesenem Trauma des Stamms sonographiert. In 111 Fällen wurde zusätzlich im Anschluß an die Sonographie eine Lavage durchgeführt. Die Erfassung erfolgte prospektiv. Stand kein Arzt zur Durchführung der Sonographie zur Verfügung, wurde primär eine Lavage durchgeführt.

Tabelle 1. Häufigkeit des Einsatzes der Lavage nach Ultraschalluntersuchung des Abdomens

Ultraschall		Keine Lavage		Lavage	
	n	n	[%]	n	[%]
1. Serie	93	54	(58)	39	(42)
2. Serie	102	65	(64)	37	(36)
3. Serie	186	155	(83)	31	(17)
4. Serie	54	50	(93)	4	(7)
Gesamt	435	324	(75)	111	(25)

Tabelle 2. Häufigkeit und Lokalisation von Blutungen beim stumpfen Trauma des Thorax und Abdomens

Stumpfes Stammtrauma	n	[%]
Ohne Befund	308	70,8
Freie Blutung – Abdomen	49	11,3
Freie Blutung – Thorax	9	2,1
Retroperitonäale Blutung	34	7,8
Weichteileinblutung	4	0,9
Organeinblutung	31	7,1
Gesamt	435	100,0

Tabelle 3. Lokalisation der Organeinblutungen

Organverletzungen	n
Leberruptur, -einblutung	11
Nierenruptur	10
Milzruptur, -hämatom	8
Pankreaseinblutung, -pseudozyste	6
Zwerchfellruptur	2
Herzbeuteltamponade	1
Aortenruptur	1
Retroperitonäale Blutung	33
Bauchwandeinblutung	4

Mit zunehmender Anwendung der Sonographie wurde auf die anschließende Lavage verzichtet. Betrug in unserer ersten Serie die Anzahl der lavagierten Patienten noch 42%, so waren es in der letzten Serie von 54 Patienten nur noch 4 (=7%) (Tabelle 1). In 29% der Fälle wurde eine Blutung oder Organverletzung festgestellt. In 11% handelte es sich um eine freie Blutung, in 8% um eine retroperitonäale und in 7% um eine Organeinblutung. Da wir erst zum späteren Zeitpunkt mit der routinemäßigen Untersuchung des Thorax begonnen haben, sahen wir in 2% der Fälle eine freie Blutung in den Thorax. Ein Hämatoperikard sahen wir 2mal (Tabelle 2).

Bei den Organeinblutungen handelt es sich vorwiegend um Lebereinblutungen und Nierenverletzungen. Vereinzelt konnte auch eine Verletzung des Pankreas,

Tabelle 4. Anzahl der richtigen(+) und falschen(−) Befunde bei 435 Ultraschalluntersuchungen

Ultraschall	Realität		Gesamt
	+	−	
+	47	2	49
−	9	377	386
Gesamt	56	379	435

Sensitivität: 83,9%
Spezifität: 99,5%
Prävalenz: 12,9%

Tabelle 5. Anzahl der richtigen(+) und falschen(−) Befunde von 111 Patienten bei vergleichender Untersuchung mittels Ultraschall *(oben)* und Lavage *(unten)*

Ultraschall	Realität		Gesamt
	+	−	
+	36	2	38
−	5	68	73
Gesamt	41	70	111

Sensitivität: 88%
Spezifität: 97%
Prävalenz: 37%

Lavage	Realität		Gesamt
	+	−	
+	38	2	40
−	3	68	71
Gesamt	41	70	111

Sensitivität: 93%
Spezifität: 97%
Prävalenz: 37%

Duodenums und eine Aortenruptur erkannt werden. Die Blutungen in den Thorax konnten jeweils richtig nachgewiesen werden (Tabelle 3).

Die Treffsicherheit des Ultraschalls wurde bewertet anhand des klinischen Verlaufs, der Lavage, einer anschließenden Operation oder Sektion. Die Prävalenz betrug 12,9%, die Sensitivität 83,9 und die Spezifität 99,5% (Tabelle 4).

111 Patienten wurden im Anschluß an die Ultraschalluntersuchung lavagiert. Die Prävalenz betrug 47%. Die Sensitivität der Lavage betrug 93% gegenüber 88% bei der Ultraschalluntersuchung und einer identischen Spezifität von 97% (Tabelle 5).

Die 2 falsch-positiven Befunde bei der Ultraschalluntersuchung wurden von unerfahrenen Untersuchern erhoben, während die 2 falsch-positiven Befunde bei der Lavage auf eine Verletzung der epigastrischen Gefäße bei geschlossener Technik sowie auf eine falsche Beurteilung der Lavage zurückzuführen waren. 3 der 9 falsch-negativen Befunde im Ultraschall waren Folge der Unerfahrenheit des Untersuchers. 2mal lag als wesentlicher Befund eine Ruptur der Leber und eine rechtsseitige Zwerchfellhernie vor, die bei der Einlage des Lavagekatheters in einem Fall ebenfalls zu einem falsch-negativen Befund führte, da die Leber mit der Ruptur im Thorax lag und so nur eine minimale Blutung ins Abdomen stattfand. Durch eine zu geringe Blutmenge wurde ein Leberkapselriß im Ultraschall nicht erkannt. Eine Milzruptur wurde im Ultraschall und in der Lavage nicht gesehen, da es aufgrund von Verwachsungen nur zu einer lokalen, sich tamponierenden Blutung gekommen war. Eine Duodenalruptur wurde primär mittels Ultraschall und Lavage nicht gesehen, aber bei der Sonographiekontrolle wies die nachweisbare retroperitonäale Blutung zur Revision. Eine Sigmaperforation kombiniert mit einer Beckenfraktur wurde nicht erkannt, wobei jedoch angenommen wird, daß diese iatrogen am 3. Tag nach der Operation gesetzt wurde. Kein Patient starb an den Folgen einer nicht oder falsch erkannten Blutung.

Diskussion

Durch den Ultraschall kann der Unfallchirurg zum einen schneller als mit herkömmlichen Methoden Informationen beim stumpfen Thorax- und Bauchtrauma erhalten und zum anderen Verletzungen erkennen, die sonst im Rahmen einer Akutversorgung und Intensivpflege gar nicht oder nur schwer aufzudecken sind. Der entscheidende Vorteil gegenüber anderen Untersuchungsverfahren besteht darin, daß er nicht invasiv ist und bei geringstem Zeitaufwand parallel zur Akutversorgung überall einsetzbar ist und die Akutversorgung nicht verzögert, sondern richtungsweisend beeinflussen kann. Zusätzlich ist in einzelnen Fällen eine Organdiagnostik möglich. Schädigungen durch den Ultraschall sind nicht bekannt. Von entscheidendem Nachteil ist, daß der Ultraschall nicht von jedem mit der Erstversorgung von traumatisierten Patienten Beschäftigten beherrscht wird und Kontrollen – anders als bei der liegenden Lavage – durch den Arzt zu erfolgen haben. Eine Sonographieuntersuchung ist beim Vorliegen eines Hautemphysems nicht möglich.

Vorteile der Ultraschalldiagnostik:
- ▶ Nichtinvasiv,
- ▶ geringer Zeitaufwand,
- ▶ überall einsetzbar,
- ▶ beliebig oft wiederholbar,
- ▶ unproblematisch bei Schwangerschaft,
- ▶ unproblematisch bei Voroperation,
- ▶ hohe Treffsicherheit,
- ▶ quantitative Diagnostik,
- ▶ Organdiagnostik,
- ▶ Thorax, Retroperitonäum beurteilbar.

In der Diagnostik des stumpfen Bauchtraumas konkurrieren die Lavage (DELANY u. JASON 1981; KLAUE u. KERN 1976) und der Ultraschall (AUFSCHNAITER u. KOFLER 1983; EGGEMANN u. WALDTHALER 1982; HAUENSTEIN et al. 1982; TILING et al. 1984), die Computertomographie und besonders bei Kindern die Szintigraphie (DELANY u. JASON 1981). Die Vierquadrantenpunktion mit 10% falschen Ergebnissen (OLSEN u. HILDREUTH 1971) wie auch die Laparoskopie (DELANY u. JASON 1981) konnten sich nicht durchsetzen. Die Computertomographie mit ihrem hohen Auflösungsvermögen ist zwar geeignet, die freie Blutung und Organblutung zu erkennen, sie ist in der Diagnostik von Organrupturen eindeutig dem Ultraschall überlegen. Da jedoch der Verunglückte zur Computertomographie gebracht werden muß und in fast allen Kliniken der Computertomograph nicht im Schockbereich steht, stellt die Computertomographie in der Akutdiagnostik eine Gefährdung des schockierten Patienten oder stärker blutenden Patienten dar. Die Computertomographie ist damit in der Akutdiagnostik der freien Blutung abzulehnen. Da die Szintigraphie keine Blutung in die freie Bauchhöhle nachweisen kann, ist sie ebenfalls in der Akutdiagnostik nicht verwertbar.

Mit der Lavage kann am sichersten die freie Blutung ins Abdomen nachgewiesen werden. Sie ist von jedem Chirurgen durchführbar. Sie sollte wegen der vermehrten Verletzungsgefahr bei geschlossener Technik offen durchgeführt werden. Ist der Patient nicht bewußtlos, wird die Indikation zur Lavage wegen der Notwendigkeit einer Anästhesie besonders bei Kindern hinausgezögert und unterbleibt, falls der Patient kein akutes Abdomen, eine Schocksymptomatik oder eine eindeutige Laborkonstellation aufweist. Allerdings bedeutet aber ein positiver Lavagebefund die Indikation zur Operation. Da mit der Lavage die Blutungsdynamik nicht zu beurteilen ist, bedeutet dies für den polytraumatisierten Patienten, daß zunächst die Abdominalverletzung versorgt wird. Häufig steht jedoch beim bewußtlosen Patienten im Rahmen eines Polytraumas die Dringlichkeit der neurochirurgischen Diagnostik und der eventuellen Operation im Vordergrund. Die Computertomographie erfordert jedoch Zeit und ist in den meisten Kliniken nicht im Schockbereich durchführbar.

Wir begannen 1978 mit der routinemäßigen Ultraschalluntersuchung des Abdomens zur Blutungsdiagnostik beim Trauma. Aufgrund einer Treffsicherheit des Ultraschalls von 97,5% gegenüber 90% bei der Lavage können bezüglich der Fragestellung einer freien Blutung beide Untersuchungsverfahren gleich bewertet werden. Auch bei dem direkten Vergleich des Ultraschalls mit der Lavage im eigenen Krankengut fand sich mit einer Sensitivität von 88% gegenüber 93% für die Lavage und einer Spezifität von 97% kein wesentlicher Unterschied. Mit der Sonographie kann aber nicht nur eine Blutung in den Thorax, Bauchraum, Organe und Retroperitonäum festgestellt werden, sondern es ist zusätzlich eine Quantifizierung der freien Blutung möglich. Der Nachweis einer geringeren Blutung kann kontrolliert und somit die Blutungsdynamik beurteilt werden. Der Nachweis einer geringen Blutung stellt keine Indikation zur Laparotomie dar. Dadurch wird eher erreicht, daß alle Verletzungen zeitgerecht diagnostiziert und, wenn erforderlich, simultan versorgt werden. Im Gegensatz dazu zwingt jedoch den Chirurgen ein positiver Lavagebefund zur Laparotomie, ohne vorher z. B. eine Hirnverletzung abgeklärt zu haben. Hierin sehen wir den entscheidenden Vorteil der Sonographie gegenüber der Lavage (Tabelle 6).

Tabelle 6. Vor-(+) und Nachteile(−) der Lavage- und Ultraschalluntersuchung beim Bauchtrauma

	Lavage	Ultraschall
Sensitivität	+	−
Spezifität	+	+
Zu hohe Sensitivität	−	+
Quantifizierung	−	+
Organdiagnostik	−	+
Invasiv	−	+
Zeit	−	+
Kontrolle	+	−
Vorhanden	+	−
Durchführbar	+	−
Verwachsungen	−	+
Schwangerschaft	−	+
Emphysem	+	−

Eine Verlaufsbeobachtung mittels Ultraschall hat auf der Intensivstation zu erfolgen. Die Organdiagnostik bei Nachweis einer freien intraabdominellen Blutung geschieht am sichersten mit der Computertomographie. Auch mit der Szintigraphie kann eine Verletzung der Leber und der Milz nachgewiesen werden. Wir bevorzugen die ultraschallgezielte Punktion mit Untersuchung der Lavageflüssigkeit auf Amylase und Pflanzenfasern, um die Dünn- und Dickdarmverletzung rechtzeitig zu erkennen. Bei entsprechendem Vorgehen wurde bis heute eine Dünndarmverletzung nicht übersehen. Es konnte so bis heute in einzelnen Fällen die Laparotomie vermieden werden. Bei Eintritt eines akuten Abdomens, einer Schocksituation oder konservenpflichtigen Blutung sehen wir die Indikation zu Laparotomie.

Literatur

Afschrift M, de Sy W, Voet D, Nachtegaele P, Robberecht E (1982) Fractured kidney and retroperitoneal hematoma diagnosed by ultrasound. J Clin Ultrasound 10: 335–336
Allen RB, Curry GJ (1957) Abdominial trauma. A study of 297 consecutive cases. Am J Surg 93: 398–404
Aufschnaiter M, Kofler H (1982) Sonographie beim stumpfen Bauch- und Thoraxtrauma. In: Kratochwil A, Reinold E (Hrsg) Ultraschalldiagnostik 1981: Dreiländer-Treffen. Thieme, Stuttgart
Aufschnaiter M, Kofler H (1983) Sonographische Akutdiagnostik beim Polytrauma. Acta Traumatol 13: 55–57
Ayala LA, Wiliams LF, Widrich WC (1974) Occult Rupture of the spleen: the chronic form of splenic rupture. Ann Surg 179: 472–478
Cunningham JJ, Wooten W, Cunningham MA (1976) Gray scale echography of soluble protein and protein aggreate fluid collections (in vitro study). J Clin Ultrasound 4: 417–419
Delany HM, Jason RS (1981) Abdominal trauma. Surgical and radiological diagnosis. Springer, Berlin Heidelberg New York
Eggemann F, Waldthaler A (1982) Das stumpfe Bauchtrauma: Diagnostik durch Real-time-Sonographie. In: Kratochwil A, Reinold E (Hrsg) Ultraschalldiagnostik 1981: Dreiländer-Treffen. Thieme, Stuttgart

Geissl G (1979) Milzruptur-Milzhämatom. MMW 121: 78

Gertner HR, Baker SP, Rutherford RB, Spitz WV (1972) Evaluation of the managment of vebicular fatalities secondary to abdominal injury. J Trauma 1: 425

Gögler E (1971) Zur Erstversorgung beim multiplen Bauchtrauma. Hefte Unfallheilkd 107: 88–90

Goldberg BB, Clearfield HR, Goodman GA, Morales JO (1973) Ultrasonic determination of ascites. Arch Intern Med 131: 217–220

Halbfass HJ, Wimmer B, Hauenstein K, Zavisic D (1981) Ultraschall-Diagnostik des stumpfen Bauchtraumas. Fortschr Med 99: 1681–1685

Hamelmann H, Nitschke J (1971) Intraperitoneale Blutungen nach stumpfen Bauchtraumen. Chirurg 42: 433–437

Hamman J, Spohn K (1971) Peritonitis nach stumpfen Verletzungen des Bauches. Chirurg 42: 437–444

Hauenstein K, Billmann P, Wimmer B, Nöldgen G (1982) Die Wertigkeit der Sonographie beim stumpfen Bauchtrauma. In: Kratochwil A, Reinold E (Hrsg) Ultraschalldiagnostik 1981: Dreiländer-Treffen. Thieme, Stuttgart

Hünig R (1972) Ultraschall-Diagnose von Leberrupturen. Langenbecks Arch Chir 331: 227–238

Jaschke W, van Kaick G (1978) Echographische Diagnostik des subkapsulären Milzhämatoms. RöFo 129: 435–437

Just OH, Lutz H (1965) Erkennung und Behandlung postoperativer Ventilationsstörungen. Chirurg 36: 128–132

Kaplan GN, Sanders RC (1975) B-scan ultrasound in the managment of patients with occult abdominal hematomas. J Clin Ultrasound 1: 5–13

Kay ChJ, Rosenfield AT, Armm M (1980) Gray-scale ultrasonography in the evaluation of renal trauma. Radiology 134: 461–466

Klaue P, Kern E (1976) Diagnostik beim stumpfen Bauchtrauma. Z Unfallheilkd 79: 333–339

Kremer K, Böhme H (1968) Beurteilung und Behandlung von Verletzungen der Bauchorgane. Langenbecks Arch Klin Chir 332: 285–299

Kristensen JK, Buemann B, Kühl E (1971) Ultrasonic scanning in the diagnosis of splenic haematomas. Acta Chir Scand 137: 653–657

Kümmerle F (1959) Die stumpfe Bauchverletzung. Enke, Stuttgart

Meyers MA (1970) The spread and localization of acute intraperitoneal effusions. Radiology 95: 547–554

Olsen WR, Hildredth DH (1971) Abdominal paracentesis and peritoneal lavage in blunt abdominal trauma. J Trauma 11: 324

Peiper HJ, Peitsch W (1976) Das stumpfe Oberbauchtrauma. Z Unfallheilkd 79: 341–347

Perry JF (1965) A five year survey of 12 acute abdominal injuries. J Trauma 5: 53

Petersen H (1974) Stumpfe Verletzungen des Magen-Darm-Traktes. Bruns' Beitr Klin Chir 221: 110–119

Poigenfürst J, Schön-Bauer R (1961) Operierte geschlossene intraperitoneale Organverletzungen. Behandlungsergebnisse aus dem Arbeitsunfallkrankenhaus Wien. Hefte Unfallheilkd 65: 6–18

Panhold W (1978) Der Einsatz der Sonographie bei traumatischer Gallenblasen- und Leberruptur: Ein Fallbericht. Wien Klin Wochenschr 90: 803–806

Schwerk WB, Braun B (1981) Ultraschalltomographie und gezielte Peritonealpunktion bei verzögerter traumatischer Milzblutung. RöFo 134: 296–300

Siewert JR, Maurer JW (1986) Bauchverletzungen. In: Lange M, Hipp E (Hrsg) Lehrbuch der Orthopädie und Traumatologie. Bd III. Enke, Stuttgart

Stojanov A, Zlatarski G, Mitov A, Konstantinov B, Kamenov G (1975) Schwere abdominale Mehrfachverletzungen. Zentralbl Chir 100: 152–158

Tiling Th (1981) Die Ultraschalluntersuchung beim stumpfen Bauchtrauma. Hefte Unfallheilkd 153: 378–382

Tiling Th, Schmid A, Maurer J, Kaiser G (1984) Wertigkeit der Ultraschalldiagnostik beim stumpfen Bauchtrauma. Hefte Unfallheilkd 163: 79

Vicomi GN, Gonzalez R, Taylor KJW, Crade M (1980) Ultrasonic evaluation of hepatic and splenic trauma. Arch Surg 115: 320–321

Wicks JD, Silver TM, Bree RL (1978) Gray scale features of hematomas: an ultrasonic spectrum. AJR 131: 977–980

Obere Extremität

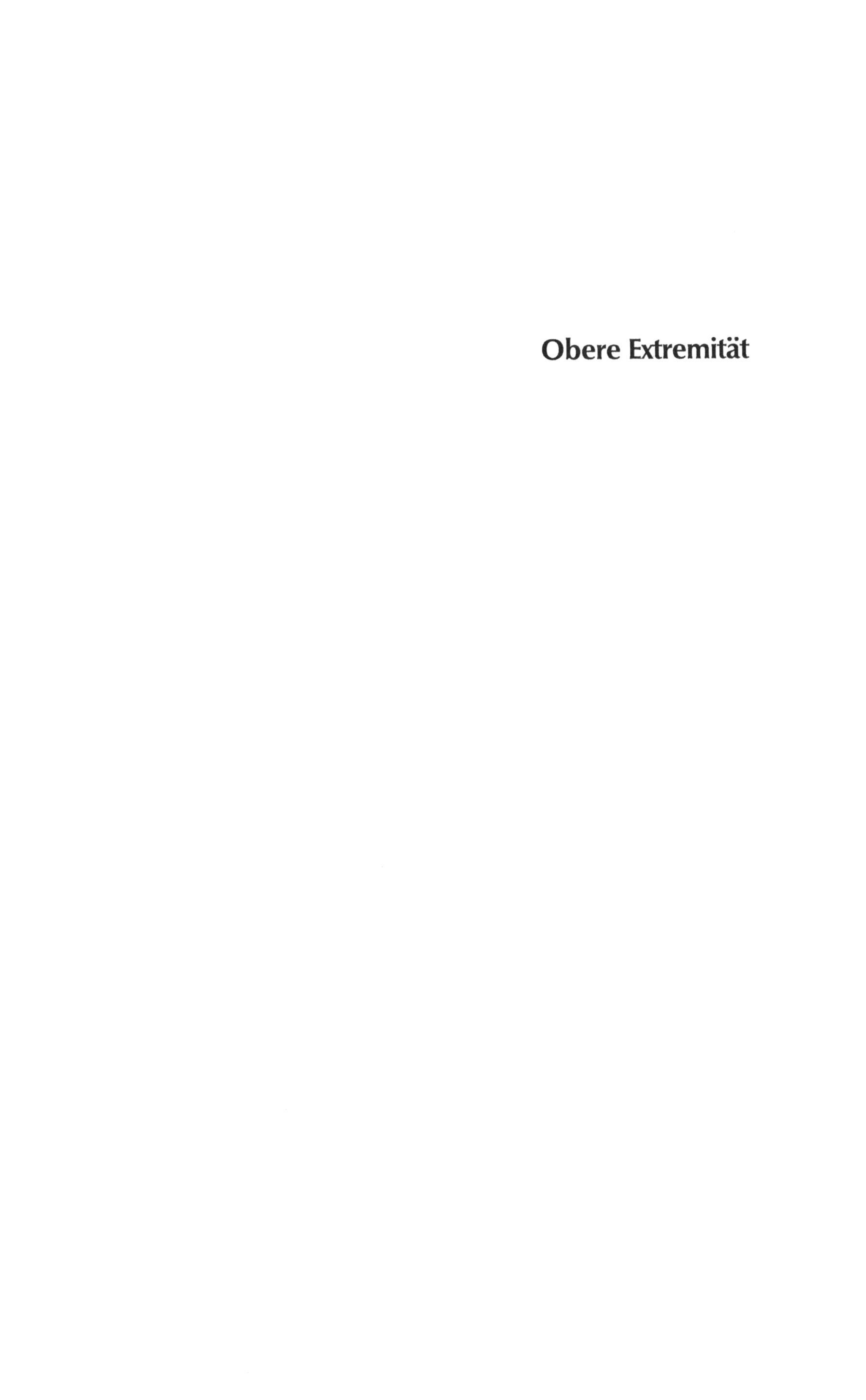

Klinische Anatomie des Schultergelenks

H.-M. SCHMIDT

Die *Articulatio humeri* ist beim Menschen die am weitesten seitlich gelegene Bewegungseinrichtung der 3 Kugelgelenke des Schultergürtels. Von den beiden gelenkig miteinander verbundenen Knochen des Cingulum membri superioris artikuliert nur das Schlüsselbein mit dem Stammskelett, während das Schulterblatt in zahlreichen Muskelschleifen aufgehängt ist. Dadurch bekommt die obere Extremität, die im Gegensatz zum Bein leicht gebaut ist, eine besondere Beweglichkeit (SIEGLBAUER 1963).

Entwicklung des Schultergelenks

Im wesentlichen entwickelt sich die *Articulatio humeri* nach denselben Gesetzmäßigkeiten wie das Knie-, Hüft- oder Ellbogengelenk. Etwa in der 5. Embryonalwoche beginnt sich ein Blastemkern als Grundlage des oberen Extremitätenskeletts in der proximalen Humerusgegend auszuformen. Anfang der 6. Woche kommt es zur Knorpelbildung, v. a. im Bereich des späteren Labrum glenoidale und des Humeruskopfes. Zu dieser Zeit bildet sich auch der primitive Gelenkspalt aus. Durch Proliferation und Kondensation der zellulären Elemente entsteht die bindegewebige Grundlage der Kapselbandsysteme und der Sehne des langen Bizepskopfes. Nach Abschluß der Embryonalperiode zeigt das knorpelige Schultergelenk schon alle Einzelheiten des Gelenks Erwachsener in verkleinerter Form einschließlich der meisten Schleimbeutel. Während der Fetalzeit unterliegen die Gelenkstrukturen dann einer weiteren Reifung und Wachstumsvergrößerung. Sehnen und Bänder werden vermehrt vaskularisiert, ebenso die Epiphysen der benachbarten Skeletteile. Die endgültige Ausreifung erfolgt schließlich in der postnatalen Entwicklungsphase. An der Skapula verknöchern die Randabschnitte der Cavitas glenoidalis erst während der Pubertät. Am Humerus dagegen erscheint der Knochenkern der proximalen Epiphyse bereits im 1. Lebensjahr. Er verwächst mit den später entstehenden der Tubercula zur einheitlichen Kopfepiphyse im 6. Lebensjahr. Die proximale Epiphysenfuge verläuft außen bis zum Collum chirurgicum, während sie innen am Collum anatomicum endet. Sie verwächst zwischen dem 20. und 25. Lebensjahr (GARDNER und GRAY 1953; DE PALMA 1954; SIEGLBAUER 1963).

Größenmerkmale der Gelenkkörper

Die Gelenkpfanne des Schultergelenks, *Cavitas glenoidalis,* liegt im oberen seitlichen Schnittwinkel der Skapula. Sie ist bei normaler Haltung ein wenig nach oben und vorn verkantet. Über ihre ovale bis tropfenförmige Umrißform lassen sich am Würzburger Patientengut als größte Länge 30,0 (24,0-35,4) mm sowie 22,7 (21,5-32,7) mm als größte Breite abgreifen. Parallel zur größten Länge beträgt die Tiefenausdehnung 4,3 (2,5-6,5) mm. Am Übergang zum Labrum glenoidale maßen wir einen Umfang von 82,8 (67,0-100,0) mm, während die Gelenklippe selbst einen mittleren Umfang von 105,8 (90,0-123,0) mm aufweist. Sie ist etwa 4,5 mm breit und 3,5 mm dick.

Nach STRASSER (1917) beträgt der Krümmungsradius der *Schultergelenkpfanne* 26-27 mm. Durch die gleichmäßige sphärische Ausformung paßt der obere, flachere Teil des Humeruskopfes exakt in die Pfannenvertiefung hinein. Die Knorpeldicke errechnet sich nach FICK (1904) mit 1,6-2,2 mm. Am *Caput humeri* konnten wir einen transversalen Durchmesser von 43,3 (36,6-49,6) mm sowie einen sagittalen Durchmesser von 47,6 (40,7-56,9) mm ausmessen. Der Umfang des Humeruskopfes errechnete sich mit 149,1 (126,0-176,0) mm und ist damit fast um das Doppelte größer als die korrespondierende Gelenkfläche an der Skapula.

Der Krümmungshalbmesser der Gelenkfläche des *Caput humeri* wird von STRASSER (1917) mit 25-27 mm angegeben. Ringsherum fehlt ein Streifen von etwa 20° Breite zur Halbkugel, so daß insgesamt nur zwischen ⅓ und ⅖ einer kompletten Kugelfläche erreicht wird. Die Mittelpunkte der Krümmung des Vertikal- oder Längsprofils liegen auf einer leicht spiralig geformten Evolute (LUDKEWITSCH 1900).

Kapselbandstrukturen und Rotatorenmanschette

Die Gelenkkapsel entspringt am Schulterblatt im Bereich des *Labrum glenoidale* (Abb.1) mit Ausnahme des oberen hinteren Pfannenrands. Hier drängt der Ursprung der Bizepssehne die Kapsel ab, so daß diese vom Knochen oder der Wurzel des Processus coracoideus abgehen kann. Am Humerus setzt die Kapsel in der Regel am Collum anatomicum an, kreuzt den Sulcus intertubercularis und verwandelt diesen in eine Führungsröhre für die Bizepssehne. Aufgrund ihrer Schlaffheit besitzt sie je nach Armstellung an unterschiedlichen Orten größere oder kleinere Falten. Die größte entsteht bei herabhängendem Arm an der Unterseite, *Recessus axillaris.*

Die Dicke der Kapsel ist örtlich unterschiedlich. Dort, wo Sehnen (M.supraspinatus, M.infraspinatus) die Kapsel bedecken, ist sie sehr dünn. Dagegen kann sie an den Zwischenstrecken bis zu 0,33 mm dick werden (FICK 1904).

Neben den in die Kapsel eingelassenen Sehnen („aktive Bänder" nach FICK 1904) besitzt die Schultergelenkkapsel auch noch rein passiv wirkende Verstärkungseinrichtungen. So zieht vom seitlichen Rand und der Basis des Processus

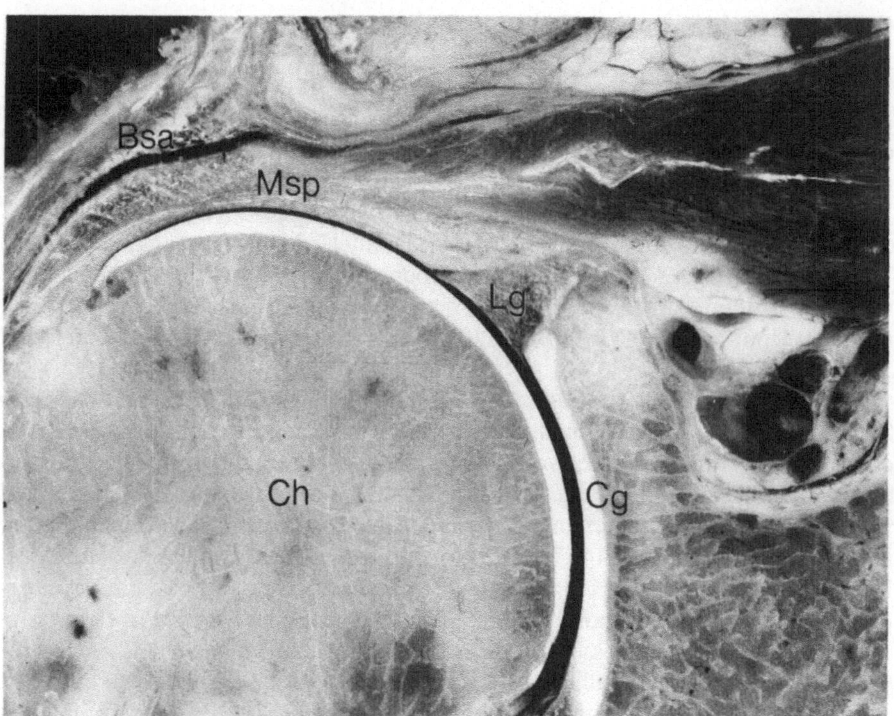

Abb. 1. Frontalschnitt durch die Mitte des Schultergelenks. *Bsa* Bursa subacromialis, *Msp* Sehne des M. supraspinatus, *Lg* Labrum glenoidale, *Ch* Caput humeri, *Cg* Cavitas glenoidalis. – Beachte das Mißverhältnis zwischen Pfannengröße und Humeruskopfumfang

coracoideus das *Lig. coracohumerale* unter dem korakoakromialen Band zwischen den Sehnen des M. subscapularis und M. supraspinatus zum Tuberculum majus (s. Abb. 2). Die mittlere Länge errechneten wir mit 29,5 (17,7–38,5) mm. Die Anheftungsbreite ist am Rabenschnabelfortsatz mit 23,3 (11,0–34,9) mm nur geringfügig kleiner als am Tuberculum majus (23,6/13,1–31,4/mm). In etwa 8% kann der Ansatz des Bandes auch über den Sulcus intertubercularis auf den dorsalen Anteil des Tuberculum minus übergreifen. In 71% unserer Präparate konnten zusätzliche Faserbündel nachgewiesen werden, die nach hinten und medial umbogen, um in das Labrum glenoidale nahe des Bizepssehnenursprungs einzustrahlen („Lig. coracoglenoidale" nach FICK 1904; Abb. 2). Parallel zur Verlaufsrichtung des korakohumeralen Bandes konnten schließlich in 84,5% akzessorische Fasern nachgewiesen werden, die die Faseranlage deutlich verbreitern. Insgesamt ist das Lig. coracohumerale im Mittel 2,7 (1,5–4,1) mm dick und wird deswegen auch von DE PALMA (1954) als ein funktionell wichtiger Bestandteil der Rotatorenmanschette aufgefaßt.

Die Ligg. glenohumeralia verstärken in ihrer variablen Anlage die ventrale Kapselwand und sind nur von der Innenseite des Schultergelenks deutlich darstellbar. Das *Lig. glenohumerale superior* entspringt im Mittel 8,0 (4,0–11,6) mm breit ventral der Bizepssehne am Tuberculum supraglenoidale sowie an der Wurzel des Processus coracoideus. Manche Autoren vertreten die Ansicht, daß es sich deswegen um

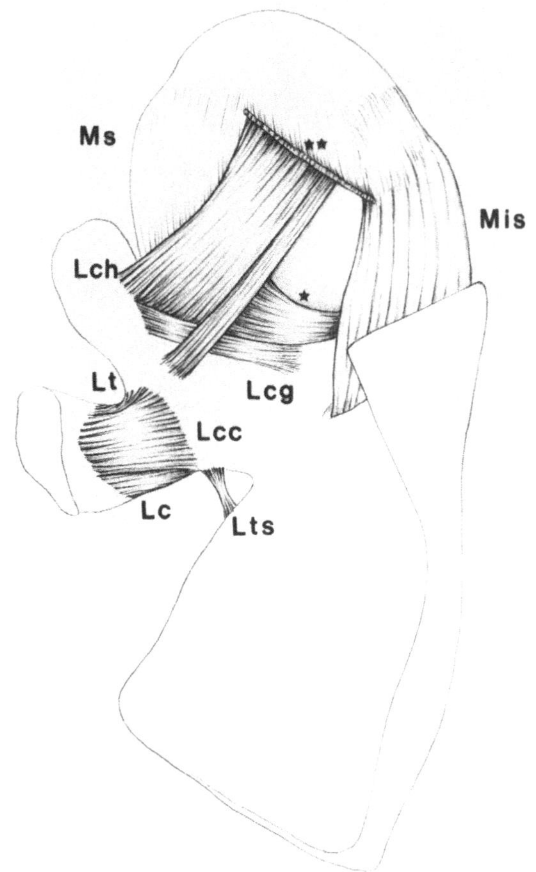

Abb. 2. Blick von kranial auf die Bandstrukturen der Schulterregion. Das Akromion ist entfernt, die Extremitas acromialis der Klavikula nach ventral geklappt. *Ms* Sehne des M. subscapularis, *Mis* M. infraspinatus, *Lch* Lig. coracohumerale, *Lcg* Lig. coracoglenoidale (Fick 1904), *Lcc* Lig. coracoclaviculare, *Lt* Lig. trapezoideum, *Lc* Lig. conoideum, *Lts* Lig. transversum scapulae superioris, * Labrum glenoidale, ** Schnittkante der Ansatzsehne des M. supraspinatus

eine tiefe Portion des Lig. coracohumerale handelt. Die distale Ansatzbreite am Humerus errechneten wir im Mittel mit 8,2 (5,5-11,9) mm. Das obere glenohumerale Band zieht mit einer mittleren Länge von 32,1 (21,9-39,4) mm stets parallel zur Bizepssehne. Zwischen ihm und dem Lig. coracohumerale bzw. der dicht anliegenden Supraspinatussehne entsteht eine Furche im Innern des Kapseldaches, in der die Bizepssehne vor seitlichen Verschiebungen geschützt wird (Abb. 3).

Das *Lig. glenohumerale medium* ist sowohl im skapularen Anheftungsbereich (11,6/7,1-20,8/mm) als auch im humeralen (11,5/8,2-13,0 mm) ein wenig breiter als das obere glenohumerale Band. Die mittlere Länge liegt bei 30,8 (22,2-38,5) mm, die mittlere Dicke bei 2,7 (1,4-3,7) mm. Beim *Lig. glenohumerale inferior* fanden wir eine weitere Vergrößerung der proximalen (13,8/9,0-22,4 mm) und distalen (17,8/12,6-26,7 mm) Anheftungsbreiten gegenüber den beiden anderen glenohumeralen Kapselverstärkungen. Dagegen ist die mittlere Länge (30,0/22,0-39,4 mm) nicht wesentlich verändert. Außerdem erscheint das Band mit 4,0 (2,3-10,1) mm Dicke relativ stark entwickelt.

Mehr als das obere zeigen mittleres und unteres glenohumerales Band zahlreiche Verlaufsvariationen, wobei unterschiedlich weite Zwischenräume entstehen kön-

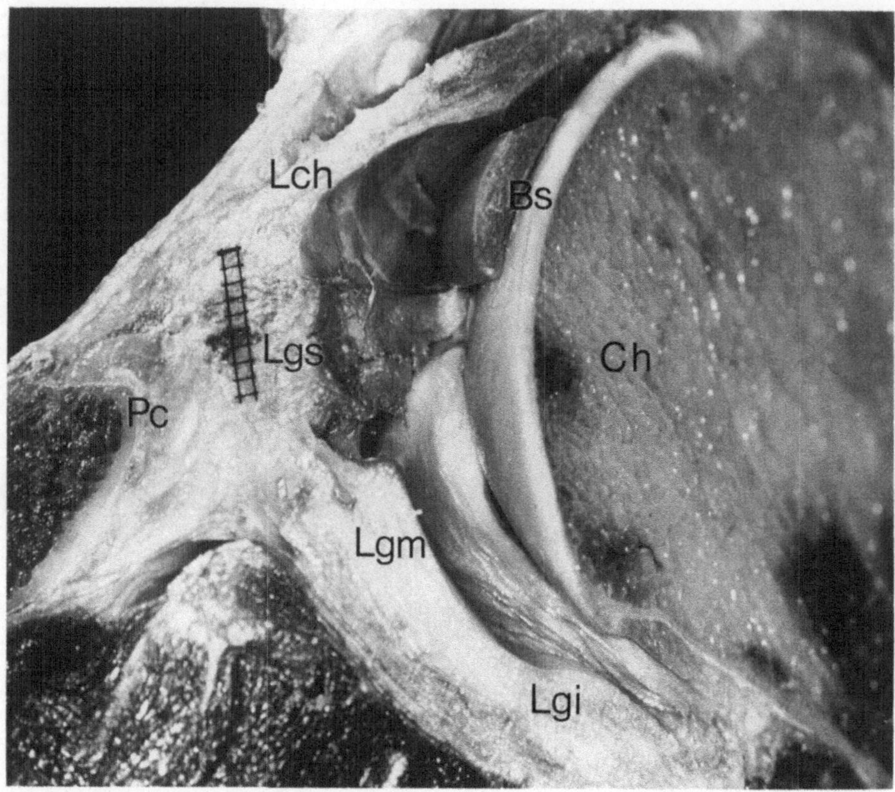

Abb. 3. Ventrale Kapselwandstrukturen des Schultergelenks an einem Frontalschnitt. Humeruskopf aus der Schnittebene herausgekantet. *Pc* Processus coracoideus, *Lch* Lig. coracohumerale, *Lgs* Lig. glenohumerale superior, *Lgm* Lig. glenohumerale medium, *Lgi* Lig. glenohumerale inferior, *Bs* Bizepssehne, *Ch* Caput humeri

nen. DE PALMA (1954) beschreibt in diesem Zusammenhang das prozentual außerordentlich" wechselnde Vorkommen von Recessus synoviales in der vorderen Gelenkwand. Eine 2fache Anlage von synovialen Kapselbuchten zwischen den 3 glenohumeralen Bändern wurde in 40,6% vorgefunden. Ein Recessus synovialis zwischen oberem und mittlerem glenohumeralen Band kommt in 30,2% vor. In 11,1% entstehen verschieden große Aussackungen zwischen mittlerem und unterem Band. In den restlichen Fällen kommen entweder nur sehr kleine Aussackungen vor, oder sie sind gar nicht mehr nachweisbar (11,4%).

FICK (1904) rechnet auch die *Bizepssehne* zu den Verstärkungsbändern des Schultergelenks. Er betont, daß die Sehne durch ihre Verbindungen mit dem Muskel in vielen Beziehungen einem zwischen 2 Knochenpunkten überspringenden, festen Band überlegen ist, weil sie sich ständig in einer durch Muskeltonus, -dehnung oder -kontraktion bedingten Spannung befindet. Aus unseren Untersuchungen ergab sich, daß die Sehne des Caput longum M. bicepsitis brachii sich aus dem dorsalen Anteil des Labrum glenoidale entwickelt. Am Tuberculum supraglenoidale scapulae entspringt sie dann in einer mittleren Breite von 8,6 (6,4–12,7) mm. Die Dicke

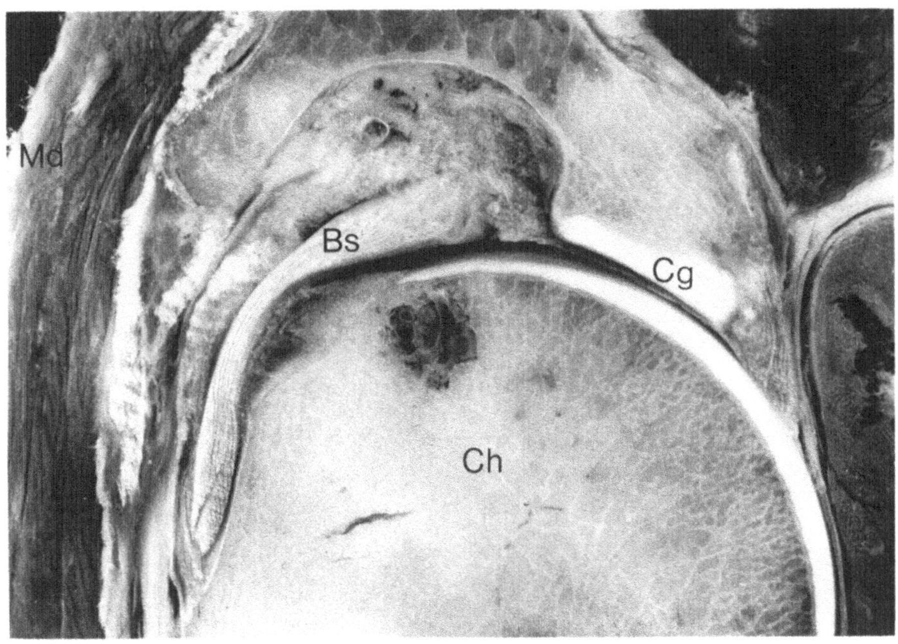

Abb. 4. Frontalschnitt durch das Schultergelenk. *Md* M. deltoideus, *Bs* Bizepssehne, *Cg* Cavitas glenoidalis, *Ch* Caput humeri

beträgt hier im Mittel 2,9 mm. Die Sehne verläuft dann intraartikulär (Abb. 4) nach ventrolateral und überquert den vorderen oberen Quadranten des Caput humeri. Während ihres Verlaufs durch das Schultergelenk entfernt sie sich in einer Horizontalebene, die durch den höchsten Punkt des Humeruskopfes gelegt werden kann, vom größten vertikalen Durchmesser unter einem mittleren Winkel von 19,3° und tritt in den Sulcus intertubercularis ein (SCHMIDT 1977). Beim Übergang der Sehne in den Sulcus besitzt sie eine mittlere Breite von 7,2 (4,1–11,1) mm. Die mittlere Dicke errechnet sich hier mit 2,3 (1,6–3,6) mm (Abb. 5).

Ebenso wie DE PALMA (1954) fanden wir zahlreiche Variationen in der Anlage der Schultergelenkanteile der Bizepssehne. So wurden u. a. Ursprünge im Dach der Gelenkkapsel 1,5 cm lateral des Tuberculum supraglenoidale ebenso gefunden wie Abgänge im Sulcus intertubercularis, an verschmolzenen Tubercula, am Tuberculum minus, an der Sehne des M. pectoralis major und am Humerusschaft, medial der Crista tuberculi majoris. WELCKER (1878) hatte bereits nachweisen können, daß die Bizepssehne nicht von Anfang an bei der Entstehung der Gelenkhöhle im Innern derselben liegt. Vielmehr ist sie zunächst mit der Kapsel verbunden und rückt erst später in die Tiefe. Manchmal kann als Rest einer unvollständigen Ablösung ein zartes Mesotendineum zwischen Sehne und Kapselwand ausgespannt bleiben (DE PALMA 1954).

Dynamisch wird das Schultergelenk zum einen durch Muskeln gesichert, die einen zum Gelenk transversal gerichteten Verlauf zeigen. Es ist dies die Gruppe der Muskeln der Rotatorenmanschette („rotator cuff"): M. subscapularis (s. Abb. 2 und 5), M. supraspinatus (s. Abb. 1 und 2), M. infraspinatus (s. Abb. 5) sowie M. teres

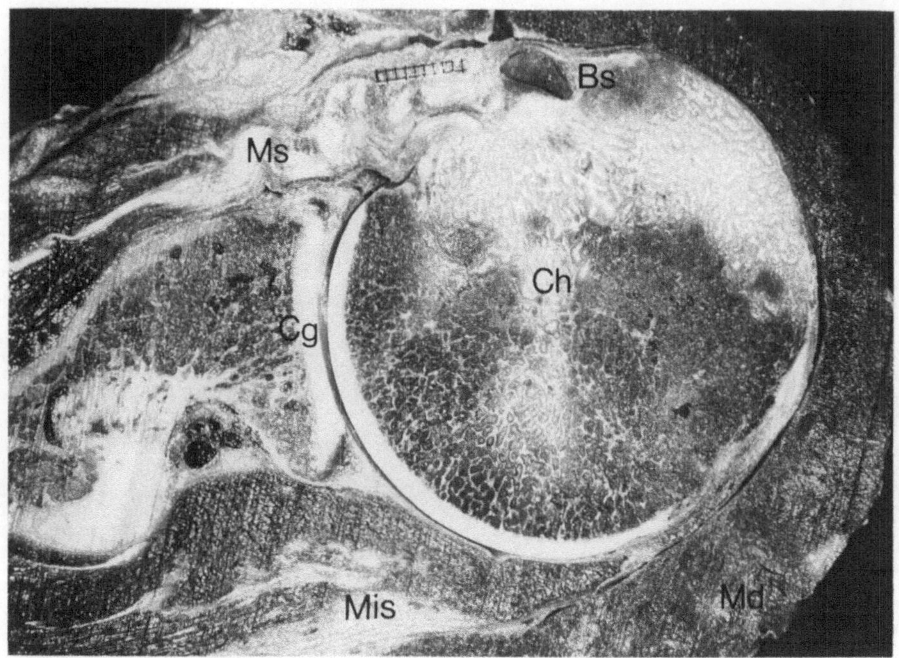

Abb. 5.   Horizontalschnitt durch das Schultergelenk in Endoraotationsstellung. *Ms* Sehne des M. subscapularis, *Bs* Bizepssehne, *Cg* Cavitas glenoidalis, *Ch* Caput humeri, *Mis* M. infraspinatus, *Md* M. deltoideus

minor. Nach KAPANDJI (1984) verhindern longitudinal oder schräg verlaufende Muskeln der Schulter und des Oberarms durch ihren Tonus ein Luxieren des Humeruskopfes nach unten (Caput breve M. bicepsitis brachii, M. coracobrachialis, Caput longum M. tricepsitis brachii, Pars acromialis und Pars spinalis des M. deltoideus sowie die Pars acromialis des M. pectoralis major).

Luxationen des Humeruskopfes nach oben werden schließlich durch das *Lig. coracoacromiale* verhindert, das zusammen mit der Schulterecke (Akromion) sowie dem Processus coracoideus den *Fornix humeri* gestaltet. Das Band ist in der Aufsicht dreieckig ausgeformt und löst sich in einer mittleren Breite von 36,5 (21,8–50,6) mm vom hinteren Rand des Rabenschnabelfortsatzes. Im Mittel 28,8 (23,7–30,0) mm lang zieht es zum Akromion, um hier 13,5 (5,8–23,0) mm breit einzustrahlen. Wir fanden im übrigen eine mittlere Dicke von 1,2 (0,8–2,3) mm.

Gleitbeutel

Praktisch ärztliche Bedeutung haben die zahlreichen *Gleitbeutel* in unmittelbarer Nähe des Schultergelenks. Die Bursa subcoracoidea, Bursa subscapularis, Bursa coracobrachialis sowie die Vagina tendinis intertubercularis (für die Bizepssehne) stehen nach LANZ-WACHSMUTH (1959) in der Regel mit der Gelenkhöhle in Verbindung. Sie können bei Erkrankungen die Beweglichkeit des Schultergelenks erheblich einschränken. Gleitbeutel ohne Verbindung zum Gelenkinnenraum sind die Bursa subacromialis (s. Abb. 1), Bursa subdeltoidea und Bursa subcutanea acromialis sowie die Druckpolster im Anheftungsbereich schultergelenknaher Muskeln.

Gefäßversorgung

Der Schultergelenkbereich wird arteriell im wesentlichen durch Äste der A. thoracoacromialis und A. circumflexa humeri anterior (ventral) sowie die A. supra- bzw. subscapularis und A. circumflexa humeri posterior (dorsal) versorgt.

Innervation

An der nervösen Versorgung der Schultergelenkkapsel sind zunächst jene Endästchen beteiligt, die zu den jeweiligen gelenknahen Muskelnerven gehören. Die entsprechenden Rr. articulares leiten sich ventral von den Nn. subscapulares, auf der proximalen und auf der dorsalen Seite von den Muskelästen des N. suprascapularis ab (LANZ-WACHSMUTH 1959). Mehrere lange Stämme des infraklavikularen Armgeflechts geben rückläufig ebenso feine Nerven an die humerusnahen Kapselanteile ab (WILHELM 1958). Ventral sind beteiligt der N. musculocutaneus, dorsal und in der Nähe des Recessus axillaris der N. axillaris und vereinzelt auch der Fasciculus dorsalis aus dem Plexus brachialis.

Literatur

De Palma AF (1954) Surgery of the shoulder. Lippincott, Philadelphia
Fick R (1904) Handbuch der Anatomie und Mechanik der Gelenke unter Berücksichtigung der bewegenden Muskeln. 1. Teil: Anatomie der Gelenke. In: v. Bardeleben K Handbuch der Anatomie des Menschen, 2 Bd, 1. Abt, 1. Teil Fischer, Jena
Gardner E, Gray DJ (1953) Prenatal development of the human shoulder and acromioclavicular joints. Am J Anat 92: 219–276
Kapandji IA (1984) Funktionelle Anatomie der Gelenke, Bd 1. Obere Extremität. Enke, Stuttgart
Lanz T v, Wachsmuth W (1959) Praktische Anatomie. 1. Bd. Arm, 3. Teil, 2. Aufl. Springer, Berlin Göttingen Heidelberg
Ludkewitsch A (1900) L'articulation de l'épaule. Med Diss, Lausanne
Schmidt H-M (1977) Ursprungssituation des M. biceps brachii und ihre funktionelle Deutung. Verh Anat Ges 71: 1369–1374
Sieglbauer F (1963) Lehrbuch der normalen Anatomie des Menschen. 9. Aufl. Urban & Schwarzenberg, Wien
Strasser H (1917) Lehrbuch der Muskel- und Gelenkmechanik. 4. Bd. Die obere Extremität. Springer, Berlin
Welcker H (1878) Die Einwanderung der Bicepssehne in das Schultergelenk. Arch Anat Physiol 1878: 27–28
Wilhelm A (1958) Zur Innervation der Gelenke der oberen Extremität. Z Anat Entwickl-Gesch 120: 331–371

Sonographie der Rotatorenmanschette

J. R. Crass

Einführung

Schulterschmerzen, die ihre Ursache potentiell in der Rotatorenmanschette haben,
sind eine häufige orthopädische Erkrankung. Wegen der Schmerzen und der Unan-
nehmlichkeiten, die mit der Schulterarthrographie als Standardmethode zur Beurteilung der Rotatorenmanschette verbunden sind, begann ich 1982 die Rotatorenmanschette sonographisch zu untersuchen. Nach einer ersten Vergleichsstudie mit

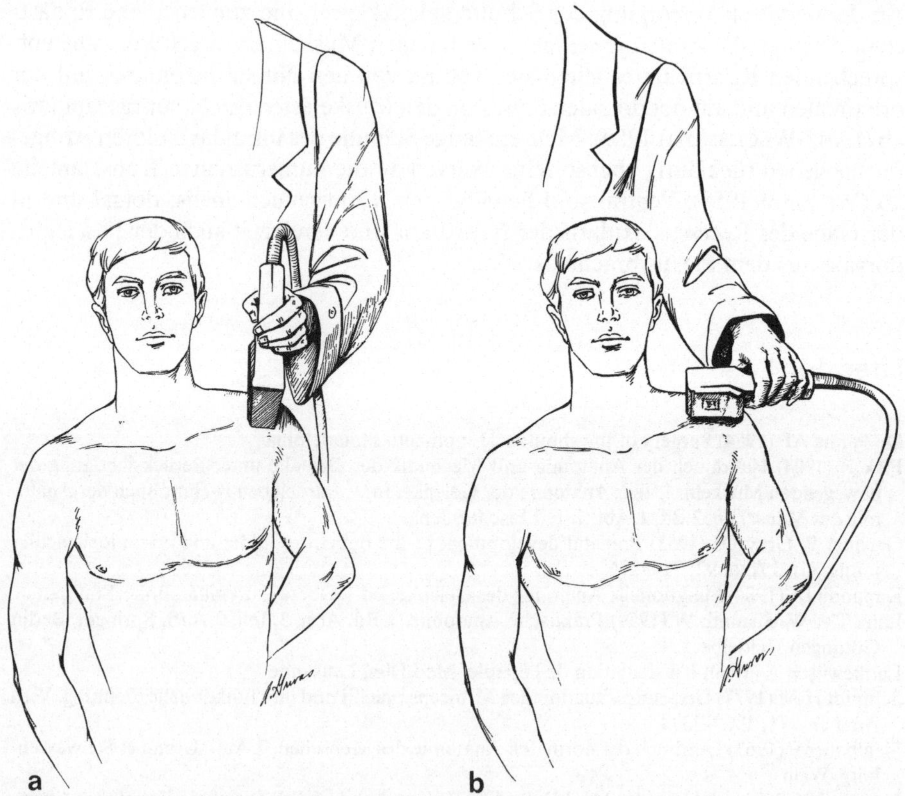

Abb. 1a, b. Positionierung. Der Patient sitzt, der Arm ist nach innen gedreht und gestreckt. Diese
Position wird leicht erreicht, wenn man den Patienten veranlaßt, den Arm hinter den Rücken zu
legen. **a** Sagittal-, **b** Transversalebene

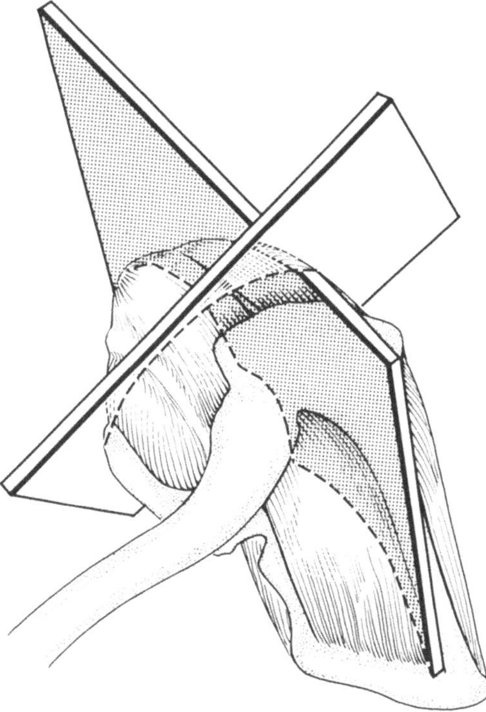

Abb. 2. Die Scanebenen werden anhand der rechten Schulter dargestellt. Die Schulter wird von oben gesehen (Scanning-Position). Abbildungen werden sowohl entlang der Sehnenachse als auch quer durch die Sehnenfaser erhalten. Zu beachten ist, daß beide Ebenen senkrecht zur Oberfläche des Humerus sind und daß deren Verlängerung die Mitte des Humerus treffen würde. (Aus Crass et al. 1985)

chirurgischen Befunden (CRASS et al. 1984), fing ich an, Ultraschall in der klinischen Beurteilung von Patienten mit Schulterschmerzen einzusetzen. Dieser Bericht enthält die Ergebnisse bis Ende Februar 1986.

Patienten und Methoden

Das Krankengut dieser Studie besteht aus allen Patienten, die an die Abteilung für Radiologie der Universität von Minnesota zur sonographischen Beurteilung der Rotatorenmanschette überwiesen wurden; zwischen Oktober 1982 und Februar 1986 wurden 300 bilaterale Untersuchungen ausgeführt. Anfänglich wurden die Patienten klinikintern überwiesen, so daß sehr gute Verlaufskontrollen vorliegen. Während des vergangenen Jahres wurde dann eine zunehmende Zahl von Patienten durch niedergelassene Orthopäden aus der Stadt überwiesen. Die Folgedaten dieser letzten Gruppe sind weniger vollständig. Bei 100 Patienten war zusätzlich eine Schulterarthrographie, bei 82 Patienten ein chirurgischer Eingriff an der Schulter durchgeführt worden.

Die Technik der Schultersonographie ist bereits beschrieben worden (CRASS et al. 1984, 1985; BRETZKE et al. 1985), wird aber hier kurz wiederholt. Um die Schulter sonographisch zu untersuchen, braucht man ein Real-time-Ultraschallgerät mit

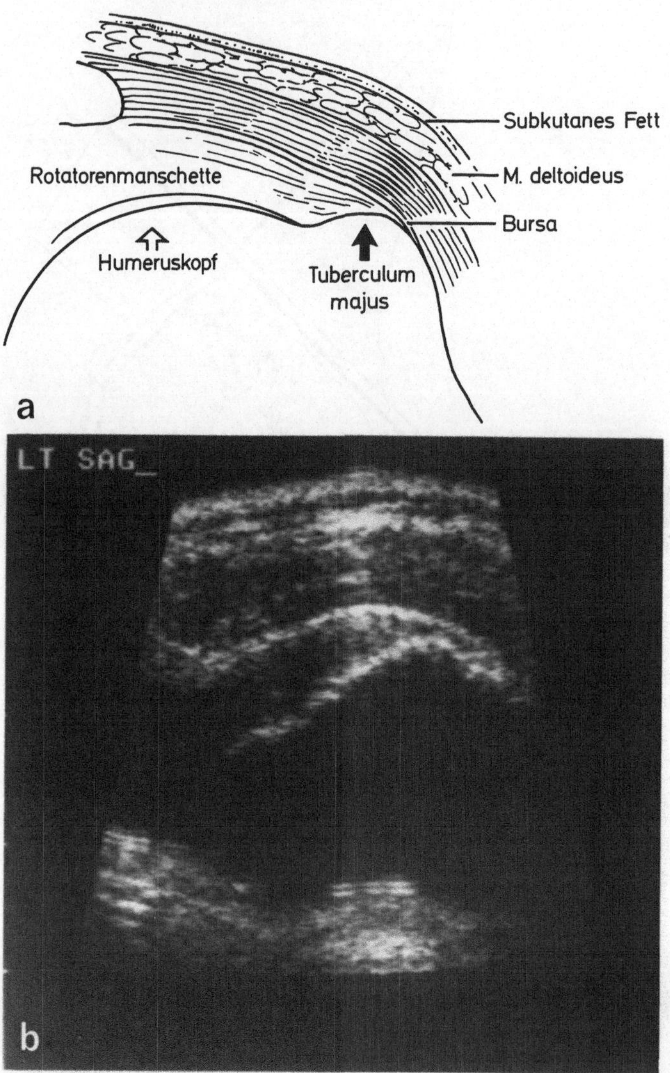

Abb. 3a–d. Normale Anatomie. Das normale Sagittal- **(a, b)** und Transversalbild **(c, d)** der Rotatorenmanschette. (Aus [2])

kleinem Schallkopf. Jedes Gerät, das für die Schilddrüsenuntersuchungen geeignet ist, erfüllt die nötigen Voraussetzungen. Ich benutze das Diasonic DS-11 mit einem kleinen 10-MHz-Schallkopf (Diasonics Inc., Sunnyvale, California, USA) für die meisten meiner Untersuchungen. Der Patient muß mit innenrotiertem und gestrecktem Arm vor dem Untersucher sitzen (Abb. 1a, b). Diese Position wird leicht erreicht, indem man den Patienten bittet, den Arm hinter den Rücken zu legen. Der untersuchende Arzt steht hinter dem Patienten und blickt auf die Schulter hinunter. Abbildungen der Sehne der Rotatorenmanschette werden in 2 Ebenen erhalten, wie Abb. 2 zeigt. Eine Darstellungsebene liegt in Längsrichtung der Sehnenfasern; die

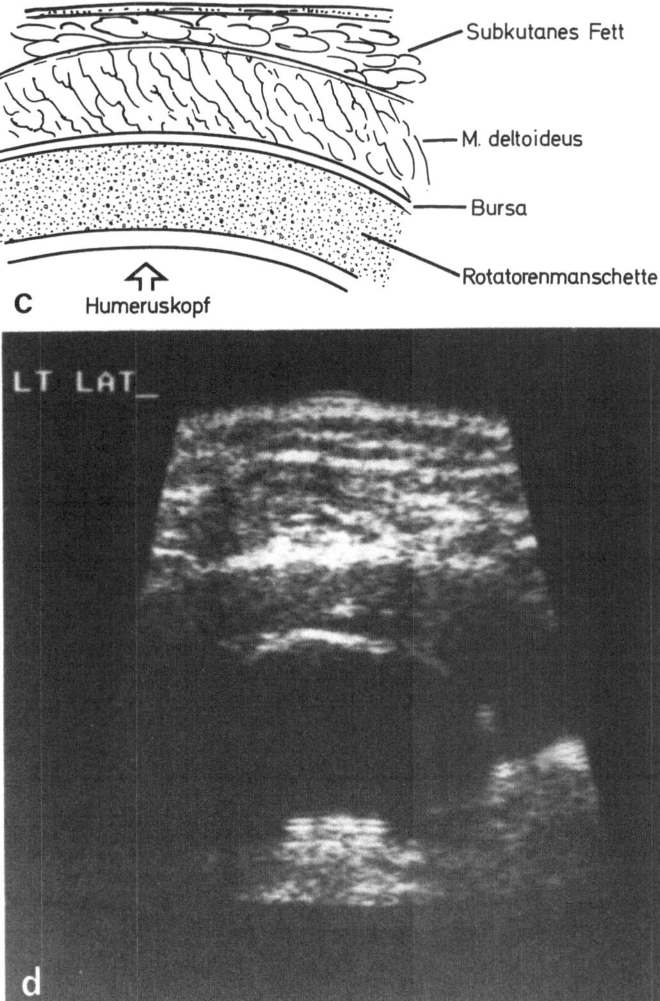

Abb. 3 c, d.

andere liegt quer zu den Fasern der Sehne. Zu beachten ist, daß diese beiden Ebenen senkrecht zur Humerusoberfläche liegen und ihre Projektion durch die Mitte des Humeruskopfes läuft. Dadurch werden hauptsächlich die Supraspinatus- und Infraspinatussehnen dargestellt. Um die Subskapularissehne abzubilden, wird die Schulter noch einmal in Rotationsmittelstellung des gestreckten Arms sonographiert. So werden Abbildungen von beiden Schultern angefertigt. Die Befunde sollten photographisch dokumentiert werden, da dies sowohl einen Vergleich der beiden Seiten als auch einen Vergleich mit späteren Untersuchungen gestattet.

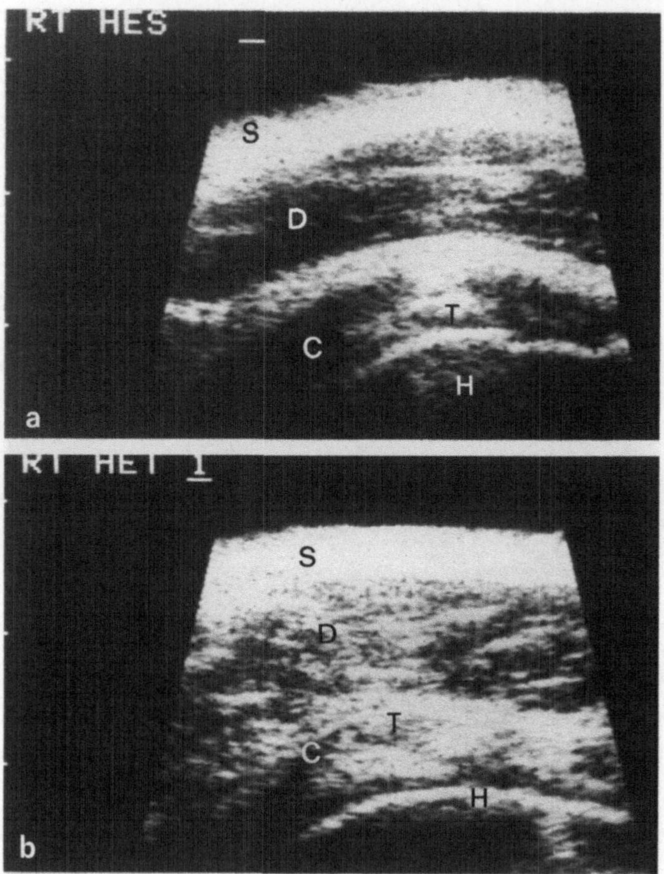

Abb. 4a, b. Kleine Ruptur. Kleine Rupturen erscheinen als zusammenlaufende echoreiche Flächen innerhalb der Sehne, wie man in diesen sagittalen (**a**) und transversalen (**b**) Abbildungen sieht. Sie können durch Verkalkung oder Vernarbung „vorgetäuscht" werden. *T* Riß, *D* Deltamuskel, *C* Manschette, *S* Haut und Subkutis, *H* Humerus

Ergebnisse

Die normale Rotatorenmanschette erscheint als ein homogenes Gewebeband, das etwas echoreicher ist als der Deltamuskel und zwischen Deltamuskel und Humeruskopf verläuft (Abb. 3a–d). Die Sehnenplatte verjüngt sich sowohl in Richtung ihres Ansatzes am Tuberculum majus als auch posterolateral, wo sie in die Kapsel einstrahlt. Die normale Sehne ist durchschnittlich 6 mm dick (2 cm proximal vom Ansatz des M. supraspinatus), ein Wert, der der Dicke des Deltamuskelansatzes in der gleichen Höhe (5,9 mm) (BRETZKE et al. 1985) ganz nahe kommt. Gelegentlich kann eine geringe Echoinhomogenität innerhalb der Sehne beobachtet werden. Kleine Rupturen zeigen sich als stark echoreiche Bezirke innerhalb des Sehnenbandes (Abb. 4a, b). Diese echoreiche Zone stellt wahrscheinlich sowohl ausgefranste

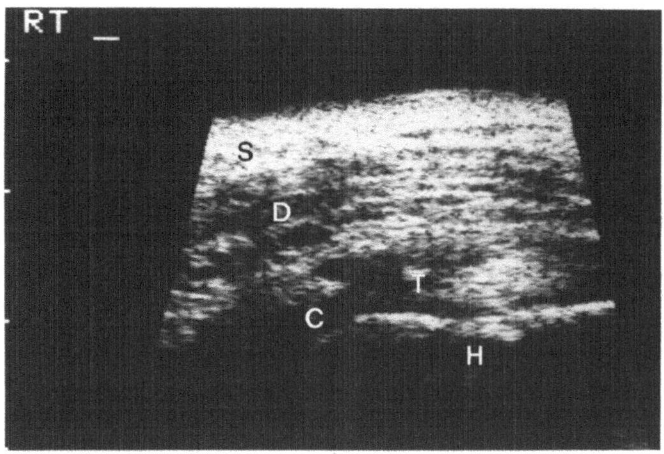

Abb.5. Mittelgroße Ruptur. In mittelgroßen Rupturen wird eine Lücke zwischen den Rändern der Sehne beobachtet. *T* Riß, *D* Deltamuskel, *C* Manschette, *S* Haut und Subkutis, *H* Humerus

Sehnenenden als auch Granulationsgewebe dar. Das gleiche sonographische Bild kann aber auch verursacht werden durch Verkalkungen der Sehne oder durch operative Vernarbungen in der Sehne. Punktförmige posttraumatische Vernarbungen haben in unserer Serie auch zu falsch-positiven Ergebnissen geführt. Bis jetzt ist es nicht möglich, die unvollständigen von den kompletten Rupturen ohne größere Dislokation sonographisch zu unterscheiden, da beide ein ähnliches Erscheinungsbild bieten.

Bei mittelgroßen Rupturen entfernen sich die Sehnenränder voneinander, so daß zwischen den gewöhnlich echoreichen Rändern des Risses eine Lücke auftritt (Abb.5). Diese Lücke ist nicht immer deutlich, da sie mit Blutgerinnseln und/oder ausgefransten Sehnenenden, mit Synovialflüssigkeit oder Bursainhalt gefüllt sein kann. Bei einem derartigen Erscheinungsbild habe ich keine falsch-positiven Ergebnisse beobachtet; es scheint spezifisch für eine Ruptur der Rotatorenmanschette zu sein.

Wenn die Rupturen ausgedehnter werden, zieht sich die Sehnenplatte hinter Akromion und Schlüsselbein zurück und ist damit sonographisch nicht mehr darstellbar (Abb.6a, b). Anstelle des homogenen Gewebebandes der Rotatorenmanschette findet sich nun eine dünne unregelmäßige Schicht. Wertvolle Hinweise für eine ausgedehnte Ruptur sind somit die Unregelmäßigkeit dieser Schicht und die geringe Dicke im Vergleich zum Deltamuskel. Wie anfangs dargelegt, sollten Sehnenplatte und Deltamuskel normalerweise etwa gleich dick abgebildet sein. Bei diesem Bild hat es keine falsch-positiven Ergebnisse gegeben, wenn wir sonographische Befunde mit den intraoperativen oder arthrographischen verglichen haben.

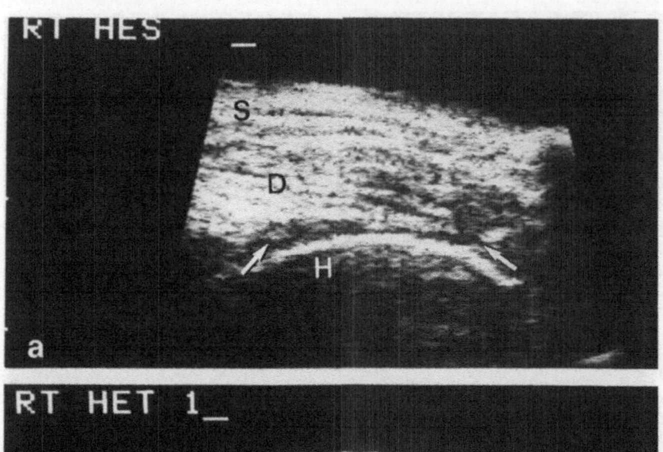

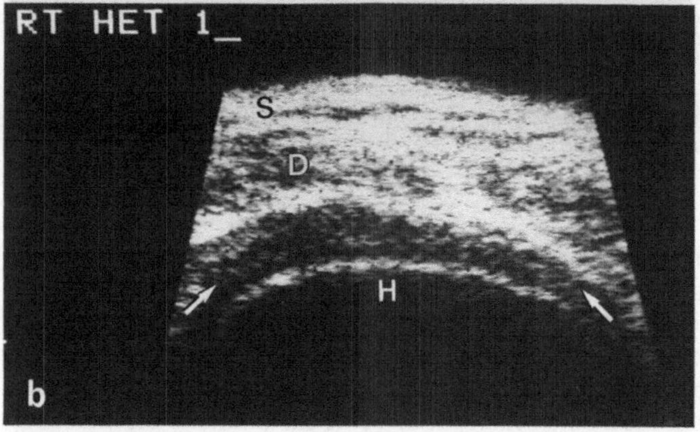

Abb. 6a, b.   Große Ruptur. In großen Rupturen kann die Manschette sich vollständig zurückgezogen haben, wie auf diesen Sagittal- **(a)** und Transversalabbildungen **(b)**. Zu beobachten ist das Fehlen der normalen Manschette. *D* Deltamuskel, *S* Haut und Subkutis, *H* Humerus, *Pfeile* Manschette sollte hier sein

Analyse

93 Sonogramme schienen eine Ruptur der Rotatorenmanschette zu zeigen. Von diesen unterzogen sich 55 einer diesen Befund bestätigenden Arthrographie und/oder wurden operiert. 3 erwiesen sich anläßlich der Operation als falsch-positiv. Einer dieser Fälle blieb ungeklärt; die anderen beiden waren auf Vernarbungen oder Verkalkungen innerhalb der Sehne zurückzuführen.

3 Sonogramme konnten wegen Verkalkungen oder Adipositas diagnostisch nicht verwertet werden. Eine kleine Verkalkung kann von einer Ruptur sonographisch nicht unterschieden werden. Wenn der einzige Befund, der für eine Ruptur spricht, der Echoreichtum ist und die Sehne verkalkt ist, dann muß die Ultraschalluntersuchung als unspezifisch gelten.

Wir hatten den Eindruck, daß in den übrigen Fällen die Rotatorenmanschette intakt war. 32 von diesen Fällen hatten unauffällige Sehnen, was bei chirurgischen Eingriffen wie Implantation einer Schulterprothese, Akromioplastik etc. nachgewiesen wurde. Bei 3 Sonogrammen, die sonographisch Normalbefunde aufwiesen, zeigte sich bei der Operation eine Ruptur. 2 davon waren isolierte subskapulare Verletzungen, die vor unserer Routineuntersuchung erlitten wurden. Einer war ein partieller Supraspinatusriß.

26 der operierten Patienten hatten positive Arthrogramme; eines hiervon war falsch-positiv. 28 Patienten mit negativen Arthrogrammen unterzogen sich einem chirurgischen Eingriff. 10 davon wurden fälschlicherweise als negativ eingestuft; dies war auf partielle und unvollständige Rupturen oder Vernarbungen nach früheren chirurgischen Eingriffen zurückzuführen, die zu einem ungenauen arthrographischen Befund führten.

Die Empfindlichkeit, Spezifität und Genauigkeit der Sonographie liegt über 90%. Dies ist höher als die Empfindlichkeit (71,4%) und Genauigkeit (79%) der Arthrographie bei den gleichen Patienten. Die Spezifität der Arthrographie liegt aber etwas höher als die der Sonographie (94:91,4%).

Es gab darüber hinaus Zusatzbefunde bei unseren Patienten, die wir im großen und ganzen in einem früheren Bericht definiert haben (CRASS et al. 1985): Am häufigsten ist eine Verdickung der subdeltoiden Struktur. Diese Struktur zwischen Deltamuskel und Rotatorenmanschette erscheint als Folge einer Entzündung auf dem Boden eines Impingements oder einer rheumatischen Erkrankung verdickt. Eine konsequente statistische Auswertung dieser Befunde hat noch nicht stattgefunden, es besteht aber der Eindruck, daß die Sonographie im Vergleich mit den intraoperativen Befunden nicht empfindlich genug ist.

Eine Atrophie des Deltamuskels wird ebenfalls ziemlich häufig beobachtet. Sie besteht in einer im Seitenvergleich geringeren Dickenausdehnung des Deltamuskels. Es ist natürlich nicht möglich, bilaterale Deltamuskelatrophien mit dieser Methode zu diagnostizieren. Man hält die Atrophie für eine Folge der Schonung bei einer bestehenden Schulteraffektion.

Verkalkungen sind ein ziemlich häufiger Befund im Zusammenhang mit Schulterschmerzen. Da von vielen der von außerhalb überwiesenen Patienten keine Röntgenbilder vorlagen, ist die genaue Zahl nicht bekannt, liegt aber wahrscheinlich um die 7%. Ein Vergleich mit Röntgenaufnahmen zeigt, daß der Ultraschall diese Befunde zwar erfaßt, da aber das sonographische Bild demjenigen kleiner Rupturen ähnelt, die Diagnose nur wenig spezifisch ist.

Flüssigkeitsansammlungen innerhalb der Bursa subdeltoidea oder des Schultergelenks können in einem kleinen Prozentsatz der Patienten beobachtet werden. Obwohl dieser Befund auf eine Erkrankung der Schulter hinweist, gibt es keinen direkten Zusammenhang zwischen der Flüssigkeitsansammlung und der Ruptur der Rotatorenmanschette.

Diskussion

Die Rotatorenmanschette besteht aus den zusammen einstrahlenden Sehnen der Subskapularis-, Supraspinatus-, Infraspinatus und Teres-minor-Sehnen. Rupturen oder Degenerationen der Sehnen der Rotatorenmanschette sind häufige Probleme. Über 95% der pathologischen Veränderungen der Rotatorenmanschette sind an einer umschriebenen Stelle zu finden, nämlich im distalen Teil der Supraspinatus-sehne. Es gibt mehrere Gründe hierfür. Wahrscheinlich ist der wichtigste die geringe Blutversorgung in diesem Teil der Rotatorenmanschette. Mikroangiographische Untersuchungen haben gezeigt, daß die distale Supraspinatussehne im wesentlichen ohne Blutgefäße ist (WEINER u. MACNAB 1970).

Daraus folgt eine Anfälligkeit für ischämische Nekrosen und eine Begünstigung der Entwicklung einer kalzifizierenden Tendinitis wie auch eine Ruptur der Manschette.

Obendrein gibt es verhältnismäßig wenig Raum zwischen dem Humeruskopf und dem darüber liegenden Schlüsselbein und Akromion. Dieser Raum wird oft eingeengt bei degenerativen Veränderungen des Akromioklavikulargelenks. Dies kann zu einer Entzündung führen, die sowohl die metabolischen Bedürfnisse der ohnehin schon ischämischen Sehne erhöht als auch eine direkt Abnutzung der Sehne verursacht.

Patienten, die eine Ruptur der Rotatorenmanschette haben, können die Symptome Schmerz und Schwäche oder eine Kombination der beiden haben. Ähnliche Symptome können durch „Impingement- oder Frozen-shoulder-Syndrome" verursacht werden (NEER 1983). Die klassische Methode, die Rotatorenmanschette zu beurteilen, war die Arthrographie; eine radiologische Beurteilung ist notwendig wegen der nicht spezifischen klinischen Befunde (NIXON u. DI STEFANO 1975). Die Arthrographie birgt mehrere Probleme in sich, insbesondere ist sie eine unangenehme Untersuchung, auch wenn sie bestens ausgeführt wird. Sie verursacht z.T. nicht geringe Beschwerden sowohl während der Untersuchung als auch bis zu 1 Woche danach. Wegen der invasiven Natur der Untersuchung birgt die Arthrographie das Risiko der Infektion in sich. Im Fall von kleinen Rupturen (CRASS et al. 1985) hat sich die Arthrographie als weniger genau erwiesen als die Sonographie, und sie erscheint auch bei dem vorher operierten Patienten weniger genau zu sein (CRASS et al. 1986).

Das Muster der sonographischen Auffälligkeit scheint sich mit der Größe der Manschettenruptur zu ändern. Kleine Rupturen erscheinen als unregelmäßige Punkte oder Bänder von verstärktem Echoreichtum innerhalb der Sehne. Dieses Erscheinungsbild kann durch Verkalkung oder (in 1 Fall) durch Vernarbung innerhalb der Sehne vorgetäuscht werden. Dies überrascht nicht, wenn man sich überlegt, daß diese Läsionen Folge der gleichen Pathophysiologie sind. Gelegentlich sieht man eine Sehne, die dick und ödematös erscheint. Dies ist wahrscheinlich eine akutere Phase der vorhergehenden Veränderung und korreliert mit einer Ruptur. Es ist noch nicht möglich gewesen, eine kleine Ruptur innerhalb der Sehne von einer kleinen vollständig durchgehenden Ruptur sonographisch zu unterscheiden. Wenn eine definitive Aussage notwendig ist, sollte ein Arthrogramm dem Sonogramm folgen: Wenn man mit einer partiellen Ruptur oder einer Vernarbung zu tun hat, wird das Arthrogramm normal sein. Es gibt eine weitere Veränderung, die eine echoreiche Sehne verursachen könnte. Wenn die Rotatorenmanschette früher operiert worden ist, bleibt sie auf Jahre hinaus echoreich; unter diesen Umständen ist eine echoreiche Zone normal, und andere Kriterien (s. unten) müssen für die Diagnose einer erneuten Ruptur (CRASS et al. 1986) postoperativ benutzt werden.

Wenn eine Ruptur der Rotatorenmanschette sich vergrößert, klaffen die Ränder auseinander (s. Abb. 5). Diese Ränder stellen die echoreichen Flächen dar, die bei kleineren Rupturen gesehen werden. Eine Spalte oder ein Defekt wird sichtbar, in die der Deltamuskel verlagert werden kann. Wenn die Ruptur massiv wird, kann sich die Sehne zurückziehen, so daß die Manschette überhaupt nicht sichtbar ist, wie in Abb. 6. Eine dünne Schicht von Gewebe wird tief unter den Deltamuskel auf der Oberfläche des Humerus beobachtet, die die verdickte, entzündete Bursa und den Gelenkknorpel darstellt. Ein Vergleich zwischen der Dicke dieser Schicht und dem darüberliegenden Deltamuskel und ein Vergleich mit der kontralateralen Seite läßt eine Diagnose leicht stellen.

Gelenkergüsse, Verdickungen der Bursa subdeltoidea oder Atrophien des Deltamuskels sind gelegentlich vorhanden. Diese Befunde sind nützlich, wenn wir eine Krankheit in der Schulter bestätigen wollen. Sie sind aber unspezifische Befunde, die eine Erkrankung der Rotatorenmanschette nicht sicher nachweisen.

Die Genauigkeit der sonographischen Untersuchung der Rotatorenmanschette ist relativ gut, wenn sie in erfahrenen Händen liegt, und sie ist größer als die der frühern besten Methode, nämlich der Arthrographie. Diese Art von Untersuchung wird von dem Patienten besser vertragen, da sie völlig schmerzfrei und nicht invasiv ist. Die Untersuchung kann in weniger als 10 min ausgeführt werden und ist in den meisten Institutionen billiger als eine Arthrographie. Diese Tatsachen haben mich, u. a. (MACK et al. 1985; MIDDLETON et al. 1984, 1985) zu dem Entschluß gebracht, daß die Sonographie als Methode der Wahl zur Beurteilung der Rotatorenmanschette gelten sollte.

Zusammenfassung

Dieser Bericht beschreibt die Befunde von mehr als 300 bilateralen Ultraschalluntersuchungen, die in der Universität von Minnesota ausgeführt wurden, um Schmerzen in der Schulter abzuklären.

Die Sonographie der Schulter ist eine schnelle, schmerzlose und preiswerte Methode, um die Sehnen der Rotatorenmanschette zu beurteilen. Die Genauigkeit beträgt mehr als 90%, wenn die Untersuchung von erfahrener Hand ausgeführt wird; sie ist somit höher als die der Arthrographie bei dem gleichen Patientengut. Aufgrund der vielen Vorteile sollte die Sonographie die Methode der Wahl zur Beurteilung der Rotatorenmanschette werden.

Literatur

Bretzke CA, Crass JR, Craig EV, Feinberg SB (1985) Ultrasonography of the rotator cuff: normal and pathologic anatomy. Inv Rad 20: 311–315

Crass JR, Craig EV, Thompson RC, Feinberg SB (1984) Ultrasonography of the rotator cuff: surgical correlation. JCU 12: 487–492

Crass JR, Craig EV, Bretzke C, Feinberg SB (1985) Ultrasonography of the rotator cuff. Radiographics 5: 941–953

Crass JR, Craig EV, Feinberg SB (to be published) Ultrasonography of the postoperative rotator cuff. AJR

Mack LA, Matsen FA III, Kilcoyne RF, Davies PK, Sickler ME (1985) Ultrasound evaluation of the rotator cuff. Radiology 157: 205–209

Middleton WD, Edelstein G, Reinus WR, Nelson GL, Murphy WA (1984) Ultrasonography of the rotator cuff: technique and normal anatomy. J Ultrasound Med 3: 549–551

Middleton WD, Edelstein G, Reinus WR, Nelson GL, Totty WG, Murphy WA (1985) Sonographic detection of rotator cuff tears. AJR 144: 349–353

Neer CS (1983) Impingement lesions. Clin Orthop 173: 70–77

Nixon JE, DiStefano (1975) Ruptures of the rotator cuff. Orthop Clin North Am 6: 423–447

Weiner DS, Macnab I (1970) Ruptures of the rotator cuff: Follow up evaluation of operative repairs. Can J Surg 13: 219–227

Standardschnittebenen zur sonographischen Diagnostik am Schultergelenk

N. M. Hien, P. Sedlmeier, W. Heltzel

Das vorwiegend weichteilig geführte Schultergelenk ist auch im Erwachsenenalter bestens der sonographischen Untersuchung zugänglich. Voraussetzung für eine gute Aussagekraft der Untersuchung ist es, reproduzierte Schnittebenen nach meist knöchernen Fixpunkten zu definieren. Zu diesen Schnittebenen muß eine exakte anatomische Zuordnung der dargestellten Echostrukturen erfolgen. In bestimmter Reihenfolge werden die verschiedenen Standardebenen dargestellt, woraus sich ein fester Ablauf der sonographischen Untersuchung am Schultergelenk ergibt (Abb. 1).

Es empfiehlt sich ein fokussierbarer 5- bzw. 7,5-MHz-Linearschallkopf von ausreichender Länge. Ein langer Schallkopf verbessert die Übersicht und erleichtert die anatomische Zuordnung und das Einstellen typischer Schnittebenen. Bei schlanken Patienten kann eine Wasservorlaufstrecke erforderlich sein, jedoch sollte eine Hand des Untersuchers für Palpation und Funktionsprüfung freibleiben. Eine gute Dokumentation mit Bild und schriftlichem Befund ist selbstverständlich. Die Schultergelenksonographie führen wir im Sitzen durch, wobei der Untersucher hinter dem Patienten steht und ein seitenrichtiges Monitorbild betrachtet (Hien u. Kremer 1986).

Anhand sonographischer Studien an frischen Leichenpräparaten konnte durch sukzessive Resektion der verschiedenen anatomischen Strukturen die Darstellbarkeit derselben in den folgenden Schnittebenen nachgewiesen werden.

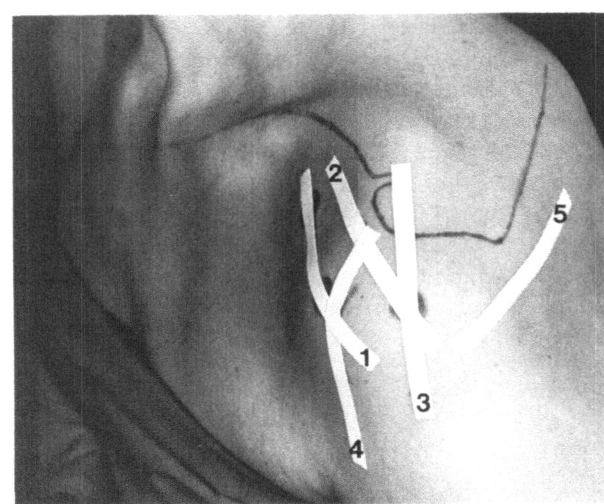

Abb. 1. Standardschnittebenen zur sonographischen Diagnostik am Schultergelenk. *1* Transversalebene a. p., *2* Frontalebene vor dem Akromion, *3* Frontalebene im Akromionbereich, *4* Longitudinalebene im Sulcus intertubercularis, *5* Transversalebene p. a.

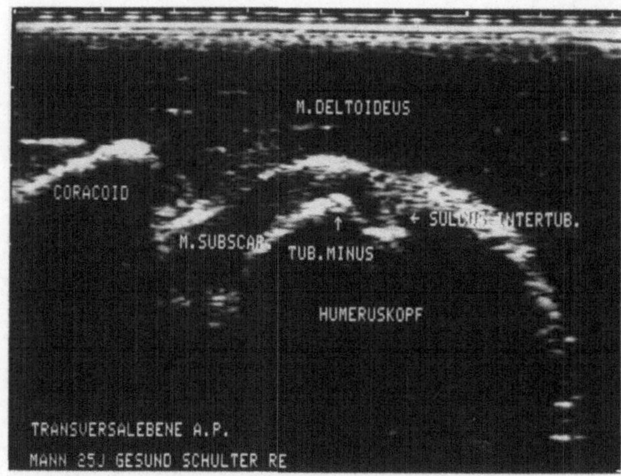

Abb. 2. Transversalebene a. p.

Transversalebene a. p. (Abb. 2)

In der Transversalebene **a. p.** vom Processus coracoideus zum Tuberculum minus humeri können die Verhältnisse im Bereich des Sulcus intertubercularis und der langen Bizepssehne sowie im Ansatzbereich des M. subscapularis und der ventralen Schultergelenkkapsel beurteilt werden. Im Normalfall ist bei Innen- und Außenrotation des Arms ein Auf- und Abwickeln der ventralen Rotatorenmanschette zu beobachten. Wird der Ansatz des M. subscapularis über dem Sulcus intertubercularis durchtrennt und die lange Bizepssehne reseziert, so ist im Schallbild deutlich zu erkennen, daß der Sulcus nicht mehr von der Bogenkontur des Subskapularisansatzes überspannt wird. Das Fehlen der Bizepssehne kann nicht zweifelsfrei erkannt werden, wenn durch verbliebenes Sehnenscheidengewebe eine entsprechende Echogenität im Sulcus vorgetäuscht wird. Bei veralterter Bizepssehnenruptur und osteophytär eingeengtem Sulcus intertubercularis sind die Verhältnisse meist eindeutig erkennbar. Eine Bursitis subacromialis kann als zystischer Prozeß zwischen M. deltoideus und M. subscapularis dargestellt werden. Chronische Synovitiden erreichen z. T. beachtliche Ausdehnung und drängen die ventrale Schultermuskulatur vom Humeruskopf ab. Hier kann die Differenzierung gegenüber Weichteiltumoren schwierig werden. Im Normalfall ist in der Transversalebene **a. p.** der vordere Pfannenrand nicht ausreichend darstellbar. Bei Gelenkinstabilität nach dorsal kann in Subluxationsstellung der ventrale Pfannenanteil z. T. gut eingesehen werden.

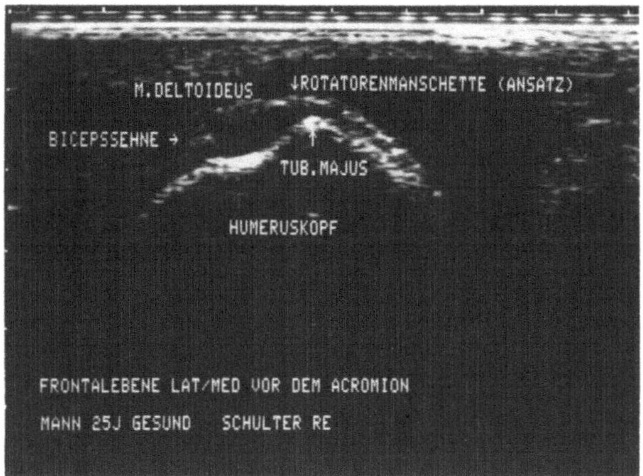

Abb. 3. Frontalebene vor
dem Akromion

Frontalebene vor dem Akromion (Abb. 3)

In der Frontalschnittebene von lateral nach medial ist unmittelbar vor dem Akromion im Bereich des korakoakromialen Fensters der dünne, ventrokraniale Bereich der Rotatorenmanschette am Übergang vom M. subscapularis zum M. supraspinatus darstellbar. Ventral liegende Rotatorenmanschettenrupturen sind hier nachzuweisen.

Frontalebene im Akromionbereich (Abb. 4)

In der Frontalschnittebene von lateral nach medial im Bereich des Akromions kann zwischen Tuberculum majus und Akromion der ansatznahe Supraspinatusanteil der Rotatorenmanschette im ventralen, zentralen und dorsalen Bereich sowie am Übergang zum M. infraspinatus beurteilt werden. Hierzu wird in Neutral-Null-Stellung der Schallkopf mit Drehachse am Tuberculum majus vom ventralen zum dorsalen Akromionrand geschwenkt. Läsionen der Rotatorenmanschette finden sich besonders im vorderen und zentralen Bereich. Der charakteristische echogene Bogen vom Tuberculum majus unter das Akromion hinein ist im Sonogramm nicht mehr darstellbar. Der Humeruskopf tritt im Seitenvergleich näher an das Akromion heran. In allen 27 von uns operativ versorgten Fällen einer Rotatorenmanschettenruptur konnte der sonographische Befund intraoperativ voll bestätigt werden. Bei Teilrupturen der Manschette fällt die fehlende Doppelruptur des Echobogens auf. Lediglich das Ausgangsecho des M. deltoideus ist darstellbar, während das Eingangsecho des sehnigen Rotatorenmanschettenansatzes im Rupturbereich fehlt. Verkalkungen im Sehnenansatz fallen auf durch ihre kräftige Echogenität und die Unterbrechung der darunterliegenden Humeruskopfkontur aufgrund der obligaten

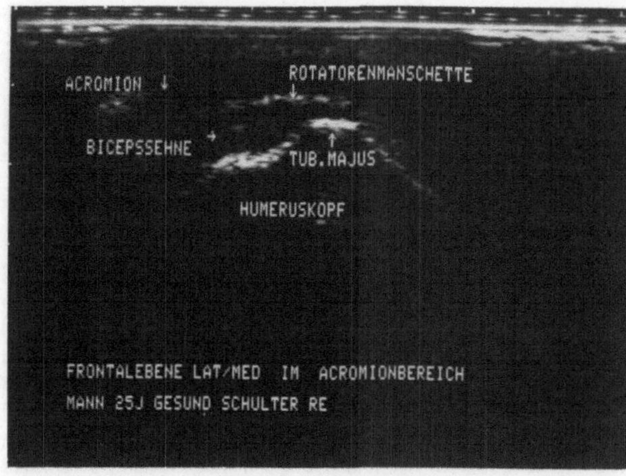

Abb. 4. Frontalebene im Akromionbereich

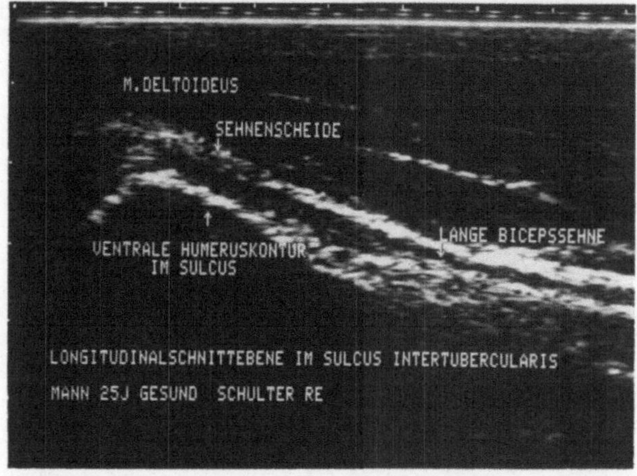

Abb. 5. Longitudinalebene im Sulcus intertubercularis

Schallauslöschung. Die Funktionsuntersuchung, aktive und passive Abduktion in unterschiedlicher Rotationsstellung, ergibt zusätzliche Hinweise, etwa auf ein Impingementsyndrom. Ventral ist bei Außenrotation zwischen dem Bogen der Rotatorenmanschette und der Humeruskopfkontur die lange Bizepssehne als fleckförmige Echogenität darstellbar. Bei Ruptur oder Luxation der langen Bizepssehne kann sie hier nicht mehr aufgefunden werden.

Longitudinalebene im Sulcus intertubercularis (Abb. 5)

Die Beurteilung der langen Bizepssehne und -sehnenscheide im Verlauf zum Oberarm ist im Longitudinalschnitt durch den Sulcus intertubercularis humeri möglich. Beurteilt wird das Echomuster und die Breite der Sehne im Sulcus. Bei einer Teno-

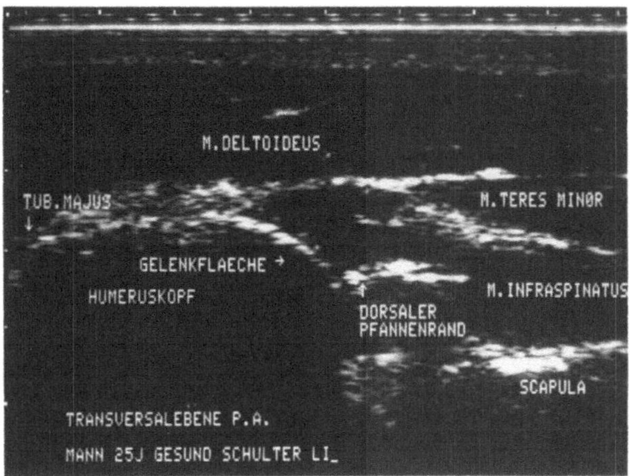

Abb. 6.   Transversalebene p. a.

synovitis der langen Bizepssehne ist die Sehnenscheide im Seitenvergleich verbreitert, u. U. fällt eine vermehrte Echogenität auf. Bei erhaltener Sehnenscheide ist eine frische Ruptur der Sehne nicht ohne weiteres erkennbar, Verkalkungen im Sulcus weisen jedoch auf eine degenerative Vorschädigung hin. Weiter distal am Oberarm kann dann unschwer der retrahierte Muskelbauch mit seinem hämatomumgebenen Übergang zur Sehne dagestellt werden.

Transversalebene p. a. (Abb. 6)

Im transversalen p. a.-Schnitt vom dorsalen Pfannenrand zum Tuberculum majus unterhalb der Spina scapulae können die dorsalen Gelenkkapselverhältnisse, der hintere Pfannenrand und die Gelenkstabilität beurteilt werden. Bei maximaler Innenrotation wird ein großer Teil der knorpeligen dorsalen Humeruskopfgelenkfläche als echofreier Saum zwischen M. infraspinatus und Humeruskopfkontur darstellbar. Gelenkergüsse, Verdickungen der Synovialis und gelenkflächennahe Usuren am Humeruskopf sind hier besonders gut nachzuweisen. Die typische Hill-Sachs-Delle nach ventraler Schulterluxation zwischen Gelenkflächenrand und Tuberculum majus am dorsokranialen Humeruskopf ist sicher zu beurteilen.

In der korakoakromialen Schnittebene kann die Stellung des Humeruskopfes zum Lig. coracoacromialis beurteilt werden (WASMER et al. 1985). Wir verwenden diese Ebene nicht im Routineuntersuchungsgang. Ebensowenig verwenden wir die von anderen Autoren angegebene kraniokaudale Schnittebene unmittelbar lateral des Akromions (MACK et al. 1985). Die Reproduzierbarkeit dieser Ebene erscheint uns problematisch.

Die angegebenen 5 Schnittebenen haben sich uns in der Routineuntersuchung der Schulter bewährt. In der Weichteildiagnostik am Schultergelenk ist die Sonographie im Real-time-B-Bildverfahren als einfache, nichtinvasive, bildgebende Untersuchungsmethode nahezu konkurrenzlos.

Literatur

Hien NM, Kremer H (1986) Die sonographische Untersuchung von Gelenken und Extremitäten. In: Kremer H (Hrsg) Sonographische Diagnostik innerer Erkrankungen, 2. Aufl. Urban & Schwarzenberg, München

Mack LA, Matsen FA, Kilcoyne RF, Cavies PK, Sickler ME (1985) US evaluation of the rotator cuff. Radiology 157: 205–209

Wasmer G, Hagena FW, Bergmann M, Mittlmeier Th, Hien NM (im Druck) Anatomische und biomechanische Untersuchungen des Lig. coracoacromiale am Menschen. Vortrag 49. Jahrestagung Deutsche Ges. für Unfallheilkunde e. V., Berlin 13.–16. November. (Hefte Unfallheilkunde) Springer, Berlin Heidelberg New York Tokyo

Ultraschalluntersuchung des Schultergelenks bei der Periarthropathia humeroscapularis

A. Hedtmann, A. Weber, R. Schleberger, H. Fett

Die wesentliche Pathologie der häufigsten Schultererkrankung, der sog. Periarthropathia humeroscapularis, spielt sich in den periartikulären Weichteilen ab. Die Diagnose der pathologisch-anatomischen Basis dieser Prozesse gestaltet sich häufig schwierig, z. B. waren bislang degenerative Veränderungen der Bursa subcoracoacromialis oder der Rotatorenmanschette mit nichtinvasiven Methoden nicht darzustellen. Die Arthrographie erfaßt aus dem breiten Spektrum pathologischer Prozesse zuverlässig nur die Totalrupturen der Schulter. Es bot sich deshalb die Ultraschalluntersuchung der Rotatorenmanschette an, da die Sonographie in der Lage ist, gewebliche Differenzierungen vorzunehmen, wie sich in der Orthopädie besonders am kindlichen Hüftgelenk gezeigt hat (Graf 1985).

Als günstig hat sich in den letzten Jahren die zunehmende Entwicklung hochauflösender 5- und 7,5-MHz-Schallköpfe erwiesen, die zudem kontinuierlich verkleinert wurden, so daß die Applikation vereinfacht wurde.

Wir entwickelten ein standardisiertes Untersuchungsverfahren für das Schultergelenk zur sonographischen, weitgehend kompletten Darstellung aller relevanten Strukturen.

Methode

Untersuchungstechnik

Es wird am *sitzenden* Patienten bei frei *herabhängendem* Arm untersucht, der mühelos bewegt werden kann. Routinemäßig werden *2 Standardpositionen* des Schallkopfes benutzt, ggf. *zusätzliche Hilfspositionen*. Die Referenzlinie zur korrekten Positionierung des Schallkopfes ist die korakoakromiale Linie: Ein großer Teil der diagnostisch bedeutsamen Rotatorenmanschette ist von knöchernen Strukturen überdeckt (Akromion und Korakoid), an denen der Ultraschall totalreflektiert wird. Deshalb bietet sich das *korakoakromiale Fenster* zum Einblick auf die Rotatorenmanschette an.

Anatomische Vorstudien zeigten, daß in dieser Position des Schallkopfes der größtmögliche Anteil der Rotatorenmanschette darzustellen ist.

Die Schallkopflage auf der korakoakromialen Linie sowie im rechten Winkel dazu (Abb. 1a, b) hat den Vorteil, in Neutralstellung oder geringer Innenrotation des Schultergelenks fast genau quer zum Verlauf der besonders wichtigen Supraspi-

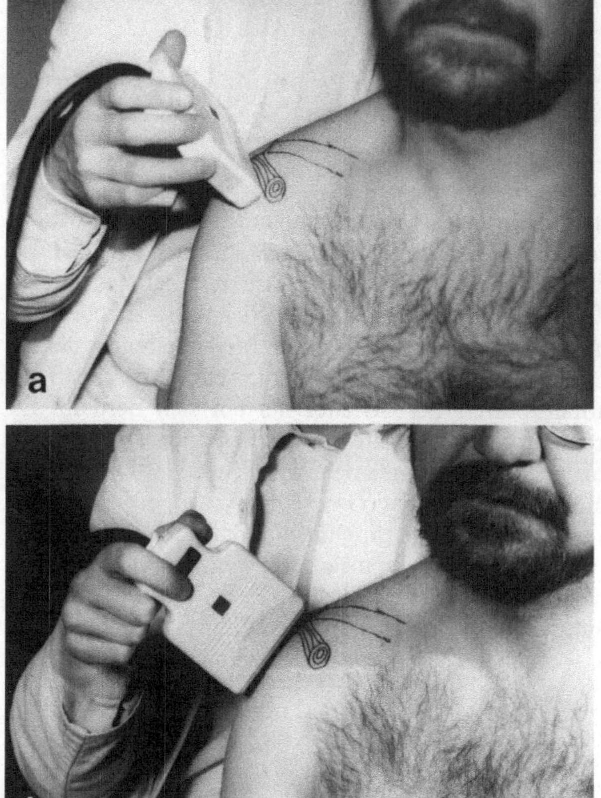

Abb. 1. **a** Schallkopfposition I am lateralen Rand der korakoakromialen Linie, **b** Schallkopfposition II im rechten Winkel zur Position I

natussehne zu verlaufen bzw. diese Sehne in der 2. Schallkopfposition in Längsrichtung zu erfassen. Hierzu kommt als weiterer Vorteil, daß über dem korakoakromialen Fenster der weitestmögliche Einblick nach proximal möglich ist.

Apparative Voraussetzungen

Alle Untersuchungen wurden in Real-time-Technik mit 5- und teilweise zusätzlich 7,5-MHz-Schallköpfen durchgeführt, in Einzelfällen auch mit einem Schallkopf variabler Frequenz von 2,5 bis 9 MHz. Der Einsatz von Sektorschallköpfen erbrachte keine Vorteile hinsichtlich der Darstellbarkeit relevanter Strukturen. Vielversprechend sind dagegen erste Ergebnisse mit sog. Konvexschallköpfen (Fa. PIKKER).

Material

Zwischen Oktober 1984 und Dezember 1985 wurden 195 Patienten (82 Frauen, 113 Männer; Durchschnittsalter 50,6 Jahre) in der beschriebenen Standardtechnik wegen einer sog. Periarthropathia humeroscapularis beidseitig untersucht. Patienten mit zervikogenem Schulterschmerz, tumorösen oder entzündlichen Prozessen wurden in dem hier dargestellten Untersuchungsteil nicht berücksichtigt. Als Kontrollgruppe wurde ein Kollektiv von 50 Personen (26 Frauen, 24 Männer; Durchschnittsalter 28,8 Jahre) untersucht, die anamnestisch nie unter Schulterbeschwerden gelitten haben und klinisch einen unauffälligen Untersuchungsbefund der Schulter aufwiesen.

Sonographie der Schulter:
195 Patienten $\bar{x}$ = 50,6 J
$\qquad$ (21–78 J)
 82 Frauen
113 Männer
 50 Kontroll-
   Personen $\bar{x}$ = 28,8 J
$\qquad$ (18–42 J)
 26 Frauen
 24 Männer

Von den 195 Patienten wurden in demselben Zeitraum 91 operiert, davon 4 doppelseitig. Es handelte sich um Dekompressionsoperationen sowie rekonstruktive Eingriffe an der Rotatorenmanschette. Bei allen Operationen wurde grundsätzlich die Bursa subcoracoacromialis eröffnet und die Rotatorenmanschette in denselben Stellungen des Schultergelenks inspiziert, in denen auch die Ultraschalluntersuchung erfolgte.

Die nachfolgende Klassifikation der durch Ultraschall erfaßbaren Pathologie der Weichteilstrukturen der Schulter wurde durch die Korrelation mit Operationsbefunden erstellt.

Dokumentation

Von Oktober 1984 bis August 1985 wurde in jeder Schallkopfposition jeweils ein Bild in Neutralstellung des Arms, 30°-Außenrotation (oder max. AR) und 60°-Innenrotation angefertigt. Zusätzlich wurden Schnitte in denselben Rotationsstellungen bei etwa 30°-45° Abduktion dokumentiert, außerdem ein Bild in Schallkopfposition I bei maximal innenrotiertem, hinter den Körper geführten, adduzierten Arm (modifizierter Schürzengriff) - sofern möglich - sowie in Schallkopfposition II ein Bild während passiver Abduktion des Arms in leichter Innenrotationsstellung.

Seit September 1985 wird statt der ursprünglich mit 14 Bildern/Schulter sehr aufwendigen Dokumentation eine für klinische wie wissenschaftliche Zwecke ausreichende, modifizierte Dokumentation eingesetzt. In beiden Schallkopfpositionen wird auf die Bilder in Abduktionsstellungen verzichtet, dafür in Schallkopfposition I streng auf eine Lage am Rand der korakoakromialen Linie geachtet, um den peripheren Sehnenanteil in der besonders wichtigen Insertionszone vollständig zu erfassen.

Ergebnisse I

Das sonographische Bild der normalen Schulter

Das Ultraschallbild einer normalen Schulter zeigt fast alle relevanten Weichteilstrukturen, nur die Infraspinatussehne entzieht sich teilweise der Darstellung:

Darstellbare Strukturen:

M. deltoideus	+ +
Lig. coracoacromiale	+ +
Bursa subcoracoacromialis	+
Supraspinatussehne (peripher)	+ +
Subskapularissehne	+ +
Infraspinatussehne (ventral)	+ +
Infraspinatussehne (dorsal)	–
Lange Bizepssehne, intraartikulär	+ +
Humeruskopf (Knorpel-Knochen-Grenze)	+ +
Akromionkontur	+ +
Kontur des Processus coracoideus	+ +

Darstellbare Pathologie:
Rotatorenmanschette
- Totalruptur
- Partialruptur
- Strukturinhomogenität
- Verkalkungen
Bursa subcoracoacromialis
- Verbreiterung
- Echogenitätsänderung
- Adhäsionen
- Verkalkungen
lange Bizepssehne
- Ruptur
- Verdickung
- Ausdünnung
- Subluxation
- Kanalosteophyten
Instabilitäten

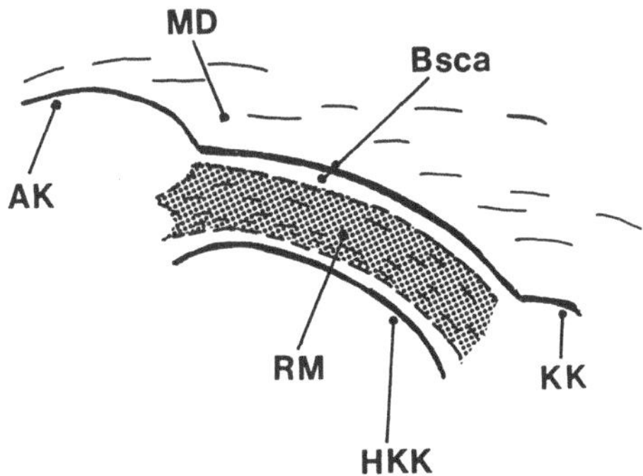

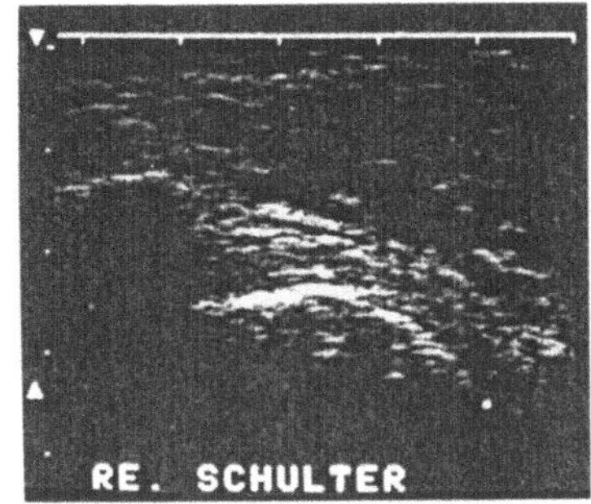

Abb. 2. Normalsonogramm in Position I bei Neutralstellung des Arms. Das „Reifenbild" ist gut erkennbar: Analog zu einem Autoreifen bildet die Humeruskopfkontur den Felgenrand und die echogene Linie von Fascia subdeltoidea und Bursa subacromialis den äußeren Reifenrand. Die Rotatorenmanschette stellt die Reifenflanke dar. *AK* Akromionkontur, *MD* Rotatorenmanschette, *Bsca* Bursa subcoracoacromialis, *RM, HKK* Humeruskopfkontur, *KK* Korakoidkontur

In der Schallkopfposition I (am Lateralrand des korakoakromialen Fensters) erscheinen (Abb. 2) in Rotationsneutralstellung des hängenden Arms als markante Bildbegrenzer die Konturen von Akromion und Korakoid, zwischen ihnen befindet sich der gut konturierte Humeruskopf, an dessen Knorpel-Knochen-Grenze ebenfalls eine Totalreflexion stattfindet.

Das durch eine gut reflektierende Grenzschicht (Faszie) vom Deltamuskel getrennte subkutane Fett ist mühelos zu differenzieren.

Die Muskulatur zeigt üblicherweise ein durch ihre Septierungen hervorgerufenes zartgestreiftes Reflexmuster. Getrennt durch eine verstärkt echogene Schicht mit darunter befindlicher, schmaler, echoarmer Zone, die die Bursa subcoracoacromialis sowie die Fascia subdeltoidea repräsentieren, stellt sich darunter die Rotatorenmanschette dar. Ihr Reflexmuster ist normalerweise weitgehend homogen und von etwas stärkerer Echogenität als der M. deltoideus. An der Knorpel-Knochen-Grenze des Humeruskopfes findet eine Totalreflexion des Schalls statt, so daß dahinter ein Schalloch besteht. Die am oberen Pfannenrand entspringende und über den Humeruskopf und unter der Rotatorenmanschette ziehende lange Bizepssehne ist in der Neutralstellung entweder noch am korakoidalen Bildrand (im Schallschatten des Processus coracoideus) verborgen oder befindet sich in der korakoidalen Hälfte des Einblickfensters. Bei etwa orthograd auftreffendem Schall stellt sie sich typischerweise als eine annähernd runde, etwas stärker echogene Struktur dar als die Rotatorenmanschette. Anatomisch markiert die Bizepssehne in Neutralstellung des Schultergelenks etwa die Übergangzone von Supraspinatusanteil zu Subskapularisanteil der Rotatorenmanschette. In der Neutralstellung des Arms

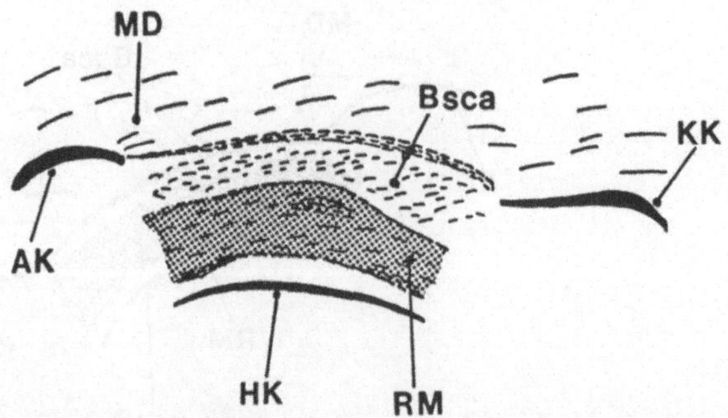

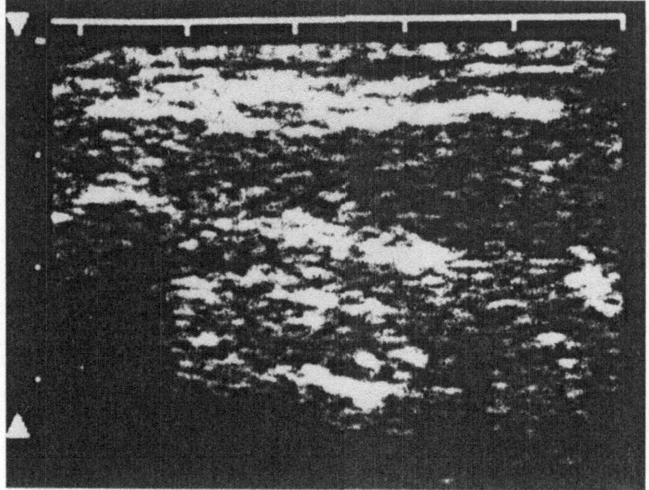

Abb. 3. Bursaverbreiterung und vermehrte Echogenität an der Grenzzone von Bursa und Rotatorenmanschette. Klinisch: PHS adhäsiva, makroskopisch: Schwiele mit Adhäsionen zwischen M. supraspinatus und Bursa scapularis. *AK* Akromionkontur, *MD* Rotatorenmanschette, *Bsca* Bursa subcoracoacromialis, *HK* Humeruskontur, *RM, KK* Korakoidkontur

befindet sich bei etwa ⅔ aller Menschen die Supraspinatussehne unter dem Lig. coracoacromiale (KRÄMER u. SEIBEL 1983).

In Innenrotation dreht sich die gesamte Supraspinatussehne und der ventrale Anteil der Infraspinatussehne unter das korakoakromiale Fenster, in Außenrotation (Abb. 3) wandert der kraniale Anteil der Subskapularissehne unter das korakoakromiale Fenster, die lange Bizepssehne bewegt sich in akromialer Richtung.

In Schallkopfposition (senkrecht zum Verlauf der korakoakromialen Linie, gegenüber Position I um 90° gedrehter Schallkopf) wird ebenfalls in Neutralstellung, Außen- und Innenrotation untersucht. Die Rotatorenmanschette präsentiert sich in analoger Weise wie in Schallkopfposition I über der Humeruskopfkontur (Abb. 4). Bereits zu Beginn des Untersuchungsganges kann nach korrekter Schallkopfpositionierung eine erste orientierende Durchbewegung des Schultergelenks erfolgen. Dies erleichtert ganz erheblich die Erkennung der relevanten Strukturen, insbesondere auch an der Grenzzone zwischen Rotatorenmanschette und Bursa-

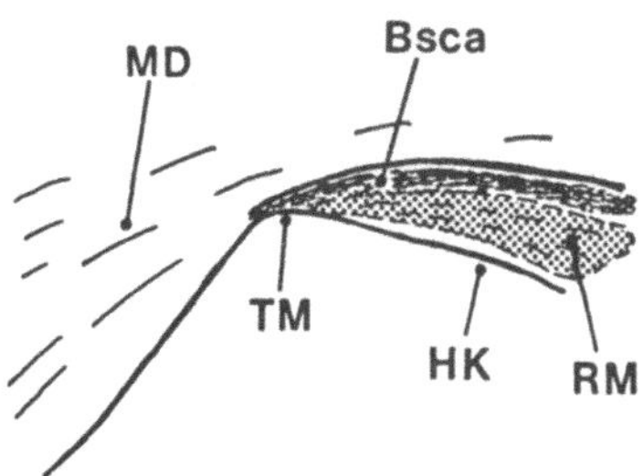

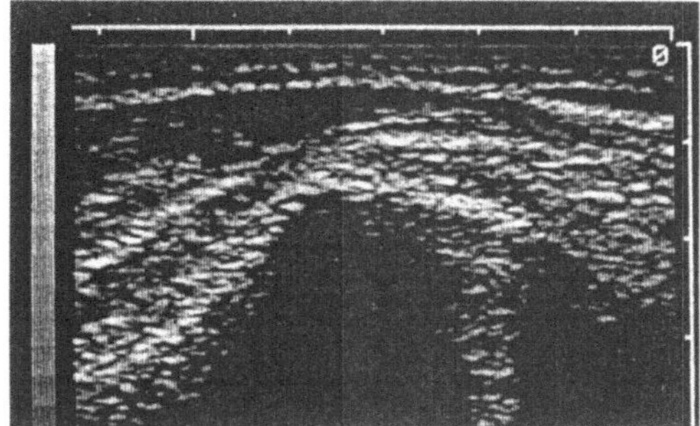

Abb. 4. Normalsonogramm in Position II bei ca. 30° Innenrotation des Arms. *MD* Rotatorenmanschette, *TM* M. deltoideus, *Bsca* Bursa subcoracoacromialis, *HK* Humeruskontur, *RM*

strukturen. Zonen veränderter Echogenität in der Struktur der Rotatorenmanschette können als solche identifiziert oder aber als lange Bizepssehne erkannt werden.

Den Abschluß der Untersuchung bildet die gezielte dynamische Exploration der Schulterstrukturen: In beiden Schallkopfpositionen wird der Arm systematisch rotatorisch durchbewegt und zudem abduziert, bis das Tuberculum majus unter dem korakoakromialen Bogen verschwindet. Dabei zeigen sich v. a. Bursaveränderungen (Verklebungen) durch gut erkennbaren Zug am umgebenden Gewebe, Aufwulstungen oder zum Gelenk hin konkave Einziehungen sowie den Verlust des normalerweise gut zu erkennenden Gleitprozesses der einzelnen Gewebeschichten zueinander.

Die Schallkopfhilfspositionen kommen bei besonderen Fragestellungen wie der Instabilitätsdiagnostik sowie gelegentlich bei unbefriedigender Darstellung in den Standardpositionen in Frage.

Die weiter dorsal gelegenen Infraspinatussehnenanteile können peripher z. T. durch eine streng sagittale Schallkopfpositionierung erfaßt werden, wobei sich der Arm in weitgehender Innenrotation und Abduktion befindet. Die dorsalen Infraspinatusanteile sind nur durch eine dorsolaterale Schallkopfposition zu erfassen.

Die Subskapularissehne kann in einem sog. Sulcusschnitt abgebildet werden: In leichter Außenrotation zeigt der Sulcus bicipitalis nach ventral und mit einer ventralen, transversalen Schallkopfposition auf Höhe des Processus coracoideus oder knapp darunter kann man den Eingang des Sulcus bicipitalis mit der langen Bizepssehne und den Ansatz des Subscapularis am Tuberculum minus erfassen. Diese statische Darstellung wird ebenfalls durch eine dynamische Untersuchung mit zunehmender Außenrotation ergänzt, wobei der Subskapularismechanismus beurteilt werden kann, wichtig v. a. bei Instabilitäten sowie vor und nach Operationen mit Kapseldoppelung und Subskapularislateralisation (z. B. Putti-Platt-Operation).

Ergebnisse II

Das sonographische Bild der pathologischen Schulter

Die erhobenen Befunde bei Patienten und Kontrollgruppe sind in Tabelle 1 zusammengefaßt. Die pathologischen Prozesse der Schulter stellen sich im einzelnen folgendermaßen dar:

Bursa subcoracoacromialis

Relativ häufig ist eine Verbreiterung der normalerweise etwa max. 2 mm dicken Bursa zu sehen (s. Abb. 4), entweder mit gegenüber der Rotatorenmanschette verminderter Echogenität oder aber auch mit verstärktem Echo. Intraoperativ findet sich im 1. Fall oft eine verbreiterte und infiltrierte, im 2. Fall oft eine fibrotisch indurierte Bursa. Bei der dynamischen Untersuchung zeigen sich häufig Verziehungen des angrenzenden Gewebes als Ausdruck von Adhäsionen.

Tabelle 1. Sonographische Befunde am Schultergelenk von Oktober 1984 bis Dezember 1985 (n = 195)

	Patienten (n = 195)		Kontrollgruppe (n = 50)	
	Betroffene Seite	Gegenseite	Rechts	Links
Rotatorenruptur	71	9	–	–
Inhomogenität	53	31	5	4
Verdickung der Bursa subcoracoacromialis ≥ 3 mm	37	6	–	–
Ruptur der langen Bizepssehne	9	1	–	–
Ausdünnung der langen Bizepssehne (< 50% der Gegenseite)	5	–	–	–
Verdickung der langen Bizepssehne (> 150% der Gegenseite)	15	–	–	–
Verkalkungen (röntgenologisch kontrolliert)	21	8	–	1
„Impingement"	27	15	7	4

Rotatorenmanschette

An der Rotatorenmanschette kann man dynamische, pathologische wie statische, d.h. strukturelle pathologische Veränderungen feststellen. Zu den im dynamischen Bild feststellbaren Veränderungen gehören v.a. Aufwulstungen der Rotatorenmanschette bei rotatorischen Bewegungen sowie bei der Abduktion bzw. Elevation, insbesondere am Lateralrand des Lig. coracoacromiale. Zu den sowohl dynamisch wie statisch zu erfassenden Veränderungen gehören Unterbrechungen in der sog. „Reifenstruktur" der Rotatorenmanschette in der I. sowie sagittalen und transversalen Schallkopfposition. Die normabweichenden, strukturellen Befunde an der Rotatorenmanschette sind in Tabelle 2 mit dem Versuch einer Klassifizierung dargestellt. Sehr oft finden sich nicht den ganzen Querschnitt durchsetzende Verdichtungsherde (s. Abb. 4), die als Inhomogenität der sonographischen Struktur bezeichnet wurden und operativ in etwa ⅔ der Fälle schwieligen Degenerationsherden, z.T. auch mit Ausdünnung der Manschette, entsprachen. In den restlichen Fällen konnten intraoperativ makroskopisch keine auffälligen Veränderungen der Rotatorenmanschette nachgewiesen werden.

Die Rotatorenmanschettenrupturen stellen sich in recht variabler Form dar:

1. Umschriebene Zonen erheblich verstärkter Echogenität, die die ganze Rotatorenmanschette durchsetzen mit benachbarter echoarmer Zone (Typ I):
   In mindestens einer Gelenkstellung und Schallkopfposition ist neben der Verdichtungszone ein kleiner Herd verminderter Echogenität nachweisbar, der oft nur bei subtilem Absuchen der Rotatorenmanschette bei der dynamischen Untersuchung erfaßt wird (Abb. 5). Operativ zeigte sich in diesen Fällen meistens eine Längsruptur oder L-förmige Ruptur mit maximal 3–4 cm Länge und Dehiszenz von max. 2 cm.
2. Durchgehende echogene Zone in gesamter Dicke der Rotatorenmanschette (Typ IIa):

Tabelle 2. Korrelation von sonographischem und operativem Befund bei Patienten mit Rotatorenmanschettenruptur (Oktober 1984–Dezember 1985, n = 42)

	Totalrupturen (n = 24)	Partialrupturen (n = 18)	Rotatorenrupturen (zusammen n = 42)
Echogene und echoarme Zone (Typ I)	8	2	10
Echogene Zone (Typ IIa)	4	11	15
Zentrales echogenes Band (Typ IIb)	2	–	2
Echoarme Zone (Typ III)	4	–	4
Fehlende Rotatorendarstellung (Typ IV)	4	–	4
Inhomogenität der Rotatorenmanschette	2	5	7

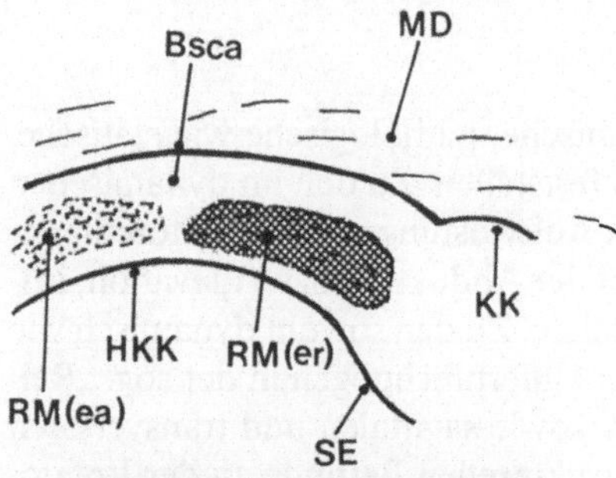

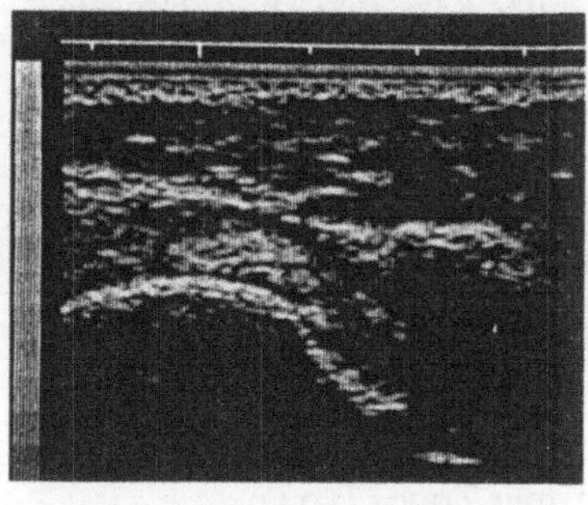

Abb. 5.   Sonogramm (Position I): kombinierte echogene und echoarme Zone: Totalruptur, *HKK* Humeruskopfkontur, *Bsca* Bursa subcoracoacromialis, *RM (er)* MD Rotatorenmanschette, *GE, KK* Korakoidkontur

Dies ist das typische Ultraschallbild der Partialruptur (s. Tabelle 2). Nur in wenigen Fällen einer durchgehenden Verdichtungszone wurde eine Totalruptur oder aber nur eine schwielige Degenerationszone gefunden.

3. Die zentrale Linie verstärkter Echogenität (Typ IIb):
Diese Darstellung findet sich fast nur in der Schallkopfposition I und grenzt meistens beidseitig an eine kaum auffällig veränderte Rotatorenmanschette.

4. Die echoarme Zone (Typ III)
Es handelt sich hier um Zonen fast völlig fehlender Schallreflexion in der Rotatorenmanschette, meistens eine Ausdehnung von 2 cm nicht überschreitend. Operativ fanden sich hier ausschließlich Totalrupturen.

5. Völliges Fehlen der Rotatorenmanschette (Typ IV):
Auf dem Humeruskopf liegt der M. deltoideus, getrennt durch eine meistens deutlich schallreiche, schmale Trennschicht: Dies ist die typische Darstellung ausgedehnter Rupturen.

Lange Bizepssehne

Die lange Bizepssehne wird relativ häufig verdickt angetroffen, wobei als signifikanter Befund eine Querschnittsvergrößerung im orthograden Schnitt um mehr als 50% gewertet wurde. Die normalerweise echoreichere Struktur gegenüber der Rotatorenmanschette ist gelegentlich echoärmer, wobei intraoperativ in Einzelfällen eine Ödematisierung und Verdickung der Sehne gefunden wurde. Sichere Aussagen zu diesen Zusammenhängen läßt das bisher vorliegende Material nicht zu.

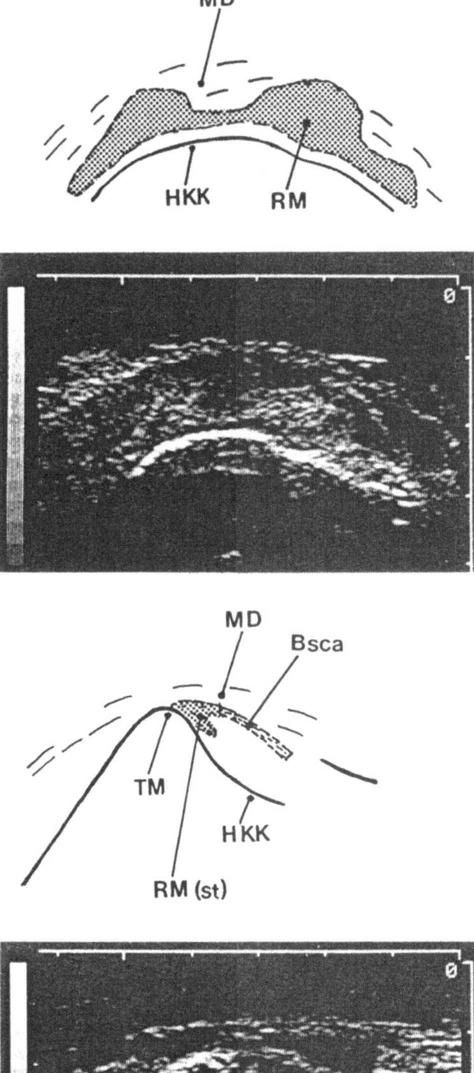

Abb. 6. Sonogramm (Position I und II): ausgedehnte echoarme Zone mit unregelmäßiger Grenzzone zum M. deltoideus. Keine Grenzdifferenzierung zwischen Bursa und Rotatorenmanschette möglich. Makroskopisch: ausgedehnter degenerativer Rotatorenmanschettendefekt von M. supraspinatus und M. infraspinatus. Erhaltene Ansatzzone am TM ca. 0,5–1 cm breit. Schallkopfposition I zeigt den Rupturrandbezirk, Position II den Defekt. *MD* Rotatorenmanschette, *HKK* Humeruskopfkontur, *RM, Bsca* Bursa subcoracoacromialis, *TM* M. deltoideus

Verkalkungen

Röntgenologisch sichtbare Verkalkungen, die sich oft nur als schmale Sicheln zeigen, sind sonographisch vielfach schlecht zu erfassen, zeigen nur eine umschriebene, zarte Verdichtung der Rotatorenmanschette, die von Inhomogenitäten oft kaum zu unterscheiden ist. Hier spielt sicher eine Rolle, daß das Ultraschallbild nur einen kleinen Ausschnitt eines solchen Herdes schneidet, während röntgenologisch ein Summationseffekt besteht. Größere Verkalkungen führen zur Totalreflexion des Ultraschalls mit einem Schallschatten und damit segmentaler Auslöschung der Kontur des darunter befindlichen Humeruskopfes.

Dynamische Untersuchung

Umschriebene Prozesse der Rotatorenmanschette oder der Bursa subcoracoacromialis, die die Gleitfähigkeit beeinträchtigen und wahrscheinlich für die sog. Impingementsyndrome mitverantwortlich sind, stellen sich oft bei der dynamischen Untersuchung sehr eindrucksvoll dar. Der Versuch der Dokumentation im statischen Bild ist jedoch oft enttäuschend. Hier ist eine M-Mode-Einrichtung des Ultraschallgeräts hilfreich, wie sie z. B. in der Echokardiographie üblich ist. Damit lassen sich sehr gut Niveaudifferenzen zwischen Humeruskopfkontur und Rotatorenmanschette bzw. Bursa subcoracoacromialis in verschiedenen Rotations- oder auch Abduktionsstellungen darstellen.

Diskussion

Die vorliegenden Ergebnisse zeigen, daß die Ultraschalluntersuchung mit hoher Treffsicherheit die pathologischen Prozesse der periartikulären Schulterstrukturen bildgebend erfaßt. In 42 Fällen operativ gesicherter Rotatorenmanschettenrupturen konnte die Diagnose sonographisch in 35 Fällen gestellt werden. Dies entspricht einer Treffsicherheit der Methode von 83,3% oder 16,7% falsch-negativen Befunden, da die bei diesen Patienten erhobenen Befunde der Rotatorenmanschetteninhomogenität wegen ihres häufigen Auftretens auch bei in der Kontinuität erhaltenen Rotatorenmanschetten nicht als hinweisend für Rupturen gewertet werden dürfen. Andererseits wurde 3mal der Befund einer durchgehenden echogenen Zone sowie ebenfalls 3mal einer kombinierten echogenen und echoarmen Zone erhoben bei intraoperativ zwar erkennbar degenerativ veränderter, aber in der Kontinuität erhaltener Manschette. Bei 53 operierten Schultern ohne Rotatorenmanschettenruptur entspricht dies 11,3% falsch-positiven Befunden.

Die hier vorgelegte Klassifikation von Ultraschallbefunden mit Hilfe intraoperativ erhobener, makroskopischer Befunde ist letztlich nur ein deskriptives Verfahren. Es bleibt weiteren Untersuchungen vorbehalten, Korrelationen zwischen sonographischem Bild und Pathologie der Schulterweichteile aufzuklären. Die von uns eingesetzte standardisierte Schallkopfpositionierung erleichtert gegenüber der von amerikanischen Autoren (BRETZKE et al. 1985; CRASS et al. 1984; MIDDLETON et al. 1984, 1985) bevorzugten sagittalen und transversalen Lage die Orientierung und stellt außerdem im Einzelbild einen größeren Anteil der Rotatorenmanschette dar.

Da v.a. durch ungenügende Schallkopfpositionierung Artefakte hervorgerufen werden können, sollte jeder auffällige Befund in einer 2. Schallkopfposition bestätigt werden. Dabei können bei den Rupturen durchaus unterschiedliche Kriterien in verschiedenen Schallkopfpositionen auftreten und bei der Typisierung berücksichtigt werden.

Der häufigste Fehler bei der Ultraschalluntersuchung der Schulter ist sicher die mangelhafte Einstellung der pathologisch veränderten Gewebestrukturen im Schallfenster. Hier hilft im Einzelfall nur das minutiöse Absuchen der Rotatorenmanschette in verschiedenen Gelenkstellungen. Die Bedeutung der als „Inhomogenität" von uns klassifizierten Veränderungen muß in ihrer Beziehung zu rupturverdächtigen Bildern noch weiter aufgeklärt werden.

Erste Vergleichsuntersuchungen mit der Arthrographie zeigten, daß fast alle arthrographisch erfaßten pathologischen Prozesse auch sonographisch gesehen werden, jedoch die Sonographie in der Diagnostik der Partialrupturen weit überlegen ist. Hinsichtlich pathologischer Bursaprozesse hat die Arthrographie keinerlei Aussagekraft.

Konsequenzen

Die Ultraschalluntersuchung der Schulter bietet sich als frühzeitige, nichtinvasive Untersuchungsmethode bei dem vielgestaltigen Krankheitsbild der sog. Periarthropathia humeroscapularis an. Sie ist v.a. hilfreich in der raschen Diagnose der Rupturen bzw. degenerativen Rotatorenmanschettendefekte und der Entscheidung zur evtl. operativen Therapie.

Die standardisierte Darstellung in 2 Ebenen erlaubt mittlerweile gut die Voraussage von Form und Größe von Rotatorenmanschettenrupturen und verbessert damit die Operationsplanung (Zugangsweg).

Weitere Einsatzmöglichkeiten sind ultraschallgezielte Punktionen, z.B. der Bursa subcoracoacromialis. Auch nach einer Punktion ist sonographisch eine korrekte Bursainjektion mühelos zu überprüfen.

Literatur

Bretzke CA, Crass JR, Craig EV, Feinberg SB (1985) Ultrasonography of the rotator cuff: normal and pathologic anatomy. Invest Radiol 20: 311–315
Crass JR, Craig EV, Thompson R, Feinberg SB (1984) Ultrasonography of the rotator cuff: surgical correlation. J Clin Ultrasound 12: 487–492

Fornage BD, Touche DH, Segal P, Rifkin MD (1983) Ultrasonography in the evaluation of musculo-sceletal trauma. J Ultrasound Med 2: 549–554

Graf R (1985) Sonografie der Säuglingshüfte. Enke, Stuttgart

Hedtmann A, Weber A, Schleberger R (1985a) Möglichkeiten der Ultraschalldiagnostik am Schultergelenk. In: Kölbel R (Hrsg) 2.Hamburger Schulterworkshop, Feb 1985. 3M-Deutschland, Neuss

Hedtmann A, Weber A, Schleberger R (1985b) Ultraschalluntersuchungen bei der sogenannten Periarthropathia humeroscapularis. Vortrag, 72.Tagung der DGOT, Frankfurt, 1985. Mitteilungsblatt der DGOT 3/85: 63–64 (abstract)

Krämer J, Seibel R (1983) Funktionell anatomische Grundlagen zur operativen Behandlung der Periarthropathia humeroscapularis. Z Orthop 121: 98–102

Middleston WD, Edelstein G, Reinus WR, Melson GL, Murphy WA (1984) Ultrasound of the rotator cuff: technique and normal appearance. J Ultrasound Med 3: 549–551

Middleston WD, Edelstein G, Reinus WR, Melson GL, Totty WG, Murphy WA (1985) Sonographic detection of rotator cuff tears. AJR 144: 349–353

Wirbelsäule

Sonographie der spinalen Dysraphie

R. B. Dietrich und H. Kangerloo ·

Die Sonographie ist seit Anfang der 80er Jahre (Kangarloo et al. 1984; Miller et al. 1982; Naidich et al. 1983, 1984; Raghavendrav et al. 1983; Scheibe et al. 1983) zur Untersuchung der Wirbelsäule bei Neugeborenen eingesetzt worden. Davor wurden spinale Dysraphien mit einfachen Röntgenaufnahmen, Tomographie oder Myelographie (Fitz u. Hardwood-Nash 1975; Gryspeerdt 1963; James u. Lassman 1972; McRae u. Standen 1966; Scotti et al. 1980) diagnostiziert. In letzter Zeit ist die Computertomographie (CT) mit oder ohne vorherige Verabreichung von Metrizamiden eingesetzt worden. Obwohl bei einigen Patienten einfache Röntgenaufnahmen auf die spezifische Natur der spinalen Pathologie hinweisen können – z. B. bei Patienten mit einer ossifizierenden Knochenleiste aufgrund einer Diastomyelie –, sind sie in den meisten Fällen nicht spezifisch. Einfache Aufnahmen können unauffällig sein, eine Spina bifida occulta aufzeigen, gespreizte posteriore Elemente, Erweiterung der interpedikulären Distanz oder vertebrale Anomalien wie Halswirbel, Blockwirbel oder eine Skoliose (Anderson 1968; James u. Lassman 1972; Scotti et al. 1980). Deshalb sind invasivere Tests notwendig geworden, damit die Strukturen des Rückenmarkkanals und insbesondere die des Rückenmarks selber abgebildet werden. Diese invasiven Techniken erfordern eine Bestrahlung des Kindes und bei Kleinkindern evtl. eine Vollnarkose. Unvollständige Verknöcherungen der posterioren Teile der unreifen Wirbelsäule ermöglichen es uns, das Rückenmark und den Rückenmarkkanal von Säuglingen, die jünger als 6 Monate alt sind, mit Ultraschall zu untersuchen. Es ist absolut notwendig, daß Schallköpfe mit hohen Frequenzen (5 MHz und höher) benutzt werden, damit das Rückenmark ausreichend abgebildet wird. Ein Real-time-Gerät erlaubt eine Untersuchung des ganzen Spinalkanals in weniger als 10 min.

Überdies kann die Untersuchung im Kinderzimmer des Neugeborenen ausgeführt werden, somit braucht man das Kind nicht in die Ultraschallabteilung zu bringen. Ältere Kinder mit gespreizten posterioren Elementen können in der Höhe der Anomalie mit Hilfe der Sonographie untersucht werden. Der knöcherne Defekt bietet ein akustisches Fenster für die sonographische Beurteilung des Rückenmarks (Raghavendra et al. 1983).

Die Indikationen für die Sonographie des Spinalkanals schließen die Entdeckung einer Hautanomalie, wie z. B. eine sakrale Hautvertiefung, einen Dermalsinus, eine lokalisierte Hypertrichose oder das Vorhandensein eines Naevus pigmentosus ein (Anderson 1968). Hautläsionen aber sind nur bei 50% der Patienten vorhanden, und diese können äußerst subtil sein. Es ist daher wichtig, daß Säuglinge auf das Vorhandensein dieser Läsionen sorgfältig untersucht werden, da eine unentdeckte spinale Dysraphie zu irreversiblen neurologischen Schäden führen kann (James u. Lassman 1972). Läsionen mesodermalen Ursprungs, wie z. B. Lipome

und Dermoide, werden gleichfalls beobachtet und können in den Rückenmarkkanal hineinreichen und das Rückenmark umschließen. Offensichtlichere und
schwerwiegendere Hautmanifestationen wie eine Meningozele oder eine Meningomyelozele können ebenso vorkommen. Das Vorhandensein von anderen mehrfachen kongenitalen Anomalien oder die zufällige Entdeckung von vertebralen
Anomalien auf einfachen Röntgenaufnahmen sind auch Indikationen für die Sonographie des Spinalkanals. Kleinkinder mit solchen klinischen Merkmalen und Symptomen wie asymmetrischem Wachstum der Beine, Inversion oder Verkürzung des
Fußes, Pes cavus, anormalem Gang oder Blasenproblemen sollten gleichfalls untersucht werden. Man glaubt, daß diese Probleme auf Ischämiezonen zurückzuführen
sind, die durch Druck auf das Rückenmark und die Nervenwurzel oder eine Überdehnung derselben verursacht werden, und diese können progressive und heimtükkische neurologische Mängel während des Wachstums des Kindes verursachen
(JAMES u. LASSMAN 1972).

Die Technik der Sonographie der Wirbelsäule ist verhältnismäßig einfach. Das
Kind wird auf ein Kissen auf den Ultraschalltisch gelegt (Abb.1a). Die Anwesenheit der Eltern oder der Krankenschwester während der Untersuchung ist
erwünscht. Diese helfen oft, indem sie das Kind beruhigen, wenn es nicht gerade
schläft. Während der Untersuchung der Brust- und Lendenwirbel kann das Kind

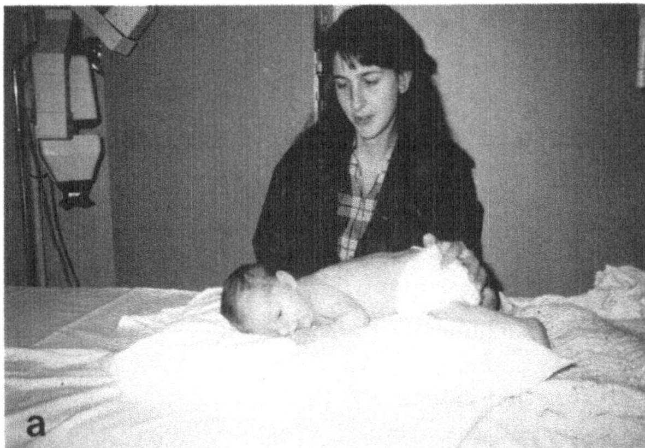

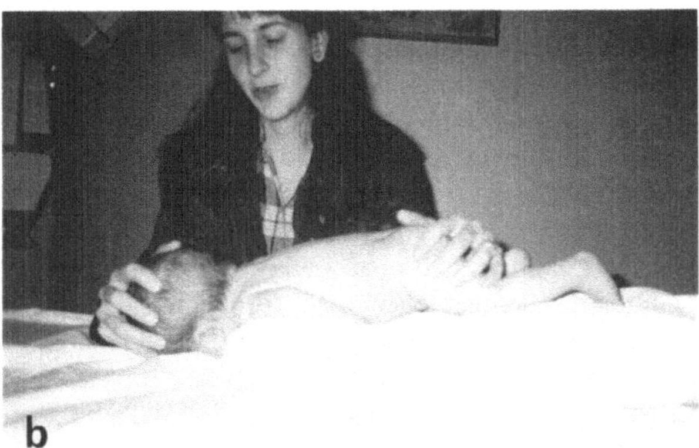

Abb. 1 a, b. Positionierung
des Kindes für die Ultraschalluntersuchung der Wirbelsäule, **a** für die thorakalen, lumbalen und sakralen
Wirbel, **b** für die Halswirbel

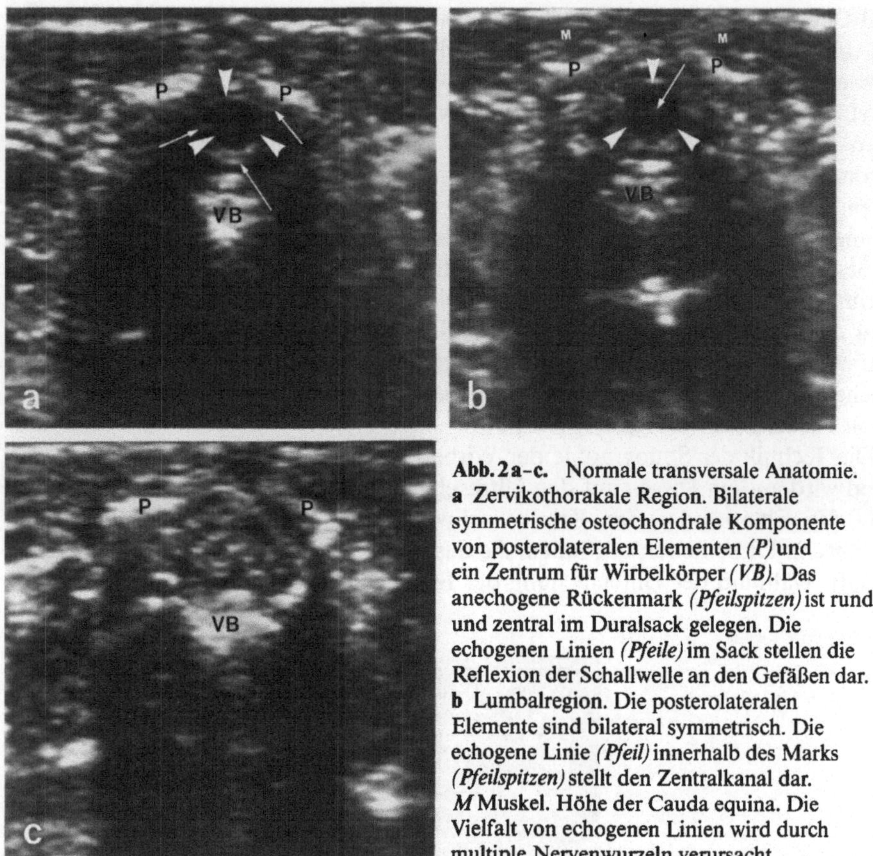

Abb. 2a–c. Normale transversale Anatomie.
a Zervikothorakale Region. Bilaterale
symmetrische osteochondrale Komponente
von posterolateralen Elementen *(P)* und
ein Zentrum für Wirbelkörper *(VB)*. Das
anechogene Rückenmark *(Pfeilspitzen)* ist rund
und zentral im Duralsack gelegen. Die
echogenen Linien *(Pfeile)* im Sack stellen die
Reflexion der Schallwelle an den Gefäßen dar.
b Lumbalregion. Die posterolateralen
Elemente sind bilateral symmetrisch. Die
echogene Linie *(Pfeil)* innerhalb des Marks
(Pfeilspitzen) stellt den Zentralkanal dar.
M Muskel. Höhe der Cauda equina. Die
Vielfalt von echogenen Linien wird durch
multiple Nervenwurzeln verursacht

gefüttert werden. Dies beruhigt das Kind, so daß die Untersuchung erleichtert wird.
Zur Untersuchung der Halswirbel ist die Bauchlage nötig, mit der Brust am Rande
des Kissens, damit der Kopf sich nach vorne beugt (Abb. 1b). Aufnahmen werden
dann in allen Höhen des Rückgrats sowohl in der Transversal- als auch in der
Längsebene durchgeführt. Man benutzt einen hoch auflösenden, kleinen
Linear-array-Schallkopf. Im UCLA Medical Center benutzen wir entweder ein
Accuson-Ultraschallgerät oder einen „Picker microview scanner" mit einem
10 MHz Schallkopf im abgeschlossenen Wasserbad.

Die normalen Erscheinungsbilder der Wirbelsäule in allen Höhen sind auf
Abb. 2a–c (Transversalebene) und Abb. 3a–c (Längsebene) zu sehen. Während des
Wachstums ist die Anatomie der Wirbelsäule und die Größe der Wirbel im Verhält-
nis zu der der Wirbelkörper raschen Änderungen unterworfen. Bei Säuglingen – im
Gegensatz zu Erwachsenen – ist die Wirbelsäule vom Hinterhaupt bis zum Steiß-
bein relativ gerade. Daher ist das Rückenmark zentral innerhalb des Kanals von der
Zervikal- bis zur Lendenregion plaziert. Wenn das Kind einmal sitzen kann, entwik-
kelt sich eine normale thorakale Kyphose und das Rückenmark in der Region der
Brust liegt dann der vorderen Wand des Kanals näher als der hinteren Wand
(NORDQVIST 1964).

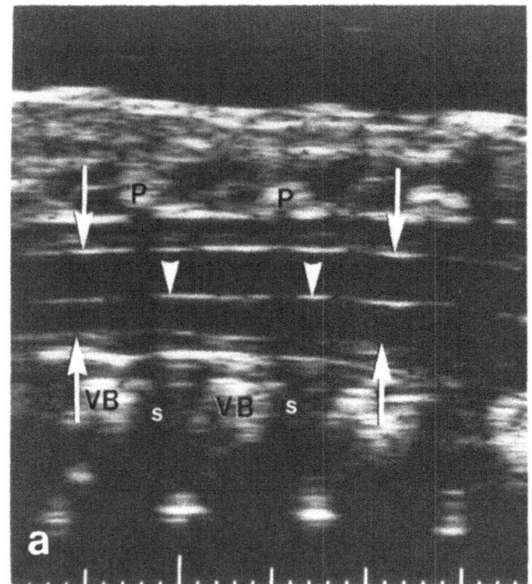
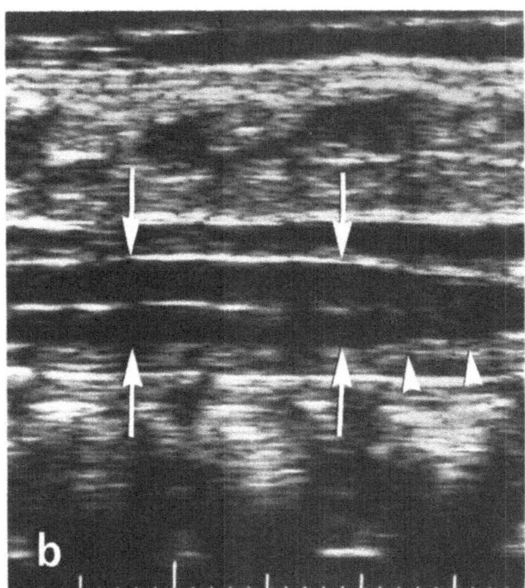
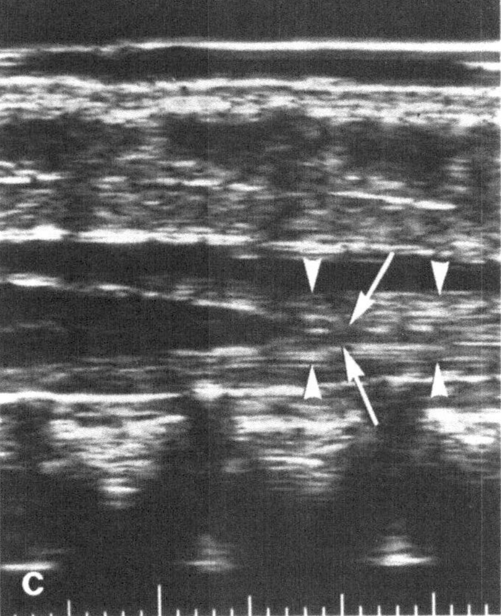

Abb. 3 a–c. Längsanatomie.
a Brustregion. Das Rückenmark ist zentral im Duralsack plaziert *(Pfeile)*. Der Zentralkanal des Rückenmarks wird als echogene Linie gesehen *(Pfeilspitzen)*. Die posterioren Elemente der Wirbelsäule verursachen vordere Schatten. *VB* Wirbelkörper. **b** Das Rückenmark erweitert sich und bildet den Conus medullaris *(Pfeile)*. Der vordere Spinalanteil ist prominent in dieser Höhe und als pulsierende Struktur vor dem Rückenmark sichtbar *(Pfeilspitzen)*. **c** Die kaudale Portion des Conus medullaris, wo das Rückenmark am Filum terminale endet *(Pfeile)*. Die Nervenwurzeln der Cauda equina sind echogen *(Pfeilspitzen)*

Die osteochondralen Komponenten der Wirbelkörper und die posterolateralen Elemente werden am besten auf transversalen Aufnahmen dargestellt. Die Wirbel sind in allen Höhen sichtbar, und die posterolateralen Elemente sind gleichmäßig mit bilateral symmetrischer Schräge von ihrer dorsalen bis zu ihrer ventralen Ansicht (s. Abb. 2). Absolute Symmetrie der posterolateralen Elemente ist die Regel, ungeachtet der altersbedingten Variationen der Wirbelsäulenanatomie oder der verschiedenen Winkel der posterioren Elemente in verschiedenen Höhen.

Auf Ultraschallabbildungen ist das Rückenmark nicht sichtbar, aber sein Zentralkanal wird als echogene Linie gesehen, nicht nur auf Abbildungen in der Längsebene, sondern auch auf jenen, die in der Transversalebene gewonnen werden. Man nimmt an, daß der Echoreichtum des Zentralkanals auf die Reflexion der Ultraschallwellen an den parenchymalen Zellen und dem Fasergewebe zurückzuführen ist, die den Kanal begrenzen (ST. AMOUR et al. 1984). Diese echoreiche Linie erscheint nicht, wenn Läsionen im Rückenmark vorhanden sind. ST. AMOUR (1984) berichtete von diesem Befund bei Patienten mit intramedullären Tumoren, und wir haben ihn bei Patienten mit Rückenmarkshämatomen beobachtet.

Der Liquor cerebrospinalis innerhalb des subarachnoidalen Raums verursacht kein Echo, enthält aber echogene Strukturen wie Nervenwurzeln und vaskuläre Äste. Der Durchmesser des Kanals ist bei Kleinstkindern – im Gegensatz zu Erwachsenen – breiter als die Wirbelkörper in allen Ebenen der Wirbelsäule (PETTERSSON u. HORWOOD-NASH 1982). Überdies ist das Rückenmark bei Säuglingen in der zervikalen Region rund, wird aber in der distalen Region des Thorax oval. In der Höhe von T10 bis T11 erweitert sich das Rückenmark zu einem knolligen Conus medullaris: Er hat auch eine eher quadratische Erscheinung, die auf die Abbildung der austretenden Nervenwurzeln zurückzuführen ist.

Bei L1–L2 verengt sich der Konus und bildet das Filum terminale. Die Nervenwurzeln, die nach distal die Cauda equina bilden, sind als multiple echogene Strukturen sichtbar (s. Abb. 2 und 3). Bei Kindern kann das Rückenmark enden und das Filum terminale bei L2–L3 beginnen, ohne daß dies eine pathologische Bedeutung hat (FITZ u. HARWOOD-NASH 1975; JAMES u. LASSMAN 1972). Das Rückenmark und die Höhe des Filum terminale werden am deutlichsten auf Längssonogrammen gezeigt (s. Abb. 3). Die A. spinalis anterior ragt in der Nähe des Konus hervor, und ihre schnelle Pulsation ermöglicht eine rasche Identifikation mit Hilfe der hochauflösenden Real-time-Sonographie (s. Abb. 3).

Spinale Dysraphien schließen eine große Vielfalt von Anomalitäten ein, die verborgen sein können oder die mit den obenerwähnten Hautläsionen einhergehen. Abnormitäten der hinteren Neuralbögen reichen von der Spina bifida mit bilateral asymmetrischen posterolateralen Elementen bis zu weit auseinanderstehenden Wirbelkomponenten (Abb. 4 a–c).

Während der Sonographie in der Transversalebene sollten die Wirbelkörper und die posterioren Elemente bei Verdacht auf spinale Dysraphie mit denjenigen verglichen werden, die in den Abschnitten ober- und unterhalb dieser Stelle gesehen werden können. Jegliche Asymmetrie der posterioren Elemente ist anomal. Der Schweregrad der Anomalien der Wirbelsäule und des Duralsacks ist sehr unterschiedlich. Die Anomalität geringsten Grads besteht aus einer Erweiterung des Duralsacks und des Spinalkanals (FITZ u. HARWOOD-NASH 1975). Dieses Erscheinungsbild kann auch bei Patienten mit Syringohydromelie (MCRAE u. STANDEN 1966) (Abb. 5 a, b) beobachtet werden. Bei diesen Patienten ist es oft schwierig, das Rückenmark innerhalb des erweiterten Spinalkanals zu sehen.

Das „Tethered-cord-Syndrom" ist in mehr als 50% der Patienten mit spinalen Dysraphien vorhanden, und es manifestiert sich durch ein verdicktes Filum terminale. Das Rückenmark verliert seine zentrale Lage innerhalb des Kanals und wird gewöhnlich weiter nach hinten gezogen. Verminderte Beweglichkeit des Rückenmarks wird mit der Real-time-Sonographie beobachtet. In ernsteren Fällen kann sich das Rückenmark selbst zu weit nach kaudal erstrecken (Low-cord-Syndrom) und kann unterhalb der Höhe von L2 bis L3 noch gesehen werden. Während einer Ultraschalluntersuchung ist es leicht, die genaue Höhe des Rückenmarkendes festzustellen, indem man die Region des Darmbeinkamms palpiert, der auf der Höhe

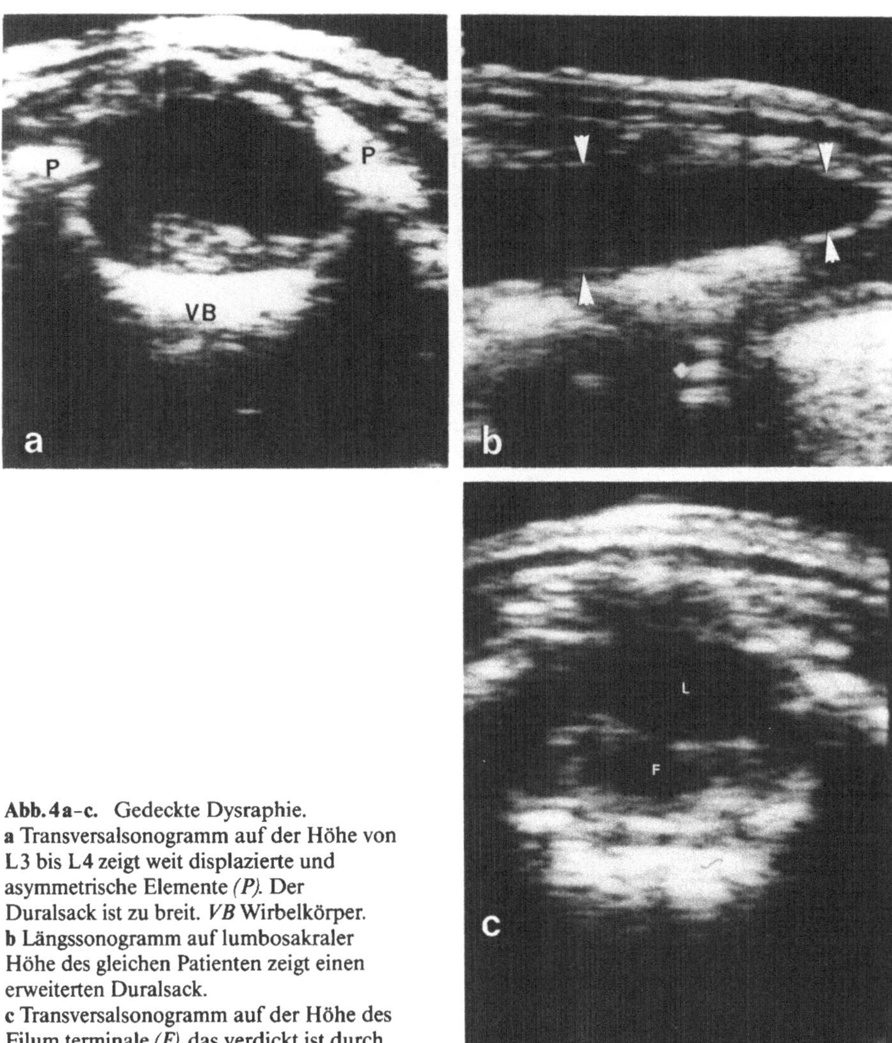

Abb. 4a–c. Gedeckte Dysraphie.
a Transversalsonogramm auf der Höhe von
L 3 bis L 4 zeigt weit displazierte und
asymmetrische Elemente *(P)*. Der
Duralsack ist zu breit. *VB* Wirbelkörper.
b Längssonogramm auf lumbosakraler
Höhe des gleichen Patienten zeigt einen
erweiterten Duralsack.
c Transversalsonogramm auf der Höhe des
Filum terminale *(F)*, das verdickt ist durch
posteriores Lipomgewebe *(L)*

von L 3 bis L 4 liegt. Wenn man den L 3- bis L 4-Zwischenraum identifiziert hat, wird
die genaue Position des Rückenmarks festgestellt, indem man die Dornfortsätze
hinauf- oder hinabzählt bis zu der Höhe, auf der das Rückenmark gesehen wird
(RAGHAVENDRA et al. 1983). In Fällen, in denen das Filum terminale eine Verdikkung aufweist, ist es manchmal schwierig zu unterscheiden, wo das Rückenmark
endet und das Filum terminale beginnt. Die Identifikation des Zentralkanals des
Rückenmarks, der nicht bis in das Filum terminale reicht, kann in diesen Fällen
hilfreich sein.

In schweren Fällen kann der Duralsack durch eine Schwäche in den hinteren
Elementen einen Bruch erleiden, der bis zur Haut reicht und eine Meningozele bil-

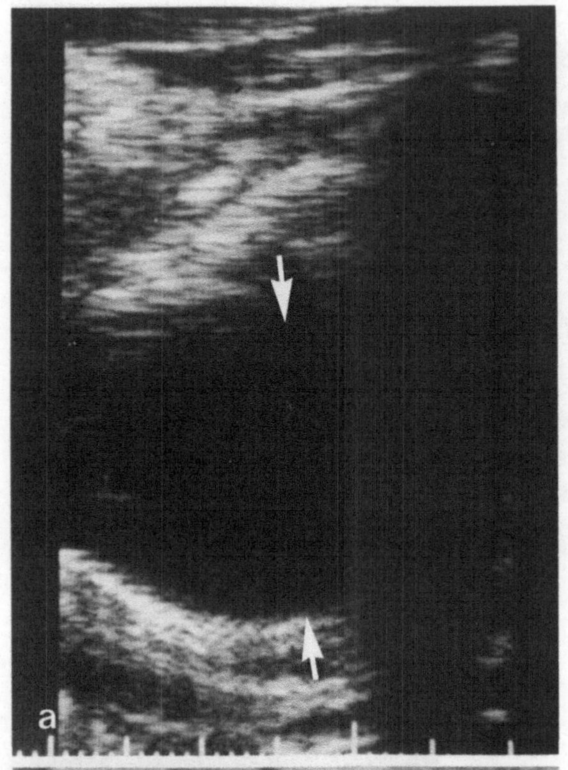
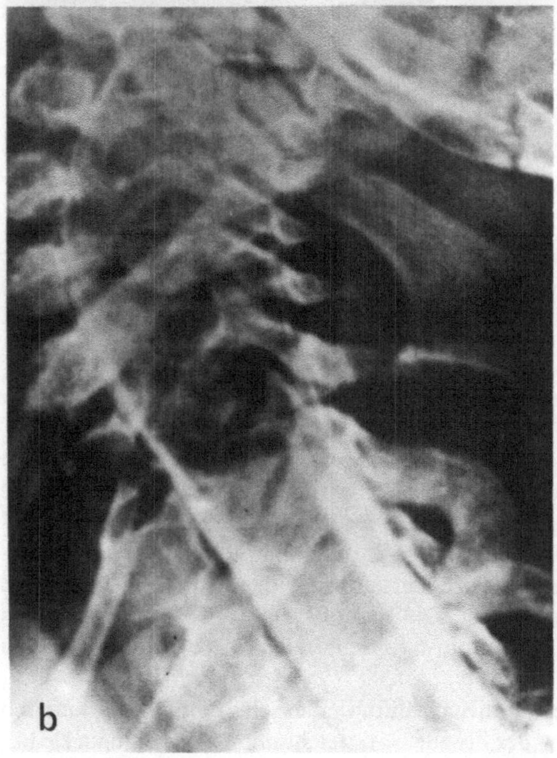

Abb. 5. **a** Das Längssonogramm der zervikalen Region zeigt einen frappierend erweiterten Dural-sack *(Pfeile)* ohne Anzeichen des Rückenmarks in dieser Region. **b** Das Myelogramm bietet auffällige Erweiterungen des Kanals und Rückenmarks in der zervikalen Region

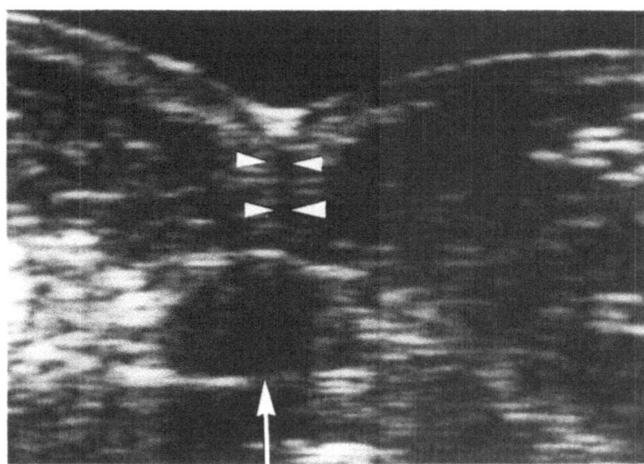

Abb. 6. Dermalsinus. Der Sinusgang *(Pfeilspitzen)* endet in einer kleinen Zyste *(Pfeile)*

det. In einigen Fällen können Nervenwurzeln und sogar das Rückenmark in dem Sack vorhanden sein und eine Meningomyelozele bilden. Diese Anomalitäten und insbesondere der Verlauf des Rückenmarks sind mit Hilfe der Sonographie leicht abzubilden. Diese Information ist äußerst nützlich für den Chirurgen, wenn er den operativen Zugang zu der Läsion plant.

Andere damit assoziierte Anomalitäten kommen von verstreutem embryonalen Gewebe und schließen eine fettige Infiltration des Rückenmarks, Dermoide, Lipome und Teratome ein. Diese Läsionen, die man als Massen, die der lumbosakralen Wirbelsäule aufliegen, erkennen kann, können tief in das subkutane Gewebe eindringen. Sie können auch nur oberflächlich liegen, oder in den Spinalkanal oder in den Duralsack hineinreichen. Man sieht sie in dieser Position häufig die Nervenwurzeln und das Rückenmark umschlingen. Lipome, die häufigste dieser Läsionen, können ein variables sonographisches Erscheinungsbild haben. Sie können das hochechogene Muster von Lipomen aufzeigen, die in anderen Körperregionen zu finden sind (MILLER et al. 1982; NAIDICH et al. 1983; RAGHAVENDRA et al. 1983), oder das anechogene Muster, das gelegentlich durch Fettgewebe im Bereich der Niere oder durch subkutanes Fett auf Abbildungen, die mit „Contact-B-Schallköpfen" gemacht worden sind, erscheint KANGARLOO et al. 1984; SCHEIBLE et al. 1983) (s. Abb. 4). Fett, das innerhalb von Dermoiden vorhanden ist, kann auch das gleiche Erscheinungsbild haben, und dieses ist gewöhnlich mit einer Masse von weichem Gewebe verbunden, das aus den anderen Komponenten des Dermoids besteht.

Sakrale Sinusgänge sind auch häufige Befunde der spinalen Dysraphie, und diese können sich so tief erstrecken, daß sie sich mit dem Duralsack verbinden. Sie können auch blind in einer kleinen Zyste enden (Abb. 6). Diejenigen, die mit dem Kanal eine Verbindung haben, sind eine potentielle Quelle für mögliche Infektionen bis in den Duralsack, die somit eine Meningitis verursachen können.

Für Neugeborene mit kutanen Veränderungen über der lumbosakralen Wirbelsäule oder mit vertebralen Anomalien besteht das Risiko, eine klinisch unerkannte spinale Dysraphie zu haben. In dieser Gruppe von Kindern schließt eine normale sonographische Untersuchung die Röntgenexposition und die Kosten und Gefahren invasiver radiologischer Verfahren aus. Anomale sonographische Befunde können zu weiterem diagnostischem Vorgehen, wie Computertomographie oder Kernspintomographie führen, die das Ausmaß der Anomalität weiter abklären und somit dem Operateur bei seiner OP-Planung helfen.

Literatur

Anderson FM (1968) Occult spinal dysraphism. J Pediatr 73: 163–177

Fitz CR, Harwood-Nash DC (1975) The tethered conus. AJR 125: 515–523

Gryspeerdt GL (1963) Myelographic assessment of the occult forms of dysraphism. Acta Radiol [Diagn] (Stockh) 1: 702–717

James CCM, Lassman LP (1972) Spinal dysraphism. In: Spina bifida occulta. Butterworth, London

James HE, Oliff M (1977) Computed tomography in spinal dysraphism. J Comput Assist Tomogr 1: 391–397

Kangarloo H, Gold RH, Diament MJ, Boechat MI, Barrett C (1984) High-resolution spinal sonography in infants. AJNR 5: 191–195

Lichtenstein BW (1940) „Spinal dysraphism", spina bifida and myelodysplasia. Arch Neurol 44: 792–809

McRae DL, Standen J (1966) Roentgenologic findings in syringomelia and hydromyelia. AJR 98: 695–703

Miller JH, Reid BS, Kemberling CR (1982) Utilization of ultrasound in the evaluation of spinal dysraphism in children. Radiology 143: 737–740

Naidich TP, McLone DG, Shkolnik A, Fernbach SK (1983) Sonographic evaluation of caudal spinal anomalies in children. AJNR 4: 661–664

Naidich TP, Fernbach SK, McLone DG, Shkolnik A (1984) Sonography of the caudal spine and back: congenital anomalies in children. AJNR 5: 221–234

Nordqvist L (1964) The saggital diameter of the spinal cord and subarachnoid space in different age groups. A roentgenographic postmortem study. Acta Radiol [Diagn] (Stockh) 227: 1–96

Pettersson H, Harwood-Nash DCF (1982) CT and myelography of the spine and cord. Techniques, anatomy and pathology in children. Springer, Berlin Heidelberg New York

Raghavendra BN, Epstein FJ, Pinto RS, Subramanyam BR, Greenberg J, Mitnick JS (1983) The tethered spinal cord: diagnosis by high-resolution real-time ultrasound. Radiology 149: 123–128

Resjo IM, Harwood-Nash DC, Fitz CR, Chuang S (1978) Computed tomographic metrizamide myelography in spinal dysraphism in infants and children. J Comput Assist Tomogr 2: 549–558

Scheible W, James HE, Leopold GR, Hilton SVW (1983) Occult spinal dysraphism in infants: screening with high-resolution real-time ultrasound Radiology 146: 743–746

Scotti G, Musgrave MA, Harwood-Nash DC, Fitz CR, Chuang SH (1980) Diastematomyelia in children: metrizamide and CT metrizamide myelography. AJNR 1: 403–410

St. Amour TE, Rubin JM, Dohrmann GJ (1984) The central canal of the spinal cord: ultrasonic identification. Radiology 152: 767–769

Diagnose der Spina bifida durch Ultraschall

D. L. COCHLIN

Einführung

Die Bestimmung von Alphafetoprotein (Afp) im Serum kombiniert mit einer Ultraschalluntersuchung ist die beste Screeningmethode für die Spina bifida. Die Afp-Bestimmung im Serum ist ein einfacher objektiver Test, der allerdings von akkuraten Daten abhängig und nicht spezifisch ist, und der eine falsch-positive Rate zeigen kann. Eine nachfolgende Fetoproteinbewertung der amniotischen Flüssigkeit verlangt eine Amniozentese mit dem Risiko eines Aborts. Während sie eine sehr kleine falsch-positive Rate ausweist, ist sie aber für die Spina bifida nicht spezifisch (U.K. collaborative study 1977).

Ultraschall ist in der Lage, alle Ursachen für einen erhöhten Serum-Afp-Spiegel zu unterscheiden, hat einen sehr niedrigen Prozentsatz falsch-positiver Ergebnisse, aber einen signifikaten Prozentsatz falsch-negativer Resultate. Patientinnen mit einem hohen Serum-Afp-Spiegel und einer Spina-bifida-Diagnose im Ultraschall sollten einen Schwangerschaftsabbruch angeboten bekommen. Diejenigen mit einem hohen Serum-Afp-Spiegel, einer normalen Wirbelsäule und keiner weiteren Anomalie in der sonographischen Untersuchung sollten sich einer Afp-Bestimmung der Amnionflüssigkeit unterziehen. Ist der Spiegel erhöht, müssen diese Fälle individuell untersucht werden.

Die Ultraschalluntersuchung aller Risikopatientinnen, unabhängig vom Serum-Afp-Spiegel, hat den Vorteil, daß sie einige der „gedeckten" Defekte diagnostiziert, die durch die Afp-Untersuchung allein nicht verifiziert werden können; aber 70% der Fälle kommen bei Patientinnen vor, die keinen erhöhten Risikofaktor zeigen.

Die routinemäßige Ultraschalluntersuchung aller Patientinnen ist wahrscheinlich nicht wirtschaftlich, und die große Anzahl könnte zu einem Nachlassen der Aufmerksamkeit des behandelnden Arztes führen. Daher scheint eine Afp-Untersuchung kombiniert mit einer Ultraschalluntersuchung bei Patientinnen mit einem hohen Afp-Spiegel und die Ultraschalluntersuchung von Patientinnen mit vielen Risikofaktoren das beste Verfahren zu sein.

Technik

Die Wirbelsäule kann von der 15. Woche an durch einen „linear-array" oder „phased array" zuverlässig abgebildet werden. Es ist äußerst wichtig dafür zu sorgen, daß die ganze Wirbelsäule abgebildet wird, indem man den kranio-zervikalen Übergang in der Sagittalebene darstellt (dies kann in der Koronarebene nicht zuverlässig erfolgen) und das Kreuzbein durch die hintere Begrenzung der Hüfte in der Sagittalebene darstellt oder seine Relation zu den Ossa ilii der Koronarebene aufsucht.

Es ist wichtig, einige normale Erscheinungsbilder zu kennen, die Verwirrung stiften können. Akustische Schatten können Lücken im Umriß der Wirbelsäule hervorrufen. Die Beckenschaufel und die Schultern verursachen solche Schatten in der Koronarebene. In der Sagittalebene können Hautfalten am Hals bei überstrecktem Kopf einen Schatten erzeugen. Ein Fetusarm, der über der Wirbelsäule liegt, kann in jeder Ebene einen Schatten verursachen. Die fetale Wirbelsäule ist sehr beweglich und hat die überraschende Fähigkeit, sich in mehreren Ebenen zu biegen. Wenn der Fetus den Rücken streckt, wird eine 3 geformt mit einem deutlichen Winkel im unteren dorsalen Wirbelsäulenabschnitt. Die laterale Flexion kann wie ein Defekt der Wirbelsäule aussehen, da die Ultraschallwellen einen Teil der Wirbelsäule schräg treffen. Solche Positionen sind gewöhnlich vorübergehend, und der Fetus kehrt während der Untersuchung zu einer normalen Position zurück. Wenn dies nicht geschieht, sollte die Untersuchung wiederholt werden. Wenn die „abnorme" Position weiter besteht oder wenn sich ein deutlicher Winkel darstellt, muß man entscheiden, ob es sich um eine isolierte knöcherne Anomalität handelt oder mit einer Spina bifida einhergeht.

Wenn sich der anormale Abschnitt über nicht mehr als 2 Segmente erstreckt und der Spinalkanal nicht erweitert ist, dann ist eine Spina bifida nicht wahrscheinlich. Ein erhöhter Afp-Spiegel kann die Beurteilung beeinflussen.

Erscheinungsbilder

Die Darstellung der Spina bifida mit Hilfe des Ultraschalls läßt 3 Haupttypen erkennen.

Der häufigste Typ ist der einer „desorganisierten" Wirbelsäule, bei dem die vielfachen knöchernen Anomalitäten am Kopf und kopfwärts zu den Wirbelsäulendefekten eine bizarre Vielfalt von Echos hervorrufen. Die eigentliche Mißbildung kann oft nicht abgebildet werden, da sie unter der Vielfalt der Echos „verlorengeht". Dieser Typ wird aber nicht oft mit einer isolierten knöchernen Mißbildung verwechselt, da die Bilder gewöhnlich umfassend sind, und hier der Serum-Afp-Spiegel immer erhöht ist.

Das zweithäufigste Erscheinungsbild ist das des „klassischen" Trichters oder des „geöffneten Reißverschlusses", in dem die parallelen Linien, die die seitlichen Wände des Spinalkanals darstellen, auseinandergehen. In der Sagittalebene gibt es nur die Divergenz einer Linie, die die dorsale Wand darstellt, sie ist aber doch noch sichtbar. Es ist wichtig, daran zu denken, daß die normale zervikale Wirbelsäule eine solche Divergenz in der Koronarebene zeigt, und daß diese aber nur in der Sagittalebene richtig beurteilt werden kann.

Das seltenste Erscheinungsbild (12%) ist das von fehlenden Dornfortsätzen über mehrere Segmente, aber ohne Erweiterung des Spinalkanals in der Koronarebene und ohne Wirbelkörperanomalien. Das einzige, das in der Sagittaluntersuchung gesehen werden kann, ist eine Unterbrechung der Dorsallinie, während die Koronaransicht normal ist. Ein Sack kann als glänzender „Heiligenschein" beobachtet werden, aber er ist vor der 20. Woche schwierig zu entdecken. Eine sorgfältige transverse Untersuchung wird eine Divergenz der ossifizierenden Zentren der Querfortsätze oder ein „Untertassenerscheinungsbild" zeigen, aber es ist leicht, die betroffenen Segmente zu übersehen.

Nach meiner Erfahrung sind diese Mißbildungen diejenigen, die normalerweise im Ultraschall übersehen werden und gewöhnlich nur durch eine höchst sorgfältige Ultraschalluntersuchung einer Patientin mit einem erhöhten Afp-Spiegel gefunden werden.

Andere Merkmale auf dem Ultraschallbild können zur Diagnose Spina bifida führen. Anenzephalie ist oft mitvorhanden, und in diesen Fällen ist es wichtig, die Wirbelsäule im Ultraschall zu untersuchen, um Erfahrungen in der Diagnose der Spina bifida zu gewinnen. Ein Hydramnion ist oft vorhanden. Bewegungen der Gliedmaßen helfen nicht bei der Diagnose, da Kinder mit Spina bifida die Beine im Uterus völlig normal bewegen.

Beurteilung des Schweregrads

Es ist schwierig, eine genaue Prognose der Krankheit aufgrund einer Ultraschalluntersuchung abzugeben. Hochgradige Mißbildungen haben eine schlechtere Prognose, aber das scheinbare Ausmaß der Mißbildung und die endgültig festgestellten neurologischen Ausfälle korrelieren nur wenig. Die minimalen Schädigungen, die sich später als nicht so gravierend erweisen, werden oft im Ultraschall übersehen. Wenn eine Spina bifida diagnostiziert wird, und die Patientin sich für eine Fortführung der Schwangerschaft entscheidet, sollte man die Größe der Ventrikel sorgfältig kontrollieren, und wenn ein fortschreitender Hydrozephalus festgestellt wird, sollte eine frühe Einleitung der Geburt und die anschließende Anlegung eines Shunts in Erwägung gezogen werden.

Literatur

U.K. Collaborative study on alfa-fetoprotein in relation to neural tube defects (1977) Lancet 1323–1332

Transabdominale spinale Sonographie

E. Tölly, F. Ebner, W. Kopp

Einleitung

Die sonographische Darstellung von Strukturen innerhalb des intakten Spinalkanals wurde bisher als Routinemethode nur beim Säugling angewandt, weil hier die unvollständig ossifizierten Wirbelbögen kein Hindernis für die Schallausbreitung darstellen (Leopold 1980; Naidich et al. 1983). Da jedoch die Bandscheiben auch beim Erwachsenen schalltransparent bleiben, ist im Prinzip die Darstellung der lumbalen Bandscheiben und der intraspinalen Strukturen im Bandscheibenniveau über einen ventralen transabdominalen Zugang möglich (Tölly 1984; Portela 1985).

Patientengut und Methode

In einer prospektiven Vergleichsstudie wurden insgesamt 64 Patienten, bei denen der klinische Verdacht auf einen lumbalen Diskusprolaps oder eine andere intraspinale Raumforderung bestand, primär der transabdominalen spinalen Sonographie zugeführt. Die Ergebnisse wurden mit den entsprechenden myelographischen und computertomographischen Untersuchungen verglichen.

Die sonographischen Untersuchungen wurden mit einem mechanischen Real-time-Sektorscanner (Diasonics DRF 12) unter Verwendung eines 3,5-MHz-Trans-

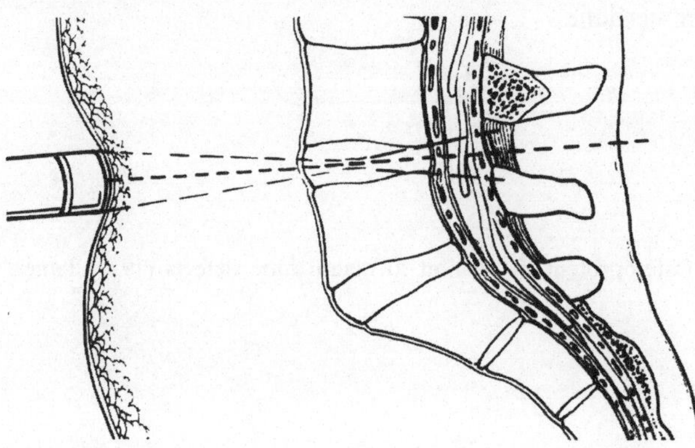

Abb. 1. Schema der Untersuchungstechnik der transabdominalen spinalen Sonographie. Kompression der Bauchwand mit dem Transducer. Schematische Darstellung der Ausbreitung der fokussierten Schallkeule durch *gestrichelte Linien*

ducers durchgeführt. In Rückenlage des Patienten wird vorerst in einem Median-Sagittal-Schnitt das Promontorium als Orientierungspunkt für die Segmentzuordnung aufgesucht. Anschließend werden die lumbalen Bandscheiben im Transversalschnitt dargestellt, wobei die Schnittebene exakt an die Bandscheibenebene angepaßt werden muß. Die manuelle Kompression der Bauchwand verringert den Abstand zwischen Schallkopf und Wirbelsäule und verbessert dadurch die Abbildungsqualität (Abb. 1).

Ultraschallanatomie der Bandscheiben und intraspinalen Strukturen

Die Bandscheibe ist schalltransparent und erscheint im Sonogramm homogen, relativ echoarm. Der Nucleus pulposus ist beim Erwachsenen meist erst bei fortgeschrittener Degeneration durch seine zunehmende Echogenität direkt erkennbar. Die normale Bandscheibe ist im Querschnitt symmetrisch, annähernd oval konfiguriert, wobei die dorsale Kontur häufig eine mehr oder weniger deutliche Konkavität aufweist (s. Abb. 2). Lediglich die lumbosakrale Bandscheibe zeigt normalerweise eine lineare oder konvexe dorsale Kontur. Die sonographische Darstellung der intraspinalen Strukturen ist prinzipiell nur im Bandscheibenniveau möglich. Der Duralsack ist als liquide Struktur, eingebettet in das echoreiche epidurale Fettgewebe, fast immer gut abgrenzbar. Die ventrale Kontur ist konvex oder gering abgeflacht, jede umschriebene Impression ist als pathologisch zu werten. Während die Bandscheibenprotrusion als symmetrisch flachkonvexe Vorwölbung der hinteren Diskuskontur imponiert, ist der Prolaps als umschriebene Vorwölbung der Diskuskontur bei gleichzeitig bestehender Impression des Duralsacks und/oder Einengung des Recessus lateralis erkennbar (Abb. 2).

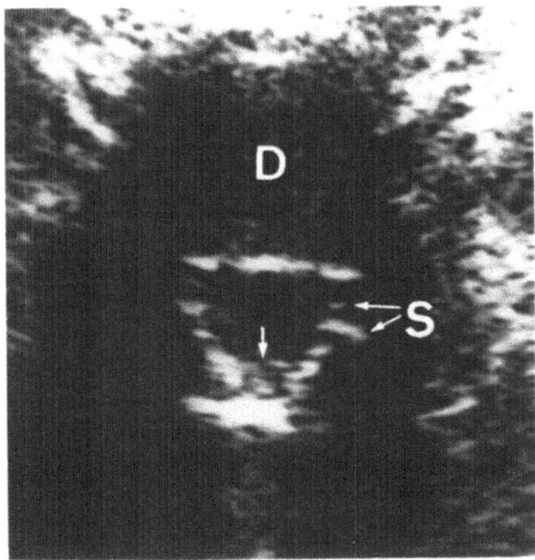

Abb. 2. Normale Anatomie der Bandscheibe $L_{4/5}$: Konkavität der dorsalen Bandscheibenkontur. Abgrenzung des Duralsacks innerhalb des Spinalkanals durch das stark echogene epidurale Fettgewebe. Darstellung der Cauda equina im dorsalen Abschnitt des Duralsacks *(Pfeil)*. *D* Discus intervertebralis, *S* Segmentnerv mit ventraler und dorsaler Wurzel

Ergebnisse

Bei 9 von 64 Patienten (14%) war in keinem Lumbalsegment eine ausreichende Darstellung der Bandscheibe möglich. Als Störfaktoren lagen in diesen Fällen Adipositas, Meteorismus oder ausgeprägte degenerative Veränderungen mit Osteophytenbildungen und Bandscheibenverschmälerungen vor. Diese 9 Patienten wurden bei der weiteren Auswertung nicht berücksichtigt. Die Ergebnisse der sonographischen Darstellbarkeit in den einzelnen Segmenten sowie eine Zusammenstellung der erhobenen pathologischen Befunde ist in Tabelle 1 und 2 dargestellt. Nach unseren Ergebnissen kann die Spezifität der transabdominalen spinalen Sonographie für das Segment $L_{4/5}$ mit 84%, für das lumbosakrale Segment mit 90% angegeben werden. Die Sensitivität bezogen auf das Segment $L_{4/5}$ liegt bei 95%, bezogen auf das Lumbosakralsegment bei 73% (s. Tabelle 1 und 2, Abb. 3a, b, 4a, b).

Tabelle 1. Sonographische Darstellbarkeit lumbaler Bandscheiben (n = 55)

Segment	Darstellung		
	Gut	Ausreichend	Ungenügend
$L_{3/4}$	24 (44%)	20 (36%)	11 (20%)
$L_{4/5}$	28 (51%)	23 (42%)	4 (7%)
$L_{5/S}$	19 (35%)	20 (36%)	16 (29%)

Tabelle 2. Sonographische Befunde (n = 55)

Richtig-positiv	Richtig-negativ	Falsch-positiv	Falsch-negativ	Nicht beurteilbar
L3/4				
2	40	–	2	11
Davon			Davon	Davon
Prolaps: –			Prolaps: 2	Prolaps: –
L4/5				
20	26	5	–	4
Davon				Davon
Prolaps: 11				Prolaps: 1
L5/S				
16	18	2	3	16
Davon			Davon	Davon
Prolaps: 12			Prolaps: 2	Prolaps: 3

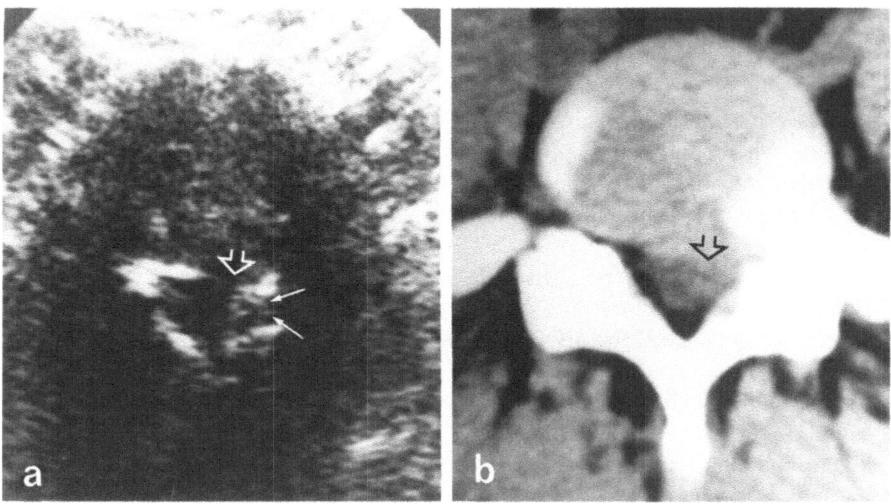

Abb. 3. a Sonogramm: asymmetrische Vorwölbung der dorsalen Bandscheibenkontur *(offener Pfeil)*, Eindellung des Duralsacks. Verlagerung der Nervenwurzeln *(kleine Pfeile)*. **b** Computertomogramm: mediolateraler Bandscheibenprolaps mit Impression des Duralsacks *(Pfeile)*

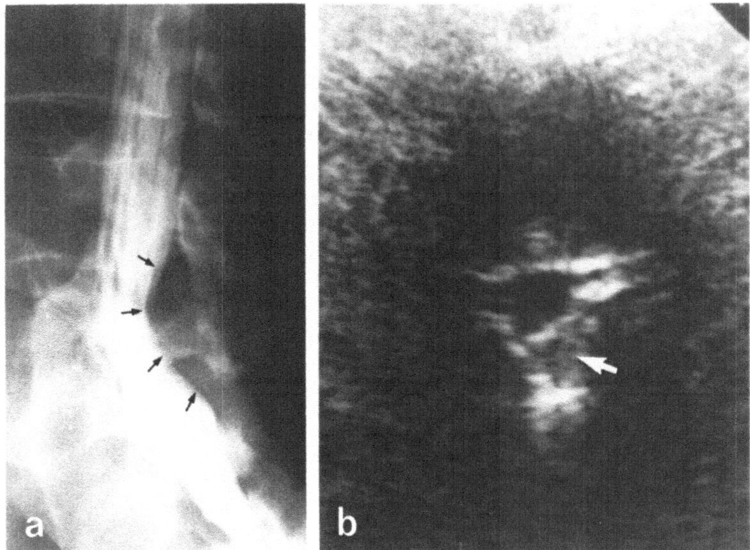

Abb. 4. a Myelogramm, Schrägprojektion. Impression des Duralsacks von links dorsolateral in der Höhe von L_5 *(Pfeile)*. **b** Sonogramm: Eindellung des Duralsacks von links dorsolateral *(Pfeile)* durch ein postoperatives Granulom (operativ verifiziert)

Diskussion

Nach unseren bisherigen Erfahrungen gelingt die sonographische Darstellung lumbaler Bandscheiben und intraspinaler Strukturen zwar nicht regelmäßig, aber doch in der Mehrzahl der Fälle. Die wichtigsten Grundbedingungen für eine diagnostisch ausreichende Abbildungsqualität sind:

- möglichst kleiner Abstand zwischen Schallkopf und Wirbelsäule (weniger als 6 cm) und
- annähernd normale Höhe der Zwischenwirbelräume (etwa 10 mm).

Die besten Untersuchungsbedingungen bestehen in den Segmenten $L_{4/5}$ und lumbosakral. In diesen Segmenten kann auch mit etwa 92% die größte relative Häufigkeit von lumbalen Bandscheibenvorfällen erwartet werden. Methodische Grenzen der spinalen Sonographie ergeben sich aus der Tatsache, daß die Darstellung des Spinalkanals auf die Bandscheibenebene beschränkt ist; intraspinale Raumforderungen in Höhe der Wirbelkörper, die Ausdehnung eines Diskusprolaps nach kranial oder kaudal sowie Diskussequester entgehen damit naturgemäß dem sonographischen Nachweis. Im Vergleich zur lumbalen Myelographie kann die direkte sonographische Bandscheibendarstellung v. a. zur Differenzierung von Bandscheibenprotrusion und Prolaps und in der Beurteilung der lumbosakralen Bandscheibe bei kurzem Duralsack von Vorteil sein. Während ossäre Veränderungen im Sonogramm nicht beurteilbar sind, werden paravertebrale Weichteilveränderungen simultan erfaßt. Die Sensitivität der transabdominalen spinalen Sonographie liegt etwas niedriger als bei der Myelographie und bei der spinalen CT. Die Sonographie kann weder die Myelographie noch die spinale CT ersetzen. Sie ist jedoch geeignet, als Vorfelddiagnostik oder als komplementäres Verfahren zur Diagnose und Differentialdiagnose des lumbalen Diskusprolaps und intraspinaler Raumforderungen beizutragen.

Literatur

Junghanns H, Schmorl G (1968) Pathologische Anatomie der Zwischenwirbelscheiben. In: Die gesunde und die kranke Wirbelsäule im Röntgenbild und Klinik, 5. Aufl. Thieme, Stuttgart
Leopold GR (1980) Ultrasonography of superficially located structures. Radiol Clin North Am 18: 161–173
Naidich TP, McLone DG, Shkolnik A, Fernbach SK (1983) Sonographic evaluation of caudal spine anomalies in children. AJNR 4: 661–664
Portela LA (1985) Sonography of the normal and abnormal intact lumbar spinal canal. AJR 144: 386–390
Tölly E (1984) Transabdominale Sonographie lumbaler Bandscheiben und intraspinaler Strukturen. RöFo 141; 5: 546–555

Die Sonographie der Lendenwirbelsäule im Vergleich mit gängigen diagnostischen Maßnahmen beim lumbalen Bandscheibenvorfall

U. Brackmann – Hofer

Angespornt durch den Sonographieboom der letzten Jahre in fast allen medizinischen Fächern und ermutigt durch den guten Kontakt zu einer sehr sonographieerfahrenen, gastroenterologischen Abteilung in der Nähe, wagten wir uns im Jahr 1983 an die Ultraschalluntersuchung der sog. Bandscheibenvorfälle.

In der Zeit vom 14. Mai bis 28. August 1983 haben wir in der orthopädischen Abteilung des St.-Vincenz-Hospitals in Brakel 48 Patienten mit lumbalen Beschwerden sonographisch untersucht.

Im Rahmen des vorangegangenen Literaturstudiums stießen wir auf PORTER, HIBBERT und WICKS, die 1978 in Doncaster (England) den lumbalen Spinalkanal bei 700 erkrankten und 700 symptomfreien Probanden sonographisch ausgemessen haben.

Ähnliche Untersuchungen machten 2 Jahre später die Schweden FORSBERG und WALLOEE an der Lund-Universität, KARAKHAN 1978 in der UdSSR und BABIC 1981 in Jugoslawien.

All diesen Arbeiten konnte man zwar hinreichend Meßergebnisse und fast immer die gleichen globalen Aussagen entnehmen, daß ein enger Spinalkanal sowohl prognostisch als auch therapeutisch ungünstig ist. Brauchbare Hinweise auf eine standardisierbare Untersuchungstechnik – wie wir sie heutzutage fordern (Graf, o. ä.) – fanden sich jedoch nicht.

Technik

Unsere Probanden wurden in eine angenehme Art Bauchlage gebracht, erhielten eine Rolle unter den Bauch und kamen mit abgeklapptem Fußteil fast in eine stehende Position, in der sie – soweit es die Beschwerden zuließen – ihre Lendenwirbelsäule ausreichend entfalteten.

Anschließend erfolgte die Numerierung und Markierung der einzelnen Dornfortsätze in Übereinstimmung mit dem daneben hängenden Nativröntgenbild.

Unsere ersten Schwierigkeiten tauchten bereits bei der einfachen Orientierung und Höhenbestimmung auf, und der glückliche Zufall bescherte uns gleich am 1. Tag einen hemilaminektomierten 45jährigen Patienten, bei dem die Einsicht gleich 3mal so gut war wie bei gesunden Vergleichspersonen.

Mit zunächst sagittal eingestelltem Parallelschallkopf haben wir uns millimeterweise von der Dornfortsatzlinie entfernt, bis eine Abbildung zustande kam. Wir identifizierten die Grenzschicht zwischen Subkutis und autochthoner Muskulatur als oberflächliches Blatt der Fascia lumbodorsalis und suchten unter leichtem Schwenken des Schnittbilds in Richtung Frontalebene nach Öffnungen zwischen den reichlich schallreflektierenden Wirbelbögen.

War ein solches Loch gefunden – wobei es sich dabei um die ebenfalls schallgebende Grenzschicht am Lig. flavum handelte – so imponierten die darunter liegenden Epi- und Subduralgebilde als eine einzige, nicht gegeneinander abgrenzbare, größtenteils schalldurchlässige Masse, an der man mit ruhiger Hand gelegentlich etwas Bewegung registrieren konnte.

Längsschnitte mit Sektorschallkopf brachten zwar vereinzelt eine bessere Auflösung und damit Differenzierungsmöglichkeit der Strukturen, waren aber technisch bedeutend schwieriger einzustellen. Außerdem standen uns solche Schallköpfe nur sehr kurz leihweise zur Verfügung.

In Anlehnung an die Computertomographiebilder, die einen Querschnitt durch den ganzen Körper liefern, versuchten wir in dieser Ebene mit dem Parallelscan am Knochen vorbeizukommen und Einblick in den Spinalkanal zu erlangen. Bereits anhand der anatomischen Gegebenheiten in Höhe von L4 bzw. L5 wird klar, daß die Chance, einen computertomographieähnlichen Einblick zu gewinnen, fast nicht vorhanden ist.

Bisweilen gelang die Darstellung des Spinalkanals recht gut, und es war auch in dieser Ebene der Sektorscan detailgetreuer.

Patientengut

Bei jedem unserer 48 Patienten lagen lumbale Myelogramme vor, bei 9 Patienten noch zusätzlich eine computertomographische Dokumentation.

Der Lumbalbereich wurde von uns zunächst ohne Kenntnis von CT-Bild oder Myelogramm sonographiert und beurteilt. Anschließend folgte der kritische Vergleich.

Bei 8 unserer Patienten bestand die Möglichkeit einer prä- und postoperativen Ultraschalluntersuchung.

6 dieser Fälle wiesen eine Sequestrierung der betroffenen Bandscheibe auf, und charakteristisch für unseren damaligen Ernüchterungsprozeß ist die Tatsache, daß 3 relativ große Sequester bei der präoperativen Sonographie nicht gesehen wurden, ja daß in diesen Fällen nicht einmal eine Einengung des Spinalkanals registriert werden konnte.

Von unseren 48 Probanden war bei 16 eine sonographische Beurteilung nicht möglich. Meist versperrten Knochen sozusagen die Sicht. Allzu Adipöse erwiesen sich als nahezu ungeeignet.

Als ideal erwiesen sich 2 jüngere Patienten mit sog. reinen Bandscheibenprotrusionen, die anschließend nach Diskographie chemonukleolysiert wurden, und bei denen der Spinalkanal weiter und bereits 10 Tage nach Chemonukleolyse im ventralen Bereich glatter erschien.

Nach Nukleotomien gab es oft Orientierungsschwierigkeiten, da Schwellungen und Hämatome in die Irre leiteten. Außerdem konnten wir die Operierten nicht in unsere Spezialposition zur Entfaltung der Lendenwirbelsäule bringen.

Den Rest des beurteilten Probandenguts machen 24 sog. myelographische Protrusionen aus, welche nicht weiter invasiv diagnostiziert, also diskographiert bzw. operiert wurden und unter konservativer Behandlung beschwerdefrei wurden.

Real betrug die Trefferquote bei den 32 beurteilten Personen 43%.

Sobald eine anatomische Orientierung erfolgt war und die Dimension des Spinalkanals einigermaßen erkennbar waren, stieß man durch sorgfältiges Manövrieren mit dem Scanner auf einengende Strukturen.

Es ist bis zuletzt nicht gelungen, über die Qualität des von ventral her in den Spinalkanal ragenden Gebildes eine verbindliche Aussage zu machen. Wie immer auch Eindringtiefe oder Reflexionsintensität geregelt wurden – die Hindernisse sahen immer wie Knochen aus.

Solche und ähnliche Erlebnisse sowie der sich oft aufdrängende Verdacht auf Zufallstreffer bei besonders langem Herumspielen mit dem Schallkopf erweckten bei uns den Eindruck, daß diese Methode, wie wir sie handhaben, keine allzu großen Hoffnungen in sich trägt.

Literatur

Babic M (1982) Ultrasound in the evaluation of compression in the lumbasacral segment. Lijec Vjesn 104 (9): 354–357

Forsberg J, Walloes A (1982) Ultrasound in sciatica. Acta Orthop Scand 53: 393–395

Kadziolka R, Asztèly M, Hanaj K, Hansson T, Nachemson A (1982) J Bone Surgery (Br) 63 B (4): 504–507

Kramps HA (1977) Ultraschalldiagnostik am Bewegungsapparat. In: Ultraschalldiagnostik, S 255–259

Ramach W, Kratochwil A (1977) Möglichkeiten der Ultraschalldiagnostik am Bewegungsapparat. In: Ultraschalldiagnostik, S 252–254

Porter RW, Wicks M, Ottewell D (1978) Measurement of the spinal canal bei diagnostic ultrasound. J Bone Surgery 60 B: 481–484

Porter RW, Hibbert M, Wicks M (1978) The spinal canal in symptomatic lumbar disc lesions. J Bone Surgery 60 B: 485–487

Untersuchungen zur Veränderung der Rückenstreckmuskulatur bei Skoliosepatienten mittels Ultraschall

H. WOLTERING und G. SYNDICUS

Einleitung

Um eine Skoliose sinnvoll therapieren zu können, ist es von entscheidender Bedeutung, über ihre Ursachen soviel wie möglich zu wissen.

Wenn wir die Skoliosen nach dem Prinzip der vermuteten Ursache einteilen, so unterscheiden wir die „symptomatische Skoliose" als Begleiterscheinung einer Grundkrankheit von der sog. idiopathischen Skoliose als Erkrankung, deren Ursache noch unbekannt ist. Dabei ist die Zahl der Skoliosen der 2. Gruppe derzeit der der 1. bei weitem überlegen (MAU 1982). Aus diesem Grund ist es naheliegend, den Schlüssel zur Beherrschung des Skolioseproblems weniger im Bereich der symptomatischen Therapie, sondern mehr in der Aufdeckung dieser Ursachen zu suchen. Zahlreich sind die Ansätze dieser Ursachenforschung in vergangener Zeit gewesen; sie reichen von psychosozialen Untersuchungen über Untersuchungen der Veränderung von Aminosäurensequenzen (NEUGEBAUER et al. 1984a, b) bis hin zu muskelphysiologischen Veränderungen bei Skoliosepatienten (BAYER 1953; BRUSSATIS 1962; GÜTH et al. 1976, 1978; GÜTH u. ABBINK 1980; HENSSGE 1965; REDFORD et al. 1969; RIDDLE u. ROAF 1955; ZUK 1962, 1965). So ist aber z.B. bis heute noch nicht eindeutig geklärt, welche Rolle die Muskulatur bei der Entstehung der idiopathischen Skoliose spielt; liegt die Ursache primär in einem Fehlverhalten der Muskulatur, also z.B. in einer Schwäche, oder ist sie in einem Fehlwachstum des Skeletts zu suchen (BAYER 1953; BRUSSATIS 1962; HENSSGE 1965; ZUK 1962, 1965; GÜTH et al. 1976, 1978; GÜTH u. ABBINK 1980; HEINRICHS 1977). Es ist aus der Literatur bekannt, daß entsprechend der Asymmetrie des Skeletts bei Patienten mit idiopathischer Skoliose auch die Muskelaktivität asymmetrisch ist, und zwar in der Form, daß die Rückenstrecker jeweils auf der Konvexseite der Wirbelsäulenverkrümmung stärker aktiv sind als auf der Konkavseite (BAYER 1953, 1956, 1957; RIDDLE u. ROAF 1955; REDFORD et al. 1969; GÜTH et al. 1978; GÜTH u. ABBINK 1980). In der vorliegenden Arbeit soll, angeregt durch Untersuchungen über Veränderungen des muskulären Verhaltens unterschiedlicher Skolioseformen durch GÜTH et al. untersucht werden, ob diese elektromyographisch faßbaren Unterschiede in der Rückenstreckmuskulatur von Skoliosepatienten sich auch morphologisch widerspiegeln.

Methodik

Es bieten sich heute 3 bildgebende Verfahren an, die Rückenstreckmuskulatur darzustellen und sie zu vermessen: Kernspintomographie, Röntgencomputertomographie und Impulsechosonographie. Kernspin- und Röntgencomputertomographie scheiden für Reihenuntersuchungen und zur Verlaufskontrolle aus Kostengründen, Zeitgründen und, was das Computertomogramm betrifft, aus Strahlenschutzgründen aus. Die Impulsechosonographie gibt uns aber eine Methode in die Hand, mit deren Hilfe wir ohne die eben genannten Einschränkungen die Rückenstreckmuskulatur bei Skoliosepatienten schnell, wiederholbar und für den Patienten nicht belastend vermessen können.

Wir untersuchten 69 Patientinnen aus unserer Skoliosesprechstunde, die mit einem Cheneau-Korsett versorgt waren, krankengymnastisch beübt wurden und klinisch keine peripheren Lähmungen zeigten. Der mittlere Krümmungswert der Wirbelsäule, gemessen nach COBB (1948), lag bei $37° \pm 12°$; es handelte sich um 46 thorakale, 22 lumbale und 1 thorakolumbale Skoliose. Das Alter der Patientinnen betrug zum Zeitpunkt der Untersuchung im Mittel $14,9 \pm 3,1$ Jahre. Als Kontrollgruppe diente ein Kollektiv von 10 gesunden, altersgleichen Sportlerinnen. Anhand des Röntgenbilds der Wirbelsäule wurden bei den Skoliosepatientinnen der Scheitel- und die Neutralwirbel festgelegt und am stehenden Patienten markiert. Mit Hilfe einer Vorlaufstrecke (KITECKO, Fa. 3M) gelang es leicht, einen 5-MHz- bzw. 7,5-MHz-Linearschallkopf an das manchmal wegen der gleichzeitig vorliegenden Torsion der Wirbelsäule bestehende unebene Rückenprofil der Patientinnen anzukoppeln. Gemessen wurden die Muskelquerschnitte der Rückenstreckmuskulatur rechts und links ihrer Dornfortsätze auf Höhe des Scheitelwirbels und der dazugehörigen Neutralwirbel – sowohl im Stehen, als auch im Liegen – mit Hilfe eines im Ultraschallgerät eingebauten Rechenprogramms (Abb. 1); mittels eines Planimeters wurden ohne Kenntnis der errechneten Meßwerte nach der Untersuchung diese Berechnungen kontrolliert; meßtechnisch bedingte Ausreißer gingen nicht mit in die Auswertung ein. Für Seitenvergleiche der Muskelquerschnitte wurde ihre Fläche durch Quotientenbildung einer Seite zu ihrer Gegenseite in Beziehung gesetzt; dabei bezieht sich konkav und konvex auf die Krümmung der Skoliose in Höhe der Meßstelle. Es wurden die Seitenverhältnisse „stehend: konvex/konkav", „liegend: konvex/konkav", „konvex: stehend/liegend" und „konkav: stehend/liegend" auf der Höhe des Scheitelwirbels, der Neutralwirbel und als Gesamtquotient berechnet. Zur statistischen Auswertung wurden folgende Tests verwendet: Vergleich 2er Stichproben durch t-Test und Paardifferenzentest; weiterhin wurde der Zusammenhang zwischen den Parametern durch Korrelationsrechnungen untersucht. Dabei gibt die Größe „p" die Irrtumswahrscheinlichkeit in Prozent an. Die als Quotienten berechneten Merkmale wurden zur Linearisierung logarithmiert. Ausreißer wurden folgendermaßen eliminiert: Es wurde der größte und kleinste Wert aus der Stichprobe herausgenommen. Von dem verbleibenden Kollektiv wurde der ± 3-s-Bereich (s = Standardabweichung) bestimmt. Alle außerhalb dieses Bereichs liegenden Werte wurden verworfen. Die vorher herausgenommenen Maximal- und Minimalwerte wurden der Stichprobe wieder hinzugefügt, falls sie innerhalb des 3-s-Bereichs lagen.

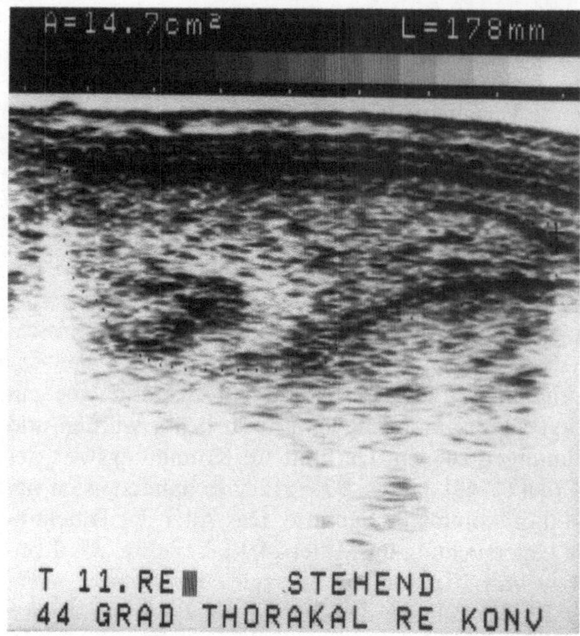

Abb. 1. Querschnitt des Rückenstreckers rechts mit einer berechneten Fläche von 14,7 cm²

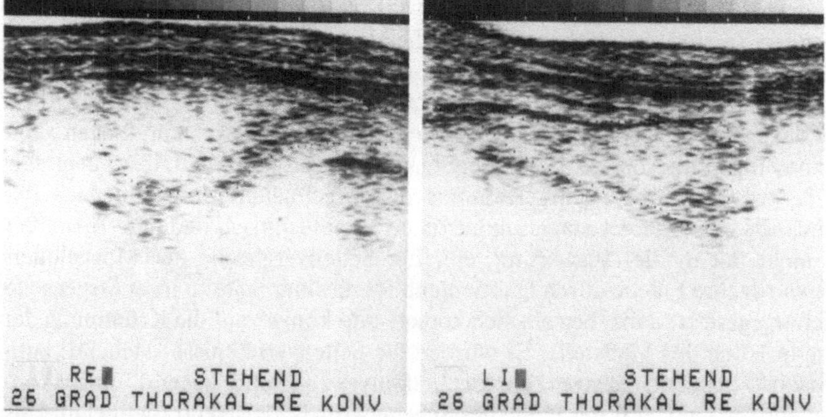

Abb. 2. Unterschiedliche Ausprägung der rechten und linken Rückenstreckmuskulatur

Ergebnisse

Die Muskelquerschnittsmessungen zeigen in allen Fällen, daß die konvexseitige Muskulatur der Rückenstrecker bei Skoliosepatienten stärker ausgeprägt ist als die konkavseitige (Abb. 2). Dabei ist es ohne Bedeutung, ob der Patient steht oder liegt; der Gesamtquotient beträgt $1,33 \pm 0,04$ beim Stehen und $1,33 \pm 0,02$ beim Liegen ($p < 1\%$). Es findet sich kein signifikanter Unterschied hinsichtlich des Überwiegens der konvexseitigen zur konkavseitigen Muskulatur bezogen auf die Meßstelle Scheitelwirbel oder Neutralwirbel; die Werte hierfür betragen beim stehenden Patienten für den oberen Neutralwirbel 1,37, Scheitelwirbel 1,28, unteren Neutralwirbel 1,35 bzw. beim liegenden Patienten für den oberen Neutralwirbel 1,32, Scheitelwirbel 1,36 und unteren Neutralwirbel 1,33 mit einer mittleren Schwankung von ± 0,31 (p < 1%). Bei der Berechnung des Verhältnisses „stehend zu liegend" jeweils für die Konvex- und Konkavseite findet sich mit einem Quotienten von 1,21 ± 0,54, daß der konkavseitige Muskelquerschnitt auf der Höhe des Scheitelwirbels, bezogen auf die dazugehörigen Neutralwirbel, beim Stehen einen größeren Querschnitt zeigt als beim Liegen (p < 5%). Ein Vergleich der das Seitenverhältnis angebenden Quotienten für Thorakal- und Lumbalwirbelsäule zeigt für das Ausmaß der Seitendifferenz im Thorakalbereich mit 1,45 ± 0,03 und für den Lumbalbereich mit 1,30 ± 0,02 trendmäßig (p < 10%) für den Thorakalbereich einen größeren Wert. Das konvexseitige Überwiegen ist also im Thorakalbereich stärker ausgeprägt als im Lumbalbereich. Eine Beziehung zwischen dem Ausmaß des Skoliosewinkels gemessen nach COBB (1948) und dem Ausmaß der Seitendifferenz der Muskelquerschnitte konnte nicht gefunden werden; der Korrelationskoeffizient für den Grad der Wirbelsäulenkrümmung zur Ausprägung der Muskelasymmetrie betrug r = 0,46 (p < 5%). So fanden sich z. B. bei 5 relativ geringgradigen Skoliosen von 20° (nach COBB) Quotienten von durchschnittlich 1,57, d. h. auch bei geringen Wirbelsäulenkrümmungen kommen schon deutliche Seitendifferenzen der Muskelquerschnitte vor. Alle Untersuchungswerte der Muskelquerschnitte von Skoliosepatientinnen wurden mit denen von 10 gesunden Kontrollpersonen verglichen; außer der konkavseitigen Muskulatur waren die Quotienten mit p < 1% bei den Skoliosepatienten von 1 verschieden.

Diskussion der Ergebnisse

Mit dieser Arbeit soll versucht werden, Anhaltspunkte dafür zu geben, welche Eigenschaften der Rückenstreckmuskulatur bei der Entstehung einer Skoliose eine Rolle spielen könnten. Es wurde dafür die Impulsechosonographie, eine Methode der bildgebenden Diagnostik gewählt, die es gestattet, Einblick über den morphologischen Bau der Rückenstrecker in einer für den Patienten nicht belastenden Weise schnell und einfach zu geben. Dabei haben sich die in der Literatur schon häufig beschriebenen Erkenntnisse aus der Muskelphysiologie nachvollziehen lassen, wobei die elektromyographisch faßbare Muskelaktivität auf der Konvexseite stärker ausgeprägt ist als auf der Konkavseite (BRUSSATIS 1962; ZUK 1965; GÜTH et al. 1978; GÜTH u. ABBINK 1980). Auch die sonographisch ermittelten Muskelquerschnitte der Rückenstreckmuskulatur zeigen diese Eigenschaft, indem konvexseitig die Muskulatur stärker ausgeprägt ist als konkavseitig. Das Verhältnis der Quotienten der Seitendifferenzen ist für die elektromyographisch ermittelten Werte ähnlich wie für die sonographisch gewonnenen, es besteht nämlich ein Überwiegen der Konvexseite um durchschnittlich 30%. Dieses mag interpretiert werden als Versuch des Haltungsapparats, die Wirbelsäulenfehlform durch aktive Muskelspannung zu korrigieren bzw. einer weiteren Verkrümmung entgegenzuwirken (GÜTH u. ABBINK 1980). GÜTH nahm weiterhin an, daß am Anfang des pathologischen Muskelmechanismus eine Schwäche der späteren konkavseitigen Muskulatur stehen könne; dieser Mechanismus erschien ihm jedoch unwahrscheinlich, da bei den idiopathischen Skoliosen weder klinisch noch elektromyographisch ein Anhalt für eine Muskelschwäche bestand. Auch dieses können wir durch Vergleich der Muskelquerschnitte auf der Konkavseite von Skoliosepatienten zu Gesunden bestätigen; ein Unterschied im Muskelquerschnitt besteht hier nicht. Somit kann unterstützt werden, wie GÜTH gefolgert hat, daß kein Hinweis darauf besteht, daß die idiopathische Skoliose Folge einer konkavseitigen Muskelschwäche sei. Die Tatsache, daß in jedem Fall sowohl bei statischen als auch dynamischen Bedingungen die elektromyographisch gemessene Muskelaktivität auf der Konvexseite überwiegt bzw. der Muskelquerschnitt konvexseitig größer ist als konkavseitig, läßt vermuten, daß die Asymmetrie der Muskulatur Folge und nicht Ursache der Krümmung ist; denn gerade bei Dauerspannung, bei der nicht die maximale Kraft der Muskulatur gefordert ist, sei die Seitendifferenz der Muskelaktivität besonders groß (GÜTH u. ABBINK 1980). Geht man nun davon aus, daß die Wirbelsäulenverbiegung der kongentialen Skoliose nicht Folge einer Muskelschwäche ist, so kann man auch vermuten, daß bei der idiopathischen Skoliose primär nicht ein asymmetrischer Muskelzug als Ursache zugrunde liegt. Ebenso wie BAYER (1957) und GÜTH et al. (1978) fanden wir, daß keine Beziehung besteht zwischen dem Ausmaß der Seitenasymmetrie der Rückenstreckmuskulatur und dem Grad der Wirbelsäulenkrümmung; schon bei relativ geringgradigen Seitausbiegungen wird die konvexseitige Muskulatur verstärkt eingesetzt bzw. zeigt sie eine Zunahme ihres Querschnitts. Elektromyographisch findet sich kein statistisch signifikanter Unterschied in der Stärke der Muskelaktivität mit und ohne Korsett; auch sonographisch läßt sich kein Unterschied in der Ausprägung der konkavseitigen Muskulatur zwischen Gesunden und Skoliosepatienten, die mit einem Korsett versorgt sind, feststellen; es darf somit gefolgert werden, daß das Korsett keinen inaktivierenden Einfluß auf die für die Aufrichtung der Skoliose wichtige Rückenstreckmuskulatur ausübt. Dieses unterstreicht die Notwendigkeit einer unterstützenden krankengymnastischen Behandlung des Skoliosepatienten zur notwendigen Kräftigung der Rückenstreckmuskulatur (GÖTZE u. KELLER 1972), deren Erfolg und individuelle Durchführung sonographisch kontrolliert werden kann.

Zusammenfassung

Untersucht wurden 69 jugendliche Skoliosepatienten, welche mit einem Cheneau-Korsett versorgt waren und krankengymnastisch beübt wurden. Vermessen wurden mit Hilfe der Impulsechosonographie die Querschnitte der Rückenstreckmuskulatur auf der Höhe des Scheitelwirbels und der dazugehörigen Neutralwirbel. Dabei konnten die aus der Literatur für die Muskelaktivität bekannten Ergebnisse unterstützt werden, indem die Querschnitte der konvexseitigen Rückenstreckmuskulatur in jedem Fall größer waren als die der konkavseitigen. Das Verhältnis der Asymmetrie ist mit einem 30%igen Überwiegen der konvexseitigen Muskulatur für den elektromyographischen Befund und die morphologische Querschnittsmessung ähnlich. Diese Ergebnisse sind unabhängig von dem Grad der Seitausbiegung der Wirbelsäule. Das Korsett zeigt keinen Einfluß auf die Rückenstreckmuskulatur im Sinne einer Inaktivierung, denn die Muskelquerschnitte der Konkavseite unterschieden sich nicht von denen Gesunder. Mittels der für den Patienten nicht belastenden Ultraschalluntersuchung kann eine krankengymnastische Muskelkräftigungstherapie individuell erstellt und ihr Erfolg objektiviert werden.

Literatur

Bayer H (1953) Muskelphysiologische Untersuchungen an Skoliosen. Verh Dtsch Orth Ges 41: 228

Bayer H (1956) Gedanken zu einer funktionellen Skoliosetherapie. Z Orthop 87: 452

Bayer H (1957) Ätiologie der idiopathischen Skoliose. Verh Dtsch Orth Ges 45: 182

Brussatis F (1962) Elektromyographische Untersuchungen der Rücken- und Bauchmuskulatur bei idiopathischen Skoliosen. Die Wirbelsäule in Forschung und Praxis, Bd 24. Hippokrates, Stuttgart

Cobb JR (1948) Outline for the study of Scoliosis. American Academy of Orthopaedic Surgeons. Instructural Course Lectures 5: 261

Götze HG, Keller M (1972) Die krankengymnastische Übungsbehandlung der Skoliose in Kombination mit dem Milwaukee-Korsett. Z Krankengymnastik 24: 69

Güth V, Abbink F (1980) Vergleichende elektromyographische und kinesiologische Untersuchungen an kongenitalen und idiopathischen Skoliosen. Z Orthop 118: 165

Güth V, Abbink F, Götze HG, Heinrichs W (1976) Kinesiologische und elektromyographische Untersuchungen über die Wirkung des Milwaukee-Korsetts. Z Orthop 114: 480

Güth V, Abbink F, Götze HG, Heinrichs W (1978) Ganguntersuchungen an Patienten mit idiopathischen Skoliosen und der Einfluß des Milwaukee-Korsetts auf das Gangbild. Z Orthop 116: 631

Heine J (1978) Die Lumbalskoliose – eine Untersuchung zur Klinik und Prognose der Erkrankung. Med Habilitationsschrift, Universität Münster

Heinrichs W (1977) Weiterentwicklung und Anwendung einer chrono-cyclographischen Methode zur Bewegungsaufzeichnung und -auswertung. Elektromyographische und kinesiologische Untersuchung an mit dem Milwaukee-Korsett behandelten Skoliosen. Med Dissertation, Universität Münster

Henssge J (1965) Elektromyographischer Beitrag zum Skolioseproblem. Z Orthop 99: 167

Mau H (1982) Die Ätiopathogenese der Skoliose. Bücherei der Orthopädie, Bd 33. Enke, Stuttgart

Neugebauer H, Wolner Ch, Popp M (1984a) Mineral- und Aminosäuren-Stoffwechsel bei idiopathischen Skoliosen. Orthop Praxis 1: 2

Neugebauer H, Wolner Ch, Popp M (1984b) Mineral- und Aminosäuren-Stoffwechsel bei idiopathischen Skoliosen. Orthop Praxis 2: 77

Redford JB, Butterworth TR, Clements ED (1969) Use of electromyography as a prognostic aid in the management of idiopathic scoliosis. Arch Physical Med Rehab 50: 433

Riddle HFV, Roaf R (1955) Muscle imbalance in the causation of scoliosis. Lancet 1245

Schuchard-Ficher Ch, Backhaus K, Humme U, Lorberg W, Plinke W, Schreiner W (1980) Multivariante Analysenmethoden. Eine anwendungsorientierte Einführung. Springer, Berlin Heidelberg New York

Zuk Th (1962) The role of spinal and abdominal muscles in the pathogenesis of scoliosis. J Bone Joint Surg [Br] 44-B: 102

Zuk Th (1965) Ätiologie und Pathogenese der idiopathischen Skoliose aus der Sicht elektromyographischer Untersuchungen. Beitr Orthop Traumatol 12: 138

Hüftgelenk

Zur Anatomie und Pathologie
der Neugeborenen- und Säuglingshüfte*

P. H. Wünsch

Das Spektrum der Formabweichungen artikulierender Skelettelemente reicht bekanntlich von klinisch unbedeutenden Varianten bis zu schwerwiegenden Fehlbildungen, die als Hypoplasien, Dysplasien oder Stellungsanomalien zu bezeichnen sind. Unter diesen Formabweichungen kommt der Hüftgelenkdysplasie (Dysplasia coxae) die größte klinische Bedeutung zu. Das liegt zweifelsohne an dem relativ häufigen Aufkommen dieser kongenitalen Entwicklungsstörung; die Morbidität der Hüftdysplasie wird mit mindestens 2% angegeben (TILLMANN 1984).

Um die Reifungsstörungen der Hüfte vom klinischen Bild her besser beurteilen zu können, ist es sicher sinnvoll, einige Gesichtspunkte der Hüftentwicklung, der regelhaften Anatomie sowie pathomorphologische Besonderheiten darzulegen.

Die Neugeborenen- und Säuglingshüfte zeichnet sich durch besondere anatomische Gegebenheiten aus, und zwar in erster Linie durch die nahezu vollständige knorpelige Anlage des Gesamtgelenks (Abb. 1). Gleiches gilt auch für andere Gelenke in diesem frühen Lebensabschnitt (BOGUMILL u. SCHWAMM 1984; O'RAHILLY u. GARDNER 1976; TILLMANN 1984).

Zum Zeitpunkt der Geburt (s. Abb. 1) findet man ein knorpelig präformiertes koxales Femurende und ein knorpelig ausgekleidetes Azetabulum (O'RAHILLY u. GARDNER 1976).

Im Längsschnitt durch das Hüftgelenk des Neugeborenen (s. Abb. 1) erkennt man die bogenförmige Knochen-Knorpel-Grenze, die der Zone der primären diaphysären enchondralen Ossifikation entspricht. Diese enchondrale Ossifikation in der Wachstumsplatte (Abb. 2) ist durch eine charakteristische feingewebliche Morphe gekennzeichnet (Abb. 3 und 4). Man findet im Bereich des koxalen Femurendes von kranial nach kaudal fortschreitend ruhenden Knorpel, Proliferationsknorpel, hyperplastische, blasige Knorpelzellen, die sich säulenförmig anordnen (Säulenknorpel) und eine Verkalkungszone, der sich über eine schmale sog. Eröffnungszone die primäre Spongiosa, also die Osteoidbildung anschließt. Es folgt dann ein osteoklastärer Umbau zu lamellären knöchernen Strukturen; man spricht hier von sekundärer Spongiosa (BOGUMILL u. SCHWAMM 1984; O'RAHILLY u. GARDNER 1976).

Das primäre, im Bereich der Diaphyse lokalisierte Ossifikationszentrum ist zum Zeitpunkt der Geburt unter Normalbedingungen bereits knöchern durchsetzt [2].

Der koxale Knorpel wird von sog. Knorpelkanälen durchzogen (Abb. 5), diese enthalten Arteriolen und Venolen, ohne daß man ein kapilläres Gefäßnetz nachweisen kann (BOGUMILL u. SCHWAMM 1984; O'RAHILLY u. GARDNER 1976).

---

* Herrn Prof. Dr. Dr. h. c. H.-W. ALTMANN zum 70. Geburtstag gewidmet.

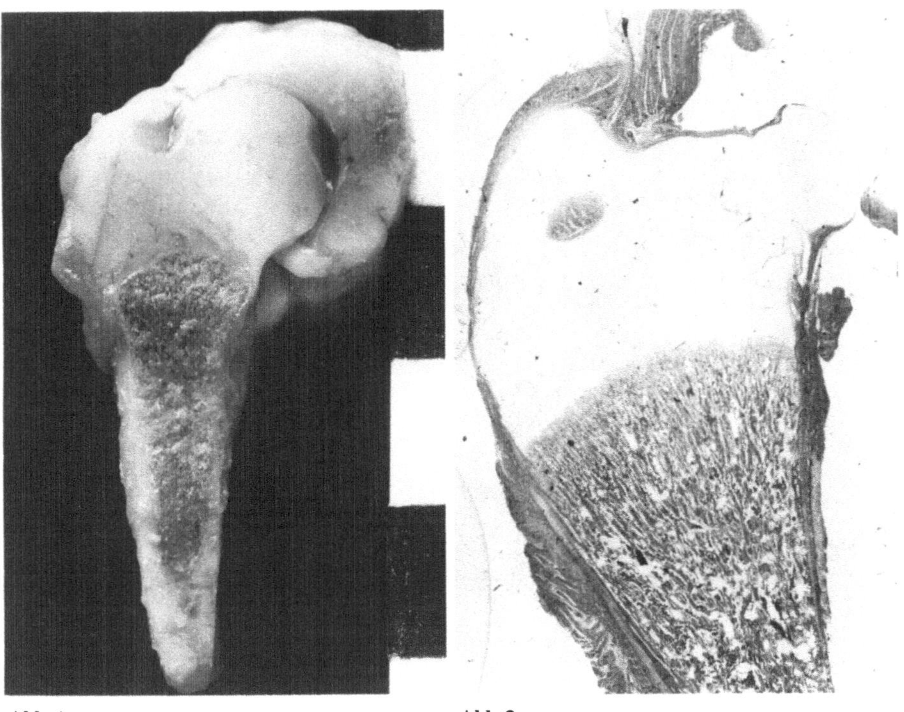

Abb. 1   **Abb. 2**

Abb. 1. Längsschnitt durch das Hüftgelenk eines Neugeborenen. Normalbefund. Knorpelig präformiertes koxales Femurende und schalenförmig-knorpelig ausgekleidetes Azetabulum. Bogenförmige Knochen-Knorpel-Grenze (primäre diaphysäre enchondrale Ossifikation). „Fehlender"
Schenkelhals. Keine sekundären Ossifikationskerne   **Abb. 2.** Histologischer Großflächenschnitt
durch ein koxales Femurende mit knorpeligem Azetabulum eines Neugeborenen. Hypoplasie des
knorpeligen Hüftkopfes. Wachstumsplatte zwischen knorpeligen und knöchernen Anteilen. Zahlreiche Knorpelkanäle, z. T. mit verdichteter bindegewebiger Umgebungsreaktion. Keine sekundären Ossifikationskerne. Gieson-Färbung, Vergr. 1,5:1

Besondere Aufmerksamkeit verdient die Tatsache, daß beim Neugeborenen noch
kein eigentlicher Schenkelhals ausgebildet ist (s. Abb. 1). Der koxale Femurbereich
ist in sich förmlich zusammengeschoben. Im Laufe der fortschreitenden Ossifikation, und zwar der primären diaphysären enchondralen Ossifikation ist ein vergleichsweise schnelleres Wachstum in den medialen Abschnitten der Knorpel-Knochen-Grenze im Gegensatz zu den lateralen Abschnitten gegeben (BOGUMILL u.
SCHWAMM 1984; O'RAHILLY u. GARDNER 1976). Das führt im Laufe der Zeit zu
einer bogenförmigen Ausziehung der Wachstumsplatte und damit zu einer Strek-
kung des Schenkelhalses (Abb. 6).

Die sog. sekundären Ossifikationskerne, und zwar der Epiphysenkern und der
Trochanter-major-Kern dienen üblicherweise als Reifezeichen der kindlichen
Hüfte, da diese Kerne zum Zeitpunkt der Geburt nicht vorhanden sind (O'RAHILLY
u. GARDNER 1976). Über den physiologischen Zeitpunkt des Auftretens des Kopf-
kerns gehen i. allg. die Meinungen etwas auseinander. Wahrscheinlich ist hier die
Zeitspanne zwischen dem 5. und 6. postpartalen Monat realistisch (BOGUMILL u.

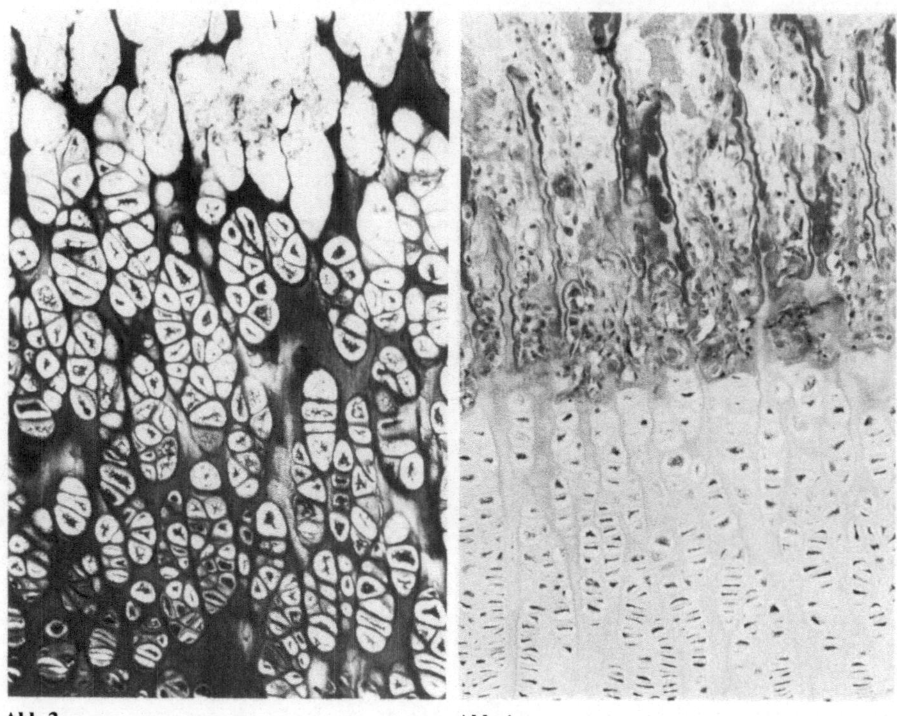

Abb.3   **Abb.4**

Abb.3. Histologisches Übersichtsbild der Wachstumsfuge im koxalen Femurbereich eines 1jährigen Kindes. Morphologische Einzelheiten s. Text. Gieson-Färbung, Vergr. 150:1 **Abb.4** Histologisches Übersichtsbild der koxalen primären enchondralen Ossifikation eines Neugeborenen. Morphologische Einzelheiten s. Text. Giemsa-Färbung, Vergr. 150:1

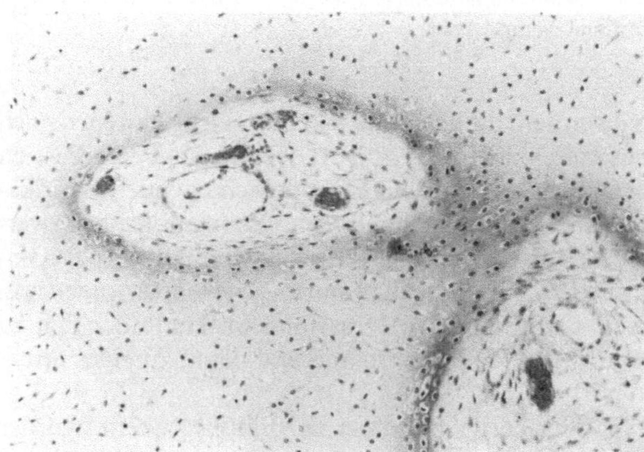

Abb.5. Knorpelkanäle, eingelagert in das knorpelig angelegte koxale Femurende eines Neugeborenen mit Arteriolen und Venolen, kein eigentliches Kapillarnetz ausgebildet. Gieson-Färbung, Vergr. 150:1

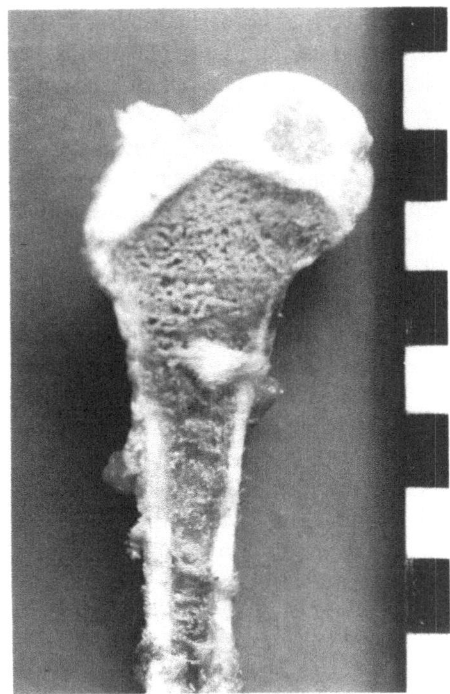

Abb. 6. Längsschnitt durch Hüftkopf und Femurschaft eines 1jährigen Kindes. Deutlich bogenförmige Ausziehung der Knorpel-Knochen-Grenze mit sich abzeichnender Ausbildung eines Schenkelhalses. Großer sekundärer Ossifikationskern im Kopfbereich, kein Ossifikationskern im Bereich des Trochanter major vorhanden

SCHWAMM 1984; TILLMANN 1984). Das makroskopische Femurpräparat in Abb. 6 stammt von einem gut 1jährigen Kind. Man erkennt im Längsschnitt den großen epiphysären Kopfkern, der Ossifikationskern im Bereich des Trochanter major ist hingegen noch nicht ausgebildet; erfahrungsgemäß findet man diesen frühestens nach dem 2. Lebensjahr. Diese sekundären Ossifikationskerne entwickeln sich, benachbart zu den Knorpelkanälen aus ruhenden Knorpelzellen. Es bilden sich herdförmige Proliferationsknorpelinseln aus. Über blasige Aufreibungen der Einzelzellen, vergleichbar mit dem Blasenknorpel der enchondralen Ossifikation kommt es zu Einzelzellnekrobiosen mit Verkalkungsarealen und lokaler Osteoidbildung bis hin zum Knochenumbau und zur Bildung lamellärer spongiöser Knochenstrukturen (BOGUMILL u. SCHWAMM 1984).

Bezüglich der Entwicklung der Hüftpfanne ist zu sagen, daß schon mit Ende des 3. Embryonalmonats die Ossifikationskerne von Os ileum, Os pubis und Os ischii angelegt sind. Dieser knöchernen Basis sitzt bei der Geburt eine breite knorpelige Schale auf (s. Abb. 1). Die Verknöcherung des auf diese Art und Weise knorpeligen Azetabulums schreitet dann nur sehr langsam voran (BOGUMILL u. SCHWAMM 1984; TILLMANN 1984). Zu den akzessorischen Anteilen der Gelenkpfanne werden das ringförmige Labrum acetabulare und das Lig. transversum gerechnet.

Bei den Hüftgelenkdysplasien können die morphologischen Abweichungen von der normalen Gelenkform an Hüftpfanne, koxalem Femurende und Kapselbandapparat sehr vielfältig sein. Die Angaben zu den einzelnen Befunden weichen im Schrifttum erheblich voneinander ab (TILLMANN 1984). Auf jeden Fall ist prinzipiell von einer Hypoplasie des Caput femuris (s. Abb. 2), vielleicht auch später des Kopf-kerns und von einer Unterentwicklung von Pfannendach und hinterem Pfannenbe-reich auszugehen. Die letztgenannten Phänomene bedingen die Abflachung des Azetabulums. Die Pfanneneingangsebene steht damit generell steiler als normal (BERRY 1981; TILLMANN 1984; THOMAS 1967).

Unstimmigkeiten über die Beschreibungen und Wertungen der morphologischen Befunde bei der Dysplasia coxae beruhen wahrscheinlich z. T. darauf, daß häufig nicht ganz streng zwischen der Primärveränderung der Dysplasie per se und den sekundären Veränderungen, etwa nach erfolgter Subluxation bzw. Luxation unter-schieden wird. Das klinische Bild der Subluxation bzw. der Luxation mit den ent-sprechenden Auffälligkeiten ist Folgezustand einer primären Skelettanomalie, nämlich der Hüftgelenkdysplasie. Bei exakter Beachtung dieser Gegebenheiten ist hier eigentlich nur das sehr seltene Krankheitsbild der angeborenen, also der präna-talen Luxation, zumeist im Rahmen eines multiplen Mißbildungssyndroms auszu-nehmen.

Die Ansichten zur Ätiopathogenese der Dysplasia coxae sind sehr widersprüch-lich, darauf kann in der vorliegenden Abhandlung nicht näher eingegangen werden (SCHLEGEL 1961). Für den Pathologen ist es jedenfalls von besonderem Interesse, daß neben exogen-mechanischen und unterschiedlichsten endogenen Ursachen auch gefäßbedingte Ernährungsstörungen, und zwar aufgrund einer primären hypoplastischen Gefäßentwicklung in Betracht gezogen werden (TILLMANN 1984).

Die in der notwendigen Kürze dargebotenen wenigen Aspekte der frühkindli-chen Hüftgelenkmorphologie sind aus der Sicht des Pathomorphologen von einiger Wichtigkeit. Sie sollten als kleiner Beitrag zum besseren Verständnis sonographi-scher Befunde gewertet werden.

Literatur

Berry CL (ed) (1981) Paediatric pathology. Springer, Berlin Heidelberg New York
Bogumill GP, Schwamm HA (1984) Orthopaedic pathology. A synopsis with clinical and radio-graphic correlation. Saunders, Philadelphia
O'Rahilly R, Gardner E (1976) The embryology of bone and bones. In: Ackerman LV, Spjut HJ, Abell MR (eds) Bones and joints. Williams & Wilkins, Baltimore
Schlegel KF (1961) Die angeborene Hüftluxation. In: Hohmann G, Hackenbroch M, Lindemann K (Hrsg) Handbuch der Orthopädie, Bd IV/I. Spezielle Orthopädie, untere Extremität. Thieme, Stuttgart
Tillmann B (1984) Fehlbildungen, Anomalien und Varianten der Gelenke. In: Doerr W, Seifert G, Uehlinger E (Hrsg) Spezielle pathologische Anatomie, Bd 18/I. Springer, Berlin Heidelberg New York
Thomas G (1967) Erkrankungen der Gelenke. Angeborene Gelenkdysplasien. In: Opitz H, Schmid F (Hrsg): Handbuch der Kinderheilkunde, Bd VI. Springer, Berlin Heidelberg New York

Beurteilung und Klassifikation der Säuglingshüfte im Hüftsonogramm

R. Graf

Voraussetzungen für die korrekte Beurteilung und Klassifikation von Hüftsonogrammen

Apparative Ausstattung

Für die Hüftsonographie sind 5-MHz- bzw. bei Neugeborenen 7-MHz-Transducer notwendig. Der Abbildungsmaßstab darf am Ultraschallgerät und am dokumentierten Hüftsonogramm nicht unter 1:1 liegen. Nur mit genügender Auflösung kann das Labrum acetabulare, der knöcherne Erker und der Unterrand des Os ilium dargestellt werden. Dokumentationsanlagen, die den Abbildungsmaßstab von 1:1 nicht erreichen, sind ungeeignet. Die gängigste Dokumentationsmethode stellt die Multiformatkamera dar. Sie liefert genügend große Bilder, mit ausreichender Bildqualität und korrektem Abbildungsmaßstab, setzt aber eine Röntgenentwicklungsmaschine voraus. Das computerisierte Hüftsonogramm bringt eine deutliche Qualitätssteigerung. Durch Filterung des Originalsonogramms können die bildwichtigen Teile, v.a. der Unterrand des Os ilium, klar abgegrenzt werden (Abb. 1a, b).

Sofortbildsysteme sind durch den meist nicht erreichten Abbildungsmaßstab sowie durch die nicht kratzfeste Oberfläche (Meßlinien!) und durch die hohen Betriebskosten in der Regel ungeeignet. Ein Videosystem eignet sich nur zu Demonstrationszwecken, nicht jedoch zur routinemäßigen Bilddokumentation.

Anatomie

Die Beurteilung und Klassifizierung setzt optimale topographische und anatomische Kenntnisse der Pfanne sowie des Schenkelhalses und Hüftkopfes voraus. Nur bei klarer Darstellung der bildwichtigen Teile und korrekter Identifizierung und topographischer Zuordnung der Echos ist eine korrekte Befundung möglich (Abb. 2).

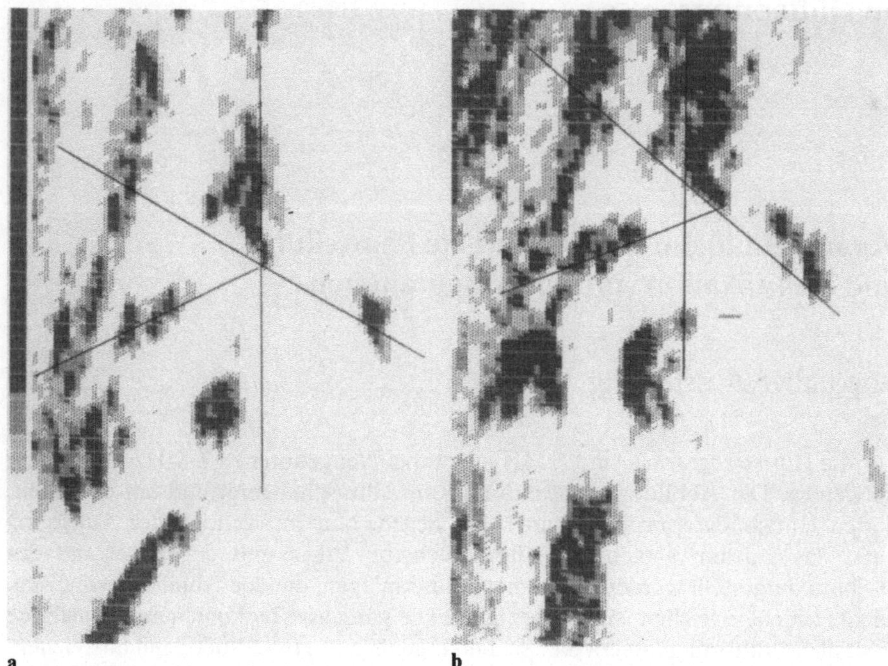

a   b

Abb. 1. **a** W. B., 4 Monate, digitalisiertes Bild der linken und rechten Hüfte im Vergleich. Typ I a. Das Labrum und der Unterrand des Os ilium sowie der knöcherne Erker sind deutlich erkennbar. Die Meßlinien sind eingezeichnet. Typ I b (Normgrenzbefund): $\alpha\,60°$, $\beta\,65°$. **b** Linkes Hüftgelenk, im Seitenvergleich. Typ II b: $\alpha\,50°$, $\beta\,68°$

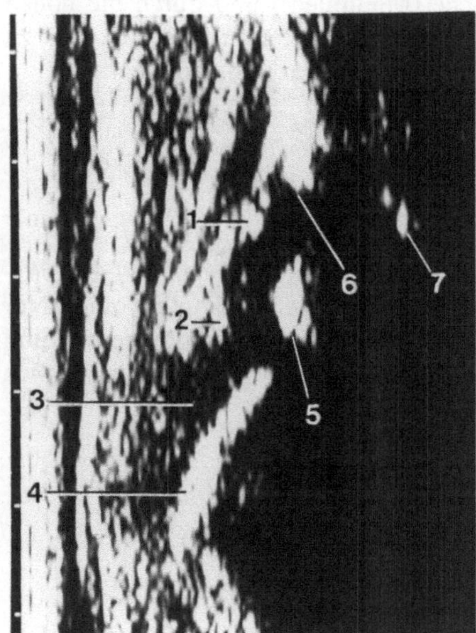

Abb. 2. G. C., 10 Monate, rechtes Hüftgelenk. Gute Aufnahmequalität. Labrum *(1)*, der knöcherne Erker *(6)* und der Unterrand des Os ilium *(7)* deutlich erkennbar; die Schnittebene ist korrekt. Voll augereifte Hüfte – Hüfttyp I. *2* Umschlagfalte, *3* knorpeliger Erker, *4* Knorpel-Knochen-Grenze, *5* Hüftkopfkern

Einstrahlrichtungen

Der von lateral nach medial eingestrahlte Schallstrahl in der Frontalebene und das Schwenken der Einstrahlebene am Unterrand des Os ilium über dem gesamten Pfannendachteil läßt eine Beurteilung des gesamten Pfannendachteils von dorsal nach ventral zu. Die pathologischen Veränderungen finden sich am Pfannendach. Für die Beurteilung des knöchernen und knorpeligen Pfannendachanteils, sowohl bei der statischen als auch bei der dynamischen Untersuchung, ist dieser Zugangsweg ausreichend. Einstrahlebenen von dorsal oder axiale Einstrahlrichtungen bringen normalerweise keine Zusatzinformation. Das immer wieder vorgebrachte Argument, eine 2. Einstrahlebene sei notwendig, beruht auf einem methodischen Irrtum:

Zweitebenen sind nur bei Projektionsbildern erforderlich. Bei der Schnittbildtechnik fallen Projektionsfehler weg!

Die ventrodorsale Einstrahlrichtung in Lorenz-Stellung stellt den vorderen und hinteren Pfannendachrand dar und kann zur Kontrolle des Repositionsergebnisses benützt werden. Eine Antetorsionsmessung in der Stellung ist bedingt möglich, der Aussagewert über die korrekte Positionierung des Hüftkopfes in der Pfanne nach Reposition ist vorsichtig zu beurteilen, da die Orientierung und Quantifizierung bei dieser Einstrahlrichtung am Sonogramm schwierig ist.

Klassifikation

Prinzipiell erfolgt die Typisierung des sonographischen Befunds ohne Druck- oder Zugeinwirkung auf das Hüftgelenk, d. h. im Ruhestadium. Sonographisch instabile Hüften ändern während der dynamischen Untersuchung ihren Typ. Wie vorher erwähnt, wird prinzipiell die Ausgangslage zur Typisierung herangezogen. Unter Beachtung der knöchernen und knorpeligen Pfannendachverhältnisse sowie die Beurteilung ihrer Form und Struktur in einem lageunabhängigen Meßsystem in Abhängigkeit vom Alter wird der Reifungszustand zur Hüfte festgelegt. Die Bedeutung der sonographischen Beurteilung liegt nicht in einer absoluten Quantifizierung, sondern im Vergleich der Meßdaten zum jeweiligen Alter des Hüftgelenks. Dies bedeutet, daß Überdachungsverhältnisse, die für ein 4 Wochen altes Hüftgelenk altersgemäß korrekt sind, für ein 4 Monate altes Hüftgelenk absolut pathologisch zu bewerten sind.

Der deskriptive Befund

Zur Befundung jedes Hüftgelenks ist ein deskriptiver Befund absolut notwendig. Beschrieben wird die Ausformung (knöcherne Formgebung) des knöchernen Pfannendachs, die Konturierung des knöchernen Erkers sowie die Form und Struktur des knorpeligen Pfannendachs (Tabelle 1).

Tabelle 1. Übersicht über die sonographischen Hüftgelenktypen mit deskriptiver Befundsbeschreibung

Typ	Knöcherne Formgebung	Knöcherner Erker	Knorpeliger Erker
Ia ↘ ausgereifte Hüfte (jedes Lebensalter)	Gut	Eckig	Schmal weit-übergreifend (spitzzipfelig)
Ib ↗ „Übergangsform"	Gut	Meist geschweift („stumpf")	Breitbasig kurz-übergreifend
Physiologische Verknöcherungs- verzögerung altersgemäß	Ausreichend	Rund	Breit-übergreifend
IIa ↗↘ mit Reifungsdefizit (bis 3. Lebensmonat)	Mangelhaft	Rund	Breit-übergreifend
IIb Verknöcherungsverzögerung (ab 3. Lebensmonat)	Mangelhaft	Rund	Breit-übergreifend
II„g" oder „c" Gefährdete oder kritische Hüfte (jedes Lebensalter)	Mangelhaft	Rund bis flach	Breit- noch übergreifend
D Hüfte am Dezentrieren (jedes Lebensalter)	Hochgradig mangelhaft	Rund bis flach	Verdrängt
Dezentrierte Hüften IIIa	Schlecht	Flach	Verdrängt, ohne Strukturstörung
IIIb	Schlecht	Flach	Verdrängt, mit Strukturstörung
IV	Schlecht	Flach	Verdrängt

Der objektivierte Befund

Das Einzeichnen von Meßlinien setzt ein primär gutes Hüftsonogramm voraus. Für eine Quantifizierung wichtig ist der Typ-II-Bereich mit seinen Untergruppen und die Randbezirke zu Typ I und zu dezentrierten Hüftgelenken. Typ IIIa, b und Typ IV sind meßtechnisch uninteressant, da die Typisierung in diesen Bereichen durch die Form und Lage des knorpeligen Pfannendachs bestimmt ist, d.h. Typ IIIa, b und Typ IV können durchaus dieselben Winkelverhältnisse aufweisen.

Abschließend muß besonders darauf hingewiesen werden, daß die sog. physiologisch unreife Hüfte vom Typ IIa in 2 Untergruppen getrennt werden muß:

1. Typ IIa: Altersgemäß = Typ IIa (+): Dieses Hüftgelenk ist physiologisch unreif gemessen an seinem Alter, aber korrekt ausgereift (Abb. 3).
2. Typ IIa mit Reifungsdefizit = Typ IIa (−): Dieses Hüftgelenk fällt zwar in die Typisierung Typ IIa, hat aber gegenüber seinem Alter bereits ein Reifungsdefizit und sollte daher bereits behandelt werden.

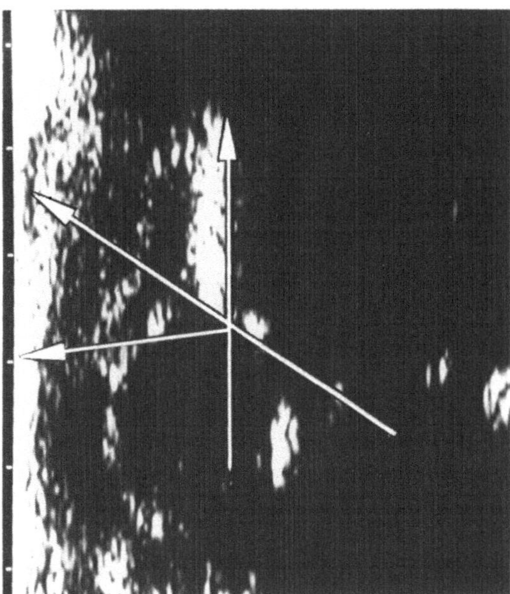

Abb. 3. S. P., Neugeborenenhüfte, linkes Hüftgelenk. Die Meßlinien sind korrekt eingezeichnet. Befund: Die knöcherne Formgebung ausreichend, der knöcherne Erker abgerundet, der knorpelige Erker breit übergreifend. Hüfttyp II a (+) – altersgemäß: α 55°, β 83°

Literatur

Graf R (1983) Die sonographische Beurteilung der Hüftdysplasie mit Hilfe der „Erkerdiagnostik". Z Orthop 121: 693
Graf R (1985) Sonographie der Säuglingshüfte. Enke, Stuttgart
Graf R, Schuler P (1986) Die Säuglingshüfte im Ultraschallbild: ein Atlas. Edition Medizin, VCH, Weinheim

Eine Ultraschallanalyse der Dislokationshüfte –
1. und 6. Lebensmonat

H. OELKERS

Unter Zugrundelegung von 2 Hüftpräparaten (1. und 6. Lebensmonat Abb. 1 und 2) werden 3 Schnittebenen für die Hüftsonographie beschrieben. Aufbauend auf der Dislokationsrichtung werden die Schnittebenen auf die 4 Wochen alte Hüfte bezogen. Ziel ist es, die Entwicklung des Hüftkopfes, der Hüftkopfkapillaren und die Linienführung der oberen beiden Quadranten des Hüftkopfes mit Pfannenbegrenzung darzustellen, sowie die pathologischen Veränderungen an Form und Struktur des Hüftkopfes kenntlich zu machen.

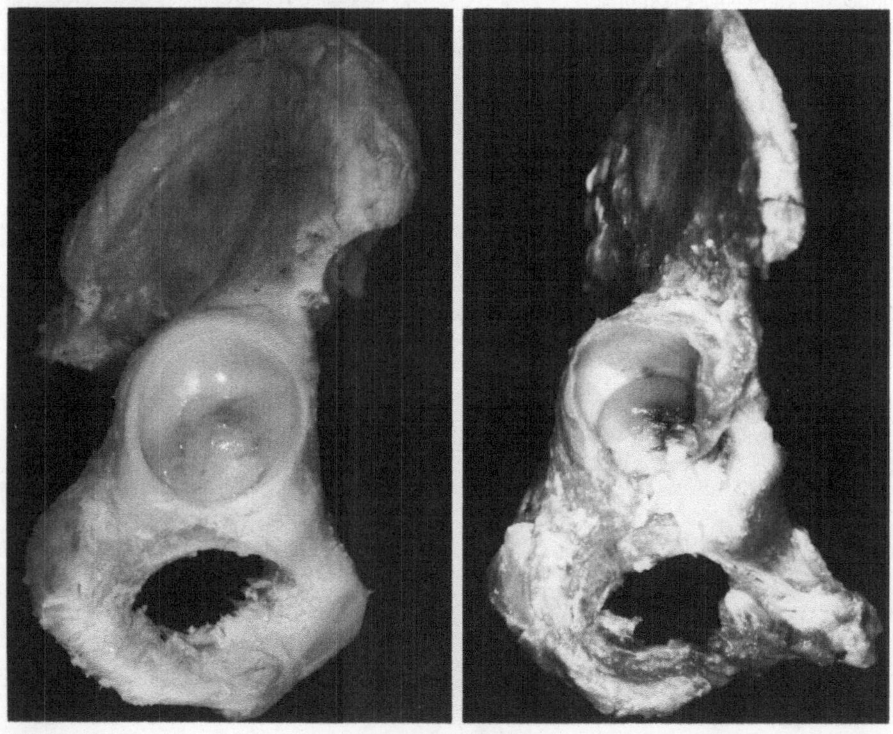

Abb. 1 **Abb. 2**

Abb. 1. Colonia 0-1-0 (1. Monat). Dysplasie: Labrum nach dorsal kranial verdrängt **Abb. 2.** Petra 0-6-0 (6. Monat). Hüftdislokation: das gespreizte Labrum wurde zur Auflagefläche des Kopfes. Kopf und Pfanne sind deformiert, die Pfanne ist nach kaudal offen. Es besteht keine Gelenkeinheit mehr

Einleitung

Die Sonographie stellt den Untersucher vor neue Probleme, die durch eine größere Untersuchungsfreiheit entstehen. Wurde bisher die Hüftentwicklung und Therapienotwendigkeit mit Hilfe des Hilgenreiner-Pfannendachwinkels bestimmt, wird jetzt nach dem Graf-Sonogramm mit der Pfannenerkerdiagnostik und -messung unterrichtet.

Beide Methoden haben eines gemeinsam: Mit beginnender Dislokation des Gelenks werden die Meßwerte ungenauer und kritischer, da die Bestimmung der Leitlinien erschwert wird. Die Hüftsonographie erlaubt es uns, die Erkerdiagnostik wesentlich zu ergänzen. Die Standardeinstellung nach Graf wird dadurch nicht berührt, sondern unterstrichen und ergänzt. Jeder Untersucher muß selbst entscheiden, wieviel diagnostische Auskünfte er vom Sonogramm ermitteln will.

Da eine weitere Meßmethode nicht erforderlich ist, sollte das Hüftgelenk als Ganzes dargestellt werden:

1. der hintere Pfannenrand (der nach Graf nicht vermessen werden soll) (Abb. 3 und 4b);
2. die Kopfposition, im Verhältnis zu Femur und Schenkelhals in Beugestellung, (unter Beachtung der physiologischen Beugestellung der Neugeborenenhüfte) (Abb. 5)

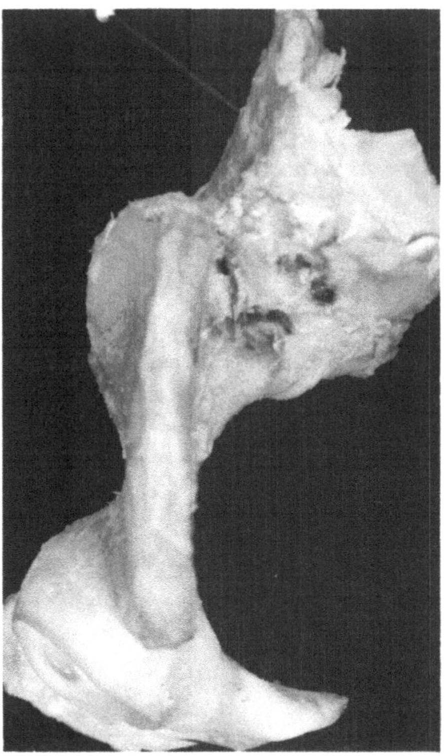

Abb. 3. Colonia. Defektes Labrum faltig verzogen (s. Abb. 1 – dorsokaudaler Pfannenrand). Labrum nach dorsal abgedrängt, Entrundung des Abschlußrandes (Dysplasiefaktor)

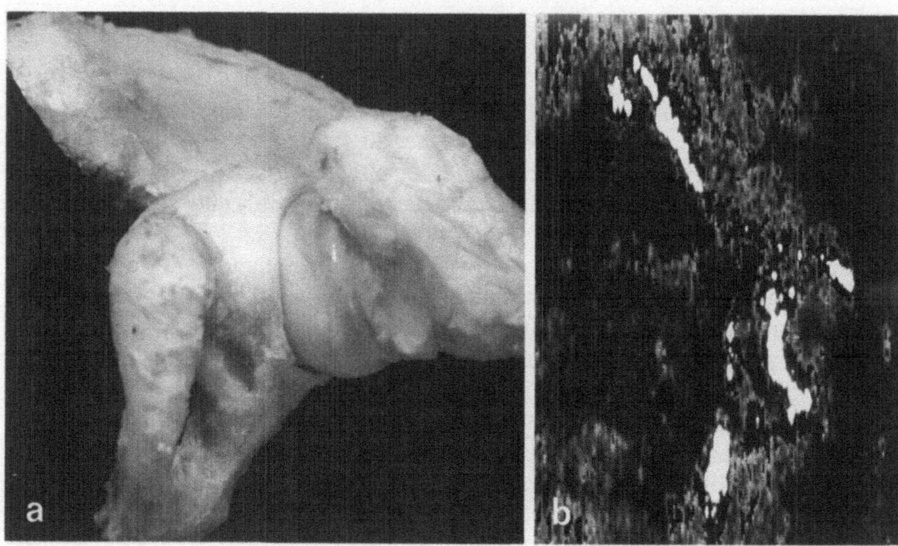

Abb. 4.   a Schnittebene Os pubis – Os ilium, dorsokranialer Pfannenrand (vgl. Abb. 3).   **b** Sonogramm: die Gelenkpfanne liegt weit vor der knöchernen Beckenkonstruktion. In diesem Abschnitt wird der Pfannenrand durch eine zusätzliche Knorpelformation entwickelt. Die Schnittrichtung zeigt, daß die knöcherne Abstützung fehlt, so daß die Vertiefung der Pfanne durch ausreichenden Wachstumsknorpel gesichert ist

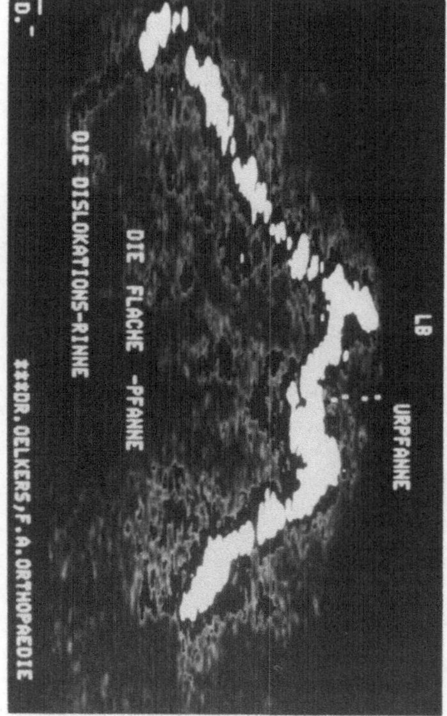

Abb. 5.   Vergleich zu Abb. 4 b (Petra, Abb. 2). Der dorsale Pfannenrand ist abgeplattet, das Labrum ausgewalzt bzw. auseinandergezogen. Die Urpfanne ist flach und rinnenförmig

3. Pfannenquerschnittsuntersuchung (Beugung des Oberschenkels etwa 90° – möglich in Abduktion oder Adduktion).

Vorschlag einer Dreiebenenanalyse

1. Ebene:
Die Dislokationsrichtung verläuft mehr von ventral nach dorsal, angeschnitten wird der kraniale bzw. dorsale Quadrant der Pfanne. Dieser bildet eine Art Gleitschiene auf dem Os ischiaticum, auf dem der Kopf lagert, wenn sich die Dislokationshüfte entwickelt. Nach Festlegung der generellen Dislokationsrichtung weicht diese Einstellung von der Graf-Standardeinstellung ab und darf mit dieser auch nicht verwechselt werden.

Beurteilt wird nicht allein die tragende Komponente des Pfannendachs, sondern der gesamte hintere Pfannenanteil, der die intensivste Deformierung erleidet (Abb. 3, 4b und 5). Das sonographische Bild ändert sich in dieser Einstellung erheblich. Durch 3 Leitmarkierungen und Linien ist eine gute anatomische Bestimmung möglich. Unter optimalen sonographischen Bedingungen ist auch eine Verformung der Hüftpfanne im 1. Lebensmonat darstellbar. Zu bemerken ist aber, daß die pathologischen Veränderungen auch im Pfannengrund bestehen, dort sonographisch aber nicht darstellbar sind (Abb. 3 und 4b).

2. Ebene:
Ziel ist es, den Hüftkopf in seiner Beziehung zum Becken darzustellen. Bei Beugung der Hüfte in 90°-Position und geringer Abduktion kann mit Hilfe der Kapsel- und Weichteilkonturen die Kopfbegrenzung beurteilt werden. (Der Schallkopf wird direkt auf den proximalen Oberschenkel in Längsachse aufgelegt.) Der entstehende Winkel kann mit dem Schenkelhalswinkel verglichen werden. Der Hüftkopf wird in Richtung des Schenkelhalses geschnitten, und es gelingt, den tragenden Hüftkopfanteil darzustellen. Auch die Position der Pfanne mit überwiegend dorsalem knorpeligem Anteil kann eingeschätzt werden. Dort ergeben sich wichtige Markierungszeichen, aus denen auch neue Meßpunkte entwickelt werden könnten.

Durch Bewegen von Oberschenkel und Schallkopf kann die Untersuchung noch ausgedehnt und die dynamische Untersuchung nach Schulter angeschlossen werden.

In dieser Ebene werden in die Beurteilung einbezogen:

1. Hüftkopfkern und dessen Entwicklung,
2. Coxa-vara- und Coxa-valga-Tendenzen,
3. Gefäßzeichnung,
4. relative Kopfform,
5. Dislokation des Hüftkopfes bei nach dorsal abgeflachter Pfanne.

3. Ebene:
Diese Schnittebene ist ebenfalls gut standardisierbar.

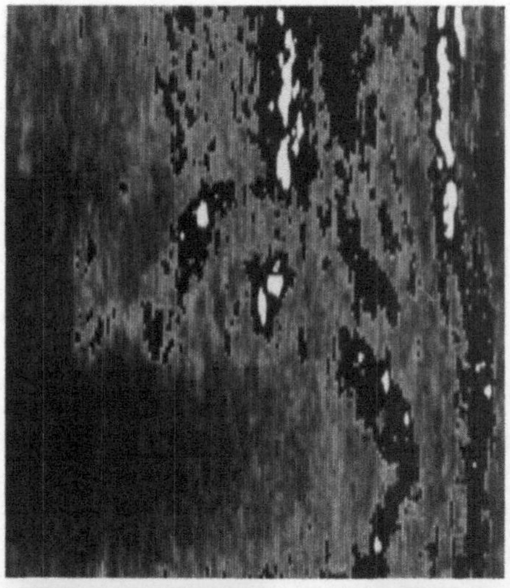

Abb. 6 Patientensonogramme 0-4-1 Normalbefunde. **a** Standardebene nach Graf,
1. Ebene. **b** Ventraler Pfannenrand,
1. Ebene. **c** Dorsaler Pfannenrand, 2. Ebene

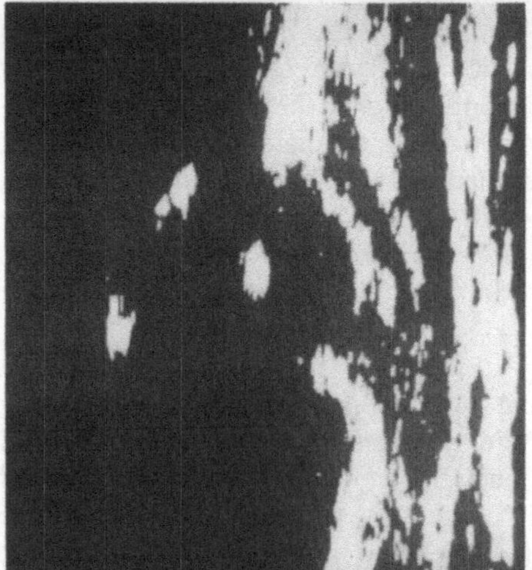

Abb. 7. 0-4-1 2. Ebene. Standardgerätejustie-
rung. Multiple Echozeichnungen an der sog.
knöchernen Iliumlinie. Die Schenkelhalswin-
kelstellung ist meßbar, jedoch Standardwerte
noch nicht ermittelt

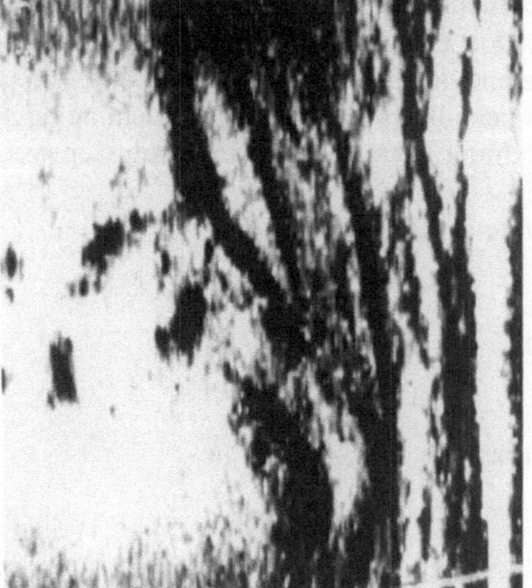

Abb. 8. 0-4-1 Flüssigkeitsfilm (Videokopie)
mit Postprocessing (2. Ebene)

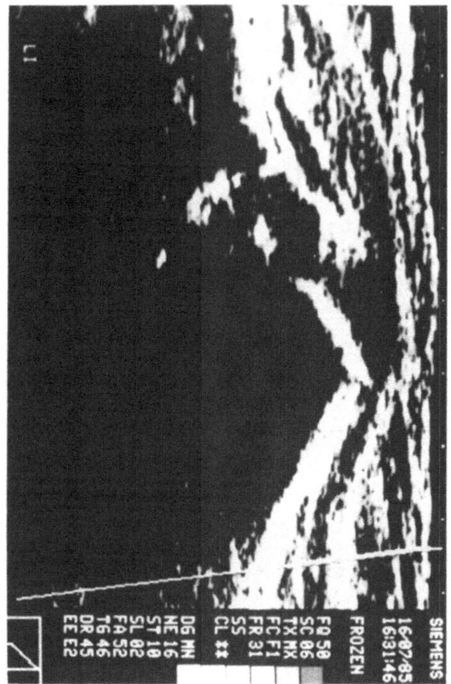

Abb. 9. Gleiche Hüfte wie in Abb. 8 (Videokopie) mit Postprocessing (die kantige Kontur in Abb. 7 und 8 entsteht durch Schallaufla-
gerungen und ist eine Summation von Teilen
die im Knorpel liegen)

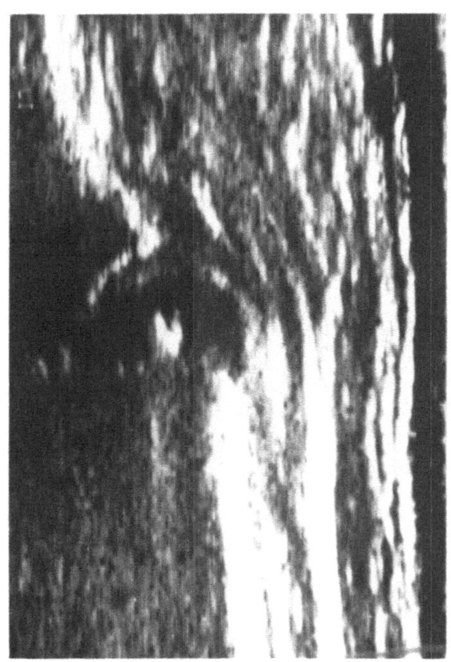

Abb. 10. Colonia. Es lassen sich 5 Orientie-
rungsmarken finden. **a** Os ilium – hinterer
Pfannenrand, **b** vorderer Pfannenrand –
Lig. transversum, **c** Os ischii

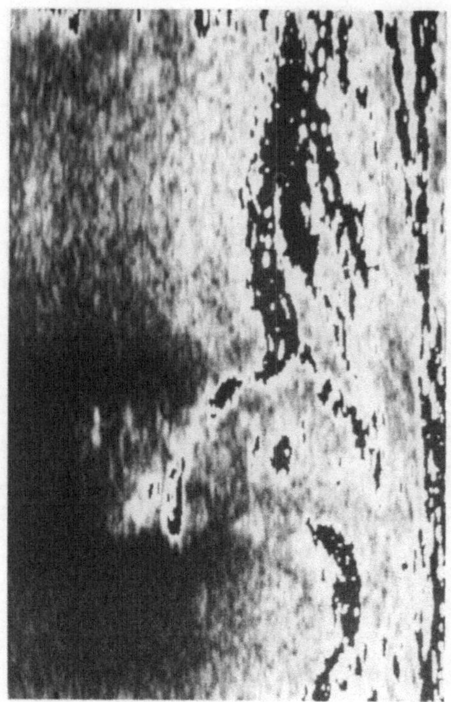

Abb. 11. 0-6-1 (vgl. Abb. 4a und 2). Dysplastische Pfanne: Dislokation. Beginnende Dislokationsrinne. Vier Orientierungsmarken sind dargestellt, das Lig. transversum fehlt, Pfanne kaudal offen, Hüftkopfkern fehlt

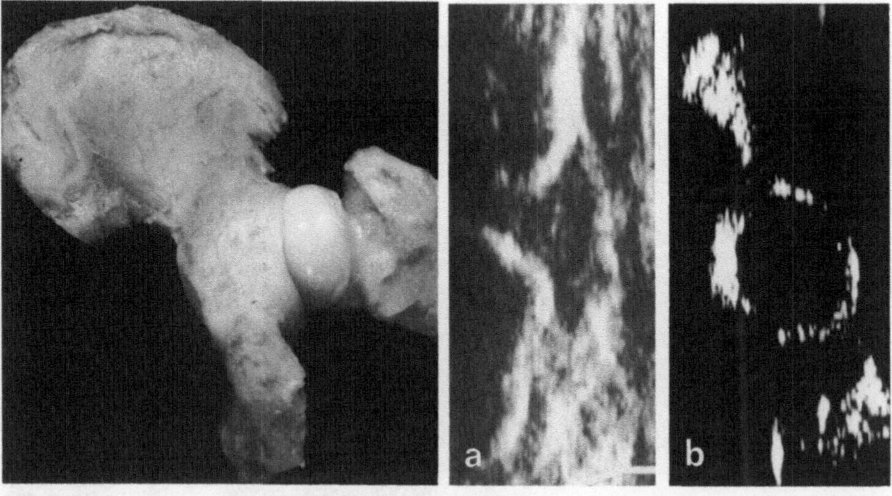

Abb. 12   **Abb. 13**

Abb. 12. 0-4-1 (Videokopie). Hüftkopfkern vorhanden. 0-Marken wie in Abb. 10 und 11, aber ovaler Kopfquerschnitt **Abb. 13 a, b.** 0-4-1 (Videokopie, vgl. Abb. 6, 8, 9 und 12). Ausreichend für eine anatomische Analyse: Kopfquerschnitt, Hüftkopfkern, Dislokationsrinne, Kopfumfang zweidimensional (Abb. 11, 12, 14 und 15)

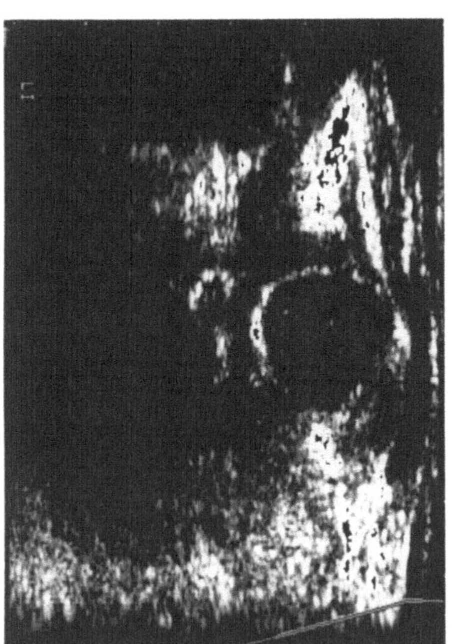

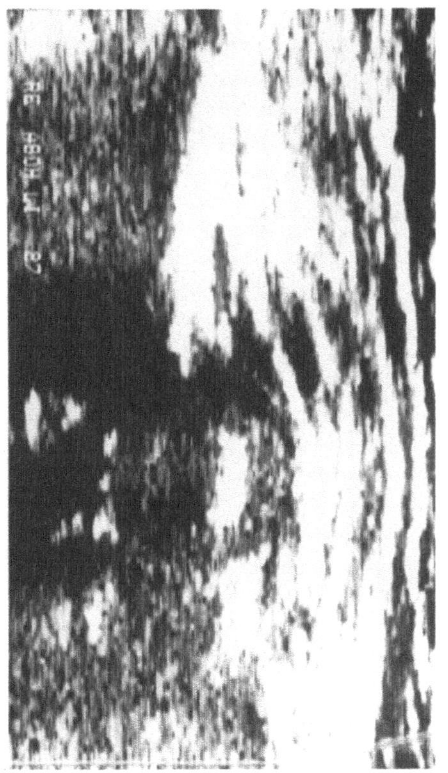

Abb. 14. Topographie zu Abb. 13 und 15

Abb. 15. In der 3. Ebene sollte mindestens eine Orientierungsmarke sicher vorhanden sein

1. Schritt: Der Schallkopf wird dorsal auf das Gelenk gesetzt. Es entsteht eine gleichmäßig reproduzierbare Leitlinie (Abb. 10 b, c und 11): Os ilium – Os ischii und die dorsale Y-Fugenkontur mit dem entsprechenden Pfannenrand.

2. Schritt: Lateralisiert man den Schallkopf, erscheint der dorsale Pfannenrand und anschließend der gesamte Umfang des Hüftkopfes. Die Leitmarken für diese Position sind Os ilium und Os ischiadicum, sowie angedeutet, der Trochanter major. An der gegenüberliegenden Hüftkopfbegrenzung kann sich als runde Marke das Os pubis darstellen.

Aus diesen 4 Echomarken läßt sich auch eine Hüftkopftopographie entwickeln, die in Richtung auf die Perthes-Untersuchung verwandt werden kann. Der Hüftkopf wird auch in dieser Schnittrichtung durch die Weichteilummantelung begrenzt. Der Hüftkopfkern sowie die Kapillaren werden durch Drehbewegung des Hüftkopfes sichtbar. Möglicherweise werden sich auch in dieser Schnittrichtung Markierungen für pathologische Kopfumfänge finden und die Psoasimpression am ventralen Pfannenrand darstellen lassen.

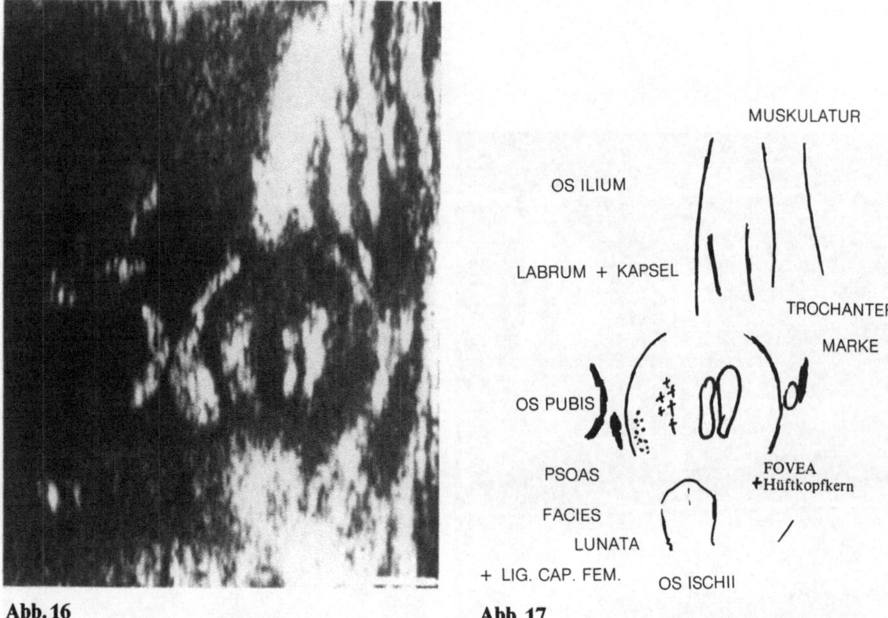

Abb. 16   **Abb. 17**

Abb. 16. 0-2-0 (Adduktions- und Außenrotation). Der Hüftkopfkern zeigt kräftige Gefäßechos von kaudal her und schwächere von kranial. Zentral bestehen noch keine differenzierbaren Gefäßechos. (Diese Auslegung ist z. Z. noch eine Arbeitshypothese) **Abb. 17.** 0-1-2 eine 4. Ebene. Bekken von dorsal-kranial quergeschallt, dorsaler Pfannenrand, Hüftkopfkern und darunter Os-pubis-Marke

Diese 3. Ebene kann aber auch den pathologischen Pfannenquerschnitt markieren, der seine runde Form bei der Dislokation der Hüfte verliert und abgeplattet erscheinen muß.

Die Einführung dieser Dreiebenenuntersuchung ergibt einen Einblick in die gesamte Gelenkanlage. Vielleicht gelingt es damit, neue Erkenntnisse zu erlangen.

Ziel der Sonographie muß sein, die gesamte frühkindliche Gelenkanlage zu erfassen. Der Befund der kritischen Dislokation nach Graf, Typ III und IV, ist eigentlich nicht das Problem der Diagnostik. Die lateralisierte Pfanne kann schon früh erkannt werden. Wie man jedoch den Therapiebeginn bei geringen Befunden festlegt, ist heute noch strittig. Die Erfahrungen aus der Praxis zeigen, daß es notwendig ist, diejenigen Dysplasieformen zu finden, die zur Normgrenze hin liegen. Vielleicht ist es durch die Mehrebenenanalyse möglich, die Grenze genauer festzulegen. Ziel der Sonographie kann nicht sein, die Therapienotwendigkeit nur von einer Pfannendachwinkelmessung und -beschreibung abhängig zu machen, wenn weitere topographische Bestimmungen möglich sind.

Sicher besteht dazu auch noch die Notwendigkeit der Feingewebeuntersuchung von z. B. Knorpelkapillaren und Endknospen sowie das System der Knochenkernentstehung im Hüftkopf beurteilbar darzustellen. Uloa und Batory haben dafür die Vorarbeit schon geleistet.

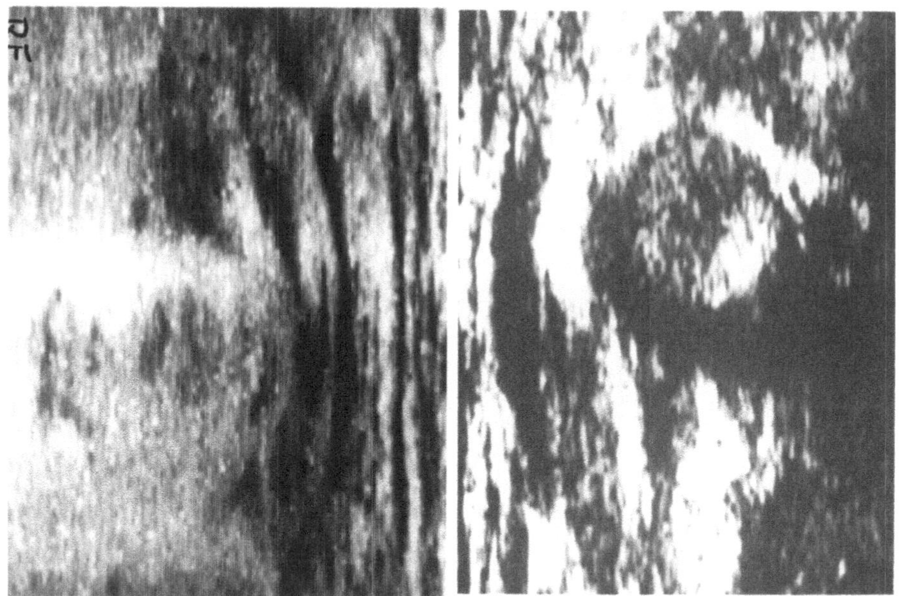

Abb. 18   **Abb. 19**

Abb. 18. Pfannendarstellung nach dorsal bei 90° Hüftbeugung **Abb. 19.** 0-2-0 (Aduktions- und Außenrotation). Der Hüftkopfkern zeigt kräftige Gefäßechos von kaudal her und schwächere von kranial. Zentral bestehen noch keine differenzierbare Gefäßechos. (Diese Auslegung ist z. Z. noch eine Arbeitshypothese)

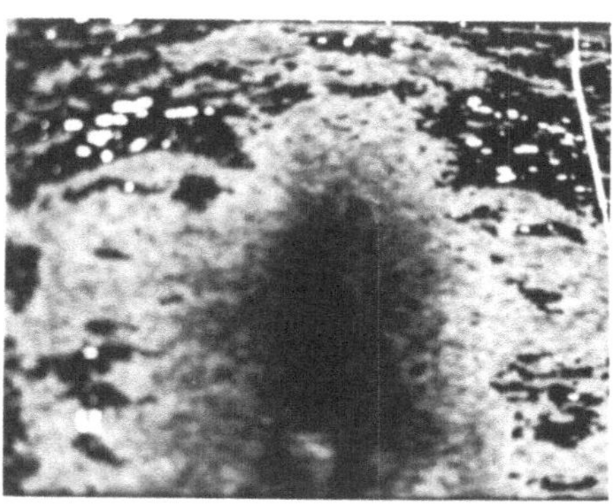

Abb. 20. 0-1-2 eine IV. Ebene. Becken von dorsal-kranial quergeschallt, dorsaler Pfannenrand, Hüftkopfkern und darunter Os-pubis-Marke

Abb. 21. Pfannendarstellung nach dorsal bei ▶ 90° Hüftbeugung

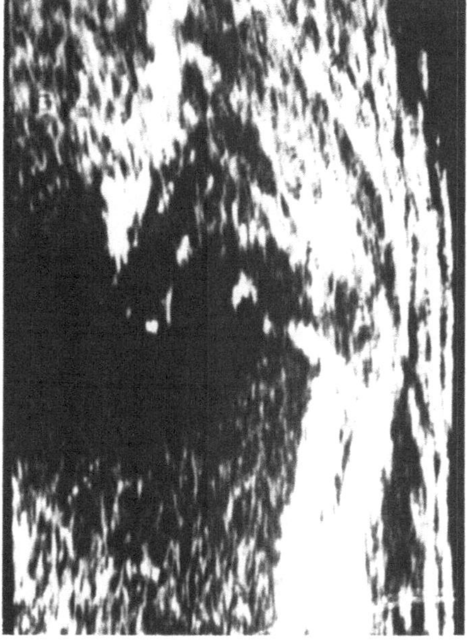

Der Zeitaufwand, der für die Dreiebenenuntersuchung notwendig ist, beträgt bei Verwendung der Videotechnik, einschließlich 2er Messungen nach Graf, für beide Hüften 10–15 min. Die Auswertung des Videobandes benötigt bis zu 15 min.

Zusammenfassung

Mit der Dreiebenensonographie können Strukturen und Formen der Säuglingshüfte ergänzend dargestellt werden. Vielleicht gelingt es, pathologische von normalen Formveränderungen für die Frühdiagnostik der Hüftdysplasie eher zu differenzieren, als es bisher möglich war. In der weiteren Entwicklung wäre es vorteilhaft, die unterschiedlichen charakteristischen Sonogrammbefunde auszutauschen.

Real-time-Ultraschall in der Diagnose der kongenitalen Luxation und Dysplasie des Hüftgelenks

N. M. P. Clarke

Als kongenitale Hüftluxation bezeichnet man einen klinischen Komplex, in den sowohl die Dysplasie als auch die Luxation gehören. Typisches Merkmal ist eine gewisse klinische Instabilität oder Anomalität. Bis jetzt haben wir uns auf die ärztliche Untersuchung und die Röntgendiagnostik verlassen, um diese Symptomatik abzuklären und haben unsere Kriterien für die Anomalität so definiert, daß klinischer Befund und Röntgenbefund korrelieren. Entsprechend behandeln wir den Patienten nach einer von uns als richtig erachteten Methode.

Die körperliche Untersuchung ist weiterhin die Methode der Wahl, um eine Hüftluxation aufzuspüren, obwohl in der letzten Zeit Zweifel an ihrer Zuverlässigkeit geäußert worden sind (CATFORD et al 1982). Auf jeden Fall scheint bei einer geringen Zahl von Neugeborenen eine Aufnahme zur Abklärung eines verdächtigen Hüftgelenks wünschenswert. Röntgenaufnahmen können hilfreich sein, aber eine Bewertung wird dadurch erschwert, daß nur die verknöcherten Teile des unreifen Beckens auf dem Bild erscheinen. Bei Neugeborenen ist der Femurkopf knorpelig und daher röntgenographisch nicht zu erfassen. Ein Verfahren zur Darstellung der Knorpelstruktur ist daher nötig. Die axiale Computertomographie ist eine schlechte Alternative, da bei diesem Verfahren eine nicht unerhebliche Strahlenbelastung besteht. Die Arthrographie ist die einzige Methode, Form und Position der Knorpelstrukturen genau abzubilden. Dieses Verfahren ist aber invasiv und verlangt eine Vollnarkose bei einem Neugeborenen.

Aus diesem Grunde gibt es Bestrebungen, das Säuglingshüftgelenk mittels Ultraschall abzubilden, da die Weichteile und der Knorpel gut beurteilt werden können. Untersuchungen von GRAF (1983), der zuerst mit einer statischen B-Scaneinheit arbeitete, förderten dieses Diagnostikverfahren. Seither hat er vielfältig zur Literatur über die Bewertung des Neugeborenen- und des Säuglingshüftgelenks durch Ultraschall beigetragen. Die Untersuchung wird mit einem fixierten Stativ durchgeführt und bringt dadurch einige Probleme mit sich. NOVICK et al. (1983) beobachteten dagegen eine Anzahl von Säuglingen mit Real-time-Ultraschall. Die Ergebnisse waren ermutigend.

Am A. I. duPont Institut, Wilmington, USA, wurde eine Studie begonnen, die beweisen soll, daß mit Real-time-Ultraschall die anatomischen Strukturen und Verhältnisse beim Säuglingshüftgelenk zuverlässig zu identifizieren sind. (CLARKE et al. 1985). Zusätzlich wurde eine Technik für Routineuntersuchungen entwickelt (HARCK et al. 1984), die seither von dem Autor zur Untersuchung der Hüftgelenke von Neugeborenen in den Royal Orthopaedic und Birmingham Maternity Hospitals, England, angewendet wird.

Ultraschalltechnik

Alle Ultraschallstudien wurden ursprünglich mit einem Advanced Technology Laboratory Mk 100 Real-time-Sektorscanner durchgeführt und auf Videoband festgehalten. Gegenwärtig wird ein ADR 4000 Scanner benutzt. Obwohl frühe Untersuchungen mit einem 3-MHz oder 5-MHz-Schallkopf durchgeführt wurden, zeigte die Erfahrung, daß ein 7,5-MHz-Schallkopf eine klarere Abbildung beim Neugeborenen lieferte. Die meisten Untersuchungen werden jetzt mit diesem Schallkopf vorgenommen, ein 5-MHz-Schallkopf wird für Säuglinge ab ungefähr 8 Wochen benötigt.

2 bestimmte Schnittebenen des Hüftgelenks wurden für eine Standarduntersuchung ausgewählt. Dabei wird der Schallkopf lateral über das Hüftgelenk geführt, wobei die anatomischen Verhältnisse und die wichtigsten Merkmale immer identifiziert werden können. Abbildungen, die wir durch Plazieren des Schallkopfes in der Leiste erhielten, erschienen weniger zuverlässig. Jede der 2 Schnittebenen wird durch die Ebene der Ultraschallwellen und die Position des Hüftgelenks bestimmt.

In der Transversalneutralansicht wird der Schallkopf auf die Lateralseite des Hüftgelenks in der Region des Trochanter majors gelegt. Das Kind liegt auf dem Rücken und das Hüftgelenk befindet sich in einer neutralen Position. Es muß darauf hingewiesen werden, daß das Hüftgelenk bei Neugeborenen die streng neutrale Position nicht annimmt, dies sollte auch nicht erzwungen werden. Es ist normal, daß das Hüftgelenk des Neugeborenen eine Flexionsstellung von ca. 20° einnimmt.

Wenn man den Schallkopf über die proximale metaphysäre Region des Femurs hält, kann man den echoreichen Oberschenkelknochen sehen. Eine nur kopfwärts gerichtete Bewegung des Schallkopfes erlaubt die Darstellung des knorpeligen Femurkopfes. Der Femurkopf korrespondiert mit dem echoreichen, knöchernen Azetabulum. Innerhalb des Azetabulums, das durch einen vorderen und einen hinteren Limbus begrenzt wird, entspricht ein Fehlen des Echos der Y-Fuge. Echos werden medial durch die Y-Fuge gesandt und leicht in der Zone des akustischen Schattens gesehen, der vom Azetabulum verursacht wird. Abbildung 1 zeigt die Transversalneutralansicht des normalen Hüftgelenks eines Neugeborenen und ent-

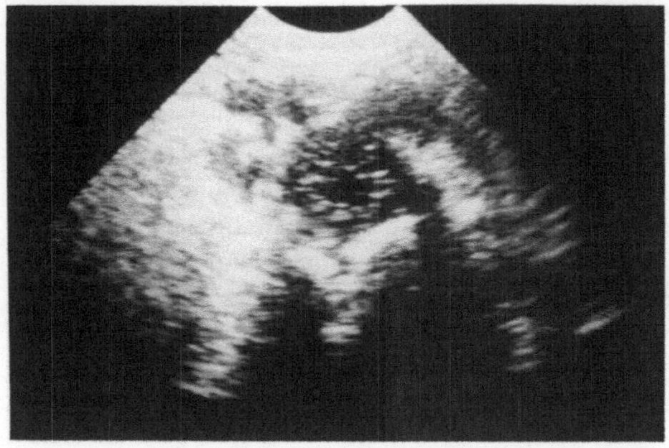

Abb. 1. Die normale Transversalneutralansicht des Hüftgelenks eines Neugeborenen

spricht einem Transversalschnitt des Femurkopfes, des Femurhalses und des Hüftgelenks.

Die 2. Ansicht ist als „koronare Flexion" bezeichnet worden. Der Schallkopf wird noch einmal lateral auf den Oberschenkel gesetzt. Das Hüftgelenk wird bis zu 90° in Neutralstellung gebeugt. Eine koronare Schnittebene wird dadurch erhalten, daß man den Schallkopf um 90° in der transversal-neutralen Ebene dreht. Wie zuvor wird der Schallkopf über dem proximalen Femurhals plaziert, er wird aber sofort nach posterior bewegt, um den knorpeligen Femurkopf ausfindig zu machen, da der gebeugte Femurhals anterior zum Azetabulum liegt. Der Femurkopf befindet sich innerhalb des knöchernen Azetabulums. Innerhalb der Basis wird ein koronarer Schnitt eines Limbus der Y-Fuge gesehen. Ausgeprägte Echos der Lateralseite des Ileums definieren die Ausdehnung des knöchernen Pfannendaches. Lateral sind Glutäalmuskeln zu erkennen, die am Trochanter major ansetzen. Das Labrum acetabulare vervollständigt die Überdachung des Femurkopfes nach oben hin. Abbildung 2 zeigt die reguläre „Koronarflexionsansicht" des Hüftgelenks eines Neugeborenen.

In beiden Ansichten dient der Femurhals als Bezugspunkt. In der Transversalneutralansicht kann man eine leichte laterale Abweichung des Femurkopfes als eine Lücke zwischen dem Femurkopf, dem Azetabulum und der Y-Fuge sehen. Bei einer Abweichung nach oben oder einer Luxation wird das Azetabulum durch Echos des Femurhalses unsichtbar, daher kann die Y-Fuge nicht dargestellt werden. Eine konzentrische Beziehung des Femurkopfes zur Y-Fuge ist enorm wichtig, da die fehlende Darstellung einer Abweichung des Femurkopfes gleichkommt. In der Koronarflexionsansicht wird eine posteriore Dislokation des Femurkopfes bewirken, daß der Femurhals das Azetabulum abdeckt, und der Femurkopf direkt vor den hellen Echos des Ileums liegen wird.

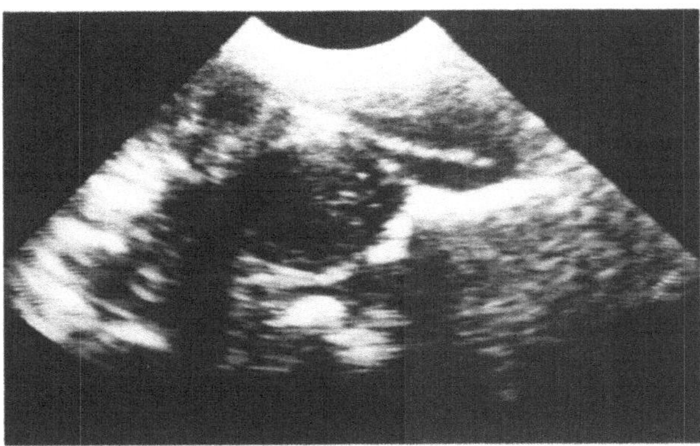

Abb. 2. Die normale Koronarflexionsansicht des Hüftgelenks eines Neugeborenen

Ultraschalluntersuchung

Gegenwärtig werden Ultraschalluntersuchungen entweder am Wochenbett in der Frauenklinik oder in der Kinderklinik durchgeführt. Da die Ultraschallgeräte tragbar sind, gibt es keine räumlichen Einschränkungen, was den Untersuchungsort betrifft. Wir halten es für günstiger, die Neugeborenen im Kinderzimmer zu untersuchen als in der Röntgenabteilung. Eine Sedierung des Neugeborenen ist nicht notwendig und die Anwesenheit der Mutter erwünscht.

Ein Vorteil des Real-time-Ultraschalls besteht darin, daß er der Untersuchung eine dynamische Eigenschaft verleiht. Obwohl es nicht ein Teil der Standarduntersuchung ist, ist es möglich, ein instabiles Hüftgelenk in den dislozierten und reduzierten Positionen darzustellen, während der Orthopäde einen Barlow- oder Ortolani-Test ausführt. Das Hüftgelenk wird abgebildet, während das Femur passiv eine Innen- und Außenrotation durchmacht, damit die konzentrische Bewegung des Femurkopfes im Azetabulum bestätigt werden kann.

Ultraschallbeispiele der abnormen Hüfte des Neugeborenen

Eine Studie über 117 Neugeborene, die im Birmingham Maternity Hospital (CLARKE 1986) stichprobenartig untersucht wurden, brachte Klarheit über die normalen Erscheinungsbilder der Neugeborenenhüfte (s. Abb. 1 und 2). Diese Darstellungen sind schon beschrieben worden.

Studien über Neugeborene mit einem pathologischen klinischen Untersuchungsbefund, d.h. einem positiven Ergebnis des Ortolani- oder Barlow-Tests, oder mit einem „Hüft-click" sind an mehr als 50 Neugeborenen durchgeführt worden.

In der Transversalneutralansicht sieht man, daß der Femurkopf sich immer weiter in die posterolaterale Richtung verschiebt. Dies ergibt eine zunehmende Schwere der Luxation. Ein sehr kleiner Grad an posteriorer Luxation in dieser Ansicht wird häufig bei Neugeborenen mit einem „Hüft-click" beobachtet, aber wir haben gesehen, daß sich diese Dislokation bis zur nachfolgenden Ultraschalluntersuchung zurückgebildet hat. Wenn der Knorpel der Y-Fuge in der Transversalneutralansicht nicht sichtbar ist, so bedeutet dies eine Dislokation, wie wir es früher erwähnt haben (Abb. 3).

In der Koronarflexionsebene tritt der luxierte Femurkopf nach postero-superior und erscheint anfangs als eine einfache Lücke zwischen Femurkopf und Azetabulum. Bei zunehmender posteriorer Luxation des Femurkopfes scheint das Azetabulum flacher zu werden, aber in der Tat entspricht dies einfach einem Schnitt des Azetabulums nach posterior, der entsprechend flacher ist (Abb. 4). Bei vollständiger Dislokation des Femurkopfes sieht man, daß er vor dem Ileum steht, das Azetabulum ist nicht sichtbar. Die Hüftgelenkskapsel und die glutäalen Muskeln erscheinen verdichtet über dem luxierten Femurkopf. Gelegentlich wird eine echogene Struktur zwischen dem Azetabulumdach und dem Femurkopf eingeschlagen gesehen: diese ist für den Limbus gehalten worden.

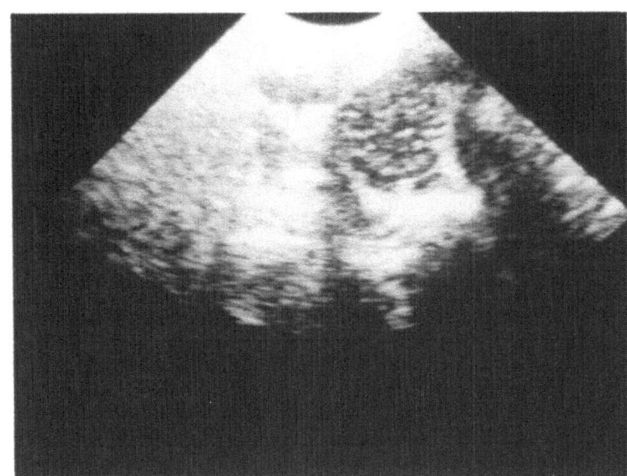

Abb. 3. Luxation des Hüftgelenks eines Neugeborenen
in der Transversalneutralansicht. Der Y-Knorpel ist
nicht sichtbar

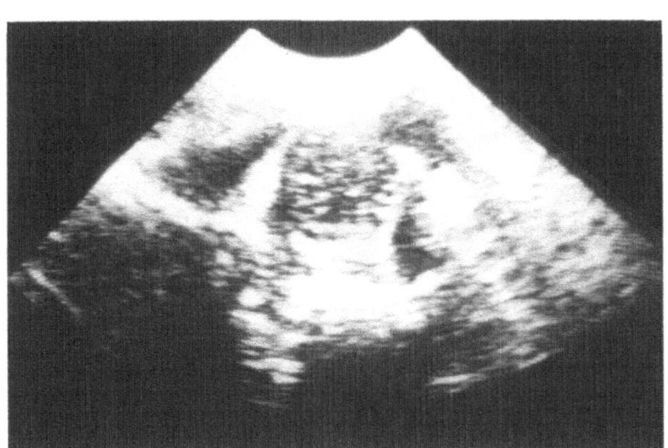

Abb. 4. Luxation des Hüftgelenks eines Neugeborenen
in der Koronarflexions-
ansicht. Das Azetabulum
erscheint flach, da der
Femurkopf posterolateral
verschoben ist

Die Koronarflexionsansicht erlaubt eine Bewertung der knöchernen Bedeckung des Femurkopfes. Normalerweise erscheint mindestens die Hälfte des Femurkopfes unter dem knöchernen Ileum im Azetabulum. In dysplastischen Hüften ist der knöcherne Teil vermindert, und dies läßt das Azetabulum flach erscheinen.

Die Ausprägung der Anomalität und der Dysplasie, die in den 2 Ansichten gesehen werden, stimmen alles in allem gut mit denjenigen überein, die GRAF 1984 beschrieb.

Studien an Neugeborenen im Birmingham Maternity Hospital (CLARKE 1986) haben gezeigt, daß kongenitale Luxationen und Dysplasien des Hüftgelenks (CDH) meistens beidseitig vorkommen, obwohl klinische Untersuchungen in vielen Fällen Anhaltspunkte für eine Instabilität in nur einem Hüftgelenk geben. Darüber hinaus konnte man bei 11 Neugeborenen feststellen, die z. Z der Geburt eine Hüftgelenkinstabilität zeigten, daß die sonographisch dargestellte Luxation sich in 5 Fällen ohne Behandlung normalisiert hatte.

Der sonographische Normalbefund wurde viel später erreicht als der klinische (nach 2 Wochen).

Gegenwärtig wird Ultraschall für Neugeborene und Säuglinge bis zu einem Alter von ca. 12 Wochen eingesetzt. Das Auftreten des knöchernen Kerns innerhalb des knorpeligen Femurkopfes behindert eine zufriedenstellende Untersuchung. Die knöcherne Epiphyse verursacht medial akustische Schatten, die als „artefakt" des Y-Knorpels interpretiert werden können. Eine geschickte Handhabung des Schallkopfes kann eine zufriedenstellende Abbildung der Hüfte ermöglichen, wenn man eine kleine knöcherne Epiphyse (kleiner als 5 mm) meidet. Normalerweise wird in diesen Fällen die Röntgenuntersuchung vorgezogen.

Die Zukunft der Ultraschalldiagnostik bei der CDH

Die Vorteile des Real-time-Ultraschalls sind, daß das Gerät tragbar, die Methode nicht invasiv ist und eine dynamische Untersuchung gestattet wird. Die Fähigkeit des Ultraschalls – mit wiederholten Untersuchungen, wenn nötig – die Position, konzentrisch oder nicht, eines klinisch fraglichen Hüftgelenks zu dokumentieren, könnte wesentlich zur Lösung einiger Probleme beitragen.

Ultraschall ist eine hochempfindliche Methode zur Diagnostik einer abnormen Position des Hüftgelenks. Während es gegenwärtig nicht möglich wäre, alle Neugeborenen zu untersuchen, ist es bei Säuglingen, die Risikofälle sind, meistens indiziert. Kinder, die in Steißlage geboren werden, in deren Familien eine Neigung zur CDH besteht oder bei solchen, die mit Fußanomalien zur Welt kommen, wären in diese Gruppe einzuordnen. Einige Fragen zur Pathologie der CDH und insbesondere des Limbus könnten durch Ultraschall gelöst werden.

Ultraschall kann eingesetzt werden, um die Plazierung des Femurkopfes festzustellen, während das Kind in der Pavlik-Bandage gedreht wird. Die Untersuchungen können so oft wie nötig wiederholt werden. Sie können sorgfältige klinische Untersuchungen nicht ersetzen, aber Ultraschall ist eine sehr ansprechende Methode, um das Hüftgelenk abzubilden, und als solche wird sie uns vielleicht eine neue Heilmethode der Hüftanomalien zeigen, die uns bisher verborgen blieb.

Danksagung
Herr Dr. H. T. Harcke, Direktor, Dept. of Medical Imaging am A. I. duPont Institut, Wilmington, Delaware, USA schlug die ursprünglichen Studien vor, er war einer der Mitarbeiter.
Ihm gilt mein Dank.
Squibb Medical Systems haben die neuerlichen Studien in England großzügig unterstützt.

Literatur

Catford JC, Bennet GC, Wilkinson JA (1982) Congenital hip dislocation: an increasing and still uncontrollable disability? Br Med J 285: 1527–1530
Clarke NMP, Harcke HT, McHugh P, Lee MS, Borns PF, MacEwen GD (1985) Real-time ultra-

sound in the diagnosis of congenital dislocation and dysplasia of the hip. J Bone Joint Surg [Br] 67B: 406–412

Clarke NMP (to be published) Sonografic clarification of the problem of neonatal hip instability

Graf R (1983) New possibilities for the diagnosis of congenital hip joint dislocation by ultrasonography. J Paediatr Orthop 3: 354–359

Graf R (1984) Classification of hip joint dysplasias by means of ultrasonography. Arch Orthop Traum Surg 102: 248–255

Harcke HT, Clarke NMP, Lee MS, Borns PF, MacEwen GD (1984) Examination of the infant hip with real-time ultrasonography. J Ultrasound Med 3: 131–137

Novick G, Ghelman B, Schneider M (1983) Sonography of the neonatal and infant hip. AJR 141: 639–45

Dynamische, sonographische Untersuchung der Säuglingshüfte

P. Schuler

Die Hüftsonographie hat sich in den vergangenen Jahren zu einer wichtigen diagnostischen Methode entwickelt. Die Vorteile gegenüber anderen bildgebenden Methoden sind offensichtlich: fehlende Strahlenbelastung, daher beliebig oft wiederholbar, knöcherne und knorpelige Pfannendachanteile können überlagerungsfrei dargestellt werden, durch Rotation des Schallkopfes kann das gesamte tragende Pfannendach beurteilt werden, durch den unmittelbar postnatal möglichen Einsatz kann mit der Frühdiagnose eine notwendige Frühesttherapie eingeleitet werden und schließlich ist die Untersuchung unter Beachtung der Untersuchungskriterien lagerungsunabhängig.

Während in der Anfangszeit die Hüftgelenke nur mit der Compoundtechnik ausreichend genau dargestellt werden konnten, gelingt dies heute sehr gut mit den modernen Real-time-Geräten. Dadurch ist es nun möglich, die Bewegung des Hüftkopfes im Azetabulum bei der Untersuchung am Monitor zu verfolgen. Diese dynamische Hüftuntersuchung hat 2 weitere Vorteile zur Folge, auf die wir im folgenden näher eingehen.

Alle mit der Hüftsonographie Vertrauten wissen um die Notwendigkeit, das Labrum acetabulare und den Unterrand des Os ilium exakt herauszuarbeiten. Auch bei korrekter Schnittführung kann die Abgrenzung dieser Strukturen erschwert sein, wenn ein Flüssigkeitsfilm zwischen Hüftkopfknorpel und Pfannendachknorpel bzw. Gelenkknorpel liegt. Durch leichtes Bewegen des Hüftkopfes in der Pfanne kann sich der Flüssigkeitsfilm etwas verändert darstellen, so daß sich z. B. das Labrum acetabulare dann besser vom Flüssigkeitsfilm differenzieren und damit eindeutig identifizieren läßt.

Weitaus wichtiger bei der dynamischen Untersuchung ist jedoch die sonographische Überprüfung der Stabilität von Hüftgelenken. Darunter verstehen wir nicht die leichte, federnde Bewegung des Labrum acetabulare, wie wir es nahezu bei jeder sonographischen Untersuchung infolge der geringen physiologischen Inkongruenz von Kopf und Pfanne antreffen. Vielmehr verstehen wir darunter einen Untersuchungsvorgang, der uns eine dokumentierbare Aussage über das Stabilitätsverhalten der Hüftgelenke erlaubt. Kommt die Instabilität nicht spontan zur Darstellung, wenn der Säugling durch seine Spontanmotorik das Beinchen anzieht, so kann diese vom Untersucher durch einen Druck auf das Beinchen in dorso-kranialer Richtung ausgelöst werden. Der Transducer verändert dabei seine Stellung über dem Azetabulum nicht. Kann der Hüftkopf nicht stabil von der Gelenkpfanne gehalten werden, so kommt es durch den Druck zu einer Abdrängung der Gelenkkapsel und zu einer Aufbiegung des Labrum acetabulare und der angrenzenden knorpeligen Pfannendachanteile. Ohne Druck federt der Hüftkopf wieder in seine Ausgangsposition zurück (Graf 1985; Graf u. Schuler 1986).

Ausgereifte Hüftgelenke mit guter knöcherner Formgebung lassen sich bei einer dynamischen Untersuchung nicht dezentrieren. Bedeutsam dagegen ist diese Stabilitätsprüfung bei Hüftgelenken, die wir dem Gefährdungsbereich zuordnen oder bei Hüftgelenken „am Dezentrieren". Hier bringt die dynamische Untersuchung eine klare Aussage über das Stabilitätsverhalten unter Belastung. Wird durch Druck auf das Beinchen in dorso-kranialer Richtung der Dezentrierungsvorgang verstärkt, so kann umgekehrt bei bereits dezentriert stehenden Hüften durch Zug am koxalen Femurende der Hüftkopf besser vor die Pfanneneingangsebene gestellt werden.

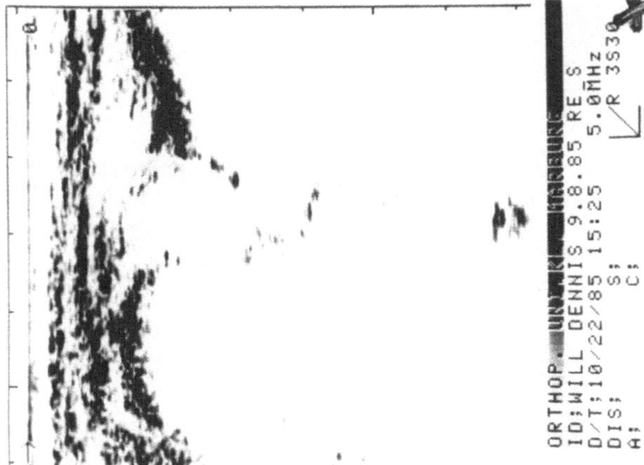

Abb. 1. 10 Wochen alter Säugling, rechtes Hüftgelenk. Eckiger knöcherner Pfannenerker, gute Ausformung des knöchernen Pfannendaches. Das knorpelige Pfannendach ist von normaler Form und Struktur, noch keine Kopfkernentwicklung. Hüfttyp I a

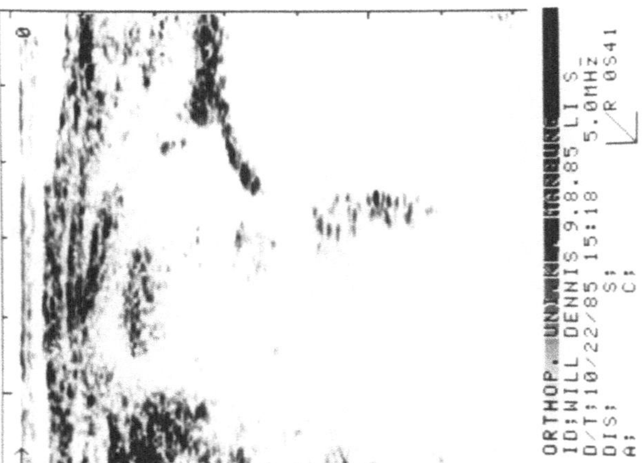

Abb. 2. 10 Wochen alter Säugling, linkes Hüftgelenk. Ausgangsbefund bei der sonographischen Untersuchung des linken Hüftgelenks. Dieses zeigt einen abgeflachten knöchernen Pfannenerker und eine schlechte Ausformung des knöchernen Pfannendaches. Das knorpelige Pfannendach ist verbreitert, echoarm und bereits deutlich nach oben außen aufgebogen. Noch keine Kopfkernentwicklung. Meßtechnisch ist das Hüftgelenk dem Typ III a zuzuordnen

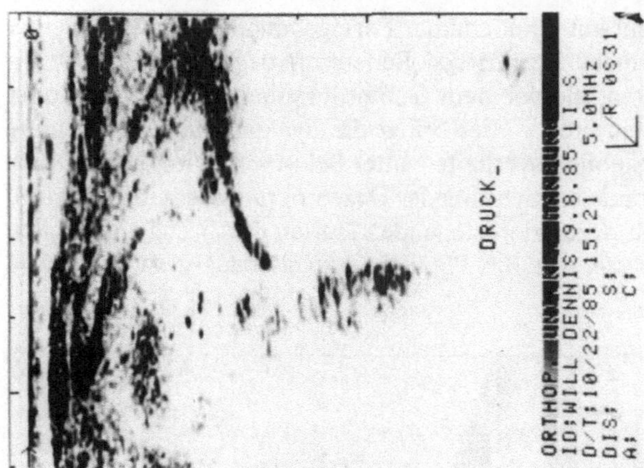

Abb. 3. Gleicher Patient wie in Abb. 2 bei der dynamischen Untersuchung. Durch Druck in dorsokranialer Richtung kann der Hüftkopf noch etwas weiter dezentriert werden. Dies äußert sich sonographisch in einer haubenförmigen Vorwölbung der Gelenkkapsel und in einer weiteren Abdrängung des knorpeligen Pfannendaches

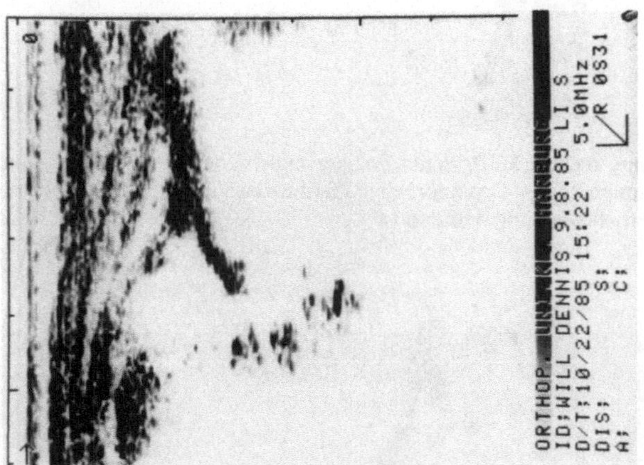

Abb. 4. Gleicher Patient wie in Abb. 2, dynamische Untersuchung. Im Sonogramm ist zu erkennen, wie unter Zug am koxalen Femurende der Hüftkopf sich besser vor die Pfanneneingangsebene stellt. Dieses läßt sich am geänderten Verlauf der Gelenkkapsel sowie an den Formveränderung des knorpeligen Pfannendaches erkennen

Dadurch lassen sich bereits bei der Untersuchung gewisse Rückschlüsse auf evtl. therapeutische Probleme ziehen (Abb. 1–4).

Wird die dynamische Untersuchung nicht auf Videoband aufgenommen, so empfiehlt sich neben der Dokumentation des Ausgangsbefunds auch die Dokumentation der Stellung der Gelenkkörper unter Zug und unter Druck. Entscheidend für die Typenzuordnung ist dabei der Ausgangsbefund. Eine Hüfte im Gefährdungsbereich bleibt eine II-g-Hüfte, auch wenn sich diese unter Druck durch Dezentrierung und Abdrängen des knorpeligen Pfannendaches in eine III-a-Hüfte überführen läßt. Andererseits bleibt die Zuordnung zu einer III-a-Hüfte bestehen, selbst wenn sich unter Zug bei der dynamischen Untersuchung das Hüftgelenk durch bessere Zentrierung meßtechnisch als eine II-a-Hüfte darstellen läßt.

Die dynamische sonographische Hüftuntersuchung sollte heute Bestandteil jeder Untersuchung sein. Die Untersuchung erlaubt eine dokumentierbare exakte und genaue Aussage über das Stabilitätsverhalten. Bereits geringe Instabilitätszeichen, die klinisch häufig nicht erfaßt werden, können mit der dynamischen sonographischen Hüftuntersuchung nachgewiesen werden.

Literatur

Graf R (1985) Sonographie der Säuglingshüfte. Enke, Stuttgart
Graf R, Schuler P (1986) Die Säuglingshüfte im Ultraschallbild: ein Atlas. Edition Medizin, VCH-Verlag, Weinheim

Sonographie der Säuglingshüfte
nach der „Bochumer Methode"

A. Weber, R. Steffen, O. Spanke, G. Dankwarth

Bestärkt durch die ersten Untersuchungen von Lenschow und Kramps (1978) haben wir 1983 in unserer Klinik begonnen, ein sonographisches Verfahren zur Diagnostik der kindlichen Hüfte zu entwickeln. Zielsetzung war es, eine Alternative zum Röntgenbild zu finden (Abb. 1), wobei eine präzisere Weichteildifferenzierung erreicht werden mußte. Zusätzlich sollte das klinische Erscheinungsbild durch eine sonographische Untersuchung erweitert werden. Aufgrund unserer theoretischen Überlegungen und den Ergebnissen unserer Versuche haben wir 2 Standardebenen festgelegt.

Die Ebene I verläuft durch den knorpeligen Erker zum Pfannenboden (Abb. 2 und 3). Diese Ebene ist im sonographischen Bild dann richtig eingestellt, wenn die Darmbeinkontur maximal steilgestellt ist, wobei im Idealfall eine Distanzierung von Periost und Perichondrium nachweisbar ist. Das Labrum acetabulare sowie der

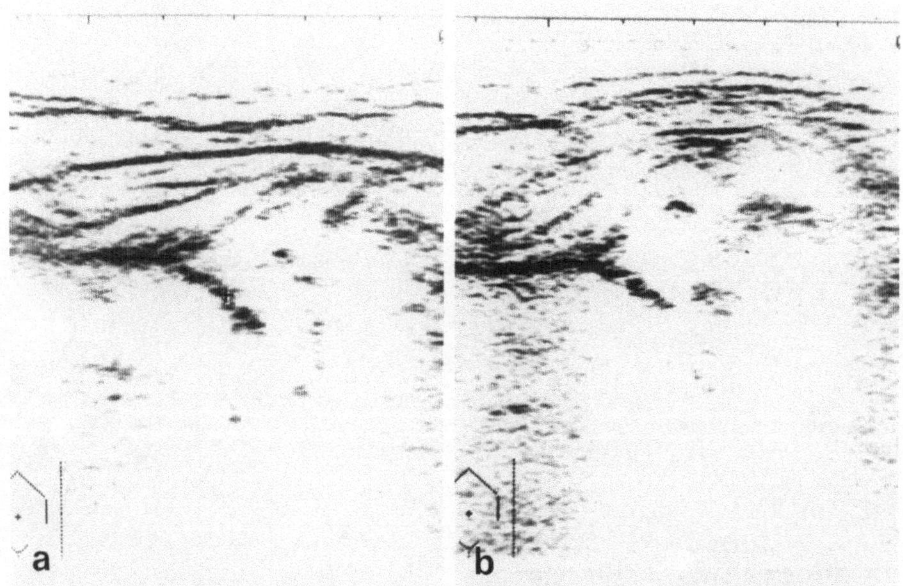

Abb. 1a, b. Dysplastisches Hüftgelenk in maximaler Extension und unter Belastung. Gut sichtbar ist die Instabilität der Hüfte. Gleichzeitig ist nachweisbar, daß kein Repositionshindernis vorliegt. Das Röntgenbild zeigt vergleichsweise nur eine Momentaufnahme, wobei nicht sicher gesagt werden kann, in welcher Stellung der Hüftkopf sich gerade befindet. Die Real-time-Sonographie ist hier eine ideale Ergänzung zur Klinik und zum Röntgenbild

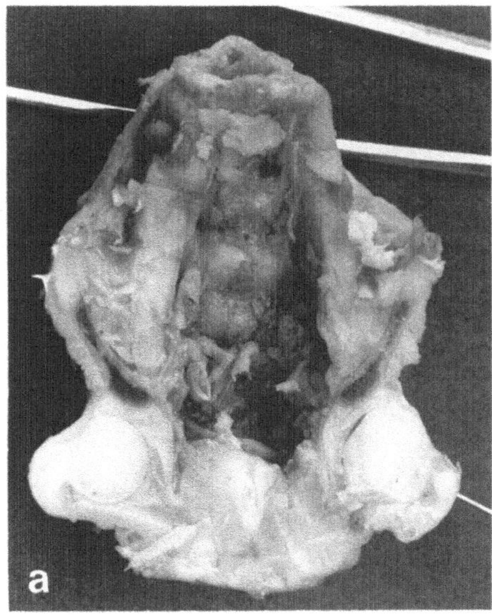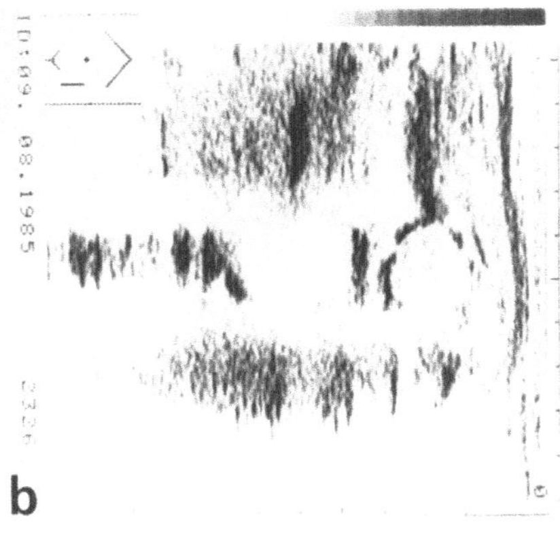

Abb. 2. **a** Anatomisches Präparat eines Feten. Die Schnittführung entspricht unserer 2. Ebene. **b** Zum Vergleich das Ultraschallbild eines 8 Wochen alten Kindes. Gut zu erkennen sind das schallkopfnahe Hüftgelenk und beide Y-Fugen

knöcherne und knorpelige Erker sind scharf darzustellen. Der Unterrand des Os ilium ist abzubilden, wobei der Anteil, der zur Y-Fuge gelegen ist, ein etwas intensiveres Echo gibt. Diese Einstellung ist identisch mit der von Graf beschriebenen Schnittebene.

Als Schallköpfe benutzen wir Sonden von 7,5 bis 3,5 MHz linear und konvex, wobei sich auch hier die Auswahl des Schallkopfes nach der Fragestellung richtet. Zusätzlich wird in der 1. Ebene die Stabilität der Hüfte überprüft. Dabei reicht das Spektrum der Untersuchungsergebnisse von einer Verminderung der Kontaktfläche von Hüftpfanne und Oberschenkelkopf wie in der Ortolani-Pfanne bis zur Sub- bzw. Luxationsbereitschaft. Diese Befunde können oft nur mit der dynamischen Untersuchung frühzeitig festgestellt und adäquat behandelt werden.

Die Ebene II verläuft horizontal zum Becken durch beide Y-Fugen, die wir als Schallfenster benutzen in Höhe des lateralen Knochenpunkts (Abb. 3a, b). Die Schnittführung ist korrekt eingestellt, wenn beide Y-Fugen symmetrisch dargestellt und an der schallkopfnahen Seite der knöcherne Pfannenrand und das distale Ileum scharf konturiert sowie das Labrum acetabulare gut sichtbar sind. Damit ist diese Schnittebene definiert und beliebig reproduzierbar. Die Einstellungen unterscheiden sich dadurch, daß die Schnittebene I an dem Gelenk orientiert ist, während die Schnittebene II das Becken als Ganzes betrachtet. Wie wir mit einer computertomographischen Simulation zeigten, ist in diesem speziellen Fall die Ebene I um ca. 2°–3° von der Ebene II geneigt. Die Ebene I dient der Darstellung des knöchernen und knorpeligen Erkers und ist damit zur Beurteilung der Hüftreife geeignet, die Ebene II ist als Arbeitslinie zu betrachten. Mit ihr kann die Hüfte symmetrisch erfaßt werden und dient als Referenzmethode zu anderen bildgebenden

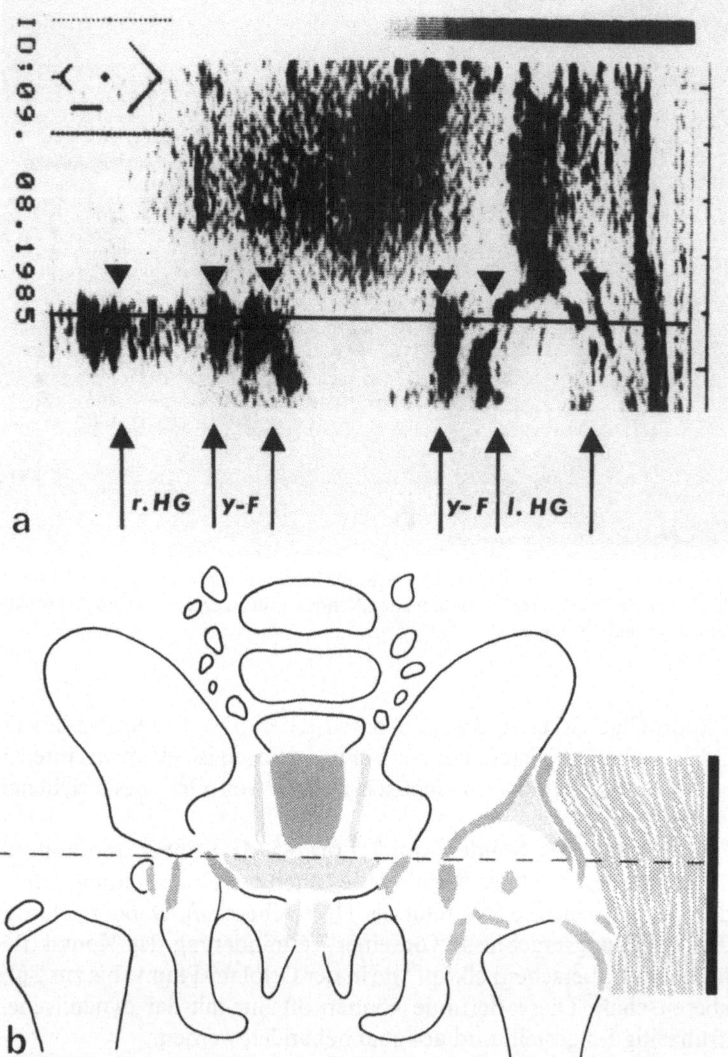

Abb. 3. Das Schema zeigt die im Sonogramm **a** darstellbaren Strukturen. **b** Die Y-Fugen und die Hüftgelenke sind markiert

Verfahren. Verbindet man die proximalen Anteile beider Y-Fugen, läßt sich eine Linie konstruieren, die im Röntgenbild der Hilgenreiner-Linie entspricht. In Analogie zum Röntgenbild kann ein sonographischer AC-Winkel bestimmt werden. Trotz der unterschiedlichen Projektionen von Sonogramm und Röntgenbild und der damit verbundenen Abbildungsfehler haben wir diese beiden AC-Winkel miteinander verglichen. Als Röntgenbilder wurden nur diejenigen Filme verwandt, die nach aufnahmetechnischen Gesichtspunkten exakt eingestellt waren. Zu der Auswertung konnten wir 120 Beckenübersichten heranziehen. Die gemessene Differenz beträgt ±3°. Eine Normtabelle über die sonographischen AC-Winkel wird z. Z. erstellt. Es

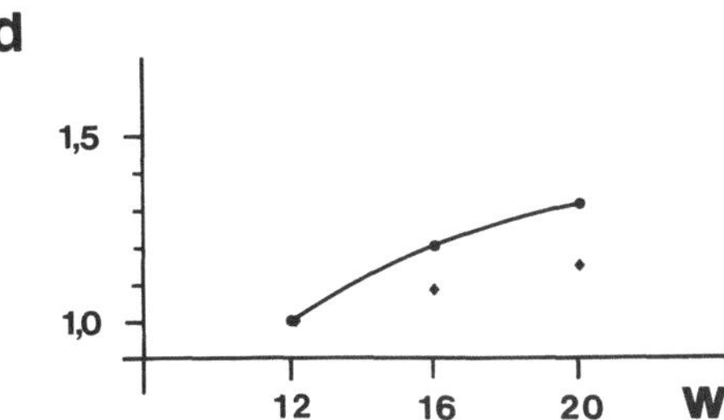

Abb. 4. Durch Bestimmung des Abstands beider Y-Fugen ist es möglich, eine Aussage über das Wachstumsverhalten der Hüfte zu treffen. Die *durchgezogene Linie* zeigt das Wachstumsverhalten von 20 Kindern, die sich objektiv normal entwickelten. Der Abstand der Y-Fugen wurde aus dem Mittelwert der rechts- bzw. linksseitigen Einstellung bestimmt und für das 12. Wochenalter gleich 1 gesetzt. Im Vergleich dazu ein Kind mit einer Phenylketonurie, das klinisch eine leicht erkennbare Reifestörung aufwies (♦). Die Hüfte zeigt eine deutliche Wachstumsverzögerung. Mit Hilfe der Messung konnte differenziert werden, daß die Reifestellung der Hüfte auf einem generellen Wachstumsverhalten beruht und nicht Ausdruck einer Hüftdysplasie ist

zeichnet sich aber schon jetzt ab, daß signifikante Unterschiede zu der radiologisch erstellten Tabelle nicht bestehen.

Wichtige Aspekte liefert die 2. Ebene zum Wachstumsverhalten des Beckens. Nach den Prinzipien von OTTE erfolgt u. a. die Vergrößerung des Beckens durch eine innere schritthaltende Resorption. Aus der Distanz der Y-Fugen, gemessen in zeitlicher Abhängigkeit, können damit Informationen zur Hüftreifestörung gewonnen werden (Abb. 4).

Die Beurteilung des Hüftgelenks allgemein richtet sich nach der Gestalt und dem funktionellen Zusammenspiel seiner Elemente. Für die 1. Schnittebene benutzen wir die Klassifikation von GRAF, wobei wir in der Beurteilung die Konfiguration des Pfannendaches und die knöcherne Überbauung des Hüftkopfes stärker betonen. Die 2. Ebene wird analog zum Röntgenbild beurteilt. Die Gesamtbeurteilung setzt sich aus der Synopsis der einzelnen Untersuchungsabschnitte zusammen.

Einen weiteren, wichtigen Beitrag liefert die Sonographie in der Extensions-Repositions-Behandlung. Während der Längsextension kann durch Standardaufnahmen unter dem therapeutischen Zug das Tiefertreten des Hüftkopfes verfolgt werden. Es kann ohne Gefahr für den Hüftkopf in die Abduktionsphase übergegangen werden, wenn auch bei Reduzierung des Extensionsgewichts der Kopf unterhalb des knöchernen Erkers bleibt. In der Abduktionsphase ist eine Anwendung der Standardtechnik, wie wir sie oben beschrieben haben, nicht möglich. Durch einen Schalleinfall vom ventralen Oberschenkel können wir den Oberschenkel, den Femurkopfkern, den knöchernen Pfannenerker und die laterale Kapsel zur Darstellung bringen. Es kann die sichere Einstellung des Hüftkopfes in der Pfanne beurteilt werden. Graduelle Unterschiede lassen sich herausarbeiten. Mit dieser Methode ist es auch möglich, die Lage des Hüftgelenks nach der Luxation in der kritischen, instabilen Phase nach Abschluß der Extensions-Repositions-Behandlung in der Düsseldorfer Spreizschiene einzuschätzen (Abb. 5).

Einen großen Vorteil der Real-time-Sonographie gegenüber der Compoundsonographie besteht in der Kinematographie. Diese nutzen wir zur Frage des Stabi-

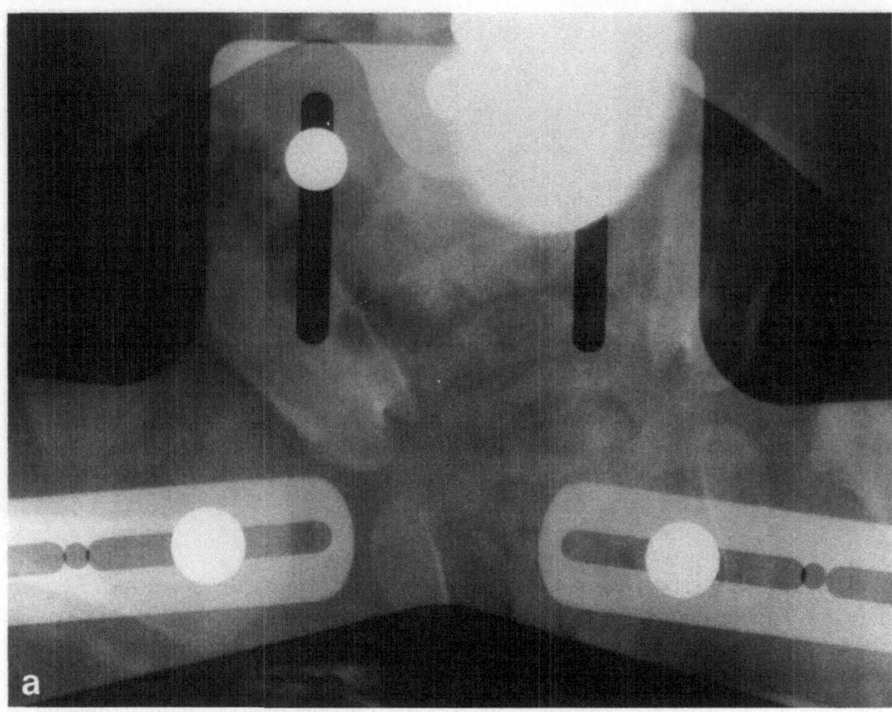

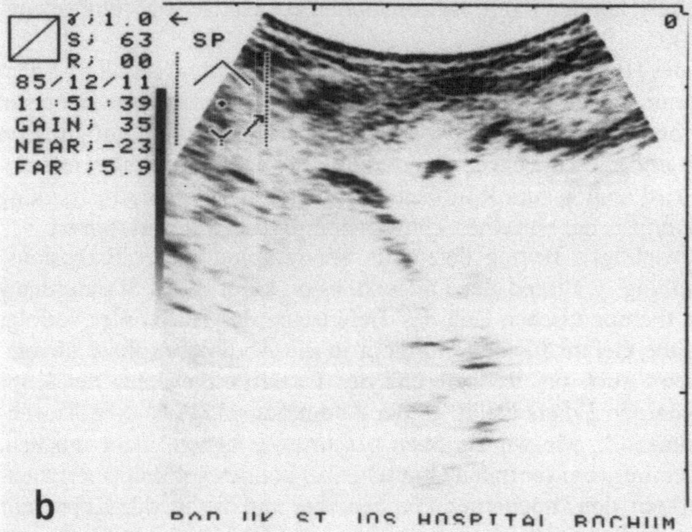

Abb. 5. **a** Kind in der Düsseldorfer Spreizschiene in der Extensions-Repositions-Behandlung. Mit der 3. Einstellung ist es möglich, den Femurkopfkern im Gelenk zu lokalisieren. Es kann damit kontrolliert werden, ob der Femurkopf regelrecht im Gelenk steht und damit die Behandlung weitergeführt werden kann. Die Röntgenkontrollen können damit reduziert werden. **b** Linkes, **c** rechtes Hüftgelenk in der 3. Ebene

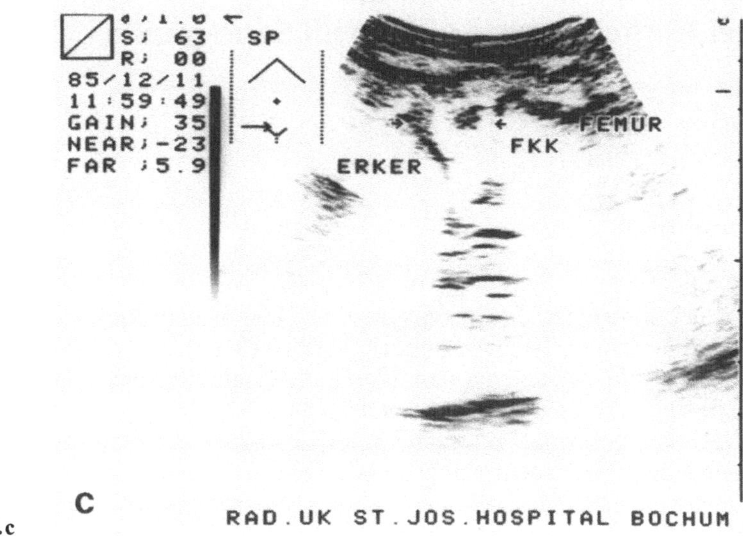

Abb. 5.c

litätsverhaltens aus. Unter geringem Druck wird die Hüfte nach kranial und kaudal in der 1. Ebene bewegt und beurteilt. Den Vorteil dieser Methode sehen wir darin, daß wir mit 3 definierten Standardebenen arbeiten, die uns die Vorstellung über die Konfiguration des Hüftgelenks erleichtern. Darüber hinaus haben wir die Möglichkeit, das Becken metrisch auszumessen und mit anderen bildgebenden Verfahren kompartibel zu vergleichen. Die dynamische Untersuchung objektiviert den klinischen Befund und stellt zum statischen Röntgenbild eine Erweiterung dar. Insgesamt glauben wir, mit der Methode eine größere Sicherheit zu haben, wobei die über 3jährige Erfahrung uns in dieser Ansicht bestärkt. Als Antwort zur generellen Frage der Wertigkeit der Hüftsonographie können wir sagen, daß die Dysplasie der Hüfte früher und qualifizierter diagnostiziert wird und zu einem differenzierteren therapeutischen Vorgehen führt. Sie ist die ideale Ergänzung zur funktionellen Behandlung der Hüftluxation mit der Extensions-Repositions-Behandlung nach KRÄMER.

Literatur

Graf R (1982) Die anatomischen Strukturen der Säuglingshüfte und ihre sonographische Darstellung. Morphol Med 2: 29–38

Kramps HA, Lenschow E (1978) Zur Anwendung der Ultraschall-Compoundmethode zur Weichteildiagnostizierung und Konturdarstellung in der Orthopädie. Picker News, Bulletin US 1

Novik G, Ghelman B, Schneider M (1983) Sonography of the neonatal and infant hip. AJR 141: 639–645

Weber A, Spanke O (1985) Neue Methode zur Ultraschalluntersuchung der Säuglingshüfte – die Hilgenreinersche Linie im Sonogramm. Zentralbl Radiol 129: 1005

Meßverfahren, Fehlermöglichkeiten und Verlaufsbeobachtungen bei Hüftreifungsstörungen im Sonogramm

R. Graf

Meßlinien

Das derzeit benützte Meßliniensystem mit Pfannendachlinie, Grundlinie (Basislinie = Iliumwandlinie) sowie Ausstellungslinie (Knorpeldachlinie) stellt ein lageunabhängiges Meßsystem dar und erlaubt die Quantifizierung von knöchernem und knorpeligem Pfannendach (Graf 1985).

Der Knochenwinkel α und der Knorpelwinkel β stehen in bestimmter Relation zueinander. Der Knochenwinkel α ist höher zu bewerten als der Knorpelwinkel β. Durchschallungen des gesamten Beckens, unter Benützung der Y-Fuge als Knorpelfenster, lassen keine sichere Zuordnung der Echos an der gegenüberliegenden Beckenseite zu. Insbesondere kann eine Differenzierung an der gegenüberliegenden Beckenwand hinsichtlich ventral-dorsal oder kaudalem Schenkel der Y-Fuge nicht getroffen werden. Das Einzeichnen einer Hilgenreiner-Linie in Analogie zum Röntgenbild ist daher ausgesprochen problematisch. Die Korrelation des auf diese Weise gemessenen Pfannendachwinkels mit dem Röntgenbild ist rein zufällig (Graf 1983).

Fehlermöglichkeiten

Abgesehen von falscher Aufnahmetechnik und Unkenntnis der Schnittebenen ist meist ein untaugliches Ultraschallgerät, kombiniert mit einer schlechten Dokumentationseinrichtung, Ursache für eine primär schlechte Ausgangsposition zur korrekten Befundung (Abb. 1 und 2). Vereinbarungsgemäß werden sämtliche Hüftsonogramme auf rechts projiziert. Bei Linksprojektion steigt die Fehldiagnosenrate bei Diagnosestellung vom Monitor um ¼ an.

Subjektive Fehler

Falsche Identifizierung von Labrum acetabulare und knöchernem Erker sowie Nichtdarstellung des Unterrands des Os ilium in der Fossa acetabuli führen zu katastrophalen Fehldiagnosen (Abb. 3 und 4).

3 verschiedene sonographische Ausprägungsformen des Unterrands des Os ilium wurden beschrieben (Graf u. Schuler 1986). Der knöcherne Erker ist unbedingt

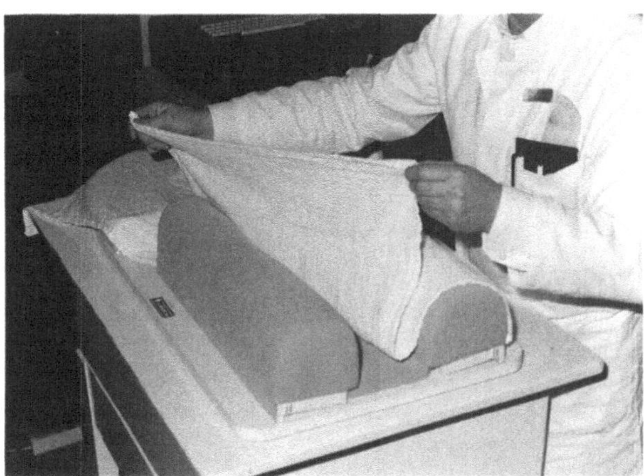

Abb. 1. Untersuchungsliege mit aufgelegter Windel nach dem Hängemattenprinzip

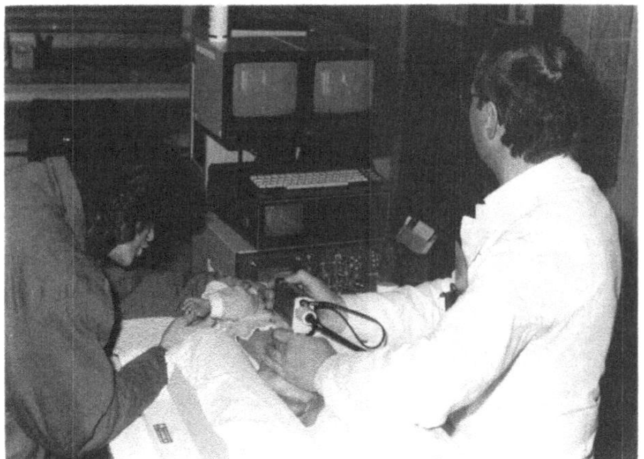

Abb. 2. Untersuchungsvorgang beim Abtasten des linken Hüftgelenks. Die Mutter assistiert, der Säugling ist korrekt gelagert. Optimale Lagerung vorausgesetzt, ist bei standardisiertem Abtastvorgang innerhalb weniger Sekunden ein qualitativ gutes Hüftsonogramm anzufertigen

topographisch am Sonogramm festzulegen. Es ist dies der lateralste Punkt der knöchernen Pfanne bzw. der Umschlagpunkt der Konkavität des Azetabulums in die Konvexität der Iliumwand. (Abb. 5a, b) Dieser Umschlagpunkt wird durch einen zarten Schallschatten, der medial des knöchernen Erkers bei lateraler Einstrahlrichtung liegt, markiert.

Aufsuchen der Standardebene

Durch Schwenken der Einstrahlebene um den Unterrand des Os ilium als Drehpunkt ist die tomogrammartige Untersuchung des gesamten Pfannendachanteils von dorsal nach ventral möglich.

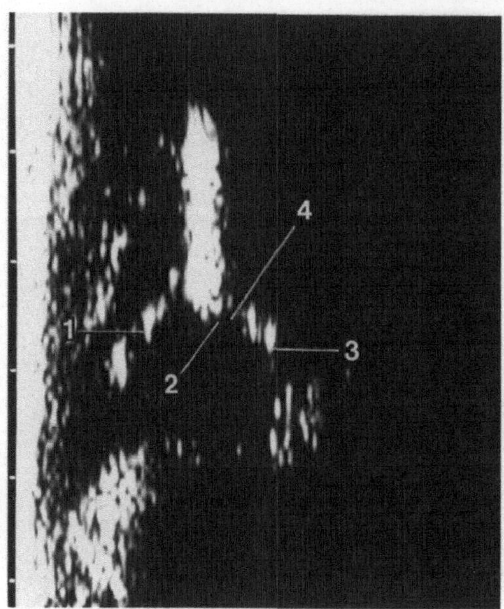

Abb. 3. Neugeborenenhüfte. Die bildwichtigen Anteile wie das Labrum acetabulare *(1)*, der knöcherne Erker *(2)* und der Unterrand des Os ilium *(3)* sind problemlos bei korrekter Abtasttechnik darzustellen. *4* Schallschatten medial des knöchernen Erkers

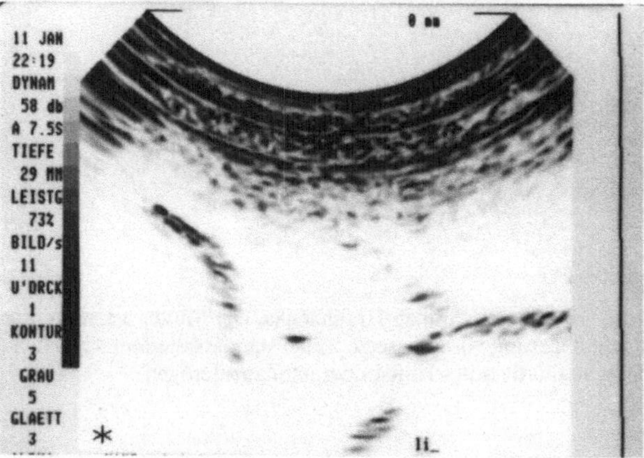

Abb. 4. Völlig unbrauchbares Sektorbild. Das Labrum acetabulare fehlt, der Unterrand des Os ilium ist nicht mit Sicherheit abgrenzbar, die muskulären Strukturen der Weichteile sind nicht erkennbar und erschweren dadurch zusätzlich die Beurteilung des Hüftgelenks

Organisatorische Fehler

Aufgrund der vorliegenden Untersuchungsergebnisse empfiehlt sich ein Screening sämtlicher Neugeborenen in der 1.-4. Lebenswoche. Eine Kontrolluntersuchung im 3.-4. Lebensmonat ist, um das Ausreifen der Hüfte zu kontrollieren, anzuschließen. Hüftgelenke, die dem gefährdeten Pool angehören (das sind unserer Erfahrung nach Hüften mit familiärer Dysplasiebelastung, Beckenendlagen, Klumpfüßen,

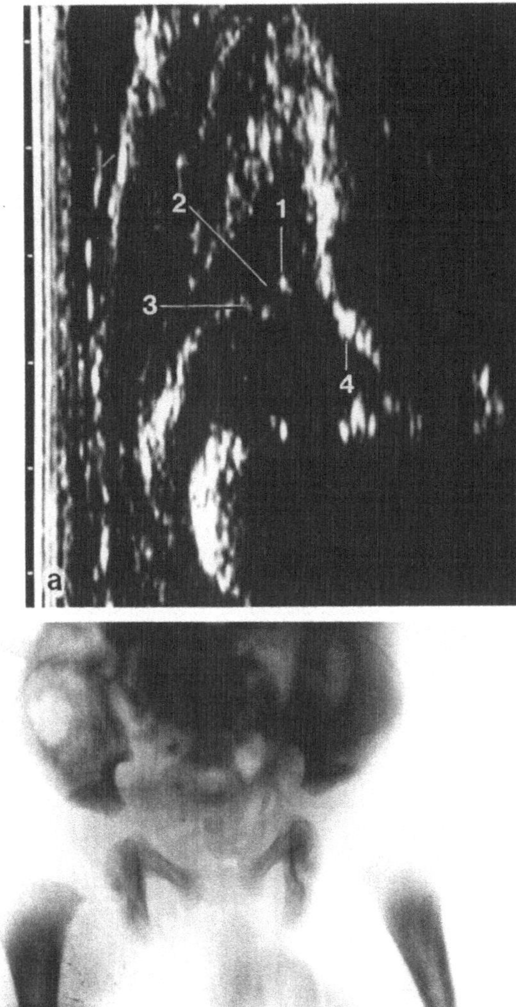

Abb. 5. **a** W. B., 2 Monate, linkes Hüftgelenk. Die knöcherne Formgebung ist schlecht, der knöcherne Erker ist flach, das knorpelige Pfannendach ist nach kranial verdrängt und echoarm: Typ III a. *1* Proximales Perichondrium, *2* Perichondriumloch, *3* Labrum acetabulare, *4* knöcherner Erker (Umschlagpunkt. **b** Röntgenbild zu a: Das linke Hüftgelenk ist luxiert

Schrägliegedeformitäten), sollen nach der Erstuntersuchung in 5–6 Wochen nachkontrolliert werden. Bei Kontrolluntersuchungen hat sich gezeigt, daß besonders der gefährdete Pool zu Reifungsverzögerungen bei primär altersgemäßem Neugeborenenbefund neigt. Durch zwischenzeitliche Kontrolle in der 6.–7. Lebenswoche ist ein frühzeitiges Erkennen von beginnenden Reifungsstörungen und eine sofortige, adäquate Therapie möglich. Behandlungsbedürftige Hüftgelenke unter dem 3. Lebensmonat werden prinzipiell in 4–6 Wochen kontrolliert. Behandlungsbedürftige Hüftgelenke, die älter als 3 Monate sind, werden in 8–10 Wochen nachkontrolliert. Diese Kontrollabstände ermöglichen, Hüftreifungsstörungen so kurz und

Tabelle 1. Mittelwerte für α und 3 bei Hüfttyp I

Winkelmittelwerte	N Ia+b : 2452 re.+li.
in Graden	N Ib : 2159 re.+li.

α rechts	α links	
64,5°	64,42°	64,46°

βIb rechts	βIb links	$\emptyset$
67,52°	67,43°	67,47°

Tabelle 2. Aufschlüsselung der Hüftgelenktypen [%] bei 3000 Hüftgelenken von Jungen und Mädchen über und unter dem 3. Lebensmonat

Typ	Ia	Ib	IIa	IIb	IIg	D	IIIa	IIIb	IV
Mädchen									
<3	3,83	58,86	38,30	X	0,42	4,89	1,70	⊖	⊖
		54,69		38,30	0,42			6,59	
>3	10,29	70,72	X	17,04	0,22	1,58	0,15	⊖	⊖
		81,01		17,04	0,22			1,73	
ges.		74,14		22,59	0,28			2,99	
Jungen									
<3	5,74	61,49	30,74	X	⊖	1,69	⊖	⊖	0,34
		67,23		30,74				2,03	
>3	12,03	79,12	X	8,05	0,20	0,30	0,20	0,10	⊖
		91,15		8,05	0,20			0,60	
ges.		85,72		13,21	0,15			0,92	
Mädchen und Jungen									
<3	4,57	54,96	35,38	X	0,26	3,66	1,04	⊖	0,13
		59,53		35,38	0,26			4,83	
>3	11,04	74,34	X	13,17	0,21	1,03	0,17	0,04	⊖
		85,38		13,17	0,21			1,24	

gezielt wie irgendwie möglich zu behandeln. Bei einer retrospektiv randomisierten Studie wird folgendes festgestellt (Tabelle 1 und 2):

Bei Aufgliederung von Typ-I-Hüften wurde ein mittlerer α-Wert von 64,4° festgestellt (Tabelle 1). Aus diesem Blickwinkel gesehen muß die α-60°-Grenze als absolut notwendiges Mindestmaß angesehen werden. Wir bezeichnen daher Hüftgelenke mit α 60° als Normgrenzbefund. Eine Seitenbevorzugung zwischen links und rechts konnte nicht festgestellt werden. Der mittlere β-Wert beträgt 67,4°. Auch in diesem Fall ist eine Seitenbevorzugung nicht erkennbar, allerdings sind Ib-Hüften mit nahezu 70% gegenüber Ia-Hüften mit 9,4% deutlich häufiger anzutreffen. Die Aufschlüsselung der einzelnen Typen über und unter dem 3. Lebensmonat zeigt Tabelle 2:

Vergleicht man Buben und Mädchen über und unter dem 3. Lebensmonat, so zeigt sich, daß bei den Säuglingen *unter* dem 3. Lebensmonat behandlungsbedürftige Gelenke, und zwar wurden hier nur Hüften vom Typ II g, III a–IV berücksichtigt, mit ca. 5% anzutreffen sind. Über dem 3. Lebensmonat waren nur mehr 1,4% behandlungsbedürftig. Auch wenn man berücksichtigt, daß einige II b-Hüften nicht nur kontrolliert, sondern auch therapiert werden mußten, ist der Prozentsatz an Behandlungsbedürftigen über dem 3. Lebensmonat eklatant gering.

Zusammenfassend kann dieses Ergebnis folgendermaßen interpretiert werden:

Durch die Früh- und Vorsorgeuntersuchung vor dem 3. Lebensmonat verlagert sich das behandlungsbedürftige Kontingent vor dem 3. Lebensmonat. Durch die entsprechenden Maßnahmen ist nach dem 3. Lebensmonat mit 1,4% Behandlungsbedürftigen der Prozentsatz ausgesprochen gering. Diese Zahlen sind ein deutlicher Hinweis für die Notwendigkeit einer sonographischen Hüftgelenkuntersuchung vor dem 3. Lebensmonat.

Literatur

Graf R (1983) Die sonographische Beurteilung der Hüftdysplasie mit Hilfe der „Erkerdiagnostik".
  Z Orthop 121: 693
Graf R (1985) Sonographie der Säuglingshüfte. Enke, Stuttgart
Graf R, Schuler P (1986) Die Säuglingshüfte im Ultraschallbild: ein Atlas. Edition Medizin, VCH,
  Weinheim

Sonographie der Säuglingshüfte:
Schwierigkeiten und Fehlerquellen bei der Abgrenzung
des Os ileum und des Labrum acetabulare

W. Heltzel, N.M. Hien, S. Stotz

Neben unseren experimentellen transmissionssonographischen Untersuchungen (Hien et al. 1985) an der Säuglingshüfte, arbeiten wir in unserer täglichen Ambulanz mit der Impulsechosonographie nach der Graf-Methode. Nicht allein die dynamische oder tomogrammartige Untersuchung sollte für die Gesamtbeurteilung der Säuglingshüfte herangezogen werden, sondern die gut eingestellte Standardebene B. Sie sollte auch für die Dokumentation fixiert werden. Ohne genaue Darstellung des Labrum acetabulare, des knöchernen Erkers und des Unterrands des Os ilium ist eine sichere Beurteilung nicht möglich. Aber auch der proximale Femuranteil sollte gut erkennbar sein, damit anatomische Besonderheiten, wie sie z.T. schon beschrieben sind, nicht zu Abgrenzungs- und Darstellungsschwierigkeiten führen.

Wir wollen einige Beispiele vorstellen, bei denen wir mit der Darstellung und Abgrenzung Probleme hatten:

- Flüssigkeit im Gelenkspalt
- Lig. capitis femoris
- Gelenkkapselstruktur – Labrum acetabulare
- „Schatten" des Hüftkopfkerns bei dezentrierten Hüften

Flüssigkeit im Gelenkspalt (Abb. 1)

Wir konnten das häufig beobachten, eine pathognomonische Zuordnung jedoch nicht feststellen. Auch hatten wir keine ernstlichen Abgrenzungsschwierigkeiten. Die Gelenkflüssigkeit war meist nur störend. Auch eine Verwechslung mit dem Lig. capitis femoris kam nicht vor, da die Gelenkflüssigkeit, im Gegensatz zum Ligament, sich immer über die gesamte Fläche des Hüftkopfes ausbreitet. Durch leichte Beindrehung war eine Abgrenzung zum Labrum acetabulare, dem knöchernen Erker und dem Os-ilium-Unterrand immer möglich.

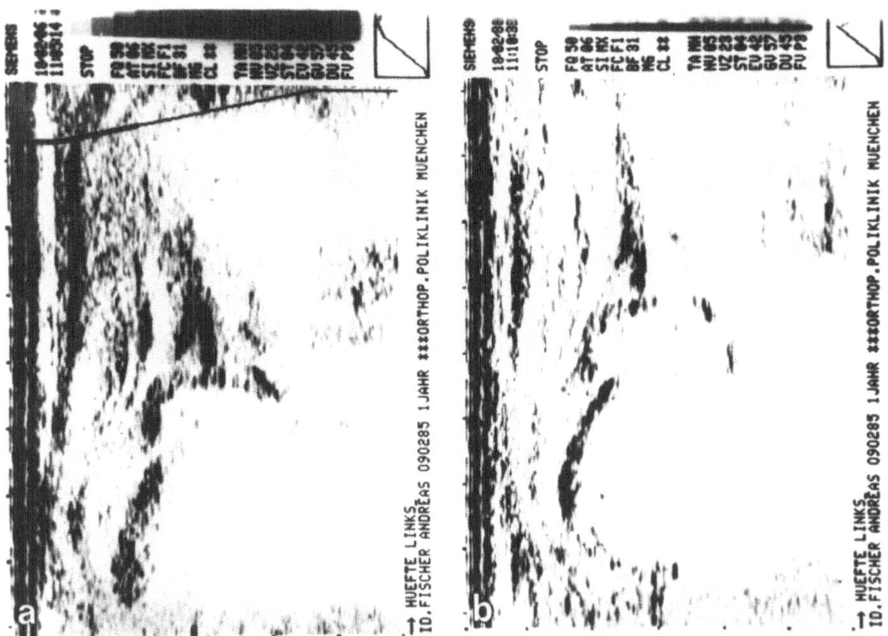

Abb. 1. Die Flüssigkeit im Gelenkspalt überzieht den Hüftkopf vom Iliumunterrand bis zum Labrum acetabulare

Lig. capitis femoris (Abb. 2-4)

Es kann die Abgrenzung des Iliumunterrands erschweren. Es zieht in seinem Verlauf von der Incisura acetabuli zur Fovea capitis femoris unmittelbar am Iliumunterrand vorbei. Bei Innenrotation und Adduktion des Beins wird es so weit hervorgedreht, daß es ein kräftiges Echo vor dem Iliumunterrand bildet (Abb. 3). Durch eine entsprechende Präparation am anatomischen Präparat konnten wir uns von dieser Überlagerung überzeugen. Bei guter Abbildung des Lig. capitis femoris (Abb. 3 und 4 links) ist die Knorpel-Knochen-Grenze des Femurs hier nicht abgebildet. Umgekehrt kann man erkennen, wenn die Knorpel-Knochen-Grenze des Femur exakt erkennbar ist, daß das Ligament nicht mehr abgebildet ist (Abb. 4 rechts). Auch kann durch leichte Außenrotation des Beins ein Echosprung zur Abgrenzung erzeugt werden.

Kapselstrukturen und das Labrum acetabulare (Abb. 2 und 5a)

Sie werden anfangs gerne verwechselt. Nach GRAF ist das Labrum acetabulare definiert als jenes Echoknötchen, das nach dem Schalloch des hyalinen Knorpels peripher der Gelenkkapsel innen anliegt. Das Schalloch wird also lateral vom Labrum

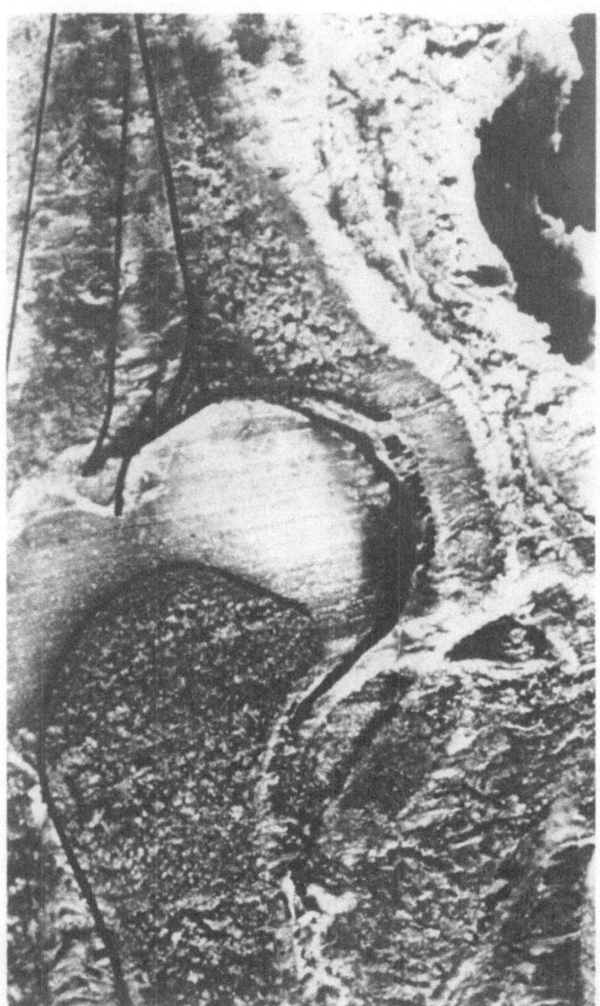

Abb. 2. Frontalschnitt durch eine rechte Säuglingshüfte. Der Ansatzpunkt des Lig. capitis femoris und die Fovea capitis femoris liegen dicht bei der Y-Fuge und dem Iliumunterrand. Das Labrum acetabulare wird dicht von Kapselstrukturen überlagert

begrenzt. Neben Gefäßen und Bindegewebe ist es die Kapsel und ihre Struktur, die zu Überlagerungen führen. Nach FORNAGE et al. (FORNAGE et al. 1984) gibt Bindegewebe nur dann ein homogenes, scharfes Echo, wenn die Schallwellen senkrecht auftreten. Die Gelenkkapsel ist keine homogene Platte, sondern die Fasern der Lig. ilio-, ischio- und pubofemorale sind Bindegewebestränge, die sich z.T. überkreuzen. Durch die enge räumliche Beziehung können die Kapselechos mit dem Labrum verwechselt werden. Eine Differenzierung in der Standardebene ist unter beibehaltendem Iliumunterrand durch leichtes Verschieben des Schallkopfes möglich (s. Abb. 4b).

Bei *dezentrierten Hüften* (Abb. 5a) ist der Iliumunterrand nicht mehr erkennbar, da er von den Hüftkopfstrukturen verdeckt wird. Prima vista würde man diese Hüfte (s. Abb. 5a) einem Hüfttyp III a zuordnen. Der Iliumunterrand scheint darge-

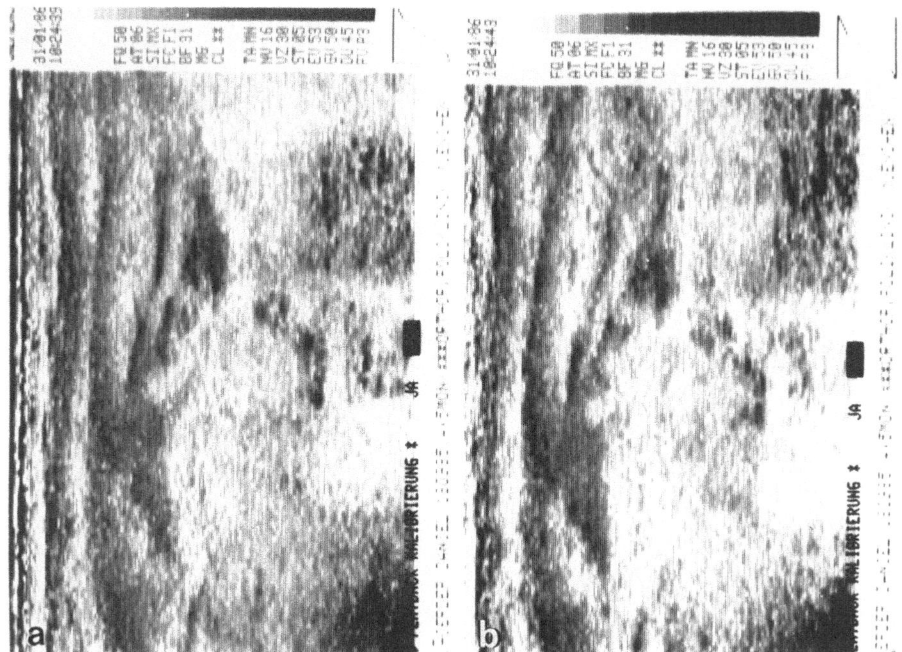

Abb. 3a, b. Das Lig. capitis femoris als kräftiges Echoknötchen vor dem Iliumunterrand. Die Knorpel-Knochen-Grenze des Femurs ist nicht deutlich zu erkennen

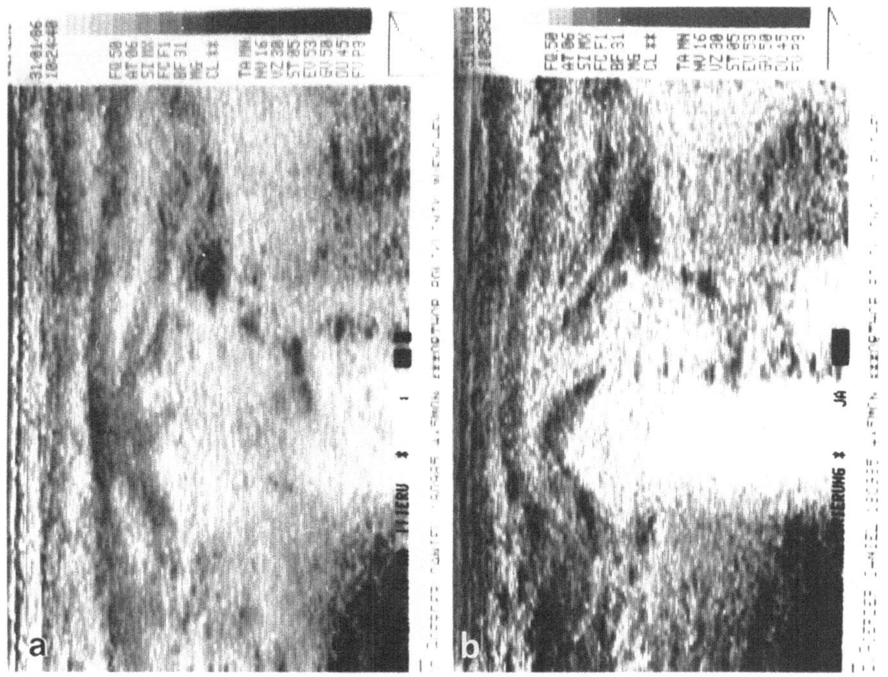

Abb. 4. **a** Die Beinrotation ist beibehalten; die Knorpel-Knochen-Grenze ist nicht zu erkennen; der Iliumunterrand ist nicht mehr zu sehen; das kräftige Echo wird vom Lig. capitis femoris gebildet. **b** Normale mittlere Beindrehung; die Knorpel-Knochen-Grenze ist gut dargestellt; der Iliumunterrand deutlich; das Lig. capitis femoris ist aus der Bildebene gedreht

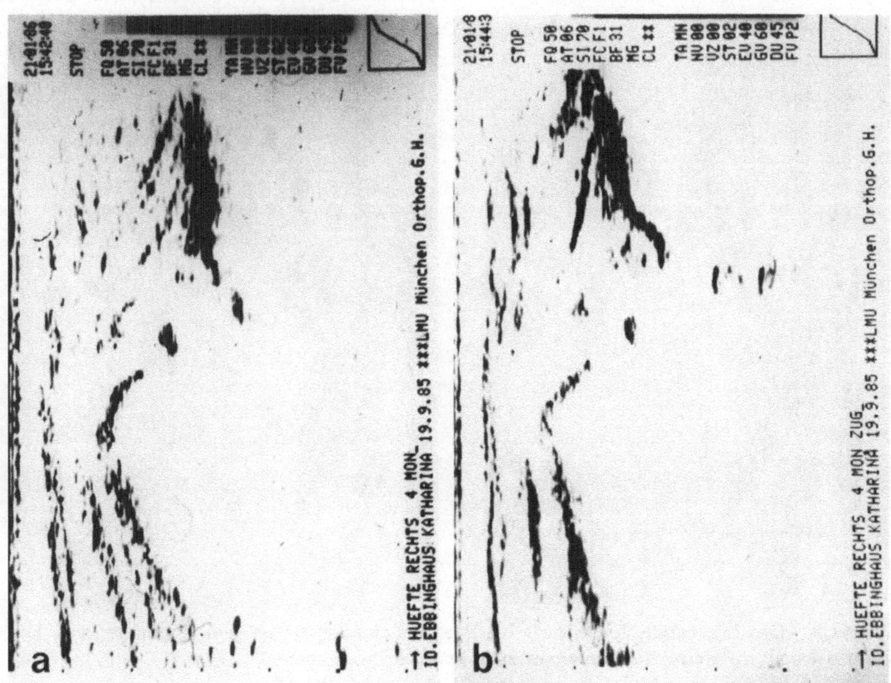

Abb.5. **a** Dezentrierte Hüfte, prima vista wäre Typ III a denkbar. **b** Dieselbe Hüfte bei dynamischer Untersuchung (Zug). Erst jetzt ist der Os-Ilium-Unterrand dargestellt. Der Hüftkopf ist dezentriert, der knorpelige Erker entfaltet und histologisch umgebaut. In Ruhe lag also ein Hüfttyp IV (komplette Luxation) vor

stellt. Jedoch täuscht die anatomische Zuordnung. Das Labrum ist nicht sicher zu identifizieren. Durch die dynamische Untersuchung läßt sich zeigen, daß durch Zug der Hüftkopf nach distal wandert. Es kommt nun zur Entfaltung des histologisch umgebauten, knorpeligen Erkers. Erst jetzt wird der Iliumunterrand erkennbar. Sichtbar wird jetzt der große Defekt im knöchernen Erker, in dem sich der Hüftkopf gleich einer Sekundärpfanne eingestellt hatte (s. Abb.5b). Bei dem Versuch, den Hüftkopf durch Zug in die Primärpfanne einzustellen, wird der Os-ilium-Unterrand sichtbar, jetzt liegt ein Typ III b nach GRAF vor.

Ohne Zug, d.h. in Ruhe, handelte es sich also um eine vollständige Luxation Typ IV nach GRAF.

Zusammenfassung

Mit der Impulsechosonographie nach GRAF sind die anatomischen Strukturen der Säuglingshüfte gut darstellbar.

Zur Beurteilung ist die klare Abgrenzung des Labrum acetabulare, des knöchernen Erkers und des Iliumunterrands unerläßlich.

Anatomische Besonderheiten können zu Abgrenzungs- und Darstellungsschwierigkeiten führen.

Durch eine möglichst exakte Darstellung der Standardebene sowie der tomogrammartigen Durchmusterung und der dynamischen Untersuchung, lassen sich die meisten Schwierigkeiten auf ein Minimum reduzieren. Zusätzliche Röntgenkontrollen sind nur in wenigen Zweifelsfällen nötig.

Literatur

Fornage BD, Rifikin MD, Touche DH, Segal PM (1984) Sonography of the patellar tendon: preliminary observations. AJR 143: 179–182

Graf R (1982) Die anatomischen Strukturen der Säuglingshüfte und ihre sonographische Darstellung. Morphol Med 2: 29–38

Graf R, Heuberer I (1985) Zur Problematik der Hüftsonographie (standardisierte Aufnahmetechnik, Meßfehler, therapeutische Konsequenzen). Z Orthop 123: 127–135

Graf R (1985) Sonographie der Säuglingshüfte. In: Graf R, Schuler P (Hrsg) Bücherei der Orthopädie, Bd 43. Enke, Stuttgart

Hien N, Richter P, Brettel H, Denk R (1985) Transmissionssonographische Diagnostik an der Säuglingshüfte. Z Orthop 123: 136–140

Lanz vT, Wachsmuth W (1972) Praktische Anatomie Bd 1 vierter Teil, Bein und Statik. Springer, Berlin Heidelberg New York

Weitere Skelettreifezeichen in Korrelation zum jeweiligen Hüftreifestadium nach GRAF

U. BRACKMANN-HOFER und J. BREITENFELDER

Konfrontiert mit zahlreichen Hüftreifungsstörungen und mit dem „Warum" von seiten verunsicherter Eltern, findet man Zuflucht im Literaturstudium über Skelettreifezeichen, bei den „Meilensteinen der Entwicklung", den Knochenkernen und dem Epiphysenfugenschluß (MATTHIAS 1980).

Die im europäischen Raum gültigen Atlanten zur Knochenaltersbestimmung bieten repräsentative Radiogramme der Knochenreifungsnorm samt oberer und unterer Grenzwerte (GREULICH u. PYLE 1959; TANNER u. WHITEHOUSE 1962; SCHMID u. MOLL 1960; LENZ 1954).

Im Lauf der letzten Jahre kam aber eine diagnostische Methode in der Orthopädie zum Einsatz, mit der man auf den Tag genau sagen kann, wann der präformierende Knorpel einzelner Skelettabschnitte ein Ossifikationszentrum bekommt – und das ganz ohne Röntgenbestrahlung (GRAF 1985).

Die Sonographie der Säuglingshüfte gibt uns mit der immer größer werdenden, schallreflektierenden Zone im Caput femoris bis zum sog. Halbmondphänomen ein verläßliches Ossifikationszeichen.

Es lag nahe, mit dem Schallkopf während der zur Routine gewordenen Hüftuntersuchung gleichsam „spielerisch" nach distal zu gleiten und den Beclard-Kern sowie den Kern der proximalen Tibiaepiphyse (Toldt-Kern, Tapons-Kern) aufzusuchen, was auf Anhieb gelang (BERGAMASCHI u. CONCOURDE 1962; ROCHE u. WAINER 1975).

Diese beiden bereits sehr stattlichen Knochenkerne waren in jedem Fall sonographisch reproduzierbar. Signifikante Größendifferenzen bei Kindern mit einer pathologischen und einer gesunden Hüfte lagen nicht vor.

Hier muß der Vollständigkeit halber aber erwähnt werden, daß vereinzelt beim Seitenvergleich Größenunterschiede auffielen und registriert wurden, in Ermangelung geeigneter Meßtechniken sowie fixer anatomischer Bezugspunkte aber exakte Größenbestimmungen unterblieben.

Als nächstes knöchernes Reifekriterium des Säuglings an den unteren Extremitäten bot sich das Würfelbein an (SCHMID u. HALDEN 1958; AMOS 1934), welches es nun sonographisch aufzuspüren galt.

Der Fuß des Neugeborenen und jungen Säuglings zeigt im Rückfußbereich außer den Verknöcherungszentren in Talus und Kalkaneus in etwa 50% auch bereits ein Ossifikationszentrum im Kuboid.

Die sonographische Abtastung des Säuglingsfußes bereitete erhebliche technische Schwierigkeiten bis es gelang, eine Schnittebene zu finden, auf der die Abgrenzung des als Knochenpunkt imponierenden Würfelbeinkerns zum Metatarsus bzw. zu den bisweilen doppelt angelegten Kalkaneusossifikationszentren möglich war.

Das Kind, das sich bis dahin in der weich gepolsterten Schiene recht wohl gefühlt hatte, mußte sich nun für einige Zeit am Fuß in einer Art Klammergriff packen lassen, was uns sehr bald veranlaßte, den Fuß im letzten Untersuchungsgang zu explorieren.

Ein weiterer vom altersmäßigen Ossifikationsstand her relevanter Bereich ist der Schultergürtel (MENEES u. HOLLY 1948; ZSCHOCH u. BIRRINGER 1963). Neben der bereits knöchern mehrfach angelegten Skapula mit einer sehr früh schon ossifizierten Akromionapophyse interessierte v.a. der Humeruskopfkern, der ebenfalls bei etwa der Hälfte der Neugeborenen vorhanden ist.

Am entspannt in Seitenlage befindlichen Kind wandert der Schallkopf langsam am adduzierten Oberarm nach proximal, bis eine Unterbrechung der Periostknochengrenze eintritt, und – oder auch nicht – ein kleiner knöcherner Halbmond zur Darstellung kommt.

Als nächstes erregte unsere Aufmerksamkeit die kindliche Handwurzel, welche wohl weltweit die am eingehendsten untersuchte Körperregion der Wachstumsforscher ist und einen sehr differenzierten Eindruck vom Ossifikationsstand zu vermitteln vermag.

Die kleine Hand bereitete zunächst wieder enorme Probleme technischer Natur, da Schallkopfmanöver praktisch in Millimeterschritten stattfinden müssen, um einen Ossifikationsschatten im ulnaren Handwurzelbereich als Os-hamatum-Kern oder etwas weiter radial als Os-capitatum-Kern zu identifizieren.

Nachdem dem Kind aber sein reflektorisch gerne eingenommener Faustschluß gestattet worden war, und die Abtastung des Handrückens in dieser Stellung erfolgte, gelang der Nachweis dieser Ossifikationszentren zuverlässig.

Patientengut: Untersucht wurden im Zeitraum vom 1. März 1985 bis 31. Januar 1986 197 Säuglinge im Alter von 1 Tag bis zu 84 Tagen (12 Wochen).

Trotz der relativen Überzahl an gesunden Säuglingen in dieser Studie handelt es sich um eine pathologische Auslese, da gut ⅔ der Kinder bereits unter der Verdachtsdiagnose Hüftdysplasie vom Pädiater oder Allgemeinmediziner überwiesen worden waren.

Neben 125 Kindern ohne krankhaften Hüftbefund haben wir die physiologisch unreifen Hüften in einer separaten IIa-Gruppe zusammengefaßt.

20 Kinder wurden wegen ihres Hüftsonogramms der IIIa/b-Gruppe zugeteilt, und 7 echte Luxationshüften konnten wir in diesem Zeitraum untersuchen und behandeln (Tabelle 1).

Tabelle 1. Sonographische Hüftbefunde von 197 Säuglingen. Altersgruppe: 1 Tag–12 Wochen

	I (a/b)	II a	III (a/b)	IV
Jungen n = 82	47	29	5	2
Mädchen n = 114	78	17	15	5

Tabellen 2–6 geben die genauen Zahlen und prozentualen Verhältnisse an, wobei auch Seitenvergleiche mit der jeweils gesunden oder gesünderen Hüfte angestellt wurden.

Bei den Kindern mit Luxationshüften ist in Tabelle 7 jeder Fall gesondert aufgeführt, und die kranke Seite wird mit der gesunden direkt verglichen.

Tabelle 2. Sonographisch „hüftgesunde" Säuglinge (n = 125).
I a: ♂ n = 28   I b: ♂ n = 19
♀ n = 52   ♀ n = 26

Durchschnitts-alter 34,4 Tage	Vorhandener Humerus Kopfkern		Vorhandenes Os capitatum		Vorhandenes Os hamatum		Vorhandenes Os cuboideum		Vorhandener Femur Kopfkern	
	n	[%]	n	[%]	n	[%]	n	[%]	n	[%]
I a re	18	64	4	14	4	14	17	61	2	7
♂ li	18	64	4	14	4	14	17	61	2	7
I a re	31	60	8	15	8	15	33	63	6	12
♀ li	30	58	8	15	8	15	33	63	6	12
I b re	9	47	3	16	3	16	9	47	0	0
♂ li	9	47	3	16	3	16	9	47	0	0
I b re	15	58	5	19	5	19	16	62	2	8
♀ li	15	58	5	19	5	19	17	65	2	8

Tabelle 3. Säuglinge mit II a-Hüften (n = 46)
♂   n = 28   re II a = 12   ♀   n = 17   re II a = 4
bilateral: 7   li II a = 10   bilateral: 6   li II a = 7

Durchschnitts-alter 30,9 Tage	Hum		Cap		Ham		Cub		Femurkopf	
	n	[%]	n	[%]	n	[%]	n	[%]	n	[%]
II a re ♂ n = 19	10	53	2	11	2	11	9	47	1	5
II a li ♂ n = 17	9	53	2	12	2	12	8	47	1	6
II a re ♀ n = 10	6	60	2	20	2	20	6	60	1	10
II a li ♀ n = 13	7	54	2	15	2	15	7	54	1	8

Tabelle 4. Gesunde Seite (I a-Hüfte) der II a-Kinder
♂ n=22   ♀ n=17
re=10 li=12   re=7 li=4

Durchschnitts- alter 30,9 Tage	■ Hum		■ Cap		■ Ham		■ Cub		■ Femurkopf	
	n	[%]	n	[%]	n	[%]	n	[%]	n	[%]
♂ re	6	60	2	20	2	20	5	50	1	10
♂ li	6	50	2	17	2	17	6	50	1	8
♀ re	4	57	2	29	2	29	4	57	1	14
♀ li	2	50	2	50	2	50	3	75	1	20

Tabelle 5. Säuglinge mit III a/b-Hüften (n=20)
♂   n= 5   re III a=2   ♀   n= 15   re III a=5
bilateral: 0   li III a=3   bilateral: 2   li III a=8

Durchschnitts- alter 35,2 Tage	■ Hum		■ Cap		■ Ham		■ Cub		■ Femurkopf	
	n	[%]	n	[%]	n	[%]	n	[%]	n	[%]
♂ re III a	1	50	0	0	0	0	0	0	0	0
♂ li III a	1	33	0	0	0	0	0	0	0	0
♀ re III a	2	40	1	20	1	20	1	20	0	0
♀ li III a	4	50	1	13	1	13	2	25	0	0

Tabelle 6. Gesunde oder gesündere Hüften der III a-Gruppe
♂ re II a=2   ♀ re II a=3
  re I b=1   re I a=5
  li I a=2   li I a=5

Durchschnitts- alter 35,2 Tage	■ Hum		■ Cap		■ Ham		■ Cub		■ Femurkopf	
	n	[%]	n	[%]	n	[%]	n	[%]	n	[%]
♂ re II a, I b, I a	1	33	0	0	0	0	0	0	0	0
♂ li I a	1	50	0	0	0	0	0	0	0	0
♀ re II a, I a	4	50	1	13	1	13	2	25	2	25
♀ li I a	3	60	1	20	1	20	1	20	0	0

Tabelle 7. Sonographische Luxationshüften (IVer Seite)
K kranke Seite, *G* gesunde Seite, + Knochenkern ist erschienen, − kein Knochenkern darstellbar.
(n = 7   ♂ n = 2   ♀ = 5 ältestes Kind 84 Tage, jüngstes 2 Tage)

Durchschnitts- alter 30,7 Tage	▮ Hum		▮ Cap		▮ Ham		▮ Cub		▮ Femurkopf	
	K	G	K	G	K	G	K	G	K	G
♂ 84 Tage IV li	+	+	+	+	+	+	+	+	−	−
♀ 72 Tage IV li	+	+	+	+	+	+	+	+	−	+
♀ 36 Tage IV li	+	+	−	−	−	−	−	+	−	−
♀ 17 Tage IV re	−	−	−	−	−	−	−	−	−	−
♂ 9 Tage IV li	+	+	−	−	−	−	−	−	−	−
♀ 5 Tage IV re	−	−	−	−	−	−	−	−	−	−
♀ 2 Tage IV li	+	+	−	−	−	−	−	+	−	−

Schlußfolgerung

Der eben erst zur Welt gekommene Mensch ist für den Orthopäden nicht nur im Bereich des Hüftgelenks untersuchenswert, sondern er zeigt auch am übrigen Bewegungsapparat erwartungsgemäß eine deutliche „Transparenz" aufgrund der größtenteils knorpelig präformierten Gelenkanteile.

Unsere Patientenzahl von 197 Säuglingen gestattet natürlich keine definitiven Aussagen über Reifungsstadien oder dysplasiebedingte Seitendifferenzen.

Es ist uns bewußt, daß wir die üblichen neonatologischen und kinderärztlichen Reifungs- und Entwicklungskriterien völlig außer acht gelassen haben. Auch u. U. bedeutsame Erkrankungen wie Vitien, statomotorische oder endokrinologische Störungen bleiben unerwähnt.

Nach alleiniger Berücksichtigung der tabellarisch erfaßten Ossifikationszentren fiel auf, daß

1. bei I a/b- und II a-Hüftkindern an den übrigen Knochenkernen keine auffälligen Seiten- oder Größendifferenzen vorlagen;
2. die eher seltenen Seitendifferenzen im zeitlichen Auftreten eines Ossifikationszentrums ausschließlich die unteren Extremitäten und dabei gehäuft Kinder mit IVer-Hüften und zu einem geringeren Anteil auch solche mit IIIer-Hüften betraf;
3. bei annähernd identischem Altersdurchschnitt Säuglinge mit pathologischen Hüftgelenkveränderungen zwar nicht grundsätzlich, so aber doch in einem weit größeren Ausmaß als gesunde unter der Knochenreifungsnorm lagen.

Vor allem diese Feststellung führt zu der Annahme, da Hüftdysplasien häufig mit allgemeiner skelettärer Unreife oder Retardierung einhergehen.

Literatur

Amos C (1934) Prevalence and distribution of ossification centers in the newborn Child. Am J Dis Child 09: 10

Bergamaschi P, Concourde F (1962) Die röntgenologische Feststellung der Verknöcherungspunkte in der Alterserkenntnis des Intrauterinlebens. RöFo 96: 415–422

Graf R (1985) Die Sonographie der Säuglingshüfte. Enke, Stuttgart

Greulich WW, Pyle SI (1959) Radiographic atlas of sceletal development of hand and wrist, 2nd edn. Standford University Press, Stanford

Lenz W (1954) Wachstum: Körpergewicht und Körperlänge. Proportionen. Habitus. Biologische Daten für den Kinderarzt. Brock J (Hrsg) Springer, Berlin

Lenz W (1965) Die körperliche Akzeleration. Juventa, München

Matthiass HH (1980) Entwicklung, Wachstum und Reifung des Haltungs- und Bewegungsapparates. In: Handbuch der Orthopädie II a. Thieme, Stuttgart

Menees TO, Holly LE (1948) Ossification in extremities of new born. AJR 28: 389–392

Roche AF, Wainer H (1975) Predicting adult staure for individuals. Monographs in pediatrics, vol 3, Basel

Schmid F, Halden L (1958) Die postfetale Differenzierung der Extremitätenknochenkerne. RöFo 88: 450–452

Schmid F, Moll H (1960) Atlas der normalen und pathologischen Handskelettentwicklung. Springer, Berlin Heidelberg

Stettner E (1932) Über die Beziehungen der Ossifikation des Handskeletts zu Alter und Längenwachstum bei gesunden und kranken Kindern von der Geburt bis zur Pubertät. Aus der Universitätsklinik in Erlangen, Dissertation

Tanner JM, Whitehouse RH (1962) A new system for estimating maturity from the hand and wrist with standards, derived from a study of 2600 healthy british children. Centre international d'enfant

Todd TW (1937) Atlas of skeletal maturation. Kimpton, London

Zschoch H, Birringer G (1963) Die Bedeutung einiger Knochenkerne für die Reifebestimmung von Kindern. Virchows Arch Pathol Anat 335: 626

Prospektive Studie zur Ätiologie und Frühdiagnostik der Hüftdysplasie

L. Rabenseifner, F. Gohlke, A. Feige

Zur Frühdiagnostik der Hüftdysplasie stehen uns heute im wesentlichen einerseits die klinische Untersuchung des Hüftgelenks sowie andererseits die sonographische Untersuchung zur Verfügung. Gleichzeitig versuchen wir mit Hilfe einer gründlichen Anamnese gewisse familiäre Häufungen dieser Erkrankung aufzudecken.

Wir haben es uns zur Aufgabe gemacht, im Rahmen einer prospektiven Studie alle Neugeborenen noch während ihres Klinikaufenthalts in der Universitätsfrauenklinik sowohl klinisch gründlich zu untersuchen als auch eine Ultraschalluntersuchung durchzuführen. Desweiteren wurde ein ausführlicher Anamneseerhebungsbogen entwickelt, der den Eltern vorgelegt wurde. Ziel der Untersuchung war es, einen Zusammenhang zwischen dem erhobenen sonographischen Befund auf der einen Seite und den anamnestisch sowie klinischen Angaben auf der anderen Seite durchzuführen. Zu prüfen ist v. a. die Frage, ob mit Hilfe der Anamnese und des klinischen Befunds eine hinreichend genaue Frühdiagnostik der Hüftdysplasie beim Säugling durchgeführt werden kann, oder ob aufgrund unserer Untersuchungen eine generelle Screeninguntersuchung der Säuglingshüfte zu empfehlen ist.

Insgesamt konnten 647 Hüften in die Studie einbezogen werden. Im sonographischen Bild entsprachen 56 Hüften Typ I a, 242 Hüften dem Typ I b, 298 dem Typ II a, 41 dem Typ II g sowie 9 Hüften dem Typ III a und eine Typ III b.

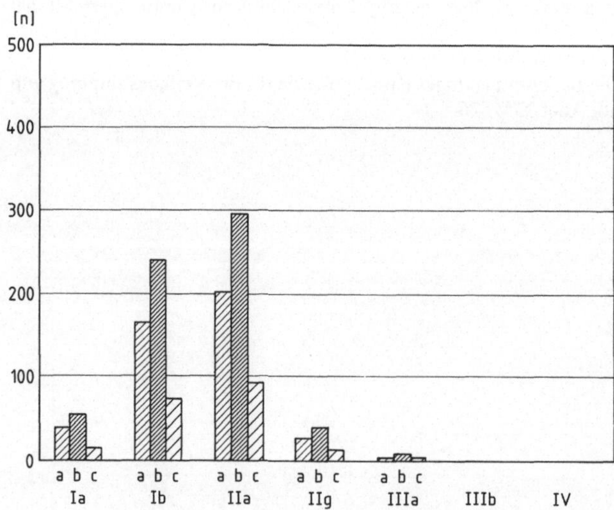

Abb. 1. Gesamtzahl der untersuchten Säuglinge. (*a* klinisch negativ, *b* Gesamtzahl, *c* klinisch positiv)

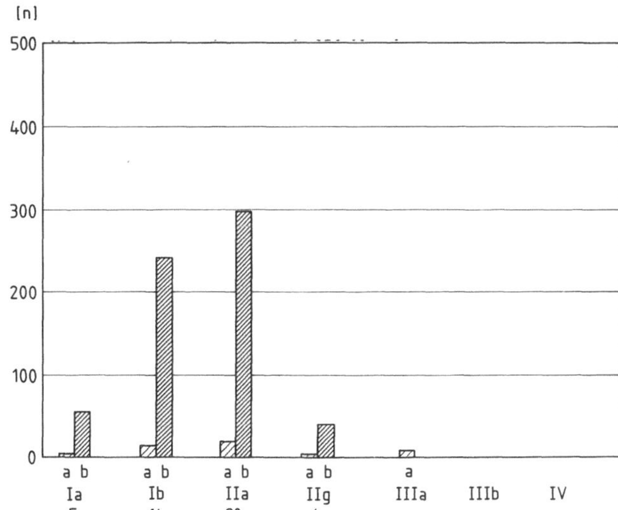

Abb. 2. Faltenasymmetrie. (*a* positiv, *b* negativ)

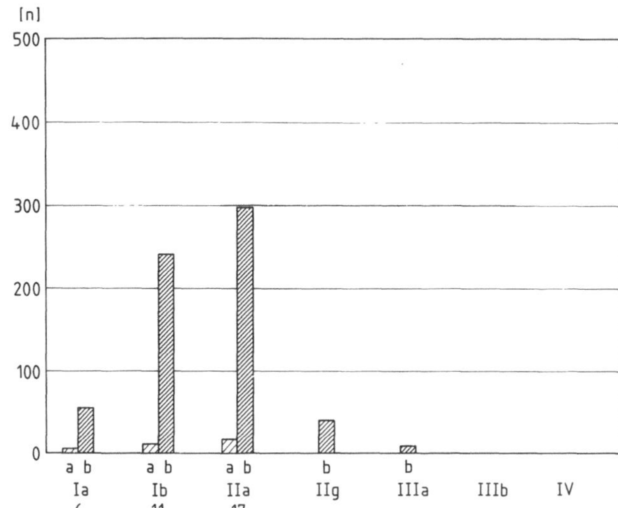

Abb. 3. Sichelfuß. (*a* positiv, *b* negativ)

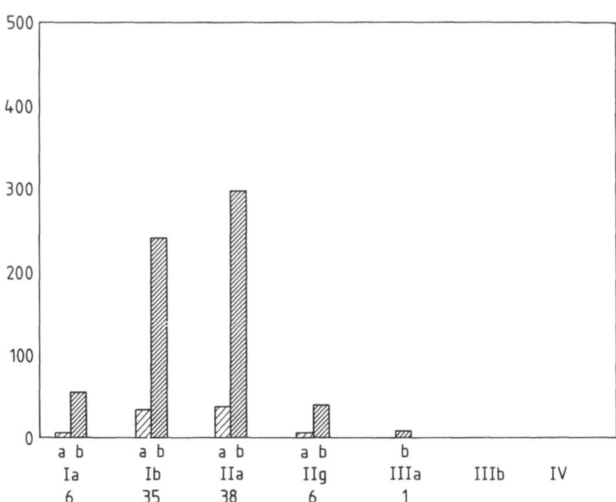

Abb. 4. Hackenfuß. (*a* positiv, *b* negativ)

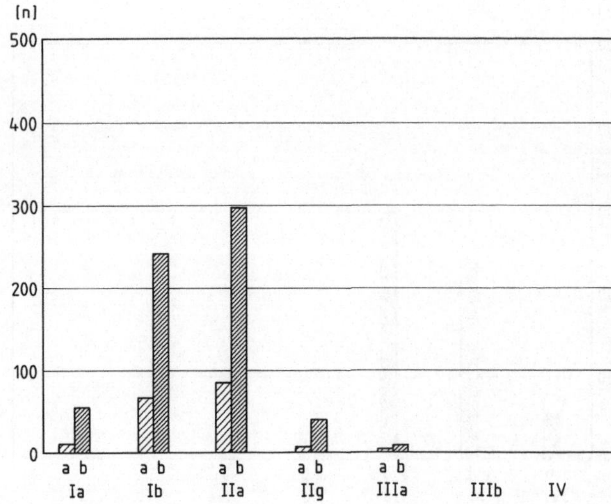

Abb. 5. Abspreizbehinderung. (*a* positiv, *b* negativ)

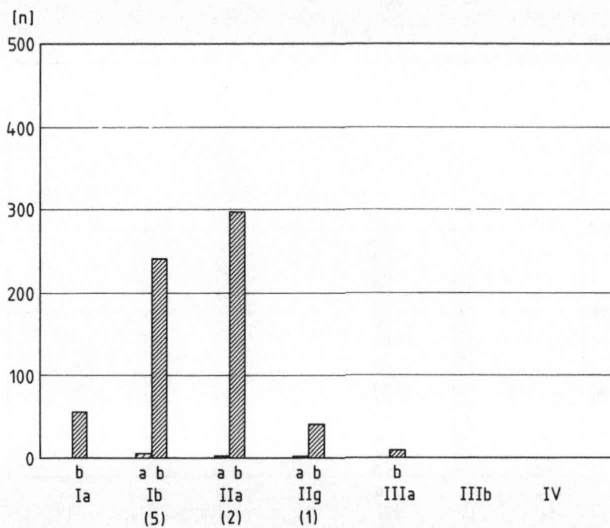

Abb. 6. Ortolani-Zeichen. (*a* positiv, *b* negativ)

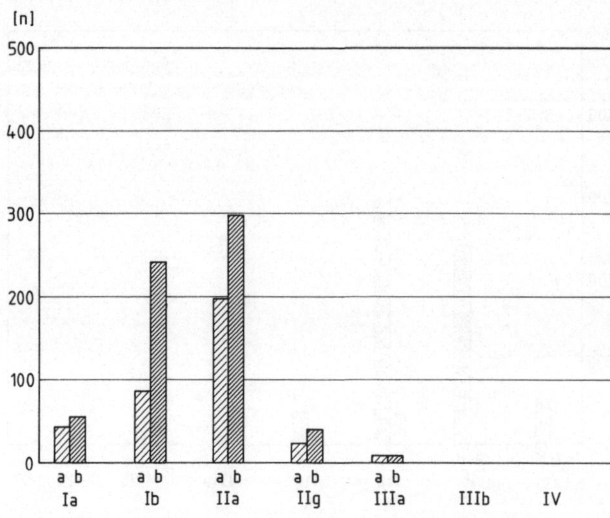

Abb. 7. Familienanamnese. (*a* positiv, *b* negativ)

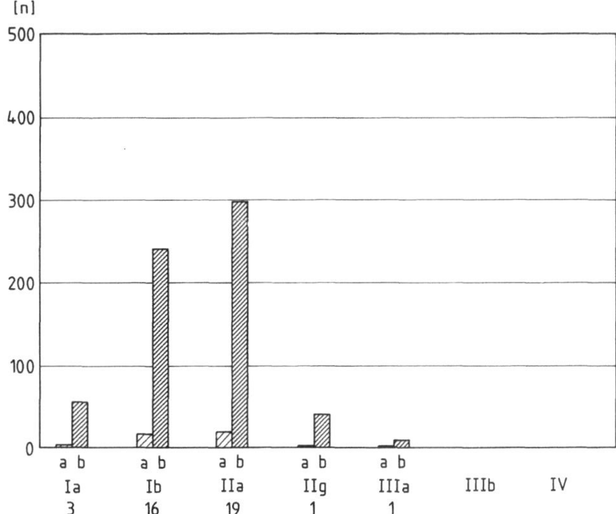

Abb. 8. Beckenendlagen. (*a* Beckenendlage, *b* normale Lage)

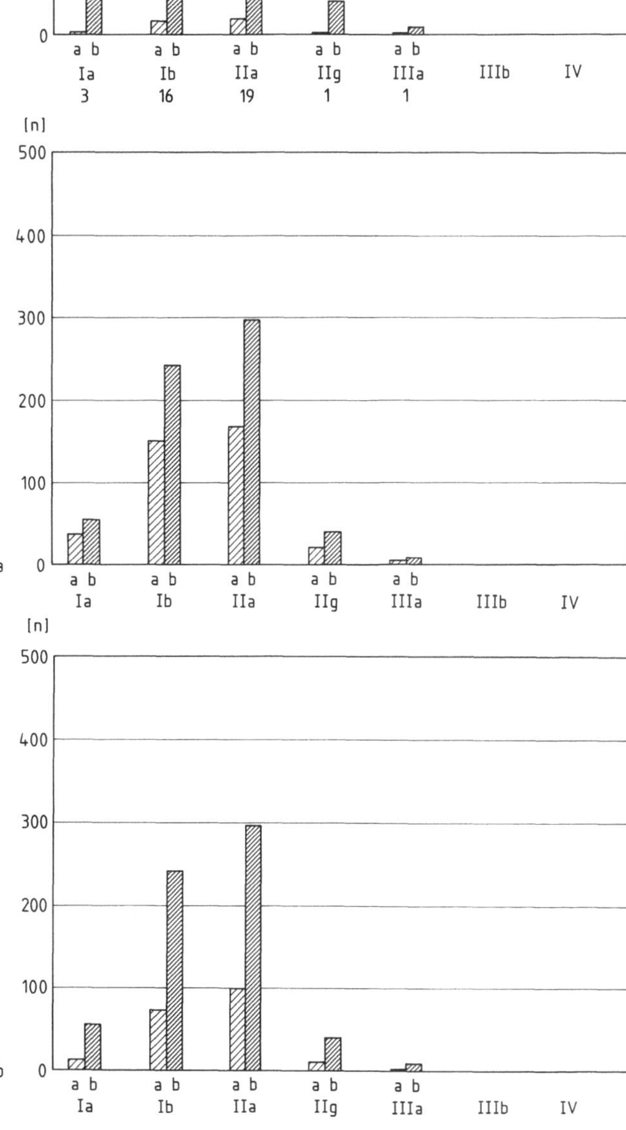

Abb. 9. **a** Vordere Hinterhauptslage, **b** 2. vordere Hinterhauptslage. (*a* positiv, *b* negativ)

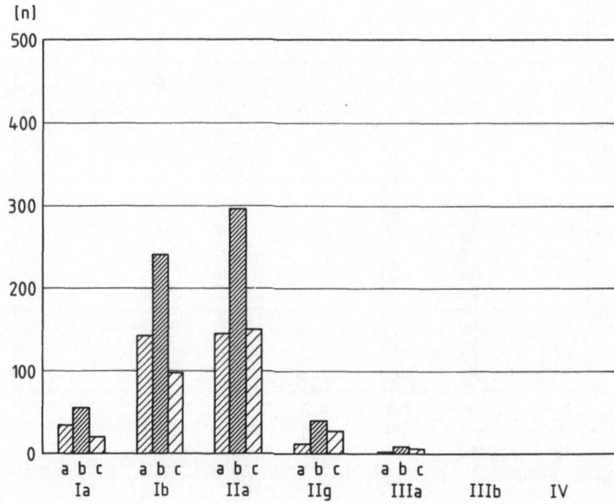

Abb. 10. Geschlechtsverteilung. (*a* männlich, *b* Gesamtzahl, *c* weiblich)

In Abb. 1 sind für den jeweiligen sonographischen Typ die klinisch auffälligen Fälle dargestellt. Es zeigt sich, daß selbst bei sonographischem Gefährdungsbereich nur die Hälfte der Fälle als klinisch auffällig angesehen wurden, wohingegen bei Ia- und Ib-Hüften die klinische Untersuchung bei der Hälfte der Fälle auf eine Hüftdysplasie hinwies (Abb. 10). Eine Faltenasymmetrie wurde in einigen Fällen vom Typ I und Typ II gesehen. Die Faltenasymmetrie scheint kein Kriterium für das Vorliegen einer Dysplasie zu sein.

Auch das Vorliegen von Sichelfüßen war nicht mit einem dysplasieverdächtigen Ultraschallbefund kombiniert. Hackenfüße traten sowohl bei normalen als auch – wenn auch hier geringer – Typ IIb-Hüften auf.

Auch eine vermehrte Abspreizbehinderung konnte sowohl bei sonographisch normalen als auch verdächtigen Befunden gefunden werden.

Ein Ortolani-Klick wurde selten bei IIa- und einmal bei einer IIb-Hüfte diagnostiziert. 5mal trat dieses Phänomen auch bei einer Ib-Hüfte auf, wobei retrospektiv kritisch angemerkt werden muß, daß hier evtl. der sog. „dry-hip-click" fälschlicherweise als Ortolani-Phänomen gedeutet wurde.

Eine positive Familienanamnese scheint gewisse Hinweise auf die Häufigkeit verdächtiger Dysplasiebefunde zu gestatten, ist jedoch auch kein sicheres Zeichen, da bei Ia-Hüften sehr häufig Hüftgelenkerkrankungen in der Familie nachweisbar waren. Erstgebärende wiesen nach unserer Statistik kein gehäuftes Risiko einer Hüfterkrankung ihrer Kinder auf.

Überraschend für uns war auch der Befund, daß Beckenendlagen kein gehäuftes Dysplasierisiko bedeutete, verglichen mit 1. vorderer Hinterhauptslage und 2. vorderer Hinterhauptslage.

Entsprechend dem heutigen Wissensstand v. a. nach der Studie von Dunn, konnten wir zeigen, daß bei sonographischem Normalbefund die männlichen, bei sonographisch verdächtigem Befund die weiblichen Säuglinge überwogen.

Zusammenfassend muß man aufgrund unserer prospektiven Studie den Schluß ziehen, daß mit Hilfe der Anamnese und des klinischen Befunds bei weitem nicht alle Fälle von Hüftdysplasie aufgedeckt und einer einfachen, aber wirksamen Therapie zugeführt werden können. Die Sonographie schließt hier im Sinne Präventivmedizin eine wichtige Lücke und sollte als Screeningverfahren bei jedem Säugling in den ersten Lebenstagen durchgeführt werden.

Literatur

Dörr WM (1960) Zur Frühest- und Frühdiagnose der sogenannten angeborenen Hüftgelenksluxation. Dtsch Med Wochenschr 91: 93
Tönnis D (1984) Die angeborene Hüftdysplasie und Hüftluxation. Springer, Berlin Heidelberg New York Tokio
Wilkonson JA (1972) A postnatal survey for congenital displacement of the hip. J Bone Joint Surg (Br) 54: 40

Sonographische Verlaufsbeobachtungen bei Hüftdysplasien und Hüftluxationen

H. HAAS und K. PARSCH

Seit der Einführung der Sonographie der Säuglingshüfte wurden die Kontrollen bei diagnostizierten Hüftdysplasien und -luxationen einem deutlichen Wandel unterzogen. Während früher radiologische Diagnosen in den ersten Lebensmonaten mit Ausnahme der kompletten Hüftluxation äußerst fraglich erschienen, kann heute mit Hilfe des Ultraschalls ein sicherer Befund bereits am Tag der Geburt erhoben werden.

Das Röntgenbild gibt lediglich eine Momentaufnahme wieder. Mit diesem Röntgenbild (Abb. 1a) verfolgte die Vorstellung des kleinen Patienten unter der Diagnose einer Hüftluxation beidseits. Die sonographische Untersuchung ergab dann (Abb. 1b) eine ausreichende knorpelige Formsicherung, woraus eine erhebliche Änderung der therapeutischen Maßnahmen resultierte. Instabile Hüftsituationen können dagegen im laufenden Ultraschallbild wesentlich besser als auf der Röntgenaufnahme festgehalten werden. Aufgrund der fehlenden Strahlenbelastung können Sonographiekontrollen in kürzeren Abständen durchgeführt werden, um den Therapieerfolg zu sichern.

Mit der Neueinteilung der Dysplasieformen anhand des Ultraschallbilds wurden auch die Behandlungsmaßnahmen teilweise modifiziert.

Die Verknöcherungsverzögerung der Säuglinge in den ersten 3 Lebensmonaten bedarf meist nur einer kurzen Behandlung. Wir empfehlen beim Typ IIa das breite Wickeln und eine sonographische Nachkontrolle nach 6 Wochen. Liegt eine Abspreizbehinderung vor oder kann nach 6 Wochen keine vollständige Ausheilung erzielt werden, erfolgt die Behandlung mittels Spreizwindelhose.

Die mangelhafte knöcherne Formgebung bei Säuglingen älter als 3 Monate, entsprechend dem Typ IIb, erfordert oft eine Therapie über längere Zeit, bis ein ordentliches Ergebnis erzielt werden kann. Dokumentiert ist als Ausgangsbefund die unzureichende knöcherne Formsicherung. Trotz konsequenter Abspreizbehandlung war eine Therapiedauer von 5 Monaten notwendig, bis eine vollständige Ausheilung der Dysplasie erfolgte.

Ist eine Hüfte am Dezentrieren, und zeigt sie im laufenden Ultraschallbild unter Provokation eine mangelhafte Stabilität, erfolgt die konsequente Behandlung in der „Minischiene". Findet sich bei der 1. Kontrolle nach 4 Wochen wieder ausreichende Stabilität, dann kann auf die Spreizwindelhose zurückgegriffen werden. Diese Therapie ist zwar eingreifender als von manchen Autoren beschrieben, führt unserer Erfahrung nach jedoch schneller zum Erfolg. Meist kann innerhalb von 2 bis 3 Monaten eine vollständige Ausheilung erzielt werden.

Bei fortgeschrittener Dezentrierung unter Abdrängung des knorpeligen Pfannendaches wird der Hüftkopf mittels der Beugebandage über einen Zeitraum von 10 bis 14 Tagen reponiert und unter Hinzunahme der Spreizschiene fixiert. Besonderer

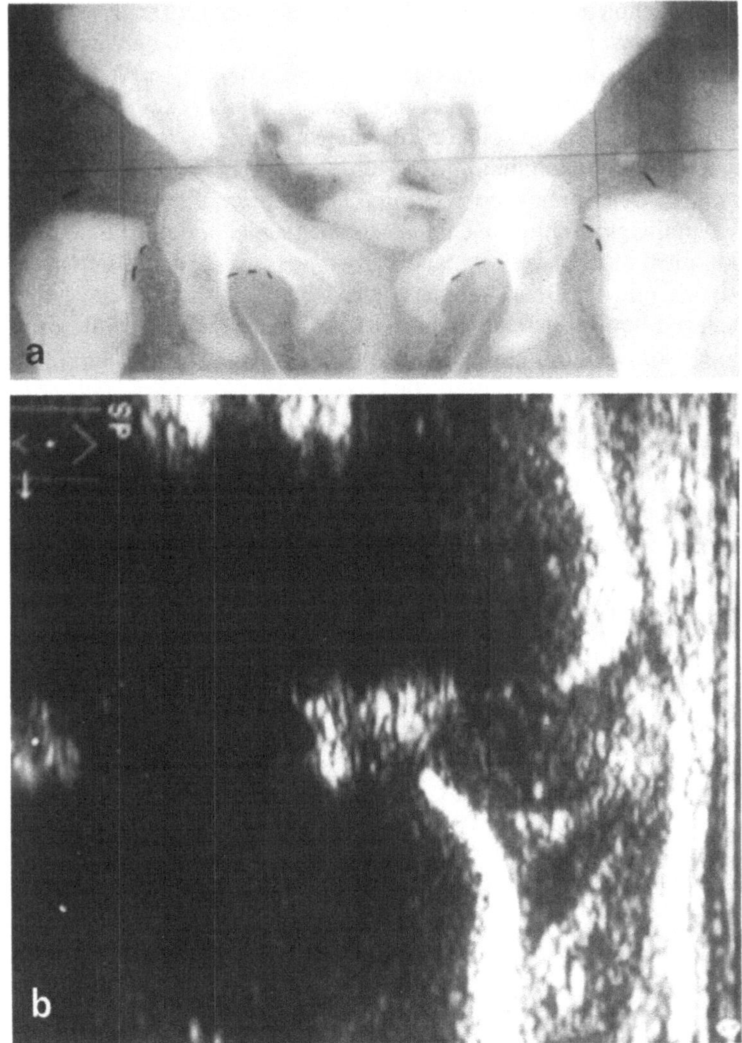

Abb. 1. a Röntgenbild, Diagnose: beidseitige Hüftluxation. **b** Sonographische Untersuchung des in a dargestellten Falls

Wert wird auf die verstärkte Beugung bei mitigierter Abspreizung von 45° gelegt. Die ordnungsgemäße Zentrierung des Hüftkopfes wird radiologisch und sonographisch kontrolliert. Die nächste Ultraschallkontrolle nach weiteren 6 Wochen erfolgt in angelegter Schiene und dient lediglich zur Überprüfung der Zentrierung. Nach weiteren 6 Wochen erfolgt die erste Ultraschallkontrolle ohne Schiene in angespreizter Stellung. Je nach Befund kann dann mit einem langsamen Abbau der Schienenbehandlung begonnen werden. Bei noch deutlich retardierter Kopfkernentwicklung wurde eine nochmalige radiologische Kontrolle nach Ablauf eines weiteren Jahres empfohlen.

Die komplette Luxation muß entsprechend dem Alter des Säuglings in 2 Kategorien eingeteilt werden. Bei Säuglingen in den ersten 14 Lebenstagen kann die ausgerenkte Hüfte primär reponiert und in einer „Minischiene" fixiert werden. Die sonographische Kontrolle nach Anlegung der Schiene dokumentiert die Reposition. Sonographische Kontrollen erfolgen in 2wöchigen, dann 4wöchigen Abständen, bis eine vollständige Stabilität der Hüfte erkannt wird. Die Weiterbehandlung kann dann in der Spreizwindelhose erfolgen. Unter dieser Therapie kann meist ein Behandlungsabschluß nach 3–4 Monaten erzielt werden. Ist eine primäre Reposition nicht möglich, erfolgt eine konservative Einrenkung unter stationären Bedingungen mit der Beugebandage. Die Röntgen- und Sonographiekontrollen nach Anlegen der Spreizschiene entscheiden über Erfolg oder Mißerfolg der Behandlung. Ist die Hüfte reponiert, entspricht die Weiterbehandlung dem Therapiekonzept des Hüfttyps III. Besteht die Luxation weiter, wird die blutige Reposition angeschlossen. Hier wird dann nach 6wöchiger Gipsruhigstellung wieder auf die Schiene umgestellt, bis eine vollständige Ausheilung erzielt werden kann.

Die Ultraschalluntersuchung der Säuglingshüfte erlaubt uns eine engmaschige Kontrolle sämtlicher Dysplasieformen, wodurch die Anzahl der immer noch notwendigen Röntgenaufnahmen zurückgedrängt werden konnte. Die Sonographiekontrollen in der angelegten Schiene geben zwar keinen Aufschluß über den Rückgang der dysplastischen Veränderungen, dokumentieren jedoch die sichere Zentrierung des Hüftkopfes und geben Ärzten und Eltern eine verstärkte Sicherheit.

Literatur

Graf R (1983) Die sonographische Beurteilung der Hüftdysplasie mit Hilfe der „Erkerdiagnostik".
  Z Orthop 121: 693
Graf R (1985) Sonographie der Säuglingshüfte. Enke, Stuttgart
Graf R, Schuler P (1986) Die Säuglingshüfte im Ultraschallbild: ein Atlas. Edition Medizin, VHC,
  Weinheim
Schuler P (1984) Die sonographische Differenzierung der Hüftreifungsstörungen. Orthop Prax 20:
  218

Möglichkeiten und Grenzen der Sonographie in der Diagnostik und Verlaufskontrolle der Hüftdysplasie

R. Venbrocks und W. Rüther

Mit der Einführung der Sonographie der Säuglingshüfte ist es gelungen, die ossifizierten und nichtossifizierten Gelenkanteile vom 1. Lebenstag an durch ein bildgebendes Verfahren ohne Strahlenbelastung und Invasivität der Methode darzustellen und zu beurteilen. Vor ca. 2 Jahren haben wir in unserer Klinik damit begonnen, die Sonographie in die Diagnostik und Therapiekontrolle der Hüftdysplasie zu integrieren. In diesem Zusammenhang sollen die Möglichkeiten, aber auch die Grenzen der Sonographie in der Verlaufskontrolle der Behandlung und der Früherfassung von Hüftreifungsstörungen dargestellt werden.

Im Herbst 1984 erfolgte zunächst der Versuch einer routinemäßigen Erfassung aller Neugeborenen der Universitätsfrauenklinik Bonn. Aus organisatorischen Gründen mußte dieses Vorgehen jedoch eingeschränkt werden, so daß wir heute unter Einbeziehung der Neugeborenenstationen im Bonner Raum folgendes Konzept verfolgen:

Wird bei der U2-Untersuchung durch die zuständigen Kinderärzte aufgrund einer der in der Übersicht aufgeführten Hinweise der Verdacht auf eine Hüftreifungsstörung geäußert, erfolgt zunächst die klinische Untersuchung durch einen Arzt unserer Klinik:

a) Familienanamnese,
b) Beckenendlage oder Steißlage,
c) Erstgeburt oder Platzmangel,
d) das Vorhandensein anderer Anomalien wie Schiefhals, Schräglagedeformität, Klump- oder Sichelfuß u. a.,
e) Faltenasymmetrie,
f) Abspreizhemmung,
g) Beinlängendifferenz,
h) positives Ortolani-Zeichen,
i) positives Zeichen nach Ludloff.

Im Anschluß daran wird eine Ultraschalluntersuchung des betreffenden Neugeborenen durchgeführt. Aufgrund der erhobenen Befunde wird dann die Behandlung wie folgt eingeleitet:

Bei einer leichten Abrundung des Pfannenerkers und ausreichender knorpeliger Deckung des Hüftkopfes, d. h. Neugeborenenhüften mit einem α-Winkel zwischen 50° und 60° sowie einem β-Winkel von weniger als 70°, werden die Kinder „extra breit" gewickelt. Eine Sonographiekontrolle erfolgt bis zum Zeitpunkt der Hüftausreifung, d. h. der Entwicklung des Hüfttyps I nach Graf, in einem regelmäßigen Abstand von 4 bis 6 Wochen. Auf röntgenologische Kontrollen wird in diesen Fällen verzichtet.

Bei Neugeborenenhüften mit einem α-Winkel kleiner als 50° wird eine Spreizhosentherapie eingeleitet. Auch in diesen Fällen erfolgt eine regelmäßige 4 bis 6wöchige Kontrolle bis zur Hüftausreifung. Im Unterschied zu den „physiologisch unreifen Hüften" wird hier das Behandlungsergebnis radiologisch dokumentiert. Das gleiche Vorgehen erfolgt bei den Säuglingen, die uns von niedergelassenen Kollegen wegen des Verdachts einer Hüftreifungsstörung überwiesen werden. Eine altersentsprechende Verknöcherung des Hüftkopfkerns wird in einer späteren Ultraschalluntersuchung kontrolliert.

Seit Einführung der Sonographie und ihrer Integration in die Diagnostik der Hüftdysplasie konnte an unserer Klinik in den obengenannten Fällen die Anzahl der durchgeführten Röntgenaufnahmen um 80–90% gesenkt werden. Gleichzeitig sank das Alter der uns zugewiesenen Säuglinge. Dadurch konnte eine frühzeitige Therapie eingeleitet werden. Dies hatte eine Abnahme der Luxationshüften und damit eine Verringerung der stationären Aufnahmen zur Folge.

Unsere Behandlungsstrategien bei Dysplasiehüften Grad II–IV bzw. der Hüften III und IV nach Graf sind folgende: Handelt es sich um bereits mit einer Spreizhose erfolglos vorbehandelte oder nicht kontrakte Hüften des Luxationsgrads II, erfolgt eine sonographische Funktionsuntersuchung mit anschließender Retention im Hanausek-Apparat oder in der Fettweis-Schiene. Die Stellung der Hüftköpfe in der Spreizschiene wird röntgenologisch kontrolliert. Bei kontrakten Hüften bzw. Luxationshüften der Grade III und IV erfolgt zunächst eine ca. 6wöchige stationäre Extensions-Repositions-Behandlung. Das Ergebnis wird sonographisch kontrolliert. Nach erfolgter Reposition werden die Kinder wie oben beschrieben in die Spreizschienen eingelegt und die Stellung der Hüftköpfe röntgenologisch kontrolliert. Zeigt sich ein Repositionshindernis, erfolgt eine Arthrographie in Narkose. Wird das Ergebnis bestätigt, wird die Hüfte operativ eingestellt. Nach 3monatiger Spreizschienenbehandlung erfolgt eine röntgenologische Therapiekontrolle. Bei sich entwickelnder Hüftpfanne wird die Behandlung durch Entwöhnung in der Spreizhose mit sich wöchentlich steigernder Stundenzahl beendet.

Die Grenzen der Sonographie sehen wir im Rahmen dieses Behandlungskonzepts. Während der Spreizschienentherapie ist eine sonographische Kontrolle nicht möglich, da die Ankopplung des Schallkopfes an das kindliche Hüftgelenk weder bei Verwendung des Hanausek-Apparats noch in der Fettweis-Schiene korrekt gelingt. Der Versuch, durch Hilfsmittel, wie z. B. ein Wasserkissen, die durch den Hanausek-Apparat bedingte Abduktion und Beugung des Hüftgelenks auszugleichen oder einer ventralen Ankopplung des Schallkopfes führt zu einer unklaren Befunderhebung und ist daher von uns verworfen worden. Ein Herausnehmen des Kindes aus der Spreizschiene zur Durchführung einer Ultraschalluntersuchung während der instabilen Phase ist unserer Meinung nach bei Abwägung des Risikos einer dadurch bedingten Reluxation des Hüftkopfes und der durch eine Röntgenuntersuchung bedingten Strahlenbelastung nicht zu verantworten, zumal die weitere Therapiekontrolle während der Entwöhnungsphase wieder sonographisch erfolgt.

Zusammenfassung

Seit Einführung der Sonographie werden in der Diagnostik der Hüftreifungsstörung folgende Tendenzen zunehmend deutlich:

1. Abnahme des Alters der überwiesenen Kinder und damit frühzeitiger Therapiebeginn und Rückgang der stationären Behandlungsfälle.
2. Abnahme der durchgeführten Röntgenuntersuchungen bei
   „physiologisch unreifen Hüften" 100%,
   Dysplasiehüften Grad I zwischen 80 und 90%,
   Dysplasiehüften Grad II ca. 60%,
   Dysplasiehüften Grad III und IV ca. 50%.

Im Rahmen der Verlaufskontrollen zeigt sich bei Anwendung des Hanausek-Apparats bzw. der Spreizschiene aufgrund technischer Schwierigkeit wegen der fehlenden Ankopplungsmöglichkeit des Schallkopfes an das kindliche Hüftgelenk die Grenze der Sonographie, jedoch kommt es auch hierbei zu einer deutlichen Senkung der Strahlenbelastung durch den Ersatz der Röntgenkontrolle durch die Sonographie im späteren Verlauf der Behandlung. Eine weitere Grenze der Sonographie stellt im Verlauf der Behandlung späterkannter Hüftluxationen das Alter der Kinder dar, da der mit höherem Alter zunehmend verknöchernde Hüftkopf eine exakte Diagnostik mittels Sonographie erschwert oder sogar unmöglich macht.

Entwicklung der Frühgeborenenhüfte – sonographische Untersuchungen

P. Rode und D. Träger

Einleitung

Die hohe Frühgeborenenfrequenz in der Kinderklinik der Städtischen Kliniken in Kassel ließ bei den Autoren den Wunsch aufkommen, diese Gruppe systematisch sonographisch zu untersuchen; dies um so mehr, als sonographische Befunde an Frühgeborenen bisher nicht mitgeteilt wurden. Wir erhofften uns einen Einblick in die Entwicklung der Hüfte in den letzten 2 bis 3 Schwangerschaftsmonaten.

Material und Methode

Die Untersuchungen erfolgten im 2. Halbjahr 1985 auf der Frühgeborenenstation der Kinderklinik der Städtischen Kliniken Kassel*.

Die Zielgruppe, die mit unseren Untersuchungen erreicht werden sollte, waren frühgeborene Kinder, die bei der Geburt weniger als 2000 g wogen. Die Kinder sollten bis zum Erreichen eines dem normalen Geburtsgewicht entsprechenden Gewichts hüftsonographisch kontrolliert werden.

Die meisten Erstuntersuchungen fanden in der Enge des Inkubators statt, was einige technische Probleme bezüglich der Schallaufzeichnungen gebracht hat.

Internistische Begleiterkrankungen haben manchmal die regelmäßige Untersuchung, insbesondere der sehr kleinen Kinder, unmöglich gemacht.

So war in dieser Patientengruppe der Zeitpunkt der Erstuntersuchungen aus diesen Gründen relativ spät gelegen.

Die Untersuchungen wurden durchgeführt mit dem Siemens-Gerät IMAGER 2380 und mit einem 5-MHz-Schallkopf. Häufig war bei den Frühgeborenen zum Ausgleich der Körperoberfläche eine Vorlaufstrecke notwendig.

Benutzt wurde hierfür die Vorlaufstrecke Kitecko der Fa. 3M.

Die Untersuchungen wurden an 27 Kindern durchgeführt:

17 männlichen und 10 weiblichen, davon 5 Kinder aus 3 Zwillingsschwangerschaften. Das kleinste aller Kinder wurde in der 28. Schwangerschaftswoche (SSW) geboren.

---

* Leiter: Prof. Dr. H. Wehinger. Ihm und seinen geduldigen Mitarbeitern sei an dieser Stelle nochmals und besonders herzlich gedankt.

Im Durchschnitt wogen die Kinder 1390 g (620–2050 g). Die Erstuntersuchungen fanden im Durchschnitt am 17. Lebenstag statt. Zu diesem Zeitpunkt wogen die Kinder 1565 g (700–2250 g) im Mittel.

Abbildung 1 zeigt, daß wir auf diese Weise zu einer sonographischen Untersuchung der Hüftgelenke in der 32. und 36. SSW im Durchschnitt kamen.

Die oben aufgestellten Kriterien zur Nachuntersuchung erfüllten 18 Kinder, 13 Jungen und 5 Mädchen. Sie befanden sich zum Zeitpunkt der Nachuntersuchungen im Durchschnitt in der 15. Lebenswoche und wogen im Mittel 3515 g (1960–5000 g).

Ergebnisse

Die Frühgeburten zeigten 2 Gipfel, einen um die 29. und einen um die 34. SSW (Abb. 2).

8 der von uns untersuchten Kinder wurden durch Sectio entbunden.

Keines der Kinder zeigte orthopädische Erkrankungen.

Keine der von uns untersuchten Hüften wurde als eindeutig pathologisch eingestuft. Die α-Winkel befanden sich ausnahmslos in dem Bereich, der nach den Angaben von GRAF der Norm zuzuordnen ist.

Dies gilt ebenfalls für die β-Winkel.

Die α-Winkel lagen bei der Erstuntersuchung bei 66°, bei der letzten Untersuchung bei im Durchschnitt 64°. Der Knorpelwinkel β verkleinerte sich erwartungsgemäß von anfänglich 65° auf zuletzt 56°.

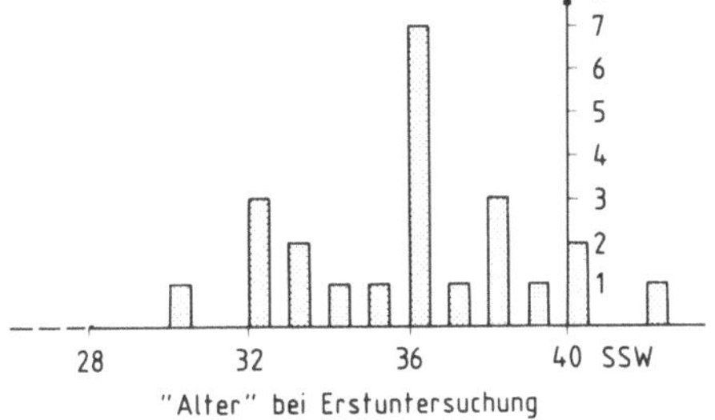

Abb. 1. Sonographische Untersuchung von Hüftgelenken in der 32. und 36. Schwangerschaftswoche (SSW) im Durchschnitt

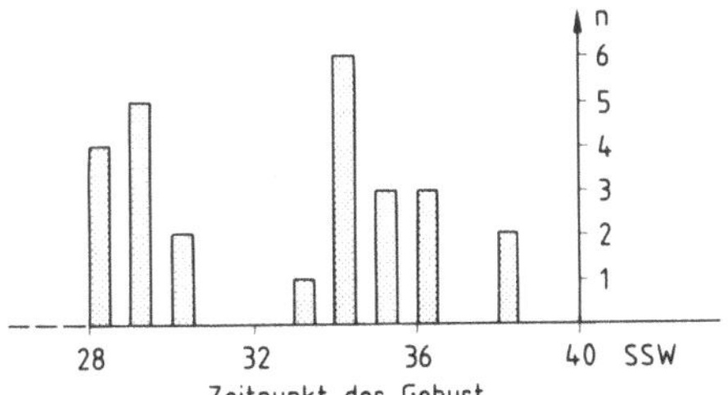

Abb. 2. Zeitpunkt der Geburt

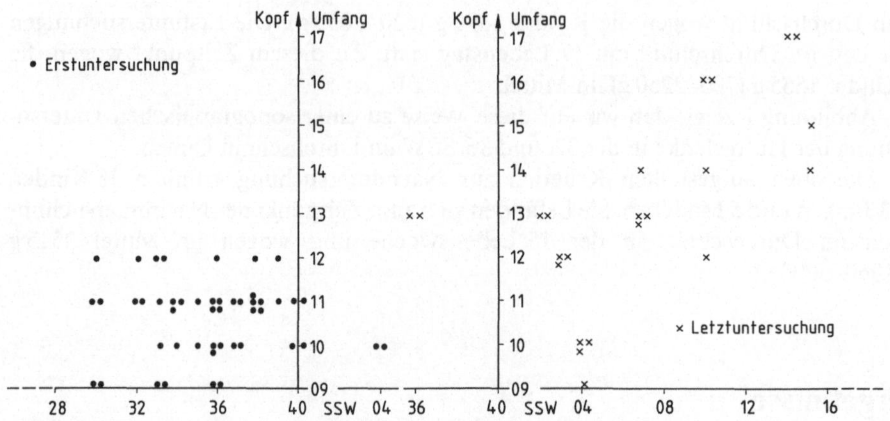

Abb. 3. Werte des Kopfdurchmessers bis zum Zeitpunkt der Geburt

Besondere Aufmerksamkeit schenkten wir dem Größenwachstum der Hüften.

Die Bestimmung des Hüftkopfdurchmessers ergab bei den Erstuntersuchungen einen Durchschnittswert von 10,5 mm. Die niedrigsten Werte bestimmten wir mit 9 mm bei den sehr frühgeborenen Kindern.

Der Abb. 3 ist zu entnehmen, daß die Werte des Kopfdurchmessers bis zum Zeitpunkt der Geburt in der 40. SSW ungefähr konstant bleiben.

Die Kurve läuft praktisch horizontal.

Mit dem Zeitpunkt der Geburt steigt die Kurve relativ steil linear an. Am Ende des 1. Lebensvierteljahres erreicht der Kopf einen Durchmesser von ca. 16 mm. Alle Hüften haben sich bis zum Ende des Beobachtungszeitraums normal entwickelt.

Diskussion und Zusammenfassung

Alle Kinder hatten normale Hüftsonogramme. Die Hüften befanden sich im Bereich der physiologischen Unreife und holten die Entwicklung normal nach.

Es zeigte sich, daß die Hüftköpfe im letzten Schwangerschaftsdrittel ziemlich uniform gleich groß sind. Erst nach der Geburt bzw. nach Erreichen des Zeitpunkts, der der normalen Schwangerschaftsdauer entsprach, erfolgte eine Dickenzunahme des Hüftkopfes.

Literatur

Graf R (1985) Sonografie der Säuglingshüfte. Enke, Stuttgart
Tönnis D (1984) Die angeborene Hüftdysplasie und Hüftluxation im Kindes- und Erwachsenenalter. Springer, Berlin Heidelberg New York, Tokyo

Behandlungsmaßnahmen in Abhängigkeit vom sonographischen Befund der Säuglingshüfte

H.-R. CASSER, A. STRAUB, R. FORST

Einleitung

Die sonographische Untersuchung der Säuglingshüfte hat sich zu einem etablierten Verfahren in der Frühdiagnostik der kongenitalen Hüftdysplasie entwickelt (GRAF 1983, 1984, 1985; SCHULER 1983; SCHULER u. ROSSAK 1984; BROCKMANN et al. 1984; CASSER u. FORST 1985).

Heute ermöglicht die sonographische Untersuchung der Säuglingshüfte im Gegensatz zur klinischen und röntgenologischen Diagnostik schon in den ersten Lebenstagen eine sichere Beurteilung der Pfannenverhältnisse (GRAF 1980, 1981, 1982a, 1982b, 1983, 1984, 1985). Besondere Bedeutung kommt dabei der Typeneinteilung der Hüftsonogramme nach GRAF (1983) zu, die eine differenzierte Diagnostik der kongenitalen Dysplasie unter Einbeziehung knöcherner und knorpeliger Veränderungen sicher gewährleistet (GRAF 1983).

Die Prognose der kongenitalen Hüftdysplasie hängt weitgehend vom Zeitpunkt des Therapiebeginns ab. So wird bei Behandlung nach dem 3. Lebensmonat nur noch bei 70% der hüftkranken Kinder (SCHULTHEISS 1965), bei älteren in weit geringerem Prozentsatz, eine anatomische Ausheilung erreicht (TÖNNIS 1984). Ziel aller Anstrengungen zur Verbesserung der Prognose muß es deshalb sein, auf dem Boden einer differenzierten Frühdiagnostik umgehend adäquate Therapiemaßnahmen einzuleiten. Auf diese Weise können schwerwiegende Hüftveränderungen als Folge einer kongenitalen Hüftdysplasie vermieden werden. Dies kann durch relativ einfache Behandlungsmethoden (z.B. breit wickeln, Aktivspreizhose), die in den ersten Lebenswochen eher als „Wuchslenkung" denn als Korrektur aufzufassen sind, erfolgen.

In der vorliegenden Arbeit soll ein vom sonographischen Typ der Hüftgelenksveränderungen abhängiges, therapeutisches Konzept vorgestellt werden, das sich in unserer Klinik aufgrund der bisherigen Erfahrungen bewährt hat.

Grundlagen bilden über 500 Behandlungsverläufe real-time-sonographisch diagnostizierter und kontrollierter Hüftdysplasien verschiedener Ausprägungen, die in den Jahren 1984 und 1985 in unserer Klinik erfaßt und bis zur Ausheilung verfolgt werden konnten. Die Hüftdysplasien wurden entsprechend der Typeneinteilung nach GRAF (1983) klassifiziert und der Behandlungsverlauf klinisch, sonographisch und z.T. röntgenologisch in regelmäßigen Abständen überwacht.

Ergebnisse und Schlußfolgerungen

Aufgrund der bisher gewonnenen Erfahrungen hat sich unter Berücksichtigung klinischer Untersuchungsbefunde folgendes, therapeutisches Vorgehen in Abhängigkeit vom jeweiligen sonographischen Hüfttyp bewährt.

Typ I

Säuglingshüften, die sonographisch Typ I nach GRAF zugeordnet werden, sind in der Regel *ausgereift* und bedürfen weder einer Therapie (GRAF 1984) noch einer Kontrolluntersuchung. *Ausnahmen* sind:

1. Hüften vom *Typ I mit klinischer Symptomatik,* vornehmlich mit Abspreizhemmung: Sie bedürfen einer neuropädiatrischen Abklärung und sollten kurzfristig in 6 Wochen sonographisch nachkontrolliert werden (GRAF 1985). Im Falle einer neurologischen Grunderkrankung (z. B. infantile Zerebralparese) kann bei regelmäßigen Verlaufskontrollen auf diese Weise frühzeitig eine Verschlechterung der Hüftverhältnisse erkannt werden (CASSER u. FORST 1985).
2. Im Sonogramm *nicht sichtbarer Hüftkopfkern* bei ausgereiften Pfannenverhältnissen. Diese Hüften sollten bis zum Auftreten des Kopfkerns ohne zwischenzeitliche, spezielle Therapie in Abständen von 8 Wochen kontrolliert werden (GRAF 1985). Ein fehlender Hüftkopfkern bei Kindern im Alter von 5 Monaten und älter sollten, insbesondere bei beidseitigem Befund, auch an Systemerkrankungen wie Osteochondrodysplasien (ENDERLE u. ZICHNER 1981) und Coxa vara congenita denken lassen. Kontinuierliche Beobachtungen und ggf. weitere abklärende Maßnahmen (Röntgen-, Laboruntersuchungen) sind dann erforderlich.

Typ II a

Säuglingshüften vom Typ II a nach GRAF weisen in der Regel eine *physiologische Unreife* auf und bedürfen keiner speziellen Therapie. Zur Förderung der Hüftentwicklung wird den Müttern „breit wickeln" empfohlen. Eine abschließende, sonographische Kontrolluntersuchung sollte nach Auftreten der Kopfkerne im 3.–4. Lebensmonat erfolgen (GRAF 1985).

Bei der Kontrolluntersuchung der unbehandelten II a-Hüften im 3.–4. Lebensmonat mußten wir feststellen, daß 10% eine Reifungsverzögerung (II b), 1% sogar eine Dezentrierungsgefährdung (II g) aufwiesen.

Folgende Säuglingshüften vom Typ II a weisen nach unseren Erfahrungen *gehäuft Verschlechterungen* bei der Abschlußuntersuchung im 3.–4. Lebensmonat auf und müssen deshalb von Geburt an engmaschig im Abstand von 4 Wochen klinisch und sonographisch kontrolliert werden:

1. Säuglingshüften vom Typ II a, welche die altersentsprechende *„Mindestreife"* (GRAF 1986) nicht erreichen.
2. Säuglingshüften vom Typ II a mit *sonographischer und/oder klinischer Instabilität* (CASSER u. FORST 1985).
3. Säuglingshüften vom Typ II a mit *anamnestischen Risikofaktoren* (GRAF 1985): familiäre Belastung, Geburtsanomalien (Steißlage, Sectio, Schwangerschaftskomplikationen), Störungen im Bewegungsapparat (Fußdeformitäten, Wirbelsäulenveränderungen), Mehrlingsschwangerschaften.

Die sonographischen und klinischen Kontrolluntersuchungen dieser gefährdeten II a-Hüften sollten aufgrund der hohen Wachstumsgeschwindigkeit in den ersten 3 Lebensmonaten in 4wöchigen Abständen erfolgen. Stellt sich dabei ein Zurückbleiben einer „Risikohüfte" *unter* der geforderten altersentsprechenden Mindestreife (GRAF 1986) heraus, ist unverzüglich mit der Abspreizbehandlung (s. Typ II b) zu beginnen, um die vorteilhafte Einflußnahme auf die Hüftentwicklung in den ersten Lebenswochen zu nutzen.

Typ II b

Säuglingshüften vom Typ II b nach GRAF sind reifungsverzögert und sollten einer *Abspreizbehandlung* unterzogen werden. Bei der klinischen Untersuchung läßt sich häufig eine Adduktionskontraktur feststellen, die zu einem vorsichtigen, langsamen Vorgehen zwingt (TÖNNIS 1984). Bei Säuglingen unter dem 8. Lebensmonat setzen wir zur Behandlung die Aktivspreizhose nach BECKER und MITTELMEIER ein, bei älteren Kindern empfiehlt sich aufgrund der nachlassenden Strampelmotorik die Düsseldorfer Schiene ohne Konsole (KRÄMER 1982). Sonographische und klinische Kontrollen sollten in 6wöchigen Abständen erfolgen, da sich in kürzeren Zeiträumen keine wesentlichen Veränderungen an den Hüftgelenken nachweisen lassen. Bei Therapieabschluß, d.h. bei Erreichen sonographisch ausgereifter Hüftverhältnisse (Typ II nach GRAF) wird zur Dokumentation eine Röntgenbeckenübersichtsaufnahme empfohlen (GRAF 1985).

Typ II g

Säuglingshüften vom Typ II g nach GRAF sind *dezentrierungsgefährdet* und damit *unabhängig vom Alter immer therapiebedürftig* (GRAF 1984). Unbehandelt zeigte sich in keinem Fall bei Kontrolluntersuchungen eine Besserung des Hüftbefundes, häufig sogar ein Übergang zum Typ III (GRAF 1984). Wichtig für das weitere Vorgehen ist die *dynamische Real-time-Ultraschalluntersuchung,* da 30–50% der II g-Hüften sonographisch instabil sind. Bei Neugeborenen ist in der Regel die Behandlung mit der Aktivspreizhose nach BECKER und MITTELMEIER ausreichend. Zeigen sich aber bei Säuglingen im Alter *über* 4 Wochen noch *instabile, dezentrierungsgefährdete Hüftverhältnisse,* bedürfen sie einer stabilisierenden Therapie, die wir in Sitzhockstellung nach FETTWEIS (1968), früher im Gips, jetzt in der gleichnamigen Schiene, durchführen. Es zeigte sich, daß bei instabilen II g-Hüften durch Stabilisierung in „Fettweis-Stellung" ein rascherer und zuverlässigerer Behandlungserfolg eintritt als mit der Aktivspreizhose. Dagegen genügt zur Behandlung stabiler II g-Hüften – mit oder ohne Abduktionshemmung – bei Säuglingen unter 3 Monaten allein die Aktivspreizhose. Bei Kindern älter als 3 Monate verwenden wir aus Stabilitätsgründen die Düsseldorfer Schiene ohne Konsole.

Instabile Verhältnisse sollten 4wöchigen sonographischen Kontrollen unterzogen werden, ansonsten genügen 6wöchige Untersuchungsintervalle. Eine Röntgenbekkenübersichtsaufnahme bei Therapieabschluß zur Bestätigung des Behandlungserfolgs ist empfehlenswert.

Typ II d/III a/III b

Säuglingshüften, die „am Dezentrieren" (Typ II d nach GRAF) oder „dezentriert" (Typ III nach GRAF) sind, mit (III b) oder ohne (III a) Umbau des knorpeligen Erkers, fassen wir hinsichtlich der therapeutischen Konsequenzen zu einer Gruppe zusammen.

Entscheidend für das weitere Vorgehen sind nicht nur die Winkelparameter des Ausgangsbefunds, sondern auch das Ergebnis der *dynamischen Real-time-Ultraschalluntersuchung:* Es wird geprüft, ob durch Zug und leichte Abduktion eine deutlich bessere Einstellung des Hüftkopfes in die Pfannenanlage zu erzielen ist (GRAF u. SCHULER 1986). Gelingt dies, ist eine stabilisierende Therapie in der Fettweis-Stellung mit 4- bzw. später 6wöchigen Kontrolluntersuchungen ausreichend.

Läßt sich aber durch Extension und Abduktion keine Besserung der Hüftkopfposition zum Pfanneneingang erreichen, bzw. liegt eine Abspreizhemmung vor, wie sie sich gerade bei Kindern älter als 3 Monate häufig zeigt, so führen wir die *Extensions-Reposition* nach KRÄMER (1982) durch. Nach ca. 2–3 Wochen Längsextension unter sonographischer Kontrolle und abschließend sonographisch und röntgenologisch nachgewiesenem Eintreten des Hüftkopfes in den Pfanneneingang wird zur kombinierten Längs- und Querextension (KRÄMER 1982) übergegangen. Nach ausreichender Adduktorendehnung (ca. 2 Wochen) wird das Kind in die Düsseldorfer Schiene mit Konsole eingelegt (KRÄMER 1982). Die Zentrierung der Hüftköpfe wird sonographisch und röntgenologisch überprüft und die Retentionsbehandlung in der Düsseldorfer Schiene angeschlossen. Nach röntgenologischer und sonographischer Kontrolle wird nach Abschluß der instabilen Retentionsphase nach ca. 3 Monaten die Konsole entfernt (KRÄMER 1982) und die Hüfte in der Schiene in 2monatigen Intervallen kontrolliert.

Bei diesen hochgradig pathologischen Hüftbefunden läßt sich zwar auf röntgenologische Kontrollen nicht verzichten, aber die Zahl der Röntgenbilder kann aufgrund der sonographischen Verlaufsbeobachtung erheblich verringert werden. Unbedingt erforderlich sind Röntgenkontrollen bei Therapiebeginn (Ausnahme: Kind jünger als 3 Monate), in entscheidenden Behandlungsphasen (Wechsel von Längs- auf Längs- und Querextension; Zentrierungskontrolle in Düsseldorfer Schiene) und bei Therapieabschluß.

Typ IV

Die vollständige Hüftluxation (Typ IV nach GRAF) ist nicht nur sonographisch, sondern auch klinisch sicher diagnostizierbar. Der besondere Wert der Hüftsonographie liegt in der *dynamischen Real-time-Ultraschalluntersuchung* (s. oben).

Bei *Neugeborenen* läßt sich häufig allein durch Beugung und Abduktion klinisch und sonographisch die Reposition nachweisen, die in Sitzhockstellung nach FETT-WEIS (1968) unter sonographischer Kontrolle zur Ausheilung gebracht wird.

Bei *älteren Säuglingen* gelingt eine Spontanreposition nur in Ausnahmefällen. Daher führen wir zunächst eine 2- bis 4-wöchige Längsextension nach KRÄMER (1982) durch, deren Ergebnis wir sonographisch und röntgenologisch kontrollieren. Läßt sich bei der dynamischen Real-time-Ultraschalluntersuchung kein ausreichendes Tiefertreten des Hüftkopfes feststellen, führen wir eine offene Reposition der luxierten Hüfte durch. Hat der Hüftkopf dagegen den Pfanneneingang erreicht, gehen wir zur kombinierten Längs- und Querextension nach KRÄMER (1982) über mit anschließender Retentionsbehandlung in der Düsseldorfer Schiene mit Konsole wie oben beschrieben. Sollte sich in der Düsseldorfer Schiene sonographisch und röntgenologisch herausstellen, daß der Hüftkopf nicht ausreichend tief in die Pfanne eingestellt ist, sollte ohne weitere Extensionsmaßnahmen ebenfalls die offene Reposition durchgeführt werden.

Begleitende Röntgenaufnahmen sind bei der Behandlung luxierter Hüften vom Typ IV nach GRAF zur Verlaufsdokumentation auch weiterhin erforderlich (vgl. Typ III).

Die *sonographische Typeneinteilung nach GRAF* (1983) bildet die Grundlage für ein *zuverlässiges diagnostisch-therapeutisches Konzept,* das nach unseren bisherigen Erfahrungen durch *frühzeitige Diagnostik* und *einfache Therapiemaßnahmen* beginnende, pathologische Hüftveränderungen beim Neugeborenen stoppt und in relativ kurzer Zeit zur Ausheilung bringt. Vorbehaltlich umfangreicher Langzeituntersuchungen dürfte sich hiermit die Prognose der kongenitalen Hüftdysplasie bzw. -luxation entscheidend verbessern. Die offensichtlichen Vorteile der Hüftsonographie können erst dann in vollem Umfang ihre Wirkung zeigen, wenn ein lückenloses Neugeborenenscreening durch einen in Diagnostik und Therapie gleichermaßen erfahrenen Untersucher unter adäquaten technischen Voraussetzungen stattfindet, und die erforderlichen Kontrolluntersuchungen von Eltern, Kollegen und Krankenkassen konsequent mitgetragen werden.

Literatur

Brockmann WP, Wilmsdorf HV, Weh L, Korn V (1984) Fortschritte in der Frühdiagnostik der kongenitalen Hüftdysplasie durch Real-time-Sonographie. RöFo 140: 555–560

Casser H-R, Forst R (1985) Real-time-Sonographie des kindlichen Hüftgelenkes zur Frühdiagnostik der kongenitalen Hüftdysplasie. Klin. Pädiatr 197: 398–408

Enderle A, Zichner (1981) Hüftveränderungen bei Knochensystemerkrankungen, Differentialdiagnose zur Hüftdysplasie. In: Fries G, Tönnis D (Hrsg) Hüftluxation und Hüftdysplasie im Kindesalter. Uelzen, NLV, S 241–246

Fettweis E (1968) Sitzhockstellungsgips bei Hüftgelenksdysplasie. Arch Orthop Unfallchirur 63: 38

Graf R (1980) The diagnosis of hip joint dislocation by the ultrasonic compound treatment. Arch Orthop Trauma Surg 97: 117–133

Graf R (1981) The ultrasonic image of the acetabular rim in infants. An experimental and clinical investigation. Arch Orthop Trauma Surg 99: 35

Graf R (1982a) Die anatomischen Strukturen der Säuglingshüfte und ihre Darstellung. Morphol Med 2: 29–38

Graf R (1982b) Ultraschalldiagnostik bei Säuglingshüften. Orthop Praxis 8: 583–624

Graf R (1983) Die sonographische Beurteilung der Hüftdysplasie mit Hilfe der „Erkerdiagnostik". Z Orthop 121: 693–702

Graf R (1984) Classification of hip joint dysplasia by means of sonography. Arch Orthop Trauma Surg 102: 248–255

Graf R (1985) Sonographie der Säuglingshüfte. Bücherei des Orthopäden, Bd 43. Enke, Stuttgart

Graf R, Schuler P (1986) Die Säuglingshüfte im Ultraschallbild: Ein Atlas. VCH Weinheim

Krämer J (1982) Konservative Behandlung kindlicher Luxationshüften. Bücherei des Orthopäden, Bd 14. Enke, Stuttgart, S 14–15

Schuler P (1983) Erste Erfahrungen mit der Ultraschalluntersuchung von Säuglingshüftgelenken. Orthop Praxis 10: 761–770

Schuler P, Rossak K (1984) Sonographischer Verlaufskontrolle von Hüftreifungsstörungen. Z Orthop 122: 136–141

Schultheiss H (1965) Die Frühbehandlung der Hüftdysplasie durch atraumatische Spreizung. Z Orthop Beilageheft 100, Enke, Stuttgart

Tönnis D (1984) Die angeborene Hüftdysplasie und Hüftluxation im Kindes- und Erwachsenenalter. Springer, Berlin Heidelberg New York Tokio

Sonographie der Hüftgelenkkapsel
und des Hüftgelenkergusses

G. U. Exner und A. Schreiber

Einleitung

Hüftgelenkaffektionen (z. B. M. Perthes, Epiphyseolysis capitis femoris, Femur-kopfnekrose) beginnen häufig mit Schmerzen im Becken-, Oberschenkel- oder auch Kniegelenkbereich. Es kann deshalb schwierig sein, die Schmerzsymptomatik ein-deutig dem Hüftgelenk zuzuordnen oder eine Hüftgelenkerkrankung auszuschlie-ßen. Das Standardröntgenbild zeigt oft in der Frühphase einer Hüfterkrankung noch nichts, so daß zum Beweis oder Ausschluß einer Hüftgelenkerkrankung zusätzliche aufwendige Untersuchungen wie Szintigraphie oder auch eine Arthro-graphie erforderlich werden können.

Aufgrund eines Fallberichts von Wingstrand und Egund (1984) sind wir auf die Möglichkeit der ultrasonographischen Erfassung von Hüftgelenkergüssen auf-merksam gemacht worden und haben diese Methode bei Gesunden und einer Reihe von Patienten mit Hüftgelenkaffektionen seither systematisch eingesetzt.

Methode

Untersucht wurde mit einem 5-MHz-Lineartransducer, wie er auch zur Dysplasie-diagnostik eingesetzt wird; eine Wasservorlaufstrecke erwies sich in der untersuch-ten Altersklasse nicht als erforderlich. Die Untersuchung erfolgt von ventral, wobei der Transducer längs zur Schenkelhalsrichtung aufgesetzt wird (Abb. 1). Der Trans-ducer wird verschoben, bis die Rundung des Femurkopfes und beim Kind die Epi-physenfuge bestmöglich zur Darstellung kommen, wobei auch der vordere Pfan-nenrand erfaßt wird. Durch Drehung des Beins wird die Schenkelhalsantetorsion soweit ausgeglichen, daß die ventrale Schenkelhalsfläche parallel zur Transducer-ebene abgebildet wird. Diese Einstellung ergibt die bestreproduzierbare Schnitt-ebene zur Beurteilung der ossären Strukturen und der vor diesen dargestellten Hüft-gelenkkapsel (Abb. 2 und 3).

Die Beurteilung erfolgt nun einerseits qualitativ durch Rechts-Links-Seitenver-gleich zur Beurteilung der Kapseldicke, des Abstands zwischen Kapsel und ossären Strukturen, andererseits kann der Kapsel-Schenkelhals-Abstand knapp distal des Kopf-Hals-Übergangs gemessen werden (s. Abb. 2).

M.K.1981   **P. 308 573**

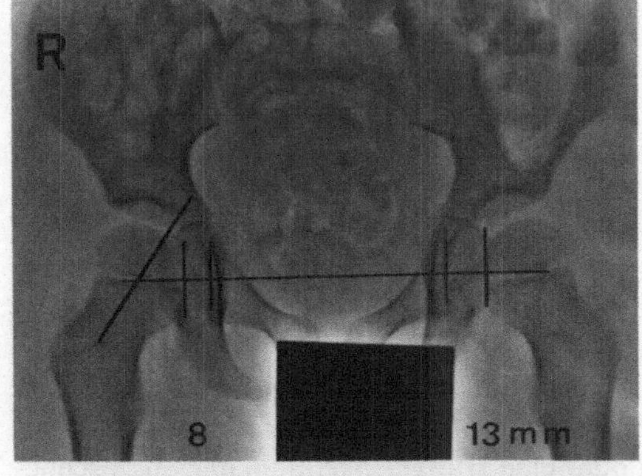

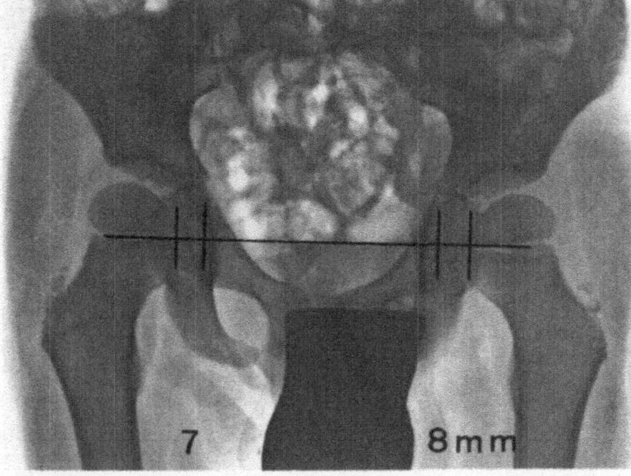

Abb. 1. Röntgenaufnahmen eines Knaben mit transitorischer Synovitis des linken Hüftgelenks mit deutlichem Rückgang der Femurkopflateralisation zwischen dem 4.9. 1985 und 9.10. 1985. Die *schräge Linie* über dem rechten Schenkelhals zeigt die Transducerebene

Ergebnisse

Gesunde

Bei 11 gesunden Kindern im Alter von 3 bis 15 Jahren fand sich ein Kapsel-Schenkelhals-Abstand von 4 bis 7 mm, bei 4 Erwachsenen war der Abstand mit 7–8 mm etwas größer (Abb. 4).

Die Seitendifferenz im Rechts-Links-Vergleich war bei diesen gesunden Probanden durchschnittlich 0,7 mm und maximal 2 mm.

Patienten

Bei bisher 3 Kindern mit frischem M. Perthes, 3 Kindern mit transitorischer Koxitis und 2 Erwachsenen mit frischer Femurkopfnekrose fanden sich als Zeichen eines

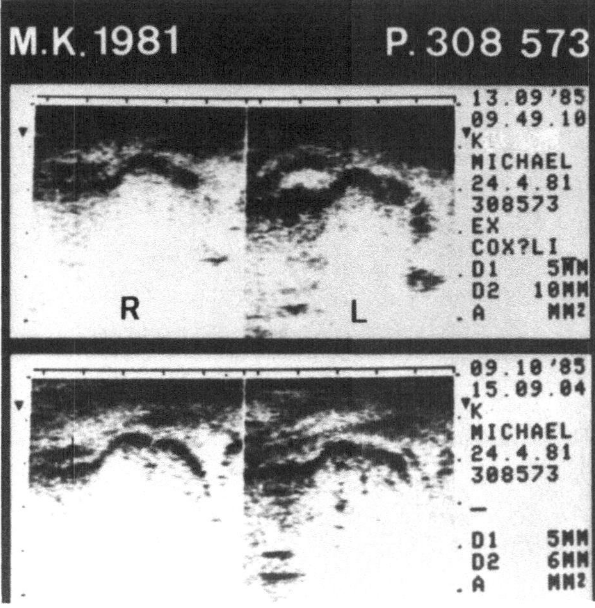

Abb. 2. Ultraschallbilder des gleichen Knaben aufgenommen am 13. 9. 1985 *(oben)* und 9. 10. 1985 *(unten)*. Die Erstaufnahmen zeigen eine deutliche Vorwölbung der Hüftgelenkkapsel, links mit einer Seitendifferenz von 5 mm, die bei der Kontrollaufnahme nur noch 1 mm beträgt

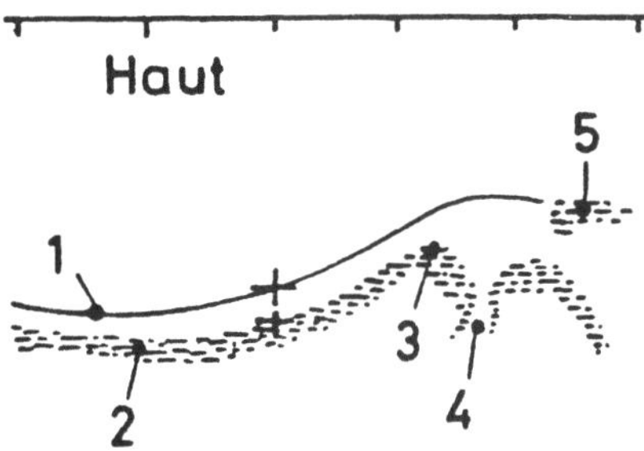

Abb. 3. Schematische Erklärung des Ultraschallbilds: *1* Hüftgelenkkapsel, *2* Schenkelhals, *3* Femurkopf (metaphysärer Anteil), *4* Femurkopfepiphysenfuge, *5* ventraler Pfannenrand und Meßpunkte für die Distanz Kapsel-Schenkelhals

Hüftgelenkergusses bzw. einer Synovitis Kapsel-Schenkelhals-Abstände von +4 bis +11 mm im Vergleich zur gesunden Kontrollseite. Bei einem Teil dieser Patienten konnte auch die Rückbildung des Ergusses und der Synovitis verfolgt werden (s. z. B. Abb. 1 und 2).

Eine Punktion der Hüftgelenke war in keinem Fall indiziert, so daß über die Synovialflüssigkeit keine Informationen verfügbar wurden.

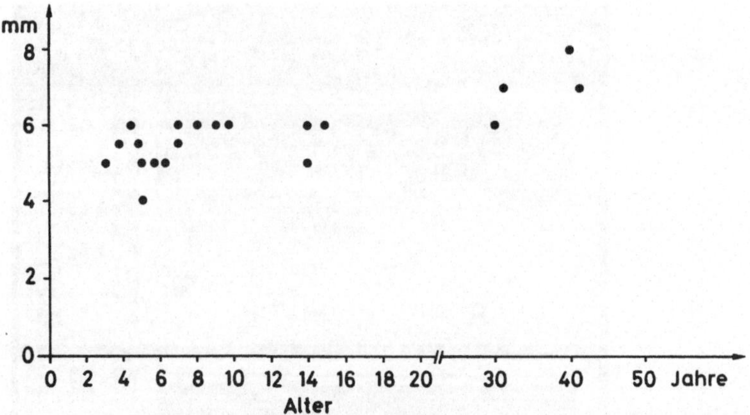

Abb. 4. Normalwerte für den Abstand Hüftkapsel-Femurhals, wie in Abb. 2 und 3 markiert

Diskussion

Aufgrund dieser – zahlenmäßig noch präliminären – Daten glauben wir, daß ultrasonographisch die Hüftgelenkkapseldicke und der Abstand Hüftgelenkkapsel-Schenkelhals mit recht guter Reproduzierbarkeit erfaßt werden können und im Falle von Veränderungen frühzeitig den positiven Nachweis einer Hüftgelenkaffektion erlauben. Auf einen Hüftgelenkerguß kann geschlossen werden, wenn der Kapsel-Schenkelhals-Abstand im Vergleich zur gesunden Seite größer als 2 mm ist. Bei Erkrankungen beider Hüftgelenke ist dies natürlich nur erlaubt, wenn der Kapsel-Schenkelhals-Abstand über dem normalen Streubereich liegt.

Unsere Resultate und die Beurteilung stimmen mit der während der Vorbereitung dieses Manuskripts publizierten größeren Serie von KALLIO et al. (1985) überein. Die Ultrasonographie des Hüftgelenkergusses scheint uns eine besonders geeignete Untersuchung zur Beurteilung unklarer oder fraglicher Hüftgelenkaffektionen (insbesondere M. Perthes, transitorische Koxitis = „Hüftschnupfen"), wenn das Röntgenbild nichts – oder noch nichts zeigt.

Literatur

Kallio P, Ryöppy S, Jäppinen S, Siponmaa AK, Jääskeläinen J, Kunnamo I (1985) Ultrasonography in hip disease in children. Acta Orthop Scand 56 (5): 367–371
Wingstrand H, Egund N (1984) Ultrasonography in hip joint effusion. Report of a child with transient synovitis. Acta Orthop Scand 55: 469–471

Das digitalisierte Ultraschallbild der Säuglingshüfte – Möglichkeiten der Aufarbeitung und Dokumentation

J. HEUSGEN und G. LENZ

Jeder, der sich mit der Hüftsonographie beschäftigt, weiß, daß nicht nur der Untersuchungsvorgang allein, sondern auch die Befunddokumentation von wesentlicher Bedeutung und eine Verpflichtung ist: Es werden von jeder Hüfte mindestens 2 Bilder in ausreichender vermeßbarer Größe gefordert. Auf die schlechte Qualität und die unzureichende Größe der Polaroidfotos soll hier nicht weiter eingegangen werden. Auch die sog. Drycopies der Thermoprinter sind nur bedingt geeignet. Bei der Videodokumentation schließlich kann man zwar den gesamten Untersuchungsablauf festhalten, zur geforderten physikalischen Bilddarstellung muß aber auf jeden Fall später ein Foto angefertigt werden. Dieses Foto sowie die Aufnahmen bei Verwendung einer Kleinbildkamera stehen allerdings wegen der noch notwendigen Entwicklung erst später zur Verfügung. Das Durchsichtbild der Multiformatkamera gilt bisher als die optimale Dokumentationsmethode. Sie ist allerdings auch die kostspieligste und setzt den Zugriff zu einer Entwicklungsmaschine voraus.

Die nahezu naturgetreue Graustufendarstellung des Originalultraschallbildes auf Röntgenfolie wirkt für die exakte Bestimmung der Meßwinkel eher irritierend, da bekanntlich die Weichteilcharakterisierung bei der Säuglingshüftsonographie unbedeutend ist. So bezieht sich die Auswertung des Bilds lediglich auf die Bezugspunkte Iliumbegrenzung, knöcherner Erker und Labrum acetabulare.

Da das menschliche Auge nur wenige Graustufen auf kleinen Flächeneinheiten selektieren kann und Helligkeitsunterschiede kaum wahrnimmt, entstehen häufig Probleme bei der Labrumdarstellung bzw. bei der Trennung von Labrum- und Kapselanteilen. Ähnliche Probleme können auftreten bei der exakten Beurteilung der knöchernen Erkerkonturierung in der Differenzierung nach GRAF: eckig – geschweift – gerundet und abgeflacht. Auch die untere Iliumbegrenzung mit seinen anliegenden Weichteilen führt nicht selten zu Fehlinterpretationen.

Wünschenswert wäre also eine möglichst kontrastreiche, übergangsfreie und scharfe Darstellung der Bezugspunkte Ilium, knöcherner Erker, Labrum acetabulare und untere Iliumbegrenzung – wenn möglich mit weitgehender Unterdrückung der übrigen für uns unwichtigen Bildanteile.

Mit einer computergesteuerten Nachverarbeitung gelingt es erstmalig, in Kombination mit einem Matrixdrucker, in DIN-A5-Größe kostengünstig ein Bild in extremer übergangsfreier Kontrastierung zu erstellen (Abb. 1 a–c).

Durch die nachverarbeitete kontrastreiche Wiedergabe der Ultraschallbilder wird bei der Ausmessung eine hohe Winkelgenauigkeit gewährleistet. Gleichzeitig kann man diese Bilder zur späteren Bearbeitung auf Diskette abspeichern.

Zum näheren Verständnis sind einige technische Grunderläuterungen notwendig: Das uns bekannte Ultraschallmonitorbild wird zur Nachverarbeitung durch den Computer über einen Digitizer in eine punktbezogene Zahlenkombination

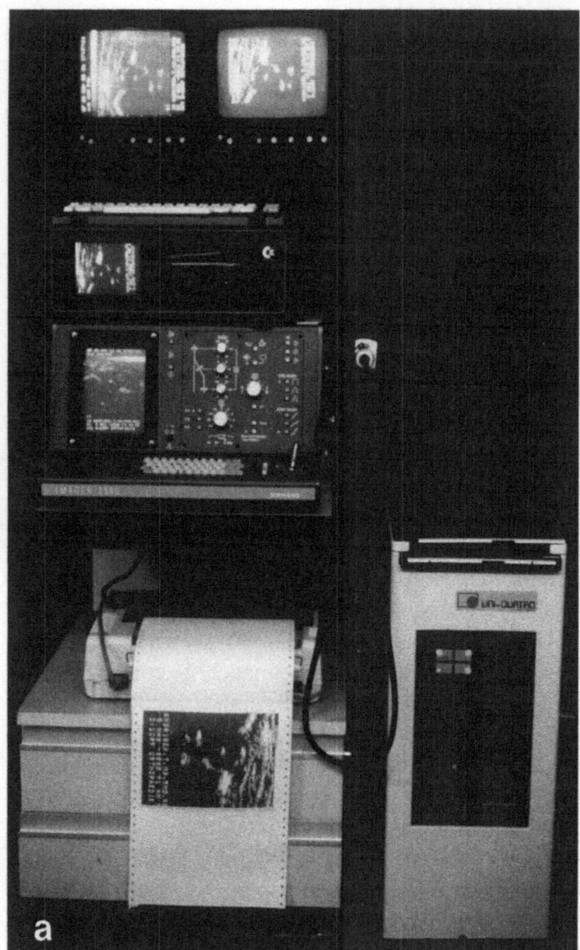

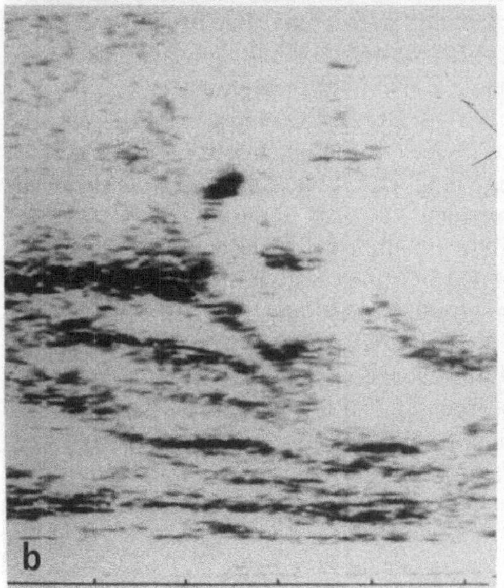

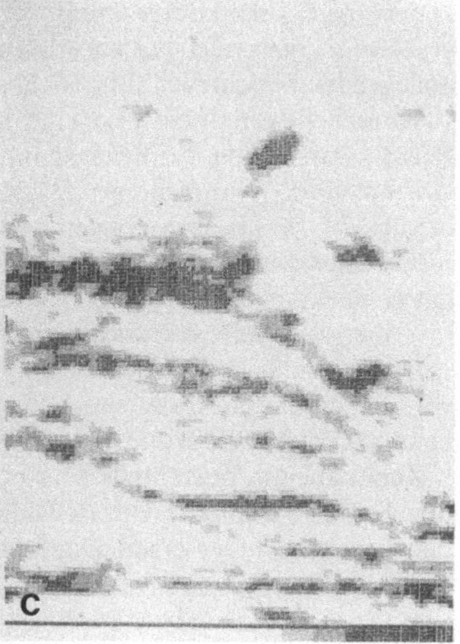

Abb. 1. **a** Dokumentationseinheit mit 2 Monitoren, dem Computer und dem Ultraschallgerät sowie dem Matrixdrucker und *rechts* der Uniquadrokamera, **b** Analogultraschallbild mit 64 Graustufen, **c** ausgedrucktes digitalisiertes, vergrößertes Bild mit Reduktion auf 4 Graustufenbereiche

umgesetzt. Diesen Vorgang bezeichnet man als Digitalisieren eines Bildes. Softwaregesteuert können jetzt schwerpunktmäßig Graustufenbereiche verstärkt oder abgeschwächt werden. Das jetzt vorliegende digitalisierte Bild liegt allerdings nicht in 64 Farb- oder Graustufen vor, sondern ist im Gegensatz zum früheren Analogbild auf 4 Graustufenbereiche reduziert. Diese 4 Graustufen werden auf Abb. 1 c sehr deutlich, wobei man die für uns wichtigen Bezugspunkte, Labrum acetabulare, knöcherner Erker und untere Iliumbegrenzung klar abgrenzen kann. Dies ist auf dem ursprünglichen Bild (Abb. 1 b) trotz der 64 Helligkeitsstufen und der Wiedergabe aller geforderten Referenzpunkte nicht so gut möglich.

Das Wesentliche dabei ist, daß diese 4 Graustufen völlig unabhängig voneinander verändert werden können, d. h. interessante Graustufenbereiche können verstärkt oder abgeschwächt oder sogar völlig unterdrückt werden. Bei der üblichen Monitordarstellung mit schwarzem Hintergrund und weißer Darstellung der Bezugspunkte - im Gegensatz zur normalen Bilddokumentation mit Positivbild - kann man die Weißskala betonen und die störenden Grautöne abschwächen. Im Extremfall entsteht eine Kontrastierung nur in schwarz-weiß (Abb. 2 a, b): Trotz der Reduktion auf 2–4 Graustufen mit einer vermehrten Kontrastierung ist ein Informationsverlust bezüglich der Referenzpunkte nicht eingetreten, d. h. die Originalinformation ist in jedem Fall unverändert geblieben.

Im Gegensatz zum geräteeigenen Postprocessing beschränkt sich die Computernachverarbeitung nicht nur auf eine Verfilterung des gesamten Bildes. Dieser Vorteil kommt uns beim Herausstellen der uns interessierenden Bildpunkte Labrum, knöcherner Erker und Iliumunterrand entgegen, da diese Bezugspunkte infolge ihrer Echogenität eine ähnliche Grauintensität aufweisen.

Im übrigen ist das ausgedruckte Bild (Abb. 1 c) im Vergleich zum Blattfilmfoto (Abb. 1 b) um das 4fache vergrößert. Diese Vergrößerung ist zwar nicht mit einem Mehr an Information verbunden, es kommt aber auch nicht zu einer Bildunschärfe, so daß die Meßlinien exakt angelegt werden können. Ebenso können durch eine gezielte Graustufenverstärkung bestimmte Strukturen auch bei einem matten Ausgangsbild klar hervorgehoben werden. Natürlich ist es durch die Computerverarbeitung nicht möglich, ein primär insuffizientes Bild salonfähig zu machen: Wenn die Standardebene nicht getroffen ist oder das Labrum nicht zur Darstellung gebracht wird, kann letzteres auch durch die Nachverarbeitung nicht aus dem Bild hervorgezaubert werden.

Bei der Dokumentation gehen wir in der Praxis folgendermaßen vor: Das Ultraschallbild wird in der üblichen Art eingefroren, durch Tastendruck auf den 2. rechten Monitor (s. Abb. 1 a) digitalisiert dargestellt und in den Graustufen über 4 separate Tasten nachverarbeitet. So werden nacheinander 4 Bilder erstellt, die zunächst noch im Arbeitsspeicher des Computers abrufbar und korrigierbar sind. Gleichzeitig werden sämtliche Personalien und auf Wunsch auch statistische Daten über Anamnese, Befund, Diagnose und Behandlung mit dem Bild fest gekoppelt gespeichert. Die komplette Serie von Bildern - 2mal rechts und 2mal links - wird sodann mit den eben erwähnten Daten auf Diskette übertragen. Bei zusätzlicher Eingabe des Namenkürzels des überweisenden Kollegen erstellt sich aus den Gesamtdaten ein fertiger Arztbrief. Im Anschluß an die Untersuchung kann dann der Gesamtinhalt einer Diskette in Form von DIN-A5-Bildern auf Endlospapier gedruckt werden.

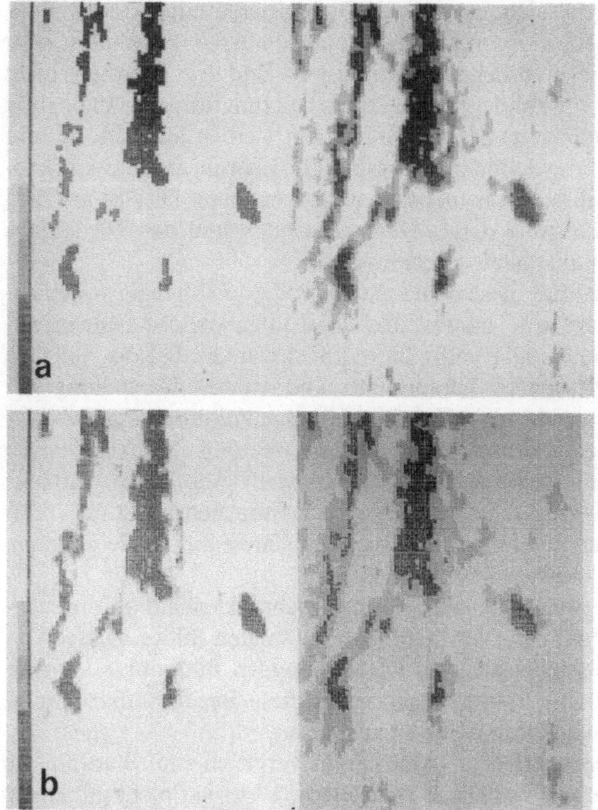

Abb.2a, b Gleiche Hüfte wie in Abb.1b und c. Unterschiedlich starke Kontrastierung, je nach Reduktion der Graustufen; auf allen Bildern ist die Labrumspitze deutlich von der Kapsel abgetrennt, knöcherner Erker wie Iliumunterkante sind scharf abgegrenzt. *Links* in a das reine Schwarz-Weiß-Bild, *rechts* daneben der Druck in 4 Graustufen; *links* in b Reduktion auf 3 Graubereiche und ganz *rechts* eine weitere Variation der Darstellung, indem der Grundton grau und die Echobereiche ebenfalls durch dunklere Abstufungen scharf voneinander getrennt dargestellt werden

Unter den zahlreichen zusätzlichen Einsatzmöglichkeiten des Computers sollte abschließend noch das Anlegen einer Sammelstatistik erwähnt werden. Diese wird unter Beteiligung mehrerer Kliniken bereits durchgeführt. Vielleicht gelingt es, nach Vorliegen entsprechender Zahlen zu belegen, daß eine routinemäßige Ultraschallvorsorgeuntersuchung bei Neugeborenen langfristig zur Kostenersparnis im Gesundheitswesen beitragen kann.

Untere Extremität

Sonographische Messung der Gelenkknorpeldicke über den tragenden Femurkondylenanteilen. Vergleich zur Arthrographie und Pneumarthrocomputertomographie

M. V. Helzel, G. Schindler, B. Gay

Einleitung

Die sonographische Gelenkknorpeldickenbestimmung über den tragenden Femurkondylen wird als neuere Methode in der Diagnostik der Kniegelenksfrüharthrose bzw. Präarthrose vorgestellt.

Zur Wertigkeitsbestimmung der Sonographie werden als Referenzmethode – außer der konventionellen Röntgennativdiagnostik – die Doppelkontrastarthrographie und die Computertomographie (CT) nach intraartikulärer Luftapplikation verwendet. Die anhand eines Patientenkollektivs der Chirurgischen Universitätsklinik Würzburg (n = 72, Männer = 49, Frauen = 23, Alter: 19–49 Jahre) im Zeitraum von April 1985 bis Januar 1986 gewonnenen Ergebnisse werden vorgestellt und diskutiert.

Material und Methode

Die Sonographie zur Messung der Gelenkknorpeldicke über den Femurkondylen wurde mit einem 5-MHz-Schallkopf, Lineararray (Fa. Siemens, Sonolinie 2000) vorgenommen. Um die Fokussierung des Transducers in ca. 4–6 cm Gewebetiefe auszunutzen und um eine bessere Ankoppelung im Bereich der Kniegelenksweichteile zu erreichen, wurde ein Plastikvorlauf mit einer Dicke von 2,5 cm vorgeschaltet (Abb. 1). Es wurden Transversal- und Longitudinalschnitte bei mindestens über 90° Beugung im Kniegelenk vorgenommen (Abb. 2) und mit dem elektronischen Caliper die Knorpeldicke in der Horizontal- und Sagittalebene gemessen. Zum Vergleich wurde zusätzlich das nicht von einem Trauma betroffene Knie der kontralateralen Seite mituntersucht (Abb. 3, 4).

Die *Arthrographie* wurde in Doppelkontrasttechnik durchgeführt. Nativröntgenaufnahmen des betroffenen Kniegelenks lagen in jedem untersuchten Fall vor. Der bei der Arthrographie auftretende Vergrößerungsfaktor wurde nicht berücksichtigt, da dieser nicht in die Ermittlung für die Korrelation zu den sonographisch bestimmten Werten für die Knorpeldicke eingeht.

Die *Computertomographie* wurde in sämtlichen Fällen (n = 11) mit der Fragestellung einer vorderen Kreuzbandläsion vorgenommen. Die Untersuchung erfolgte bei Abduktion im Hüftgelenk und maximaler Beugung im Kniegelenk. Nach vorausgegangener intraartikulärer Luftapplikation (80–120 ml Raumluft) wurden – beginnend von der Patella – 3 mm dicke angrenzende Scans bis auf Höhe des Fibulaköpfchens gefahren. Die Gelenkknorpeldicke wurde bei einer Fensterbreite von 800 HE und Fensterzentrum bei +80 HE bestimmt.

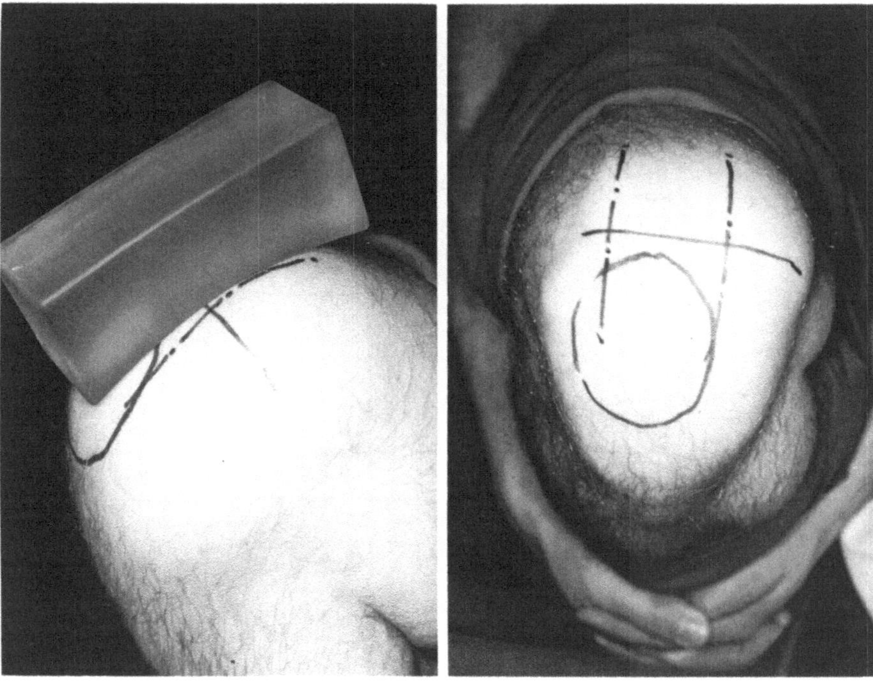

Abb. 1   **Abb. 2**

Abb. 1. Bei gebeugtem Knie wird beim Longitudinalschnitt ein Plastikvorlauf aufgelegt. Dieser dient einmal zum besseren „Ankoppeln" des Transducers, zum anderen zur besseren Ausnutzung des auf 4–6 cm Gewebetiefe fokussierten Schallkopfes. **Abb. 2.** Eingezeichnete Schnittebenen oberhalb der Patella bei gebeugtem Knie

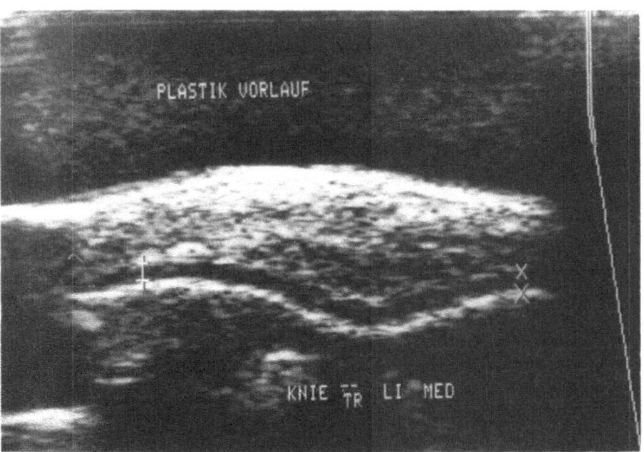

Abb. 3. Transversalschnitt über den Femurkondylen: Der Gelenkknorpel ist als schmales, echoarmes bis echofreies Band zwischen der subchondralen Knochengrenzlamelle und den ventral anliegenden Kniegelenkweichteilen abgebildet (Normalbefund)

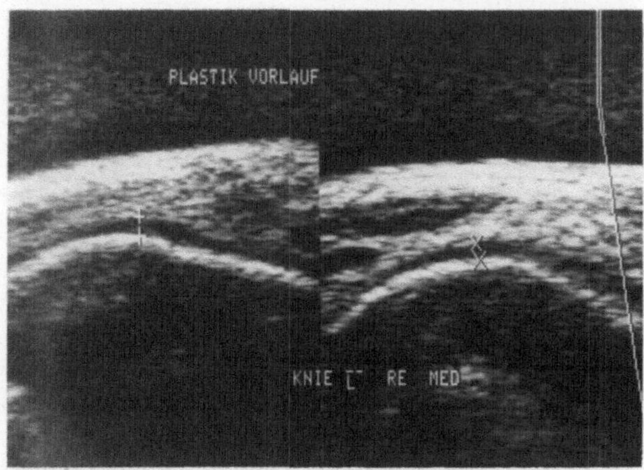

Abb. 4. Entsprechende Longitudinalschnitte über lateralem *(links)* und medialem Femurkondylus

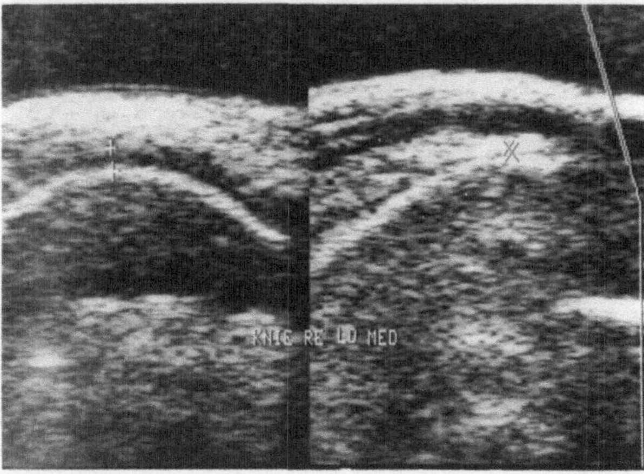

Abb. 5. Hochgradiger Gelenkknorpelschwund über dem medialen Femurkondylus *(rechts)* bei normaldickem Gelenkknorpel über dem lateralen Femurkondylus *(links)* als Beispiel einer die gesamte „Zirkumferenz" des Kondylus betreffenden Arthrose

Ergebnisse

Von den 72 Patienten wurden 61 mittels Arthrographie sowie 11 mittels Computerpneumarthrographie untersucht. An 7 Patienten konnte die Sonographie infolge unzureichender Beugung im Kniegelenk nicht durchgeführt werden.

Die Indikation zur Arthrographie bestand bei 44 Fällen in dem Verdacht auf eine Meniskusläsion; bei 17 lagen andere Gründe (unklare Kniegelenksbeschwerden, Verdacht auf Baker-Zyste, Verdacht auf Ganglion, Beschwerden nach Meniskektomie) zur Durchführung einer Arthrographie vor. Die Computertomographie wurde in sämtlichen Fällen (n = 11) aufgrund des Verdachts auf eine Läsion des vorderen Kreuzbandes durchgeführt (Abb. 6).

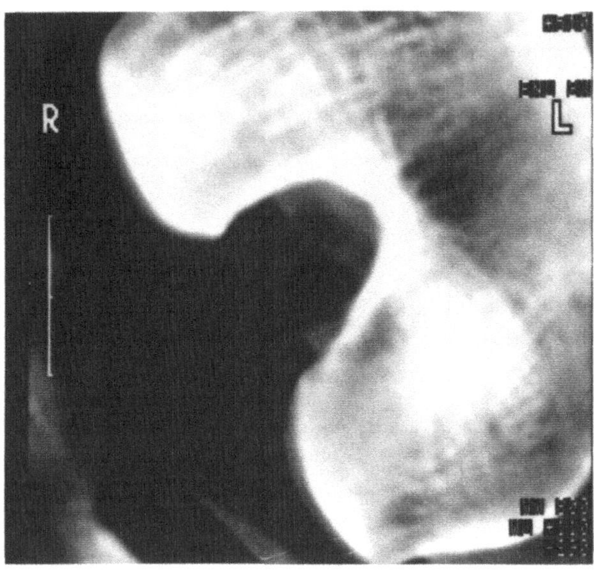

Abb. 6. Pneumarthrocomputertomographie: Die beiden Femurkondylen (im *Bildunterrand rechts* des lateralen Femurkondylus) lassen zum luftgefüllten Gelenkbinnenraum den schmalen „Knorpelüberzug" erkennen

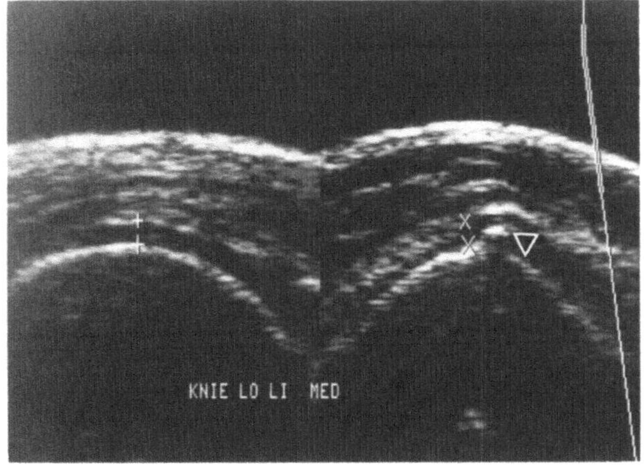

Abb. 7. *Links* Normalbefund des Gelenkknorpels über dem lateralen Kondylus. *Rechts* als Beispiel für eine zirkumskripte Alteration eine kleine osteochondrale Fraktur ◁

Die *sonographische* Knorpeldickenbestimmung über den Femurkondylen erbrachte Werte zwischen 0,5 und 3 mm, wobei der Mittelwert bei 1,8 mm lag; die Standardabweichung war mit ± 0,9 mm hoch – was aufgrund der geringen, zu messenden Distanzen zu erwarten war. Umschriebene Knorpeldefekte (Abb. 7) konnten sicher erkannt werden. Der Korrelationskoeffizient zu den mittels *arthrographisch* bestimmten Werten betrug k = 0,79. Lag ein begleitender Kniegelenkerguß vor

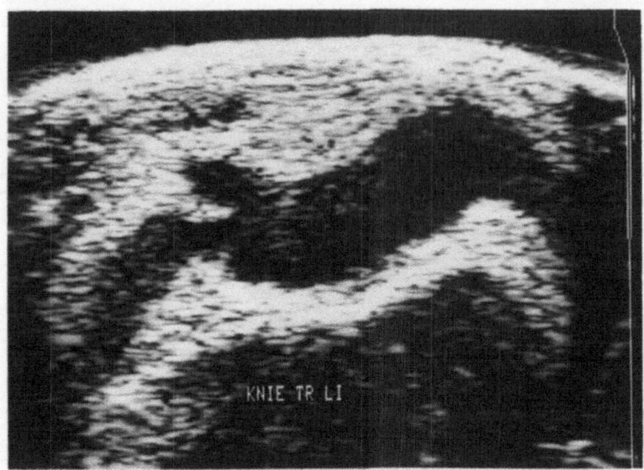

Abb. 8. Transversalschnitt über den Femurkondylen mit Erguß im suprapatellaren Gelenksrecessus, der eine Messung der Knorpeldicke aufgrund des dabei fehlenden Impedanzunterschieds zwischen Knorpel und Ergußflüssigkeit verhindert

(n = 12 Fälle), sank der Korrelationskoeffizent auf k = 0,6; in diesen Fällen lagen die Meßwerte für die Knorpeldicke im Mittel höher als die arthrographisch ermittelten, so daß angenommen werden muß, daß teilweise eine dem Knorpel vorgelagerte dünne Flüssigkeitslamelle im suprapatellaren Gelenkrecessus mitgemessen wurde. Bei ausgeprägtem Kniegelenkerguß war die Knorpeldickenbestimmung unmöglich (Abb. 8), da die ventral normalerweise anliegenden Weichteile, die aufgrund ihres Impedanzunterschieds zum Knorpel[1] dessen Dickenbestimmung erst erlauben, durch die intraartikuläre Flüssigkeit abgedrängt werden.

Die gemessenen Knorpeldicken über den Femurkondylen in der *Pneumarthro-CT* korrelieren besser mit denen der Sonographie (k = 0,85); in all diesen Fällen lag keine relevante Kniegelenkergußbildung vor, da die Untersuchung in einem größeren zeitlichen Intervall zum Trauma vorgenommen wurde. Die noch zu geringe Fallzahl (n = 11) läßt die genannte Korrelation ohne ausreichende Aussagekraft.

Diskussion

Zur Diagnostik der posttraumatischen Früharthrose bzw. Präarthrose kann die Sonographie mittels der Gelenkknorpeldickenbestimmung über den tragenden Femurkondylenanteilen (AISEN et al. 1984) einen Beitrag leisten. Es bedarf hierfür 2er Voraussetzungen:

---

[1] Die 2. „Grenzschicht" mit zum Gelenkknorpel relevanten Impedanzunterschied ist die subchondrale Grenzlamelle des Knochens.

1. Der Proband muß das betroffene Kniegelenk ausreichend beugen können.
2. Es darf kein größerer Kniegelenkerguß vorliegen.

Die Wertigkeit der Sonographie in bezug auf die Bestimmung der Gelenkknorpeldicke ist derjenigen der Kniearthrographie gleichzusetzen, erbringt aber im Gegensatz zu dieser nur eine Teilinformation hinsichtlich des gesamten Kniegelenks. Dem Vorteil der Sonographie als einer schmerzfreien und ohne Strahlenbelastung einhergehenden Untersuchungsmethode, die zudem ohne großen apparativen und zeitlichen Aufwand (Untersuchungsdauer ca. 3–5 min) auskommt, steht der Nachteil gegenüber, in ihrer Aussagekraft von der Erfahrung des Untersuchers abhängig zu sein, zumal eine standardisierte Untersuchungstechnik fehlt. Letzteres ist trotz der großen Verbreitung der Ultraschalldiagnostik ein bekanntes Dauerproblem, das auch bei der sonographischen Untersuchung anderer Körperregionen besteht.

Literatur

Aisen AM, Mc Cune WJ, Mac Guire AM, Carson PL, Silver TM, Jafri SZ, Martel W (1984) Sonographic evaluation of the cartilage of the knee. Radiology 153: 781–784
Cooperber PL, Tsang F, Tmelove L, Knickerbocker J (1978) Gray scale ultrasound in the evaluation of rheumatoid arthritis of the knee. Radiology 126: 759–763

Die sonographische Darstellung
des Laufs der Patella im Gleitlager

J. Eichhorn und A. Weber

Problemstellung

Der regelrechte Lauf der Patella im Gleitlager ist Voraussetzung für eine gleichmäßige und physiologische Belastung der artikulierenden Knorpelflächen. Ein Mal-
alignement ist nicht selten Ursache einer Chondromalazia patellae mit den entsprechenden Beschwerdesymptomen. Als eine der Hauptursachen wird die Dyspropor-
tionierung des M. quadriceps genannt. Der M. vastus medialis wird im Gegensatz
zu den 3 anderen Köpfen, die tonisch innerviert werden, phasisch innerviert. Da der
phasische M. vastus medialis bei den meisten Trainingsprogrammen (z. B. isome-
trisch) zu wenig Reizung erfährt, kommt es zu einem Überwiegen der lateralen Qua-
drizepselemente und zu einer Lateralisation der Patella bei Anspannung. Als ortho-
pädisch-operative Therapiemaßnahme wird eine Spaltung der lateralen Retinacula
durchgeführt, aus der ein besser zentrierter Lauf der Patella resultieren soll. Des
weiteren gibt es operative Eingriffe am Kapsel-Band-Apparat des Kniegelenks, bei
denen unbeabsichtigt der Lauf der Patella verändert wird.

Bisherige Untersuchungen zur Objektivierung und Sichtbarmachung dieser Phänomene führten zu keinen faßbaren Ergebnissen. Das bisher hauptsächlich angewandte Defilee der Patella im Röntgenbild war neben der unsicheren Aussage
strahlenbelastend für den Patienten. Die nicht befriedigenden Röntgenuntersuchungen waren hauptsächlich im Summationseffekt der röntgenologischen Darstellung begründet. Wir versuchten, eine Objektivierung und Quantifizierung solcher Veränderungen des Laufs der Patella im Gleitlager sonographisch darzustellen. Gleich zu Anfang muß gesagt werden, daß die Untersuchungen auf diesem
Gebiet keinesfalls als abgeschlossen betrachtet werden dürfen, da die erhofften
Effekte nicht in jedem Fall sonographisch nachweisbar waren, und sich die zu messenden Distanzen der Laufänderung von 0,5 bis 1,5 mm an der Grenze des Auflö-
sungsvermögens der Sonographiegeräte bewegt. Des weiteren reicht die Anzahl der
untersuchten Patienten nicht aus, Standardisierungen zu formulieren. Wir sind
allerdings der Meinung, daß schon jetzt eine Überprüfung des Operationsergebnis-
ses sonographisch durchführbar ist, und diese Überprüfung zu einer Änderung
oder Verbesserung der Operationstechnik führen kann.

Patientengut

Zunächst untersuchten wir Patienten (n = 12), die als Zustand nach einer Knieoperation oder -verletzung eine einseitige Atrophie des Quadrizeps und besonders des M. vastus medialis aufwiesen. Die 2. Gruppe bildeten die Patienten (n = 32), die vor und nach einer operativen lateralen Kapselspaltung, die in unserem Hause arthroskopisch mit dem E-Messer durchgeführt wird, sonographisch untersucht werden. Die 3. Gruppe bildeten die Patienten (n = 9), bei denen im Rahmen einer Kapselbandplastik eine partielle Tenodese des Tractus ilio tibialis (Müller-Plastik) durchgeführt wurde. Bei diesen Patienten fiel auf, daß sie im Anschluß an die Ruhigstellungsphase über starke Probleme im Sinne einer Chondromalazia patellae klagten.

Apparative Ausrüstung

Wir benutzen ein Real-time-Sonographiegerät. Es kann sowohl der 5- als auch der 3,5-MHz-Schallkopf benutzt werden. Der 3,5-MHz-Schallkopf eignet sich besser für die dynamischen Untersuchungen, während die Bilder mit dem 5-MHz-Kopf besser auszumessen sind. Für diese Untersuchung wurde eigens eine Lagerungsschiene konstruiert (Abb. 1), bei der die Winkel 10°, 30°, 50°, 70° und 90° fest eingestellt werden können (Abb. 2). Dadurch ist sichergestellt, daß bei den Patienten bei 2 verschiedenen Messungen das Gleitlager in definierter Kniebeugung gemessen wird.

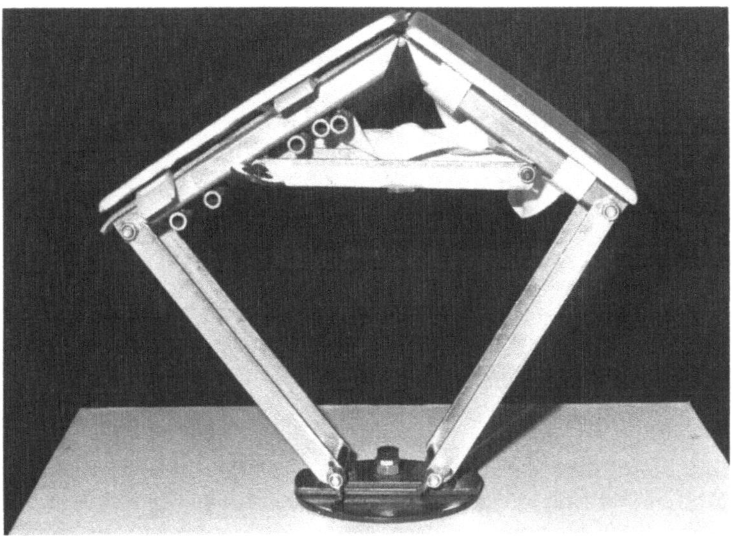

Abb. 1. Lagerungsschiene

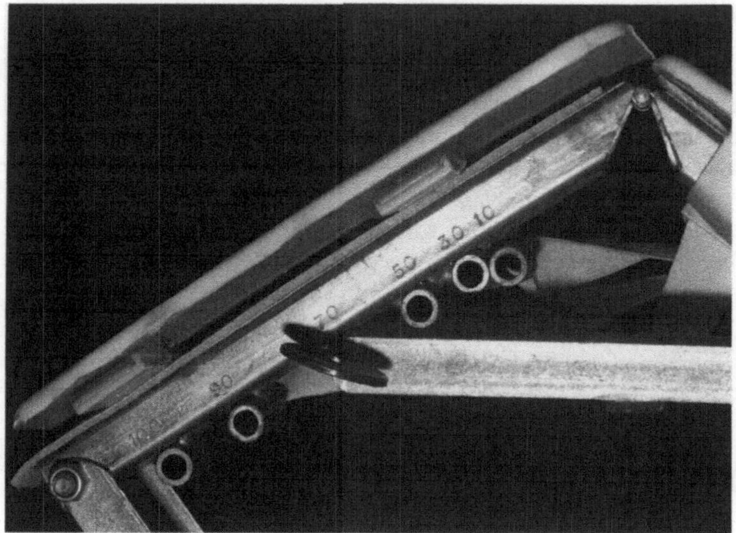

Abb. 2. Lagerungsschiene: Teilansicht mit den einstellbaren Winkelgraden

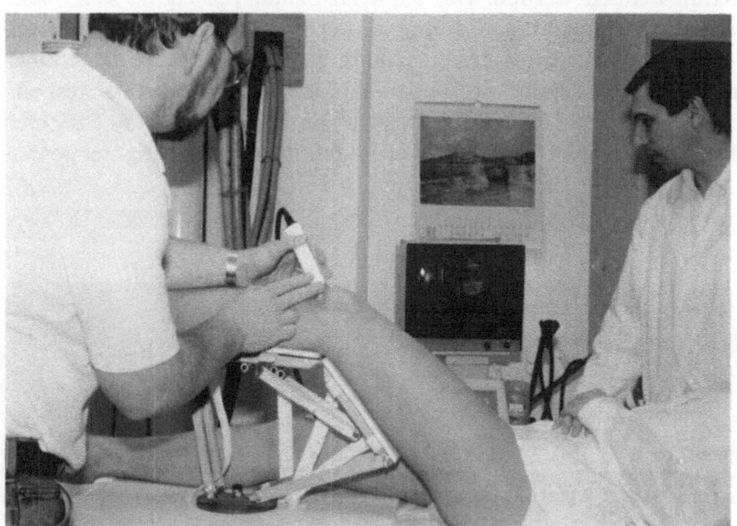

Abb. 3. Untersuchungstechnik

Untersuchungstechnik

Das Einschallen ins femuropatellare Gleitlager erfolgt grundsätzlich von distal (Abb. 3). Bei einigen Patienten konnten bei Kniebeugestellungen über 70° bessere Bilder durch proximales Einschallen in das femuropatellare Gleitlager erzielt werden. Da das nur selten der Fall war, wurden diese Patienten bei der Studie nicht

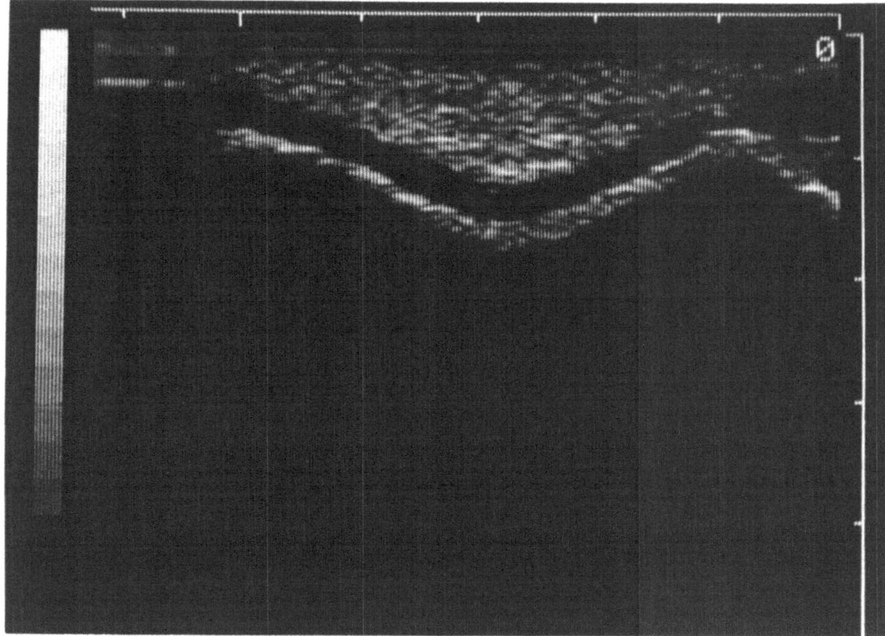

Abb. 4. Das femuro-patellare Gleitlager im Sonogramm

berücksichtigt. Gemessen wurde in den Winkeleinstellungen 10°, 30°, 50°, 70° und 90°, mit und ohne Quadrizepsanspannung. Bei den Lagerungen der Kniegelenke in definierter Winkelstellung lassen sich nur bei einer ganz bestimmten Schallkopfposition die Konturen der Knorpel-Knochen-Grenze der Patella und des femuralen Gleitlagers darstellen (Abb. 4). Da selbst minimale Veränderungen des Schallkopfes kein klares Bild mehr ergeben, kann von einer reproduzierbar definierten Schallkopfposition gesprochen werden.

Meßtechnik

An die scharfe, echogene Struktur der Knorpel-Knochen-Grenze des Gleitlagers wurde durch Anlegen von Tangenten der Zentralpunkt bestimmt. Gemessen wurde der Abstand vom Gleitlager zur Patella 1 cm lateral des definierten Zentralpunkts (Abb. 5).

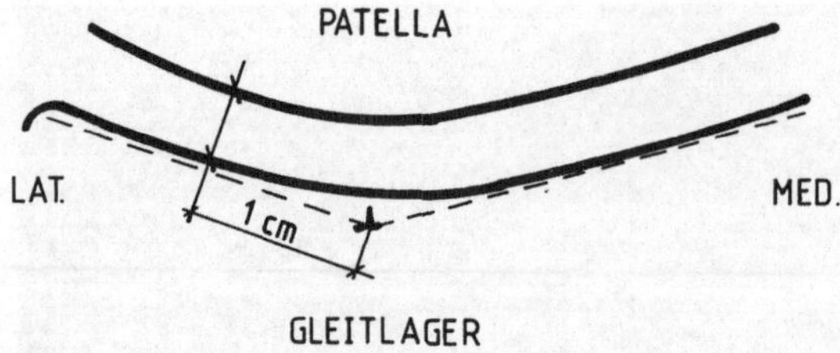

Abb. 5. Skizzierte Darstellung der Meßtechnik

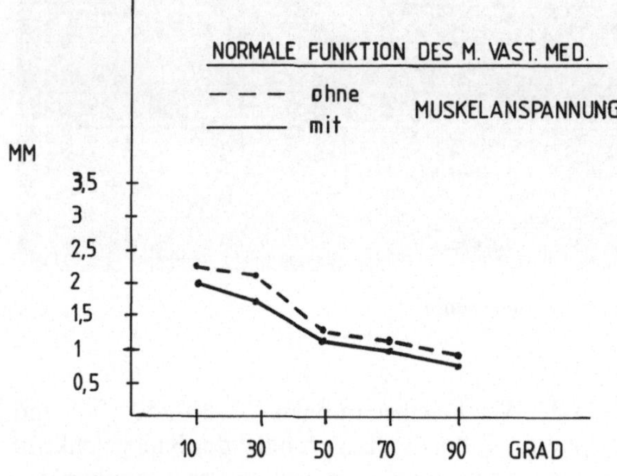

Abb. 6. Ergebnisgraphik: Normaler M. vastus medialis mit und ohne Anspannung des M. quadriceps

Untersuchungsergebnisse

1. Gruppe:

Hier wurden Patienten mit gut ausgeprägtem M. vastus medialis ohne klinisch tastbare Lateralisation der Patella und ohne Chondromalazia-patellae-Beschwerden untersucht. Die Untersuchung zeigt, daß es schon bei normaler Funktion des M. vastus medialis bei Messung in 30°-Kniebeugung zu einer leichten Verringerung des Spalts zwischen den Knorpel-Knochen-Grenzen kommt. Bei 50°, 70° und 90° sind keine Unterschiede mehr zu messen (Abb. 6).

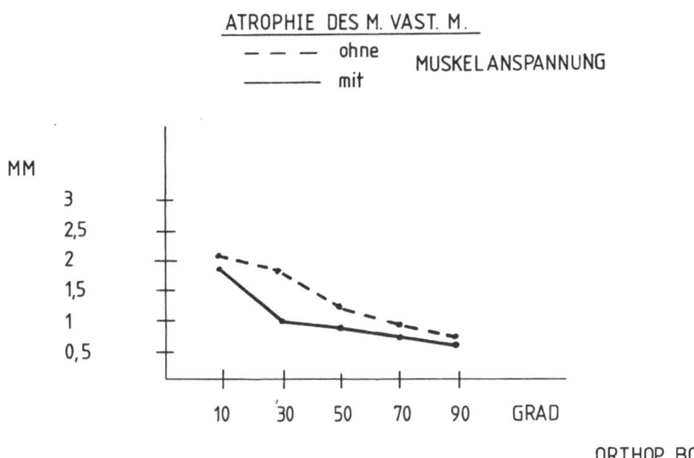

Abb. 7. Ergebnisgraphik: Atrophierter M. vastus medialis mit und ohne Quadrizepsanspannung

2. Gruppe:

Hier wurden Patienten untersucht, die einseitig entweder postoperativ oder nach länger zurückliegendem Unfall eine Atrophie des M. quadriceps femoris, besonders des M. vastus medialis, aufwiesen. Bei diesen Patienten wurde die normale mit der atrophierten Seite verglichen.

In der Winkelposition 30° betrug der gemessene Unterschied knapp 1 mm, was eine Halbierung des Raums zwischen den Knorpel-Knochen-Grenzen bedeutet. Diese Halbierung kann Ausdruck und Ursache eines Hyperpressionssyndroms der lateralen Patellafacette sein (Abb. 7).

3. Gruppe:

Hier wurden Patienten mit ambulant-therapieresistenten CMP-Beschwerden und klinisch tastbarer Lateralisation der Patella vor und nach arthroskopischer, lateraler Kapselspaltung untersucht.

Bei diesen Patienten zeigte sich präoperativ bei Winkelpositionen zwischen 30° und 70° ein deutlich geringerer Abstand zwischen den beiden echogenen Zonen. Bei der postoperativen Untersuchung war schon im Ausgangswert der Spalt größer, was auch einem Resterguß oder Knorpelödem entsprechen könnte. Deutlich war der Unterschied in den Winkelpositionen 30° und 50°, wo sich hier postoperativ eine Verdoppelung der gemessenen Distanz zeigte. Es muß aber ausdrücklich betont werden, daß die gezeigte Graphik eine Einzelbeobachtung ist, die von der Tendenz zwar meist bei den unterschiedlichen Patienten reproduziert werden konnte, bei einigen Patienten waren allerdings prä- und postoperativ keine Unterschiede meßbar (Abb. 8 und 9).

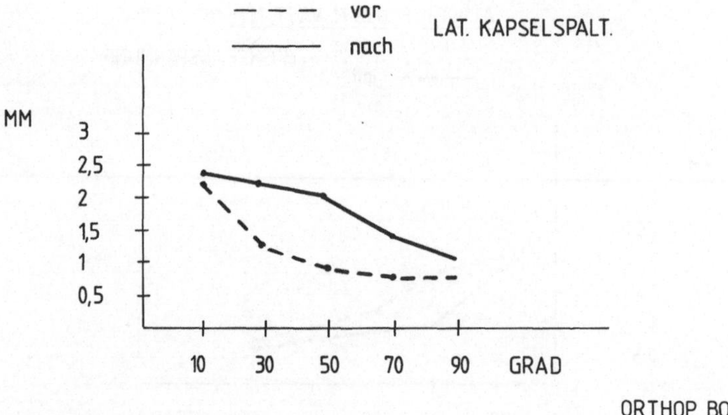

Abb. 8. Ergebnisgraphik: Distanz der echogenen Strukturen vor und nach lateraler Kapselspaltung

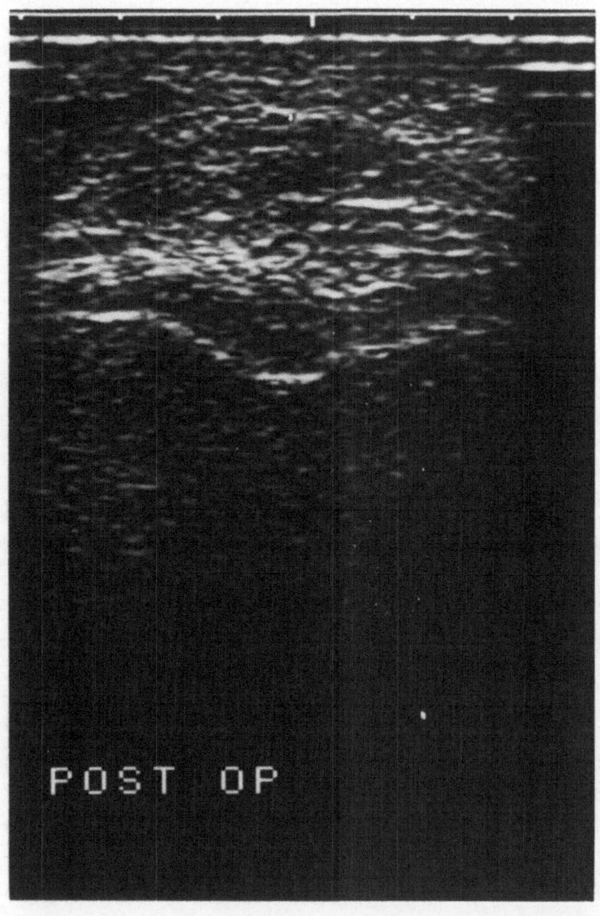

Abb. 9. Sonogramm nach lateraler Kapselspaltung

4. Gruppe:

Bei diesen Patienten wurde der Lauf der Patella im Gleitlager vor und nach der partiellen Tenodese des Tractus iliotibialis (Müller-Plastik) gemessen (Abb. 10).

Wiesen diese Patienten noch präoperativ normale Distanzen zwischen Patella und Gleitlager auf, war postoperativ eine deutliche Lateralverziehung der Patella schon in Streckstellung sonographisch meßbar (Abb. 11). Dieses resultierte aus der

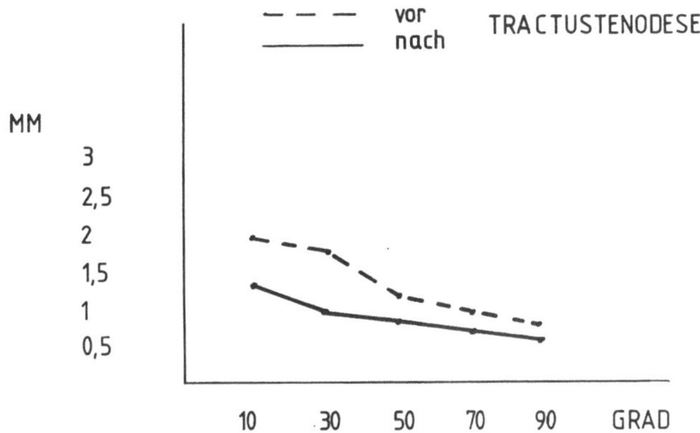

Abb. 10. Ergebnisgraphik: Darstellung der lateralen Hyperpression nach partieller Tractustenodese

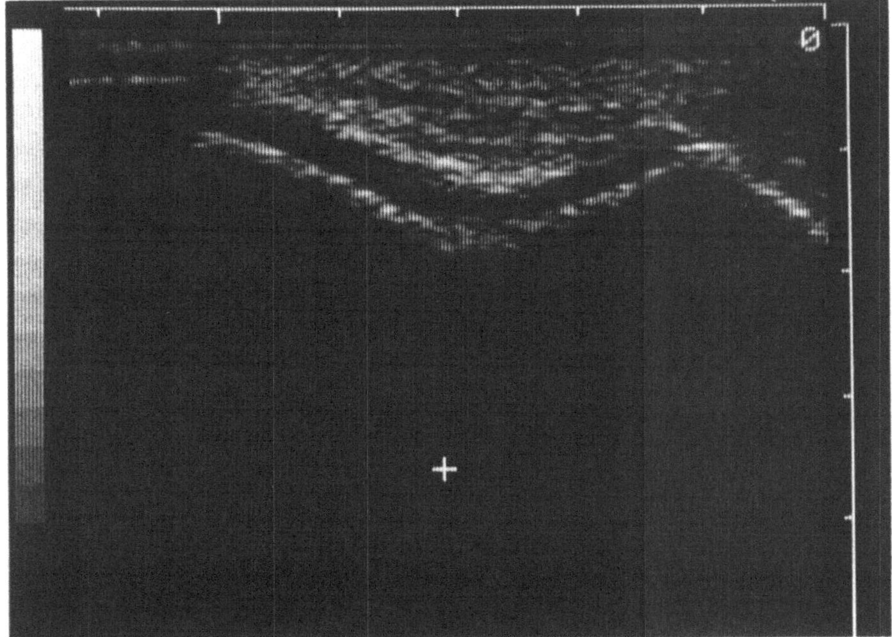

Abb. 11. Sonogramm nach partieller Tractustenodese

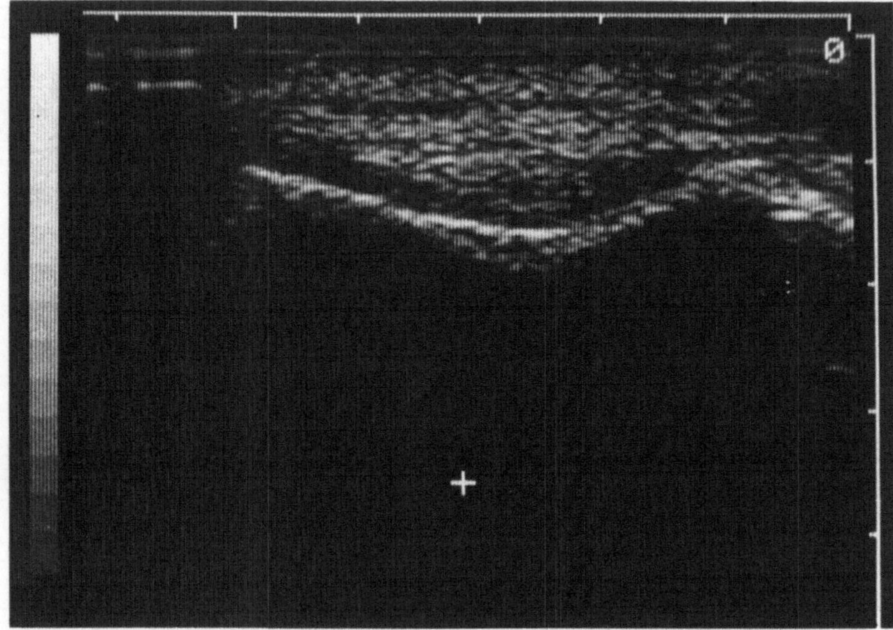

Abb. 12. Verwischung der echogenen Grenzlamellen durch eine Plica-media-Patellaris

Tatsache, daß Fasern des Tractus iliotibialis von lateral in die Patella einstrahlen, die bei Readaptation des ventralen und dorsalen Tractusdrittels unter Spannung gesetzt werden und so zur Lateralverkippung der Patella führen. Eine Spaltung dieser Fasern ist zur Vermeidung von CMP-Beschwerden indiziert.

Nebenbefund

Bei einigen Patienten ließ sich kein Gelenkspalt äquivalent zwischen der Patellafacette und des medialen Teils des Gleitlagers darstellen. Arthroskopisch konnte hier in einigen Fällen eine hypertrophe Plicamediopatellaris sichtbar gemacht werden. Vielleicht ist in Zukunft die Sonographie des femuropatellaren Gleitlagers als Hilfsmittel zur Diagnostik des Plicasyndroms einsetzbar (Abb. 12).

Diskussion

Zum momentanen Zeitpunkt läßt sich noch nichts Abschließendes zur sonographischen Darstellung des Laufs der Patella im Gleitlager sagen. Die bisherigen Untersuchungsergebnisse zeigen jedoch Tendenzen auf. Unter den dargelegten Voraussetzungen können sonographische Messungen zur Quantifizierung und Überprüfung von Operationsergebnissen wichtige Hinweise liefern. Vielleicht hilft diese Untersuchungstechnik, etwas mehr Licht in die zum heutigen Zeitpunkt noch unklare Geneseuntersuchung von Patellasyndromen zu bringen. Ein prä- und postoperativ sich nicht unterscheidendes Gelenkspaltäquivalent muß nicht an der Insuffizienz der sonographischen Untersuchungsmethode liegen. Ursache kann auch eine nicht ausreichende und somit insuffiziente laterale Lösungsoperation sein, was die oft schlechten postoperativen Ergebnisse zeigen.

Sonographische Darstellung physiologischer und pathologischer Befunde am Kniegelenk

E. RÖHR

Zur sonographischen Darstellung der Strukturen am Kniegelenk muß das Knie in verschiedenen Beuge- und Streckstellungen untersucht werden. Wir führen Längs- und Transversalschnitte durch, und zwar in unterschiedlicher Höhe des Gelenks. Die wichtigsten Schnittbilder werden von ventral und von dorsal erreicht.

Es wurde mit einem Linearscanner 5 MHz der Fa. Picker gearbeitet (LS 3000).

Beim suprapatellaren Längsschnitt wird der Schallkopf in Längsrichtung an den oberen Patellapol angesetzt. Dieser Schnitt gibt uns Informationen über das Ausmaß eines Gelenkergusses sowie über den Zustand der Membrana synovialis. Bei chronischen Gelenkentzündungen z. B. bei primär chronischer Polyarthritis werden wir gerade aus diesem wichtigen Schnitt Informationen erhalten; dasgleiche gilt auch für den suprapatellaren Transversalschnitt. Bei den Längsschnitten wird grundsätzlich der Schallkopf so angelegt, daß die proximalen Anteile im Ultraschallbild links und die distalen Anteile rechts erscheinen. Bei den Transversalschnitten erfolgt das Anlegen des Schallkopfes so, daß die medialen Anteile links, und die lateralen Anteile rechts zu sehen sind.

Bei der Beurteilung des infrapatellaren Raums wird das Kniegelenk 90° bzw. maximal gebeugt gehalten. Hier ist der Längsschnitt i. allg. wichtiger als der Transversalschnitt. Wir erhalten bei diesen Schnitten Informationen über das Lig. patellae, über die Bursa infrapatellaris profunda, über den Hoffa-Fettkörper sowie über das vordere und z. T. auch über das hintere Kreuzband. Bei der maximalen Beugung wird häufig das vordere Kreuzband besonders gut dargestellt. Der tibiale Ansatz erscheint meist echoreich, die mittleren Anteile hingegen relativ echoarm. Nach ventral hin, d. h. zum Hoffa-Fettkörper hin, sorgt mitunter die synoviale Bedeckung des vorderen Kreuzbandes für eine gute Abgrenzung (Abb. 1).

In dieser maximalen Beugestellung lassen sich mitunter auch die Feinstrukturen des vorderen Kreuzbandes erkennen. Manchmal liegen die Bindegewebsfasern parallel, häufig jedoch laufen sie nach kranial hin konisch zusammen.

Bei Druck auf das Lig. patellae bzw. auf den Hoffa-Fettkörper, geraten die mit der Haut verbundenen subkutanen Gewebeanteile in Bewegung. Diesen Vorgang kann man sonographisch verfolgen.

Der infrapatellare Transversalschnitt ist häufig mit Schwierigkeiten verbunden. Das Lig. patellae führt dazu, daß der infrapatellare Abschnitt des Kniegelenks kielförmig nach ventral hin zuläuft. Wir haben somit nur eine kleine Auflagefläche des Schallkopfes in der transversalen Schnittrichtung. Liegt hingegen eine massive Ergußbildung vor, dann ist häufig das transversale Anlegen des Schallkopfes gewährleistet. Hinzu kommt, daß durch den Erguß der Hoffa-Fettkörper von den in der Fossa intercondylaris gelegenen Strukturen (vorderes und hinteres Kreuzband) abgedrängt wird. Wir können dann die Kreuzbänder gut im Querschnitt erkennen.

Voraussetzung ist natürlich, daß das Kniegelenk um 90° oder mehr gebeugt werden kann. Die seitlichen Längs- und Transversalschnitte dienen zur Untersuchung der Kollateralbänder sowie zum Nachweis von Meniskusganglien.

Die dorsalen Anteile des Kniegelenks werden bei gestrecktem Kniegelenk untersucht. Diese Schnitte dienen zum Aufsuchen von Baker-Zysten sowie zum Nachweis von Gelenkergüssen im dorsalen Gelenkabschnitt. Auch können A. und V. poplitea gut dargestellt bzw. Veränderungen an diesen Gefäßen festgestellt werden. Besonders gut jedoch läßt sich das hintere Kreuzband darstellen. Dieses spannt sich vom Schienbeinkopf dorsal zum distalen Femurende im interkondylären Bereich aus. Es verläuft von kaudal nach kranial zunächst horizontal und verschwindet dann am Übergang vom mittleren zum proximalen Drittel senkrecht in die Tiefe. Noch einfacher ist das Aufsuchen des hinteren Kreuzbandes im dorsalen Transversalschnitt. In verschiedener Höhe nimmt das hintere Kreuzband eine unterschiedliche Lage zum medialen bzw. lateralen Femurkondylus ein. In der unteren Etage liegt es zwischen dem medialen und lateralen Meniskus, und zwar eher zum lateralen hin. In der mittleren Etage füllt es fast vollständig den interkondylären Bereich aus. Je weiter wir mit unserem Transversalschnitt nach kranial kommen, um so mehr nähert sich der Querschnitt des hinteren Kreuzbandes dem medialen Femurkondylus. Es gibt dann Fasern an die Facies intercondylaris des medialen Femurkondylus sowie an die Fossa intercondylaris ab. Beim Bewegen des Schallkopfes von kaudal nach kranial kommt es zu einem sog. Wandern des hinteren Kreuzbandquerschnitts. Aber nicht nur das hintere Kreuzband, sondern auch die Menisken lassen sich in den dorsalen Schnitten gut darstellen. Besonders beim Längsschnitt läßt sich der Hinterhornbereich von Innen- und Außenmeniskus gut von den umgebenden Strukturen abgrenzen. Besonders degenerative Veränderungen am Innenmeniskushinterhorn sind in diesem Schnittbild sichtbar (s. Abb. 5).

Im dorsalen Transversalschnitt läßt sich auch der femurale Ansatz des vorderen Kreuzbandes erkennen. Allerdings ist die Facies intercondylaris des lateralen Femurkondylus i. allg. nicht exakt darstellbar. Das vordere Kreuzband bzw. der femurale Ansatz des vorderen Kreuzbandes führt zu einer schwammartigen, unscharf begrenzten Auflagerung am medialen Femurkondylus in Höhe der Facies intercondylaris.

Im folgenden werden einige sonographisch gut erkennbare Krankheitsveränderungen am Kniegelenk demonstriert. Abbildung 2 zeigt den infrapatellaren Längsschnitt bei einem 46jährigen Patienten, der seit etwa 1 Jahr rezidivierend Schmerzen, besonders beim Volleyballspiel, unterhalb der Kniescheibe hat. Bei der Untersuchung findet sich eine mäßige Druckschmerzhaftigkeit am unteren Patellapol sowie über dem Lig. patellae. Das Ultraschallbild zeigt eine echoarme Verdikkung mit dorsaler Schallverstärkung, die sich vom unteren Kniescheibenpol zur Tuberositas tibiae ausspannt. Hier handelt es sich um das auf das Doppelte angeschwollene Lig. patellae. In Abb. 3 ist der infrapatellare Längsschnitt bei einem 32jährigen Patienten mit rezidivierenden Schmerzen im linken Kniegelenk dargestellt. Bei der Untersuchung findet sich eine deutliche Schwellung mit Druckschmerzhaftigkeit lateral vom Lig. patellae. Im Ultraschallbild sieht man einen riesigen echoarmen Bezirk, der dem Schienbeinkopf aufsitzt.

Der Patient wurde operiert, und laut OP-Bericht findet sich ein pflaumengroßes Gebilde, das sich als Bursa infrapatellaris erweist. Bei Eröffnung entleert sich eine

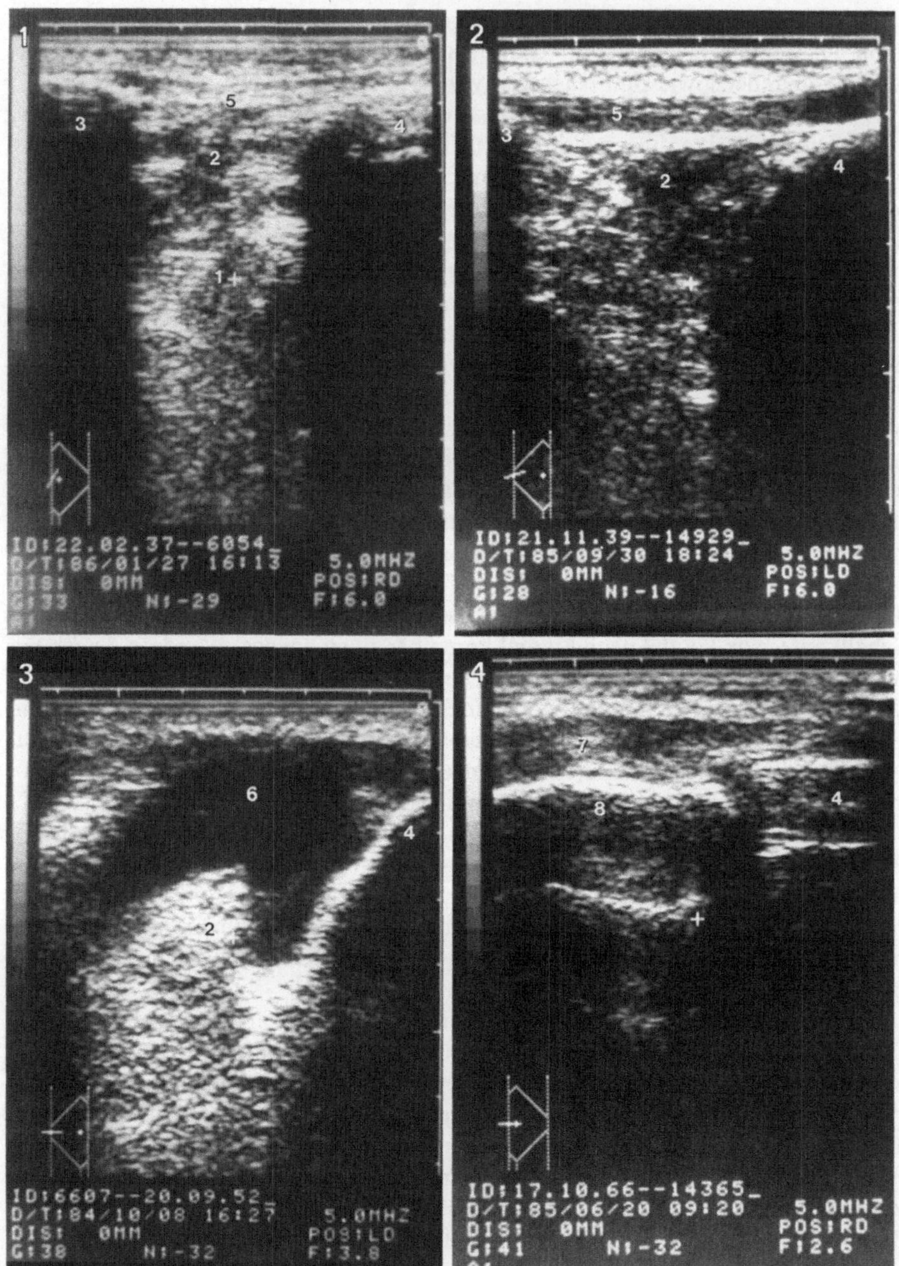

Abb. 1. Ventraler infrapatellarer Längsschnitt bei einem im vorderen Kniegelenkbereich gesunden 49jährigen Patienten. *Links* die Kniescheibe mit der dorsalen Schallauslöschung *(3)*, *rechts* der Schienbeinkopf von ventral her *(4)* mit dorsaler Schallauslöschung. Zwischen beiden spannt sich das Lig. patellae *(5)* aus. Unterhalb vom Kniescheibenband sieht man als z. T. echoarmes und echoreiches Gewebe den Hoffa-Fettkörper *(2)*. Scharf abgegrenzt ist dieser zur ventralen Begrenzung des vorderen Kreuzbandes *(1)*. Man erkennt auch eine faserartige Binnenstruktur. Der Ansatz des vorderen Kreuzbandes an den Schienbeinkopf erscheint besonders echoreich   **Abb. 2.** Infrapatella-

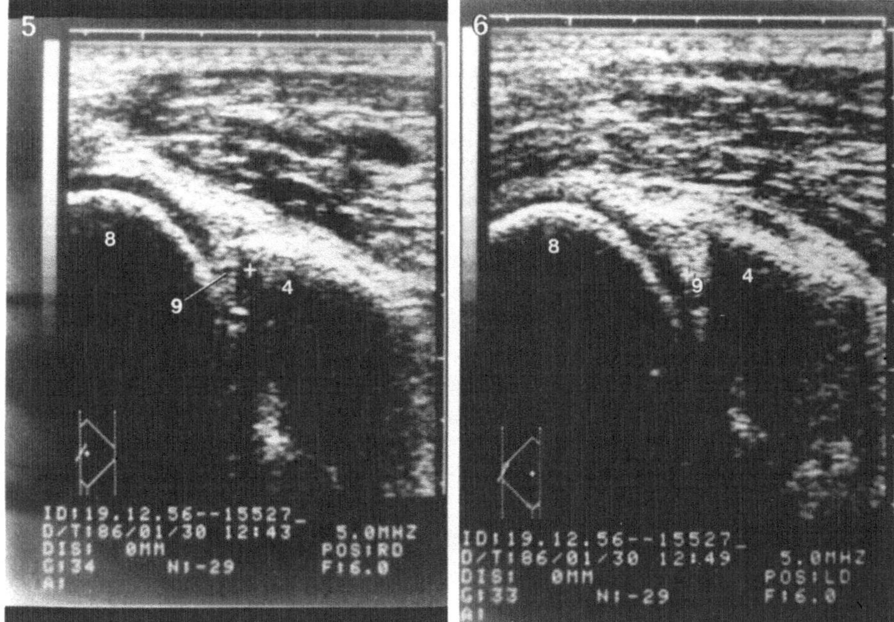

Abb. 5. Dorsomedialer Längsschnitt; 29jähriger Patient mit ausgeprägten degenerativen Veränderungen am Innenmeniskushinterhorn. *Links* der mediale Femurkondylus *(8)*, *rechts* der Schienbeinkopf von dorsal *(4)*. Im dorsalen Gelenkabschnitt befindet sich der Rest des Innenmeniskushinterhorns *(2)*. Es besteht eine leichte Ergußbildung über dem medialen Femurkondylus **Abb. 6.** Der gleiche Abschnitt wie in Abb. 5 am gesunden Kniegelenk. Das Innenmeniskushinterhorn ist deutlich höher, auch läßt sich der Meniskus weiter in die Tiefe verfolgen *(9)*

klare gallertartige Flüssigkeit. Bei weiterer Verfolgung zeigt sich, daß das Gebilde bis unter die Patellasehne reicht und hier einen Hohlraum bildet, der mit synovia-ähnlichem Gewebe ausgefüllt ist. Knapp lateral der Mitte besteht eine Verbindung zum Kniegelenk, die etwa 1,5 cm breit ist. Es handelt sich offenbar um ein Kniegelenkganglion, das nun entfernt wird.

Die mediale Knieseite im Längsschnitt bei einem 18jährigen Patienten mit einer medialen Seitenbandruptur zeigt Abb. 4. Es besteht eine deutliche mediale Aufklappbarkeit, ein Hämarthros sowie eine ausgeprägte vordere Schublade.

---

rer Längsschnitt; 46jähriger Patient. Diagnose: Tendopathie Lig. patellae. Zwischen Patella *(3)* und Schienbeinkopf *(4)* spannt sich das Lig. patellae *(5)*, das besonders echoarm und mit dorsaler Schallverstärkung versehen ist, aus. Das Kaliber des Schienbeinbandes ist um das Doppelte verdickt **Abb. 3.** Infrapatellarer Längsschnitt; 32jähriger Patient. Diagnose: Kniegelenkganglion. Echoarme 2zipflige Struktur direkt unter der Haut mit dorsaler Schallverstärkung. Hier handelt es sich um ein Ganglion *(6)*. Der Hoffa-Fettkörper erscheint durch die dorsale Schallverstärkung besonders echoreich *(2)*. Das Schnittbild ist etwas seitlich vom Lig. patellae getroffen, deshalb ist dieses auch nicht dargestellt. *Rechts* ist der Schienbeinkopf *(4)* zu sehen **Abb. 4.** Medialer Längsschnitt; 18jähriger Patient. Diagnose: mediale Seitenbandruptur. Der proximale Anteil des medialen Seitenbandes *(7)* ist erheblich verdickt. Durch die Flüssigkeitsansammlung (blutige Durchsaftung des Kollateralbandes) ist der mediale Femurkondylus besonders echoreich dargestellt *(8)*. *Rechts* medialer Schienbeinkopf *(4)*

Auf dem Ultraschallbild ist der proximale Anteil des medialen Seitenbandes auf das ca. 4fache verdickt und relativ echoarm infolge einer blutigen Durchtränkung. Der Patient wird der operativen Behandlung zugeführt. Hierbei stellt man eine Ruptur des vorderen Kreuzbandes ursprungsnah fest sowie eine Ruptur des medialen Seitenbandes mit mäßiger Auffaserung in Nähe des Ursprungs am Femur.

Beide Bänder werden reinseriert bzw. das mediale Seitenband wird genäht.

In Abb. 5 ist das rechte Kniegelenk im dorsalen Längsschnitt medial dargestellt. Der Patient ist vor ca. 10 Jahren wegen einer habituellen Patellaluxation operiert worden. Jetzt bestehen eine mäßige Ergußbildung sowie Schmerzen bei der endgradigen Beugung und Streckung. Über der medialen Knieseite finden sich eine Druckschmerzhaftigkeit, Schmerzen bei der Außenrotation des gebeugten und Schmerzen bei Adduktion des gestreckten Unterschenkels. Röntgenologisch sieht man eine mäßig ausgeprägte mediale Kniearthrose.

Im Ultraschallbild zeigt sich eine deutliche Höhenminderung des Innenmeniskushinterhorns.

Zum Vergleich ist in Abb. 6 das gesunde Kniegelenk im dorsalen Längsschnitt dargestellt.

Der Patient wird noch in der gleichen Woche operiert, und es findet sich laut OP-Kurzbericht eine chronisch degenerative Hinterhornläsion am Innenmeniskus. Es erfolgt die Hinterhornresektion.

Literatur

Dragonat P, Claussen C (1980) Sonografische Meniskusdarstellungen RöFo 133 (2): 185–187
Fornage B, Rifken MD, Touché D, Segal Ph (1984) Sonografy of the patellar tendon. Am J R 143: 179–182
Hien NM, Wirth CJ (1985) Diagnostik akuter und chronischer Kniegelenksverletzungen. Prakt Sporttraumatol Sportmed 4: 3–6
Müller-Brodmann W, Goebel KM (1982) Ultraschalldiagnostik entzündlicher Kniegelenkserkrankungen. Dtsch Med Wochenschr 107: 1400–1403
Röhr E (1984) Die Sonografie des Kniegelenkes. Orthop Praxis 11: 937–943
Röhr E (1985a) Experimentelle Untersuchung zur sonografischen Darstellung der Kreuzbänder. RöFo 143 (4): 467–468
Röhr E (1985b) Die sonografische Darstellung des hinteren Kreuzbandes. Röntgenblätter 30: 377–379
Sattler H (1984) Die Arthrosonografie. Rheumatol 43: 160–166
Stocker K (1982) Sonografische Diagnostik der Kniekehle. In: Kramer H (Hrsg) Sonografische Diagnostik innerer Erkrankungen. Urban & Schwarzenberg München, S 121–126

Ultraschalldiagnostik am Seitenbandapparat des Kniegelenks bei Varus-Valgus-Streß

B. BLOIER

Wir führen seit nunmehr 3½ Jahren sonographische Untersuchungen am Bewegungsapparat durch, wobei primär die Diagnostik von Hüftreifungsstörungen im Säuglingsalter im Vordergrund steht. Darauf aufbauend haben wir versucht, die Einsatzmöglichkeiten zu erweitern, insbesondere die Ultraschalltechnik zur Diagnostik der seitlichen Bandinsuffizienz am Kniegelenk einzusetzen und eine standardisierte Untersuchungsmethode zu entwickeln.

Es stellte sich die Frage, ob sich mit der Sonographie eine exakte Messung der Gelenkspaltweite medial und lateral am Kniegelenk durchführen läßt und wenn ja, ob das Ergebnis mit dem Röntgenbildverfahren, das bisher eingesetzt wurde, vergleichbar ist. Sind die Meßwerte der Ultraschalluntersuchung bei Einwirken einer Ab- bzw. Adduktionskraft am Kniegelenk denen einer gehaltenen Röntgenaufnahme gleichzusetzen, und kann die Gleichwertigkeit statistisch abgesichert werden? Gibt es Vor- und Nachteile der Ultraschalluntersuchung?

Zur Beantwortung dieser Fragen wurden die Kniegelenke von insgesamt 13 Personen im Vergleich mit der Gegenseite untersucht. Die Kniegelenke hatten eine normale Funktion, operative Eingriffe waren nicht vorausgegangen. Für unsere Ultraschalluntersuchungen verwenden wir ein Real-time-Gerät mit 5-MHz-Schallkopf und linearer Anordnung, der Bildausschnitt wird 2fach vergrößert. Die Distanzmessung der Gelenkspaltweite erfolgt mit der Meßeinrichtung des Geräts, so daß das Ergebnis sofort am Bildschirm abgelesen werden kann.

Die Untersuchung erfolgt in 30°-Kniebeugestellung, der Schallkopf wird medial bzw. lateral senkrecht zum Gelenkspalt auf Höhe des Innen- bzw. Außenbandes sowie senkrecht zur Hautoberfläche aufgesetzt, wobei der Verlauf des Innen- bzw. Außenbandes palpatorisch lokalisierbar ist. Es erfolgt zunächst die Messung ohne Krafteinwirkung im Varus- oder Valgussinne, anschließend die Messung am gegenseitigen Kniegelenk unter identischen Bedingungen. Nach der sonographischen Messung der entsprechenden Gelenkspalte wird nunmehr die a.-p.-Röntgenaufnahme mit um 10° nach kranial gerichtetem Strahlengang angefertigt. Anschließend wird mit dem Halteapparat (Abb. 1) unter Beibehaltung der 30°-Beugestellung auf Höhe des Gelenkspalts nach entsprechender gegenseitiger Fixation am Unter- bzw. Oberschenkel eine Kraft von 20 kp aufgebracht. Unter Einwirkung dieses Varus- bzw. Valgusstresses erfolgt nunmehr unter Beibehaltung der Meßmethodik die sonographische und auch röntgenologische Untersuchung an beiden Kniegelenken.

Im Sonogramm kommen folgende Strukturen zur Darstellung: zunächst Hautoberfläche, dann Subkutis, Strukturen des Kapselbandapparats und schließlich die Kontur des medialen Femurkondylus und des Tibiakopfanteils mit Gelenkspalt, entsprechend dann lateralseitig die Kontur des lateralen Femurkondylus sowie

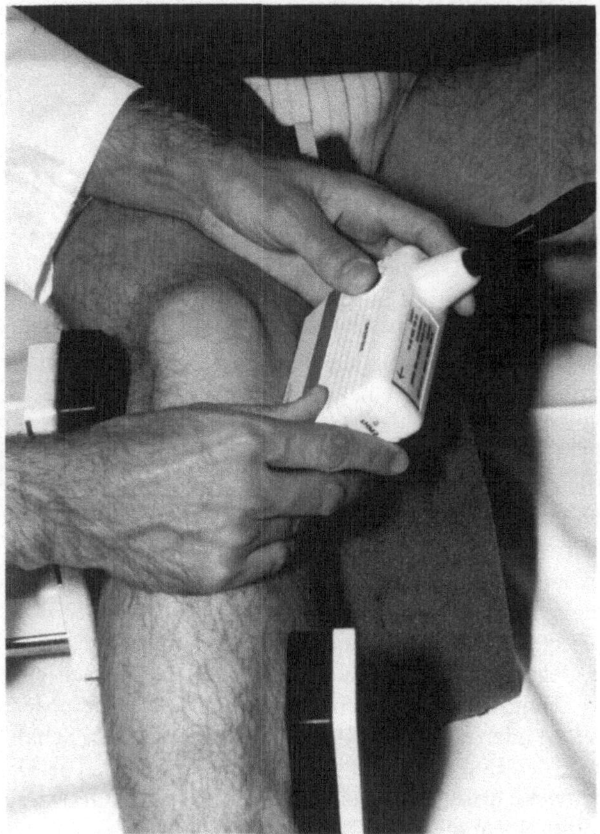

Abb. 1. Lagerung des Beins im Halteapparat bei 30°-Beugestellung, Position des Schallkopfes medial

Gelenkspalt und Fibulaköpfchen (Abb. 2a, b). Die Meßkreuze werden am Übergang Tibiakopf-Tibiaplateau sowie am gegenüberliegenden korrespondierenden Punkt der Kontur des Femurkondylus plaziert, bei der gehaltenen Aufnahme nach Varus- bzw. Valgusstreß läßt sich im Sonogramm der nunmehr verbreiterte Gelenkspalt aufgrund der relativen Schallverstärkung in diesem Bereich gut erkennen (Abb. 3a, b, 4a, b).

Die zum Vergleich angefertigten Röntgenbilder werden anschließend nach Einzeichnen der Meßlinien graphisch ausgewertet (JACOBSEN 1976, 1977).

Ergebnisse

Wir fanden bei der sonographischen Untersuchung der Gelenkspaltweite am Kniegelenk in Mittelstellung einen durchschnittlichen Wert von 5,6 mm, röntgenologisch 5,4 mm, wobei aufgrund der Meßgenauigkeit eine Standardabweichung von ± 1 mm angenommen werden muß. Bei der gehaltenen Aufnahme mit Unterschen-

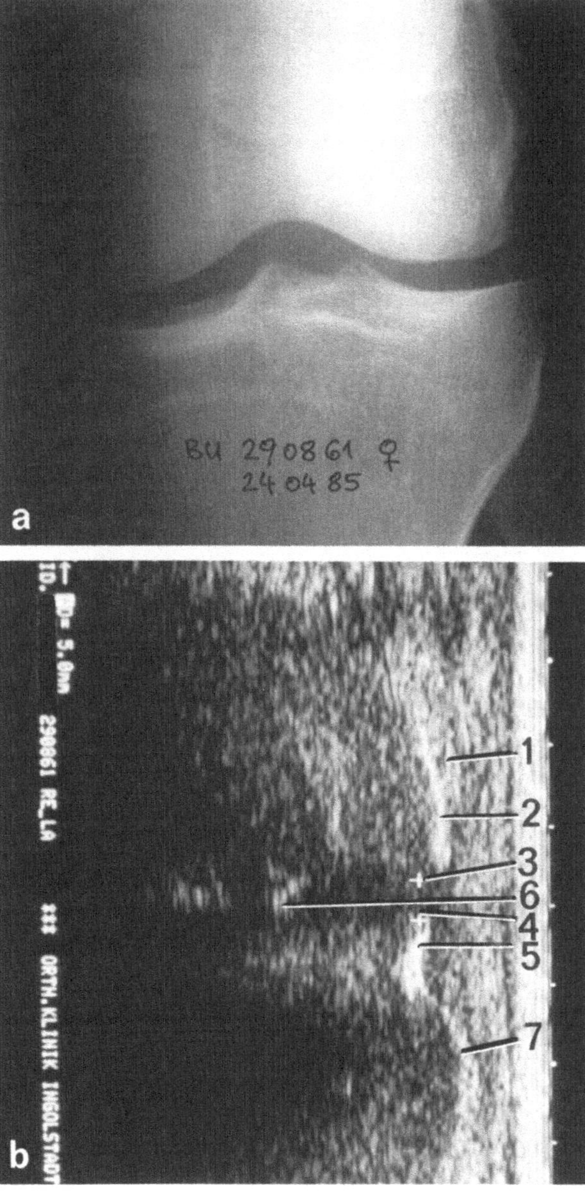

Abb. 2. a Röntgenneutralaufnahme, **b** sonographische Darstellung der lateralen Kniegelenkanteile mit einer Gelenkspaltweite von 5 mm. *1* Kapselbandapparat, *2* Kontur des lateralen Femurkondylus, *3* Meßkreuz, *4* Gelenkspalt, *5* Kontur Tibiakopf, *6* relative Schallverstärkung durch Gelenkspalt, *7* Kontur Fibulaköpfchen

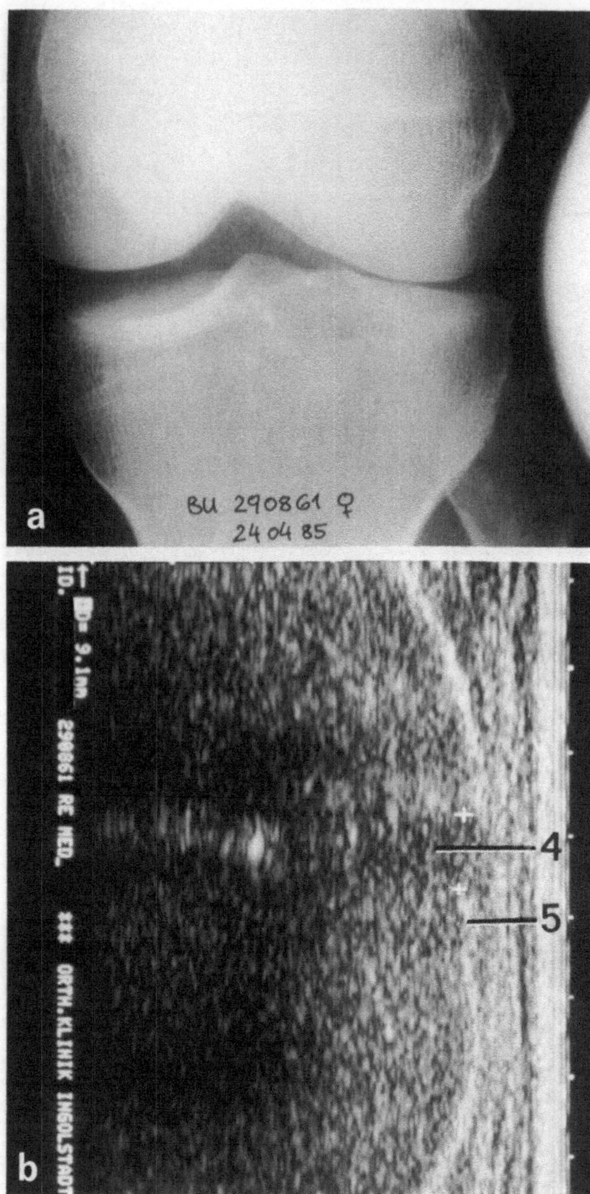

Abb. 3a, b.   Gehaltene Aufnahmen im Valgusstreß. a Röntgenaufnahme, b sonographische Darstellung

kelab- bzw. -adduktion zeigte sich röntgenologisch ein Wert von durchschnittlich 11,5 ±2,2 mm, der im Vergleich dazu gefundene sonographische Wert lag bei 12,5 ±2,7 mm.

Die gefundenen Meßwerte wurden hinsichtlich ihrer Gleichwertigkeit einem statistischen Test (t-Test für verbundene Stichproben zur Überprüfung des Mittelwerts von Paardifferenzen bei quantitativen Merkmalen) unterworfen, um einen Unterschied der sonographischen gegenüber der röntgenologischen Untersuchung aufzu-

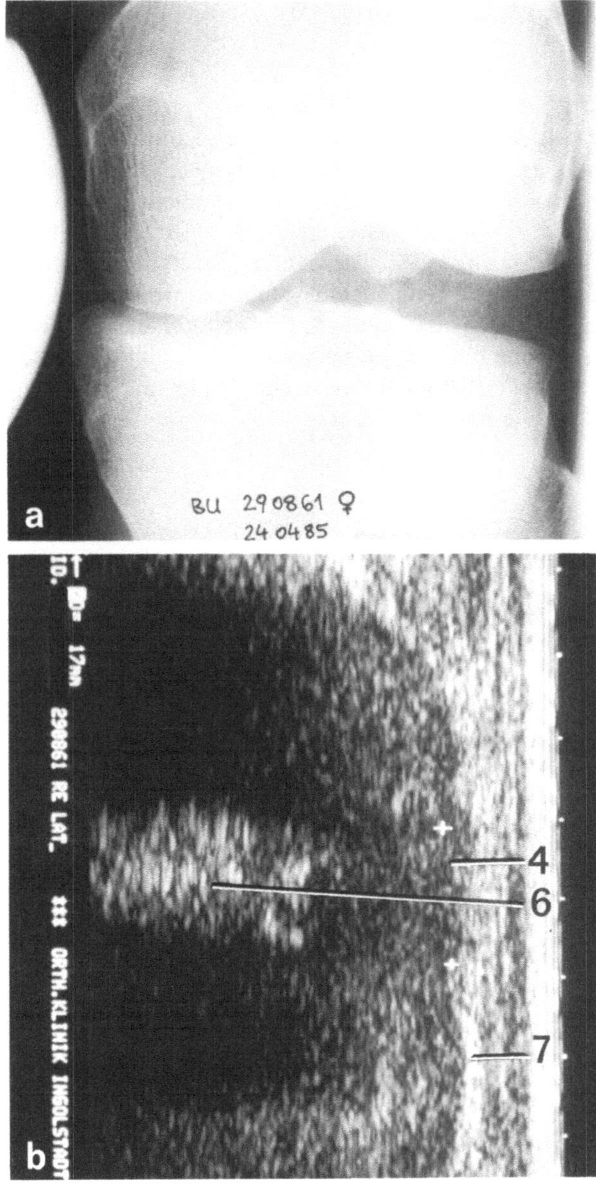

Abb. 4 a, b. Gehaltene Aufnahmen im Varusstreß.
a Röntgenaufnahme,
b sonographische Darstellung

decken. Hierbei zeigte sich, daß mit einer Sicherheit von 99,5 % die Gleichwertigkeit der Meßwerte gegeben ist (hochsignifikant gleichwertige Meßergebnisse).

Bei den Untersuchungen stellten wir außerdem eine deutliche Reduzierung der Untersuchungsdauer beim Ultraschallverfahren fest, da sowohl ein verwertbares Bild als auch das Meßergebnis sofort am Monitor zur Verfügung stehen. Hinzu kommt noch die fehlende Strahlenbelastung und der reduzierte Materialaufwand der sonographischen Untersuchung.

Zusammenfassung

Wir haben insgesamt 13 Kniegelenke im Vergleich mit der Gegenseite zur Bestimmung der Gelenkspaltweite mit und ohne einwirkende Varus- bzw. Valguskraft sonographisch untersucht und die gewonnenen Meßwerte mit den Meßergebnissen vorhandener Röntgenaufnahmen verglichen. Wir fanden dabei eine Gleichwertigkeit der Meßergebnisse, die auch statistisch mit einer Irrtumswahrscheinlichkeit von 0,5% abgesichert werden konnte. Bei der sonographischen Untersuchung ist eine verkürzte Untersuchungsdauer zu erreichen, deutlich geringere Materialkosten erweisen sich als vorteilhaft. Ein weiterer Vorteil ist die fehlende Strahlenbelastung, so daß die Prüfung der seitlichen Bandstabilität am Kniegelenk mit Hilfe der Sonographie, insbesondere auch bei Verlaufsuntersuchungen, ein wertvolles Untersuchungsverfahren darstellt.

Literatur

Jacobsen K (1976) Stress radiographical measurement of the antero-posterior, medial and lateral stability of the knee joint. Acta Orthop Scand 47: 335–344
Jacobsen K (1977) Stress radiographical measurement of post traumatic knee instability. Acta Orthop Scand 48: 301–310

Vergleichende Untersuchungstechniken bei Patienten mit rheumatoider Arthritis

L. Rabenseifner, F. Gohlke, Th. Stuhler

J. M. Charcot war einer der ersten, der die chronische Polyarthritis in ihren Einzelheiten beschrieb. Die typischen Veränderungen, wie Knopflochdeformitäten, Schwanenhalsdeformitäten, ulnare Deviationen, wurden in seinem berühmten Buch schon 1853 dargestellt.

Die chronische Polyarthritis mit ihren Untergruppen gehört zu den Erkrankungen des rheumatischen Formenkreises. Neben der chronischen Polyarthritis sind noch 2 weitere Erkrankungen, nämlich die Psoriasisarthritis sowie der sog. M. Bechterew von klinischem Interesse. Prinzipiell kann man sich den Entstehungsmechanismus der rheumatischen Erkrankungen in dem Sinne vorstellen, daß auf einen Organismus mit genetischer Prädisposition eine Noxe trifft, wodurch eine Polysynovitis ausgelöst wird. Es kommt im Bereich der Sehnenscheiden zu einer Tenosynovitis, im Bereich der Gelenke zu einer Artikulosynovitis und zu einer Bursitis im Bereich der Schleimbeutel. Die wesentliche Schädigung bei der chronischen Polyarthritis scheint von der Synovia auszugehen, die von dem Gelenkrecessus ausgehend tumorartig einerseits auf den Gelenkknorpel, andererseits auf die subchondrale Knochenschicht wächst und diese zerstört. Vor einer Knorpel-Knochen-Schädigung sollte diese aggressiv wachsende Synovialmembran diagnostiziert werden, um therapeutisch – sei es medikamentös oder operativ – eingreifen zu können. Welche Möglichkeiten der Diagnostik haben wir?

Anamnese

Eine Schmerz-, Familien-, Medikamentenanamnese sowie soziale Anamnese muß erstellt werden.

Klinische Untersuchung

Neben einer allgemeinen internistischen Untersuchung ist eine sorgfältige Untersuchung des Bewegungsapparats notwendig.

Laboruntersuchungen

Entzündungsparameter, Enzym- und Substratuntersuchungen, hämatologische Untersuchungen, Urinuntersuchungen, immunologische Untersuchungen sowie Untersuchungen der Histokompatibilitätsantigene und eine Synoviaanalyse sollten durchgeführt werden.

Röntgenuntersuchung

Mit Hilfe der Röntgenuntersuchung können nach Dihlmann arthritische Weichteil-zeichen, arthritische Kollateralphänomene sowie arthritische Direktzeichen erkannt werden. Unter arthritischen Weichteilzeichen werden Schwellungen im Bereich der MTT bzw. PIP-Gelenke verstanden. Ein arthritisches Kollateralphäno-men ist die Kalksalzminderung im Bereich der Gelenke. Unter arthritischen Direkt-zeichen versteht man die röntgenologisch sichtbare Knorpel-Knochenschädigung im Sinne von gelenknahen Usuren durch die aggressiv wachsende Synovialmem-bran.

Szintigraphie

Im Szintigramm können Umbauvorgänge, z. B. im Iliosakralgelenk bei M. Bechte-rew, frühzeitig erkannt werden. Gleichzeitig ist das Szintigramm im Sinne einer Dif-ferentialdiagnose zu anderen Erkrankungen notwendig.

Thermographie

Mit Hilfe der thermographischen Untersuchung sind die entzündlichen Gelenkver-änderungen objektivierbar. Gleichzeitig besteht die Möglichkeit, den lokalen Ent-zündungszustand in seinem Verlauf zu beobachten.

Sonographie

Damit ist es möglich, einen Nachweis und eine Größenbestimmung von Baker-Zysten sowie das Ausmaß einer Artikulosynovitis darzustellen. Manchmal erscheint es auch möglich, eine Differenzierung zwischen exsudativer und proliferativer Synovitis durchzuführen. Nicht ganz sicher sind wir darin, daß Sehnenschädigungen bei einer Tenosynovitis im sonographischen Bild dargestellt werden können, wie dies andere Autoren beschrieben haben (Abb. 1 und 2).

Kernspintomographie

Mit Hilfe dieses bildgebenden Verfahrens ist eine gute Differenzierung der Weichteilstrukturen möglich. Gleichzeitig besteht eine vorzeitige Erfassung von Knochendestruktionen. Bei unseren Untersuchungen hatten wir den Eindruck, daß röntgenologisch nachgewiesene, gelenknahe Osteoporosen im Kernspintomogramm schon Knochenusuren entsprechen. Dies konnte auch intraoperativ bestätigt werden. Gleichzeitig verfolgen wir z. B. die Möglichkeit, mit Hilfe der Kernspintomographie eine Frühdiagnostik bei M. Bechterew durchzuführen (Abb. 3–6).

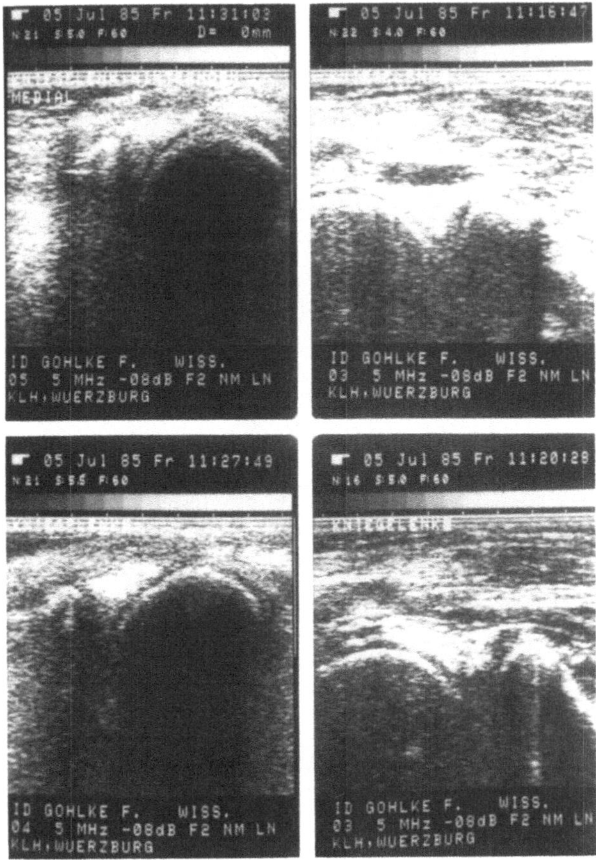

Abb. 1. Sonographischer Befund im Hinterhornbereich des Innenmeniskus

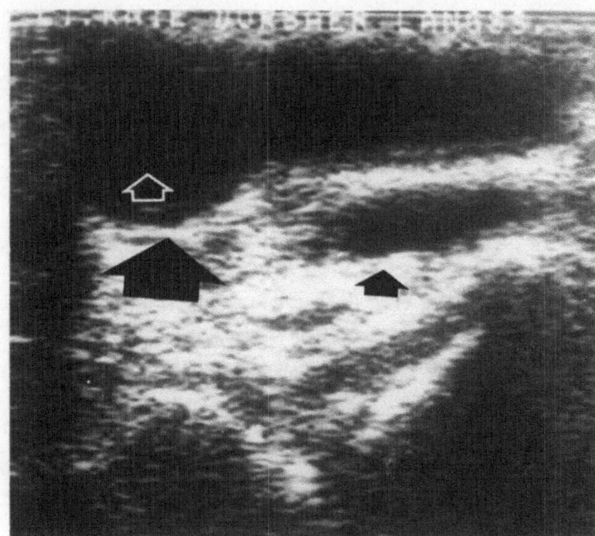

Abb. 2. Sonographische Darstellung einer Baker-Zyste in naher Verbindung mit der A. poplitea. *Großer Pfeil* Baker-Zyste, *kleiner Pfeil* A. poplitea

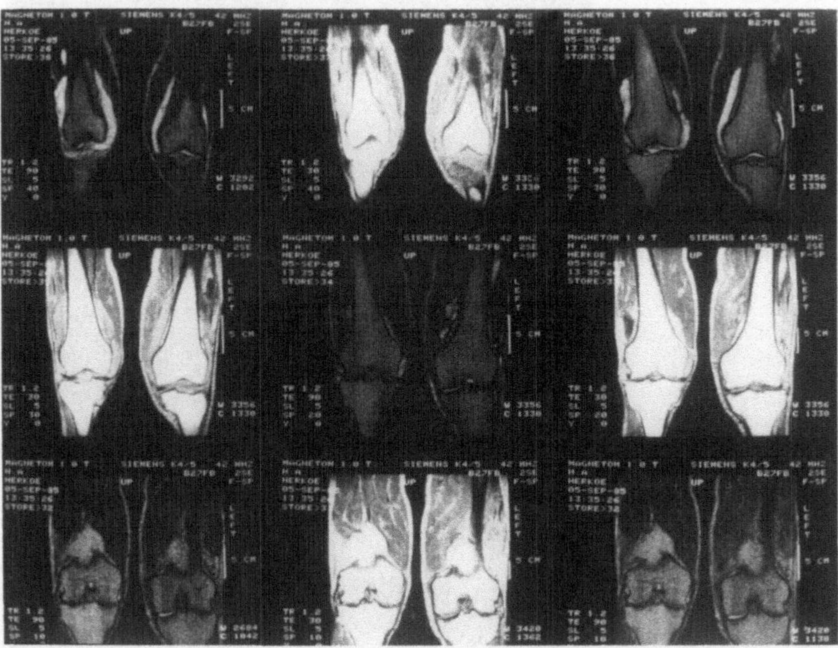

Abb. 3. Kernspintomographische Untersuchung des Kniegelenkes bei chronischer Polyarthritis. Deutliche Ergußbildung im T2 betonten Bild nachweisbar

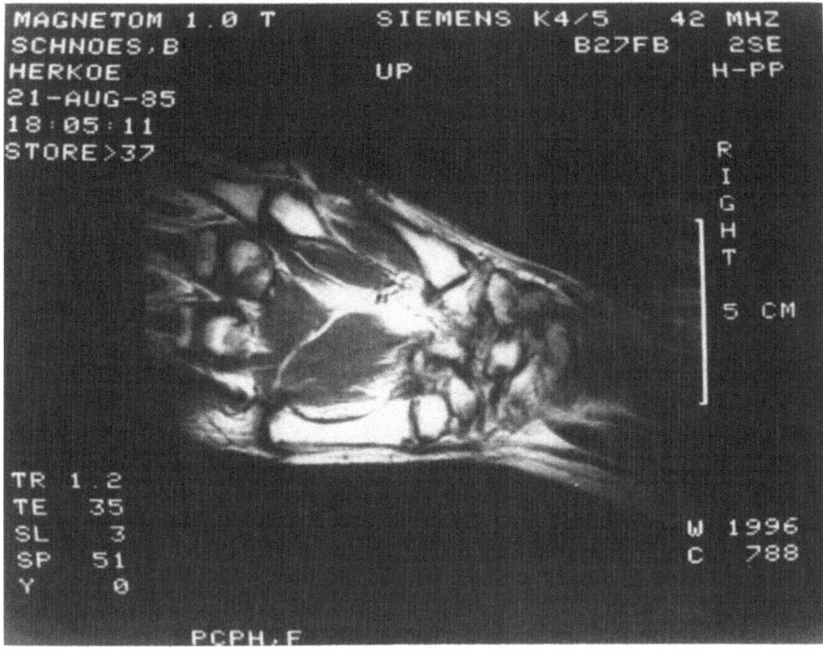

Abb. 4. Kernspintomographischer Befund mit deutlichen Knorpel-Knochen-Usuren subkapital, die im Normalröntgenbild nicht nachweisbar waren, sich im intraoperativen Befund bestätigt haben

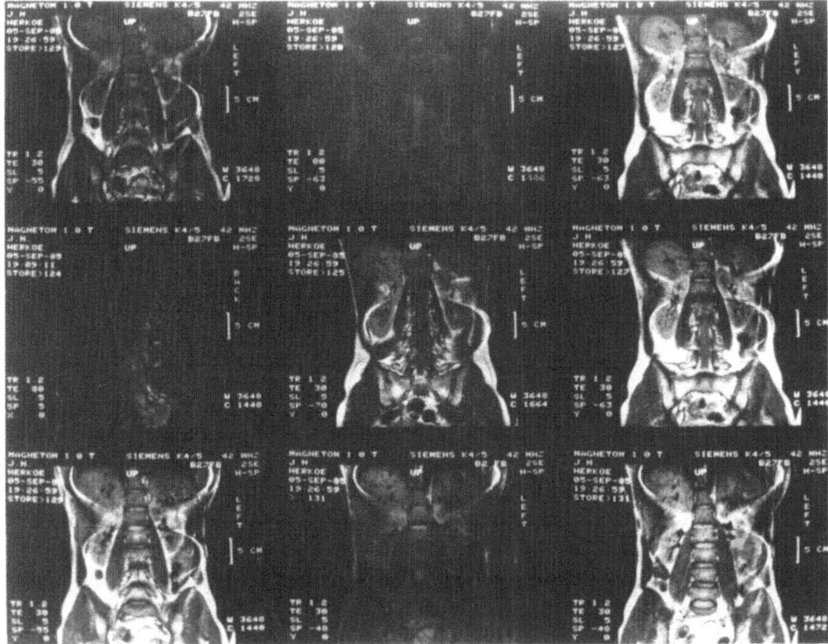

Abb. 5. Kernspintomographische Untersuchung bei Verdacht auf M. Bechterew

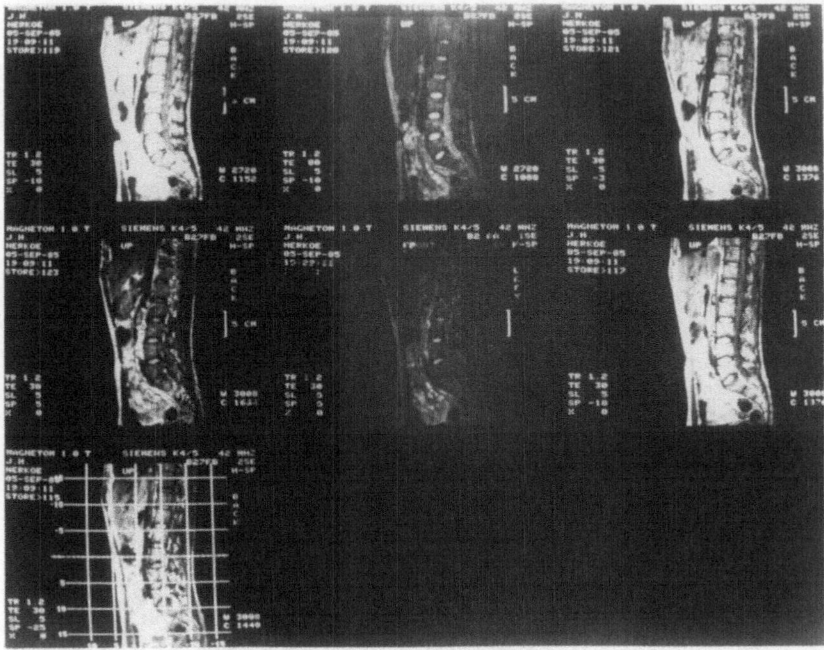

Abb. 6. Kernspintomographische Untersuchung bei Verdacht auf M. Bechterew. Es zeigen sich Intensitätsverminderungen im Bereich des vorderen Gelenkbandes, v. a. im lumbosakralen Übergangsbereich, was durchaus Zellinfiltrationen in den paravertebralen Bandstrukturen, wie dies in Frühfällen bei M. Bechterew histologisch nachweisbar ist, entsprechen könnte. Es muß weiter verfolgt werden, ob mit Hilfe der NMR-Untersuchung eine Frühdiagnostik bei M. Bechterew möglich ist

Arthrographie

Mit Hilfe der Arthrographie ist eine Diagnostik von Kapsel-Band-Läsionen, von Baker-Zysten sowie eine Beurteilung des Gelenkinnenraums möglich.

Arthroskopie

Es handelt sich hier ebenfalls um ein invasives Verfahren, das zur Beurteilung lokaler Gelenkaffektionen notwendig ist. Der Vorteil liegt auch hier darin, daß in Zweifelsfällen eine Probeexzision und anschließend eine histologische Untersuchung durchgeführt werden kann. Der klinische Wert der Arthroskopie liegt aber v. a. in der Verlaufsbeobachtung der erkrankten Gelenke.

Histologie

Eine Abgrenzung zu anderen Erkrankungen z. B. Amyloidose (Nierenbiopsie, PE-Rektumschleimhaut) ist möglich. Eine histologische Untersuchung von Hautgewebe, Muskelgewebe bei entsprechender Indikation erscheint notwendig. Eine histologische Untersuchung der Synovia zur Abschätzung des lokalen Entzündungsprozesses und zum Ausschluß anderer Erkrankungen ist in geeigneten Fällen sinnvoll (Faßbender).

Zusammenfassung

Bei der chronischen Polyarthritis ist eine frühzeitige Diagnostik vor allen Dingen des aggressiven Agens, nämlich der aggressiv wachsenden Synovialmembran, im Bereich der Sehnenscheiden der Gelenke sowie der Schleimbeutel notwendig. Es sollte je nach klinischem Befund eine Stufendiagnostik durchgeführt werden, wobei wir Standarduntersuchungen sowie Zusatzuntersuchungen unterscheiden wollen. Zu den Standarduntersuchungen gehört die

1. Anamnese,
2. klinische Untersuchung,
3. Laboruntersuchung,
4. Röntgenuntersuchung.

Die Zusatzuntersuchungen sollten nur bei entsprechender Indikation und in Abhängigkeit des klinischen Befunds durchgeführt werden, wobei zuerst nichtinvasive Methoden wie die Szintigraphie, die Thermographie in vereinzelten Fällen sowie in beschränktem Umfang auch die Sonographie indiziert erscheint. Die Kernspintomographie eröffnet neue Möglichkeiten durch eine gute Differenzierung der Weichteilstrukturen. Es erscheint eine vorzeitige Erfassung von Knochendestruktionen möglich, evtl. sogar eine frühzeitige Diagnostik bei dem sog. M. Bechterew.

Invasive Methoden wie die Arthrographie, Arthroskopie bzw. Histologie sowie histologische Untersuchungen sind speziellen Indikationen vorbehalten.

Literatur

Ernst J (1985) Ultraschalldiagnostik in der Rheumatologie. Aktuel Rheumatol 10: 35
Gschwend N (1977) Die operative Behandlung der chronischen Polyarthritis. Thieme, Stuttgart
Mathies M (1983) Handbuch der inneren Medizin, Bd 6/2. Rheumatologie A. Springer, Berlin Heidelberg New York

Sachverzeichnis